LAROUSSE
da
Homeopatia

LAROUSSE da Homeopatia

Organização:
Dr. Philippe M. Servais
Médico homeopata
Presidente da Liga Médica Homeopática Internacional na França

Prefácio e consultoria:
Dr. Ariovaldo Ribeiro Filho
Médico homeopata
Presidente da Associação Paulista de Homeopatia

LAROUSSE
Cultura para todos

Título do original em francês: *Larousse de l'homéopathie*

Edição francesa:

Direção editorial Édith Ybert e Laurence Passerieux, com a assistência de Marie-Jeanne Miniscloux
Direção de arte Emmanuel Chaspoul e Sophie Compagne
Projeto gráfico Christine Dufaut
Iconografia Nathalie Bocher-Lenoir, Catherine Dumeu e Marie Vorobieff
Serviços editoriais Annick Valade, Françoise Mousnier, Guy Fournier e Annie Botrel
Serviços editoriais adicionais Agence Media

Edição brasileira:

Direção editorial Otacília de Freitas e Gabriela Dias
Coordenação Silvana Salerno
Tradução Adriana de Oliveira, Dolores Prade, Marina Appenzeller, Paola Morsello e Selma Cavalcanti
Preparação e revisão de texto Maria da Anunciação Rodrigues, Naiara Raggiotti, Andréia Moroni, Diego Rodrigues e Ceci Meira
Paginação e arte Crayon P&PG
Capa Carla Castilho
Imagem da capa Carlos Cubi

Os editores agradecem a Rupert Hasterok e a Brigitte Nérou, além das entidades citadas à p. 319, pela colaboração.

Dados Internacionais de Catalogação na Publicação (CIP)
(Câmara Brasileira do Livro, SP, Brasil)

Larousse da homeopatia / Organização Philippe M. Servais ; consultoria Maria de Fátima Alonso Rimoli, e Wagner von Ancken Pupke. — São Paulo : Larousse do Brasil, 2002.

Bibliografia

1. Homeopatia – Enciclopédias I. Servais, Philippe M. II. Ribeiro Filho, Ariovaldo. III. Rimoli, Maria de Fátima Alonso. IV. Pupke, Wagner von Ancken.

02-6257 CDD-615.53203

Índices para catálogo sistemático:

1. Homeopatia : Enciclopédias 615.53203

ISBN 2-03-510102-6 (edição original)
ISBN 85-89030-37-7

1.ª edição brasileira: 2003

Direitos de edição em língua portuguesa, para o Brasil, adquiridos por
Larousse do Brasil Participações Ltda.
Rua Afonso Brás, 473, cj. 166 – 04511-011 – São Paulo/SP
Tel. (11) 3044-1515 – Fax (11) 3044-3437
E-mail: info@larousse.com.br
Site: www.larousse.com.br

Esta obra foi realizada sob a direção do doutor **Phillippe Servais**, *presidente da Liga Médica Homeopática Internacional na França*, com a colaboração de:

Professora **Madeleine Bastide**, *professora emérita da Universidade Montpellier-I (imunologia)*
Doutora **Marie Berthet**, *dermatóloga homeopata*
Doutor **Claude Binard**, *pediatra homeopata*
Senhora **Dominique Botman**, *jurista*
Doutor **Marc Brunson**, *veterinário homeopata*
Doutora **Chantal Chemla**, *médica homeopata*
(com a colaboração do doutor Jean-Pierre Chemla, ginecologista)
Doutora **Lucile Cisel**, *médica homeopata*
Doutora **Marianne Clais**, *médica homeopata*
Doutor **Xavier de La Croix de Lavalette**, *anestesista-reanimador*
Doutor **Jean-Marie Deschamps**, *médico homeopata*
Doutora **Axelle Fanciola**, *médica homeopata*
Doutor **Philippe Geoffroy-Saint-Hilaire**, *médico homeopata*
Professor **Jean-François Gouteyron**, *professor de otorrinolaringologia*
Doutora **Sylvaine Koch**, *médica homeopata*
Doutor **Denis Laforgue**, *cardiologista homeopata*
Doutora **Katherine Malvin**, *médica homeopata*
Doutora **Maryse Meyer**, *médica homeopata*
Senhor **Alain Michel**, *farmacêutico*
Doutor **Jacques Moreau**, *pediatra homeopata*
Doutor **Christian Ozanon**, *médico homeopata*
Doutor **Dominique Paulin**, *médico homeopata*
Senhora **Christine Pouthier**, *farmacêutica*
Doutor **Jacques Prat**, *médico homeopata*
Doutora **Françoise Sarrazin**, *medicina física e readaptação*
Doutor **Jean-Pierre Spilbauer**, *veterinário homeopata*
Doutor **Jean-Jacques Veillard**, *médico homeopata*
Doutor **Paul Wijnants**, *estomatologista*
Doutor **Michel Zala**, *médico homeopata*

Consultoria da versão brasileira:
Doutor **Ariovaldo Ribeiro Filho**, *presidente da Associação Paulista de Homeopatia*
Doutora **Maria de Fátima Alonso Rimoli**, *médica homeopata*
Doutor **Wagner von Ancken Pupke**, *médico homeopata*

Prefácio

Tive a oportunidade de poder colaborar na revisão final deste livro – que inaugura as obras enciclopédicas da Larousse do Brasil –, direcionado às pessoas que têm interesse pela homeopatia e que desejam ampliar seus conhecimentos acerca dessa prática terapêutica.

Quem foi Samuel Hahnemann? Que é homeopatia? Cura global? Dose única? Que tipo de paciente pode se beneficiar desse tratamento? Que substância corresponde ao *Sulfur*? E ao *Lycopodium*? Meu filho tem asma; ele pode ser tratado pela homeopatia? – são apenas algumas das perguntas que nós, médicos, ouvimos diariamente nos consultórios. Esclarecer e informar sobre essas e muitas outras questões é a razão de ser deste livro. Sem se aprofundar demasiadamente nos diversos temas que abordam essa terapêutica médica, o leitor terá a oportunidade de conhecer, mesmo decorridos mais de duzentos anos de sua descoberta, um método que está muito além de nosso tempo.

A homeopatia foi descoberta por Samuel Hahnemann em 1796, na Alemanha, mas mesmo depois de tanto tempo permanece nova, revolucionária em seu conceito básico de visão integral e energética do ser humano, na lei da semelhança e na forma como uma informação contida no medicamento homeopático pode ser transmitida sem a ação de moléculas, efeitos químicos ou bioquímicos. Apesar dos incrédulos que insistem em dizer que a homeopatia é "água com açúcar", milhares de pessoas, no decorrer de tantos anos, tornaram-se testemunhas vivas da ação profunda desta arte de curar.

Hoje em dia, a clínica homeopática pode ser regularmente exercida por médicos, cirurgiões-dentistas, veterinários e, no que corresponde à preparação dos medicamentos, farmacêuticos. Existem no Brasil dezenas de instituições de representação, ensino e atendimento homeopático, que têm como função a difusão da homeopatia, o esclarecimento do público leigo, de simpatizantes e pacientes, bem como a formação de profissionais competentes. Para se ter uma idéia dos rigores envolvidos na formação profissional, os médicos necessitam de três anos de curso, correspondentes a 1.200 horas de carga horária, para se formar homeopatas. Então, precisam ser aprovados num exame de título de especialização realizado pela Associação Médica Homeopática Brasileira (AMHB) em convênio com a Associação Médica Brasileira (AMB). E é graças a essas exigências que a homeopatia vem ganhando cada vez mais credibilidade e, conseqüentemente, espaço nas universidades, postos de saúde e outras instituições oficiais de ensino e atendimento ao público em geral. Hoje temos aproximadamente 15 mil médicos homeopatas no Brasil e, segundo cálculos recentes, das cinqüenta especialidades médicas brasileiras, a homeopatia está entre as dez primeiras, em número de profissionais que a exercem.

O conteúdo desta obra serve também como ilustração para que qualquer pessoa possa ter noção do que é a homeopatia, qual a sua utilidade, como trabalha o profissional homeopata e o que é necessário informar ao médico durante a consulta a fim de que o paciente possa colaborar decisivamente para o sucesso de seu próprio tratamento. Quase ao final do livro o leitor encontrará um guia simplificado de sintomas e medicamentos, semelhante ao "repertório" (livro utilizado pelo médico homeopata) – que é apenas indicativo e não deve ser utilizado com objetivo de prescrição médica. Desaconselho qualquer tipo de automedicação: a conduta deve ser sempre orientada por um profissional com conhecimento clínico e preparação para isso.

Ressalto ainda a eficiência da aplicação da homeopatia tanto no campo da odontologia como no da veterinária, que, ao tratar e curar animais irracionais, demonstra de forma clara que a ação do medicamento homeopático não ocorre por sugestão nem por efeito psicológico.

Enfim, certo de poder ter colaborado para o aprimoramento desta obra inegavelmente didática e bem-ilustrada, espero que ela possa atingir seus objetivos de difusão da homeopatia e ocupar merecido espaço na literatura homeopática em língua portuguesa.

Doutor Ariovaldo Ribeiro Filho

Clinicando desde 1983, o doutor Ariovaldo Ribeiro Filho leciona em associações nacionais e internacionais, e foi o responsável pela implementação do atendimento homeopático na área rural. É autor de *Repertório de sintomas homeopáticos*, *Conhecendo o repertório e praticando a repertorização*, *Repertório de sintomas-chave em pediatria homeopática* e *Repertório homeopático digital*. Em 2002 tornou-se presidente da Associação Paulista de Homeopatia.

Nota editorial

Esta obra foi preparada e redigida com todo o apuro e cuidado. Em razão da amplitude dos temas abordados, pode conter alguma falha. Os editores não são responsáveis pelas conseqüências de qualquer interpretação errada do texto. Deve-se lembrar, sempre, que os livros constituem fontes de referência importantes, mas nenhum texto escrito pode substituir a consulta a um médico. Evite a automedicação.

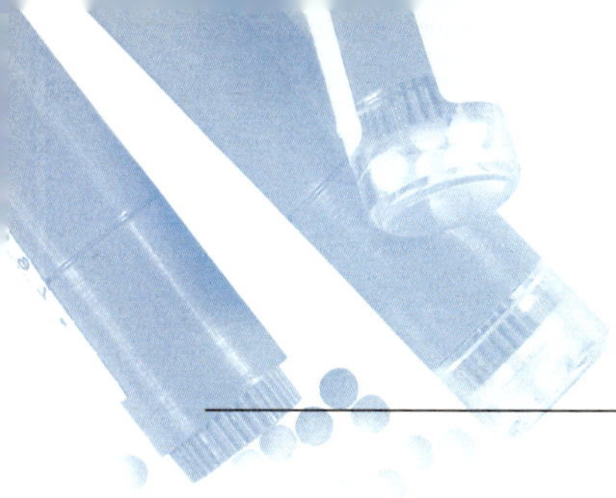

Sumário

A descoberta da homeopatia

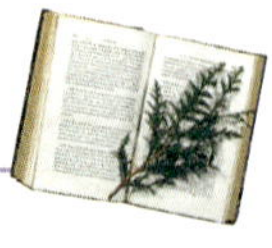

PARTE 1

O tratamento homeopático

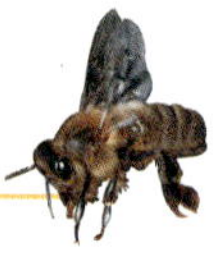

PARTE 2

Os medicamentos

PARTE 3

Guia prático

PARTE 4

A descoberta

MODO DE USAR

Antes de procurar a cura pela homeopatia, é importante conhecer o espírito dessa forma de medicina. Além da história da homeopatia, esta primeira parte apresenta os seus fundamentos teóricos, um exemplo prático de consulta (com todas as especificações), o modo de preparação dos medicamentos e a pesquisa homeopática, que ocupa um capítulo inteiro.

da homeopatia

A homeopatia, verdadeira ciência da cura, é muito citada, mas poucos sabem realmente no que ela consiste. Entretanto, esse método terapêutico criado por Hahnemann no final do século XVIII baseia-se não apenas em uma certa visão de saúde e do estado de equilíbrio que a acompanha, mas também em fundamentos teóricos e experimentos rigorosos. É essencial entrar de fato no universo dessa forma de medicina para compreender tanto a sua contribuição como os seus campos de atuação.

A história da homeopatia

Os princípios da homeopatia foram propostos no final do século XVIII pelo médico alemão Samuel Hahnemann, que, decepcionado com a medicina de seu tempo, empenhou-se em conceber um novo modo de tratamento. Essa terapia ganhou vários adeptos rapidamente, mas também vários oponentes.

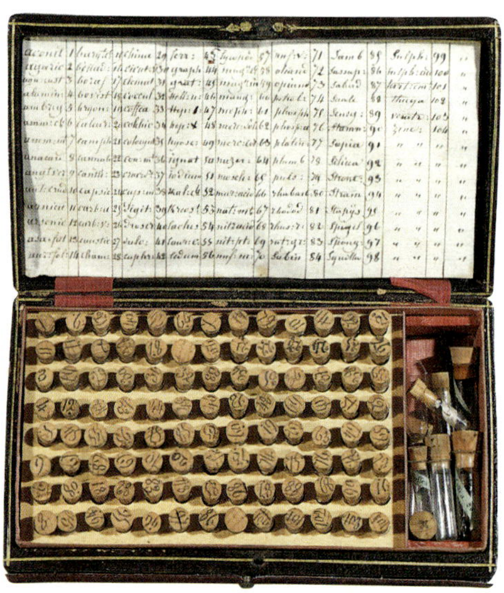

O estojo do médico homeopata no século XIX.

Os precursores

A história da homeopatia se inicia com Christian Friedrich Samuel Hahnemann (1755-1843). Em 1796 ele nomeia essa nova medicina a partir das palavras gregas "*homoios*" ("semelhante") e "*pathos*" ("aquilo de que se sofre"). Para alguns historiadores, encontramos na obra de dois ilustres predecessores de Hahnemann, Hipócrates e Paracelso, os fundamentos de vários princípios homeopáticos fundamentais. De fato, Hahnemann era erudito e certamente conhecia os exemplos de tratamento por meio de substâncias semelhantes, veiculados pela tradição hipocrática. Sua originalidade foi sistematizar a hipótese e comprová-la por meio de um enorme trabalho experimental.

Hipócrates e o tratamento pelos semelhantes

A história da medicina ocidental tem início com o médico grego Hipócrates (460-377 a.C.). Sua obra contém algumas observações próximas de um dos conceitos fundamentais da homeopatia: o tratamento a partir dos semelhantes. Contudo, Hipócrates não tira nenhuma conclusão sobre o uso sistemático dos semelhantes; além disso, essas observações têm caráter isolado, já que o autor recomenda tratamentos pelos contrários em vários textos.

A "teoria das assinaturas" de Paracelso

Para outros historiadores, é na obra de Paracelso (1493-1541) que devemos procurar a origem da homeopatia. De fato, Paracelso é autor de uma "teoria das assinaturas", segundo a qual o Criador havia deixado na aparência das plantas os indícios (como uma espécie de "assinatura" divina) que permitem ao homem deduzir-lhes as virtudes medicinais. Contudo, Paracelso via uma analogia entre o aspecto físico de uma planta e suas propriedades, enquanto a homeopatia é fundada sobre a relação entre os sintomas que uma substância produz sobre os indivíduos sãos e aqueles que ela cura nos doentes.

Decepções de um jovem médico

Hahnemann nasceu em 10 de abril de 1755, em Meissen, pequena cidade da Saxônia, na Alemanha. Aos 20 anos, ingressa no curso de medicina em Leipzig. Aos poucos, ele mesmo financia seus estudos, com traduções e aulas particulares de grego e francês. Hahnemann continua os estudos em Viena, mas acaba interrompendo-os por falta de dinheiro. Mais tarde, o governador da Transilvânia o contrata como médico particular, e lá ele se inicia na franco-maçonaria. Hahnemann termina seus estudos em Erlagen e defende sua tese em 10 de agosto de 1779. Desde então, passa a exercer a medicina e continua a traduzir obras médicas. Mas o jovem médico acha a medicina de seu tempo precária, e deixa de praticá-la em 1790. É fato que a arte médica do final do século XVIII não curava satisfatoriamente: faltava rigor à teoria em conseqüência da incorreção dos experimentos; utilizava-se ainda a classificação de Galeno, segundo a qual as doenças são causadas pelo excesso de calor, umidade, secura ou frio, estados aos quais se opõem os medicamentos, classificados segundo as mesmas categorias. "A sangria, os antiflogísticos (substâncias que supostamente combatem a inflamação), os banhos mornos, as bebidas diluentes, as dietas, os depurativos, os eternos purgativos e enemas constituem o círculo vicioso no qual giram os médicos alemães", escreveu então Hahnemann.

A cura pelo semelhante

De 1790 a 1796, Hahnemann viveu exclusivamente de suas traduções. Cada vez mais freqüentemente ele fichava as obras que traduzia e não hesitava em registrar seu desacordo com o autor. Assim, em 1790, ao traduzir a *Matéria médica* do escocês Cullen (1710-1790), ele escreve uma nota importante sobre a casca da quina, de que se extrai a quinina. Cullen afirma que ela é eficaz nas febres intermitentes porque suas propriedades amargas e adstringentes (constipantes) exercem uma ação fortificante sobre o estômago. Hahnemann discorda dessa opinião.

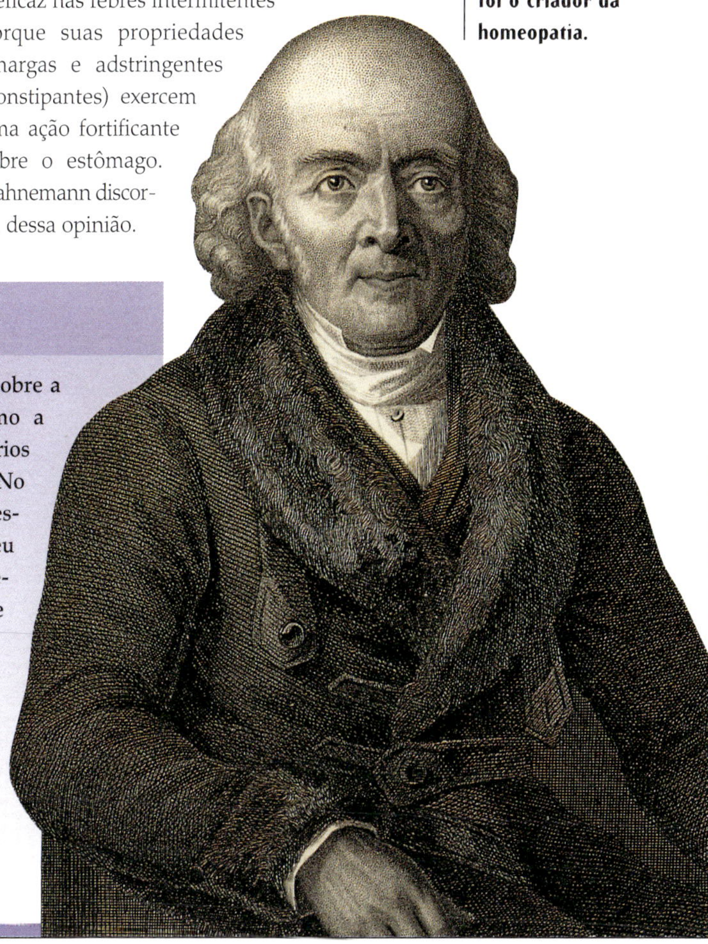

Christian Friedrich Samuel Hahnemann, médico alemão, foi o criador da homeopatia.

Hahnemann e a quinina

Em 1790, Hahnemann redigiu a seguinte nota sobre a primeira experimentação que fez em si mesmo a respeito dos efeitos da quinina: "Tomei durante vários dias, duas vezes por dia, 4 dracmas de boa quinina. No começo, meus pés e as pontas de meus dedos se resfriaram. Fui ficando lento e sonolento. Depois, meu coração começou a palpitar, minha pulsação acelerou. Experimentei uma ansiedade insuportável e muitos tremores, mas sem sentir arrepios, além de cansaço nos membros. Em seguida, vieram as pulsações na cabeça, com a vermelhidão das bochechas e a sede; em suma, todos os sintomas que geralmente acompanham a febre intermitente [...]. Cada crise durava de duas a três horas e ocorria somente quando eu repetia a dose de quinina."

E acrescenta que ele mesmo tinha experimentado tomar "durante vários dias, duas vezes por dia, 4 dracmas (1 dracma = cerca de 3,24 gramas) de boa quinina", e depois descreve minuciosamente o que sentiu em decorrência dessa experiência, que assim resumiu: "Eu tive todos os sintomas que habitualmente acompanham a febre intermitente". Mais tarde, Hahnemann afirma: "A casca peruana (quinina), utilizada como medicamento para febre intermitente, funciona porque ela pode produzir, nos indivíduos sãos, sintomas semelhantes àqueles da febre intermitente".

Na época em que Hahnemann começou a exercer a medicina, os métodos terapêuticos eram muito toscos: consistiam essencialmente em purgações e sangrias. Abaixo, uma gravura do século XIX.

Dois novos conceitos: o infinitesimal e a dinamização

Ao mesmo tempo que multiplica as experimentações sistemáticas de várias substâncias medicinais no homem são, Hahnemann retoma a prática da medicina, desta vez homeopática, para se certificar de que cada substância escolhida segundo os sintomas que provoca é capaz de curar os pacientes que apresentam esses mesmos sintomas. Durante seus experimentos, Hahnemann faz uma descoberta curiosa: a administração de um medicamento semelhante pode provocar um agravamento do estado do paciente, seguido de sua melhora. Ele conclui que os sintomas provocados pelo medicamento se juntam àqueles decorrentes da doença antes de o corpo reagir contra esse conjunto, e por isso as doses devem ser diminuídas para evitar intoxicações. É assim que ele testa com sucesso as dosagens cada vez menores, que chamamos hoje em dia de "infinitesimais" e que ele classificou na época como "imateriais".

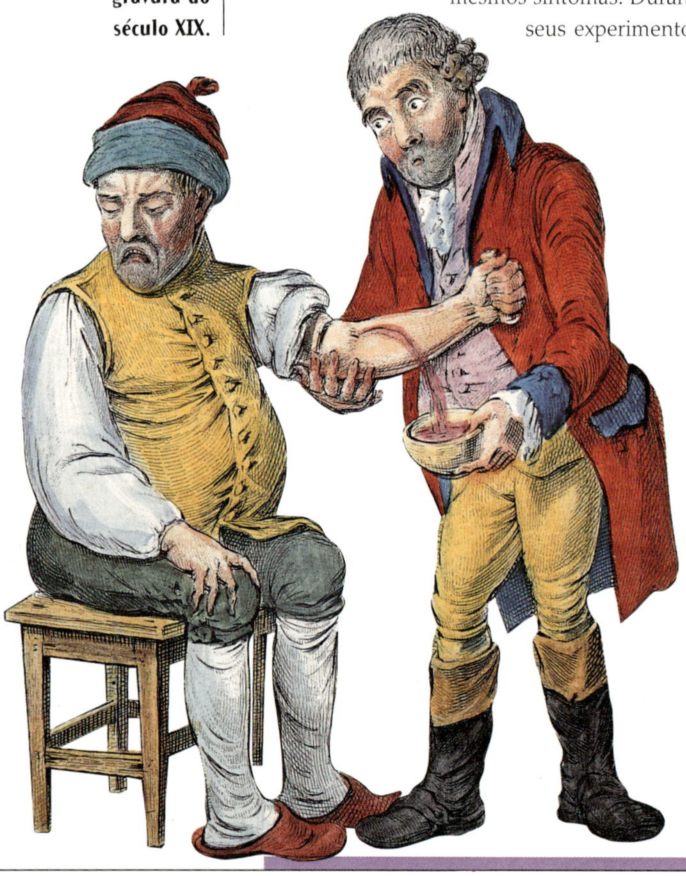

Por outro lado, suas pesquisas põem em evidência um fato ainda hoje sem explicação: quando os medicamentos são simplesmente diluídos, são pouco operantes; quando eles são agitados energicamente a cada diluição, se tornam eficazes. É por isso que Hahnemann não fala em diluição e sim em "dinamização".

Primeiros sucessos, primeiros adversários

Em 1805, Hahnemann publicou *Fragmentos sobre os efeitos positivos dos medicamentos observados no homem são*. Estabelecido em Torgau, ele assiste ao sucesso crescente da nova medicina e à chegada de doenças vindas de muito longe. Ao mesmo tempo, surgem os primeiros críticos da homeopatia. Nessa época, Hahnemann abandona as traduções para se dedicar exclusivamente às próprias obras: *Medicina da experiência*, de 1806, e *Órganon da arte de curar*, publicado em 1810. Esta última, que apresenta essencialmente os grandes princípios da homeopatia, ganha várias edições em toda a Europa e na América do Norte.

A difusão da homeopatia

Em 1811, Hahnemann volta a Leipzig, onde publica o primeiro volume da *Matéria médica pura* (coletânea das propriedades curativas dos medicamentos) e consegue autorização para dar aulas na universidade. Recebe apoio de seus jovens alunos: trinta e sete deles contribuem com as experimentações necessárias ao segundo volume da *Matéria médica pura*, lançado em 1816. O sexto e último volume é lançado em 1821. Mas, se o número de homeopatas aumenta, cresce também o número de seus adversários.

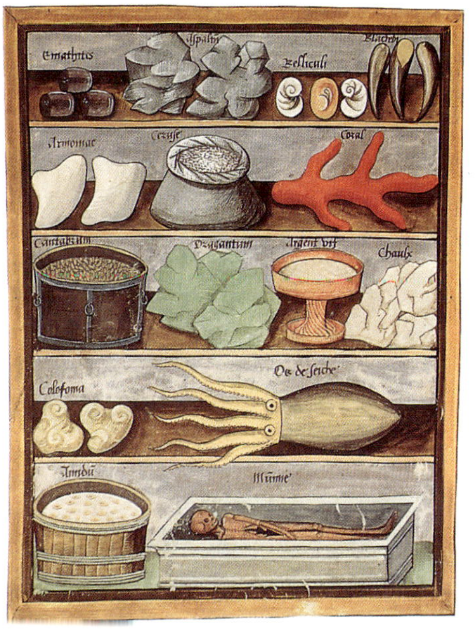

Para aumentar a farmacopéia homeopática, Hahnemann fez inúmeras experiências durante a vida. Ele testava em si mesmo e nas pessoas ao seu redor os efeitos de inúmeras substâncias das mais variadas origens. A gravura ao lado, que ilustra o seu *Órganon*, obra que reúne os princípios essenciais da nova medicina, é testemunha disso.

Devido às críticas, Hahnemann se transfere de Leipzig para Anhalt-Koëthen, onde reside de 1820 a 1835, sob a proteção do duque Ferdinando.

Em 1828, Hahnemann publica a primeira edição do *Tratado das doenças crônicas*, que traz uma inovação: a consideração, no estudo de cada caso, também dos sintomas anteriores àqueles mais recentes, que motivaram a consulta. A doença crônica, segundo Hahnemann, é um tronco sobre o qual brotam, como ramos, os diferentes episódios patológicos da vida de cada um. Em outras palavras, a prescrição de um medicamento escolhido em função do conjunto desses sintomas alcança resultados incomparavelmente superiores aos das prescrições baseadas apenas nos sintomas do momento.

Os anos parisienses

Em junho de 1835, Hahnemann se instala em Paris, onde a homeopatia já é conhecida nos meios intelectuais. Entretanto, no seio da comunidade de homeopatas surge uma divisão: alguns discípulos de Hahnemann seguem seus princípios rigorosamente (atualmente os chamamos de "unicistas", porque prescrevem apenas um medicamento por vez); outros preconizam o uso de vários medicamentos simultânea ou alternadamente (são os "pluralistas") e editam uma revista em Leipzig a partir de 1822. É a corrente pluralista que triunfa em Paris. Os oito anos parisienses são, contudo, os mais felizes da vida de Hahnemann, que mantém uma atividade médica e literária surpreendente para a sua idade. Ele morre em 2 de julho de 1843, aos 88 anos de idade.

Sucessos e percalços

A difusão da nova medicina colide com as críticas violentas proferidas pelos adeptos da medicina alopática. Ela é bem-sucedida em vários países, como testemunham os exemplos francês e norte-americano.

Na França, a homeopatia é introduzida por intermédio de um personagem original, o conde Guidi (1769-1863), erudito e médico engajado na homeopatia em 1828, depois de ter comprovado a eficácia da nova medicina em sua mulher. Ele aprende os princípios dessa disciplina e a exerce inicialmente em Drôme e, a partir de 1830, em Lyon. Guidi forma vários discípulos, entre os quais Benoît Mure, viajante infatigável que funda escolas de homeopatia na Sicília, em Portugal, no Brasil, na Índia e no Egito.

Mas a introdução da homeopatia enfrenta uma enorme resistência, principalmente por parte da Academia de Medicina, hostil ao reconhecimento oficial da Sociedade Homeopática de Paris. François Guizot, então ministro da Educação, usa de todo o bom senso no debate, dando uma resposta pragmática: "Se a homeopatia for uma quimera, ela cairá por si mesma". Cerca de vinte anos

Os princípios fundamentais da homeopatia

O essencial da homeopatia foi publicado em 1810 por Hahnemann em seu *Órganon da arte de curar*, que contém suas idéias principais: cada paciente apresenta uma forma pessoal da doença de que sofre; esse modo individual é descrito pelos sintomas surgidos depois do início da doença; as propriedades curativas de cada medicamento são conhecidas por meio de sua experimentação no homem são; o medicamento a ser prescrito é aquele cujos sintomas experimentados são os mais próximos daqueles apresentados pelo paciente; não se deve empregar mais de um medicamento por vez, e ele deve ser altamente dinamizado; além de prescrever medicamentos, o médico deve promover a qualidade de vida, isto é, deve se concentrar em melhorar a saúde e prevenir as doenças mais do que simplesmente tratá-las.

Nascida na Alemanha em 1796, a homeopatia se difundiu rapidamente; na década de 1830, já havia sido implantada em toda a Europa e no Novo Mundo, de onde se espalhou para a África, a Índia e a China.

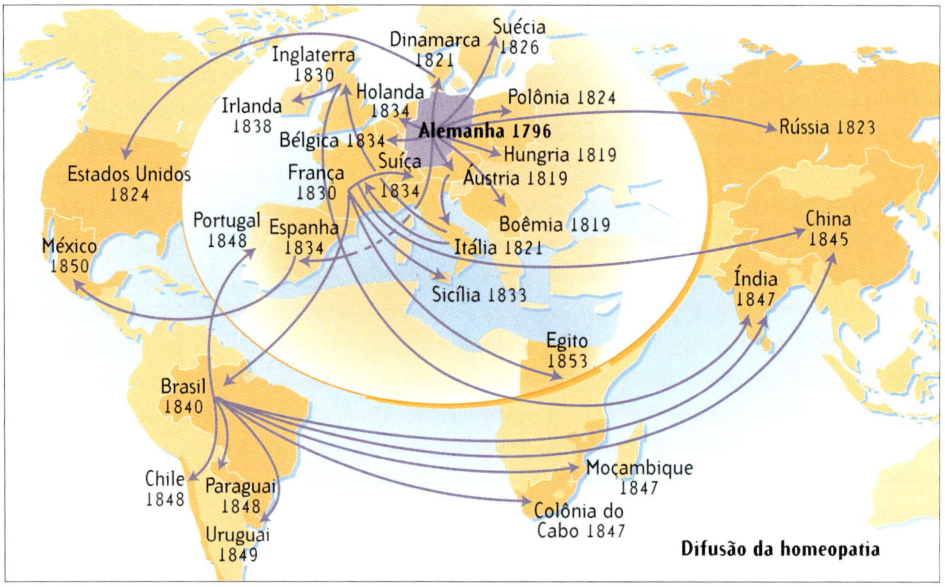

Mapa baseado na obra Homéopathie et pragmatisme, *do doutor Jacques Moreau.*

mais tarde, em 1858, um ruidoso processo opôs o jornal *União Médica* aos homeopatas. Em 1860 havia apenas quatrocentos homeopatas na França, para um total de médicos entre 15 mil e 18 mil.

Da Alemanha aos Estados Unidos via Guiana

A homeopatia foi muito mais bem aceita num país jovem, os Estados Unidos. O introdutor da nova medicina foi Constantin Hering (1800-1880), cirurgião alemão que, depois de ter sido curado de um começo de gangrena no dedo por um discípulo de Hahnemann, engajou-se completamente na homeopatia.

Em 1826, o Instituto Blochmann de Dresden encarregou-o de uma missão na antiga Guiana Holandesa (atual Suriname), onde ele deveria formar uma coleção de espécimes desconhecidos pelos botânicos europeus. Nos intervalos do trabalho, Hering faz experiências homeopáticas, que os amigos de Hahnemann publicam, causando a indignação do instituto e do rei da Saxônia. Hering então se demite e instala-se em Paramaribo (capital do Suriname). Chamado por um de seus discípulos alemães a Filadélfia, mergulhada numa epidemia de cólera, organiza escolas superiores de homeopatia, lançando as bases de um movimento de real amplitude: em 1900 existem 1.500 homeopatas nos Estados Unidos, ou seja, 15% dos médicos do país.

O século XX: declínio e renovação

O século XX assistiu ao aparecimento de uma medicina mais científica, e os homeopatas não puderam fazer vista grossa às vantagens inegáveis que a medicina convencional oferecia aos doentes. Isso pode explicar o declínio da prática homeopática na primeira metade do século XX. Nos anos 1950, a situação torna-se mais equilibrada. Apesar dos avanços científicos, que põem em xeque a prática exclusiva da homeopatia, a desaceleração no progresso da medicina alopática, a percepção dos efeitos colaterais, o custo das tecnologias modernas e o progresso da homeopatia (multiplicação dos medicamentos, refinamento das técnicas de prescrição etc.) impulsionam essa medicina.

A redescoberta da homeopatia

O médico genovês Pierre Schmidt (1894-1982) recolheu nos Estados Unidos os ensinamentos dos últimos mestres hahnemannianos e os divulgou em todo o mundo. Além disso, fundou a Liga Internacional de Homeopatia. Os médicos atuais puderam, então, descobrir que a obra de Hahnemann tinha nascido de uma revisão racional dos conhecimentos médicos de seu tempo, e de uma organização desses conhecimentos segundo princípios estáveis e válidos de experimentação sistematizada. Em suma, puderam descobrir que Hahnemann foi a encarnação desses espíritos iluminados em que o século XVIII foi fecundo.

Os princípios da homeopatia

A homeopatia é uma medicina integral, que trata o indivíduo em sua totalidade. Dois de seus princípios essenciais são a cura pelos semelhantes e o uso de medicamentos específicos bem diluídos e "dinamizados" (isto é, agitados a cada diluição).

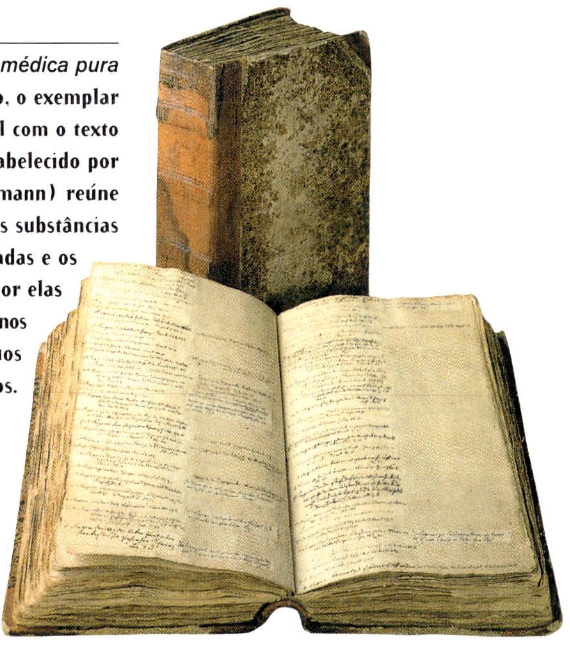

A *Matéria médica pura* (na foto, o exemplar original com o texto estabelecido por Hahnemann) reúne todas as substâncias testadas e os sintomas por elas provocados nos indivíduos sãos.

Uma forma de medicina baseada na experimentação

Em 1790, Samuel Hahnemann experimentou em si mesmo os efeitos da quinina e anotou precisamente todos os problemas que sentiu. Ele acabou fazendo o que os homeopatas chamam de "patogenesia", ou seja, a experimentação e a demonstração em um homem são dos efeitos de uma substância.

Várias pessoas realizam, por conta própria, o mesmo tipo de experiência. Os fumantes, por exemplo, quando experimentam seu primeiro cigarro: os mais sensíveis ficam pálidos, sentem náuseas, e seu rosto fica coberto de suor frio. Essas pessoas testam um medicamento homeopático bem conhecido, o *Tabacum*, um dos que os homeopatas prescrevem contra enjôo. Pode-se perceber a semelhança que há entre uma intoxicação pelo tabaco e os sintomas experimentados pelas pessoas que passam mal durante uma viagem de carro ou barco.

Similitude, individualização e totalidade

Na medicina homeopática, a escolha de um tratamento se faz segundo três princípios fundamentais: a lei da semelhança, a individualização dos sintomas e a consideração destes em sua totalidade. A obtenção de um bom resultado depende, portanto, do respeito a esses princípios.

"A cura pelo semelhante"

Para que o medicamento escolhido seja eficaz, deve provocar na pessoa sã sintomas idênticos aos que caracterizam a doença, ou, melhor ainda,

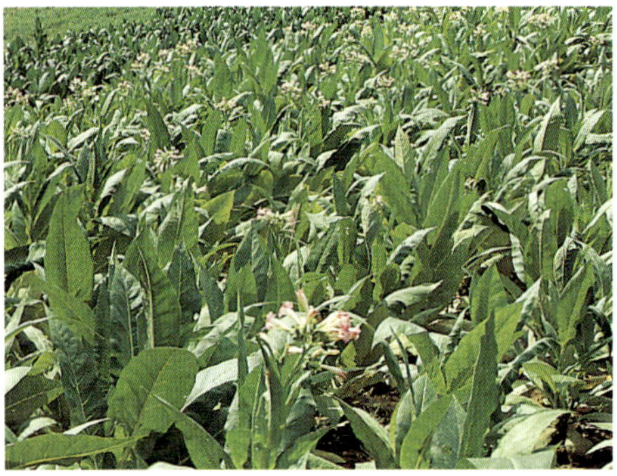

Três medicamentos podem ser empregados pela homeopatia para tratar o "mal do viajante" (ou enjôo de viagem): *Tabacum*, preparado a partir do tabaco (foto ao lado); *Cocculus indicus*, obtido a partir da planta chamada coca-do-levante ou galo-do-levante (abaixo); e *Petroleum*, preparado a partir do petróleo branco (embaixo, à direita).

deve provocar sintomas idênticos àqueles que o doente apresenta. É a chamada "lei da semelhança", segundo a qual toda substância suscetível experimentalmente de provocar num indivíduo são e sensível uma série de sintomas é capaz de curar um doente que apresenta os mesmos sintomas. Segundo o maior ou menor grau de semelhança, o resultado do tratamento será total, parcial ou nulo. Hahnemann foi o primeiro a experimentar os medicamentos num homem são com o objetivo de conhecer de antemão suas propriedades, sendo, portanto, o primeiro a formular e a aplicar essa lei de modo coerente e sistemático.

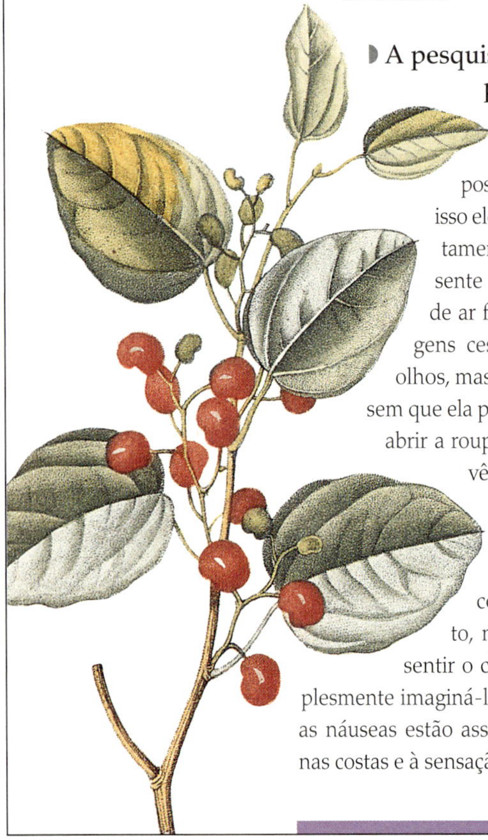

A pesquisa dos sintomas pessoais

Embora todos os pacientes que sofrem de enjôo possam sentir náuseas, nem por isso eles apresentam sintomas exatamente idênticos. Uma pessoa sente uma necessidade enorme de ar fresco, suas náuseas e vertigens cessam quando ela fecha os olhos, mas se agravam se ela os mexe; sem que ela possa explicar, sente alívio ao abrir a roupa sobre o peito. Uma outra vê suas vertigens aumentarem ao mexer os olhos; as náuseas, acompanhadas de salivação, aumentam com o barulho e o movimento, mas sobretudo pelo fato de sentir o cheiro de alimentos ou simplesmente imaginá-los. Já numa terceira pessoa, as náuseas estão associadas à diarréia, às dores nas costas e à sensação de fraqueza generalizada.

Embora esses três pacientes sintam náuseas e dores de cabeça e vomitem, cada um deles será tratado com um medicamento diferente: seria prescrito para o primeiro *Tabacum*, para o segundo *Cocculus indicus* e para o terceiro *Petroleum*. O minucioso trabalho de análise feito por todo homeopata antes de prescrever um medicamento é chamado "individualização"; ele serve para o médico compreender os sintomas que um doente em particular apresenta.

A consideração de todos os sintomas pessoais

Os homeopatas chamam de "princípio de totalidade" o levantamento dos sintomas pessoais do doente. Eles tanto podem ser psicológicos, gerais (sensação de fraqueza, por exemplo) ou locais (urinários, digestivos etc.); o que importa é que eles são sentidos pelo doente em questão. É sobre esses dois princípios – individualização e totalidade – que repousa a escolha do medicamento adequado. O homeopata os aplica a partir de uma consulta, que, por causa disso, é necessariamente longa.

O preparo dos medicamentos

Uma das grandes especificidades da homeopatia está na forma de preparar o medicamento: ele é altamente diluído e agitado entre cada diluição e a seguinte. Esse costume deu origem a numerosas controvérsias científicas.

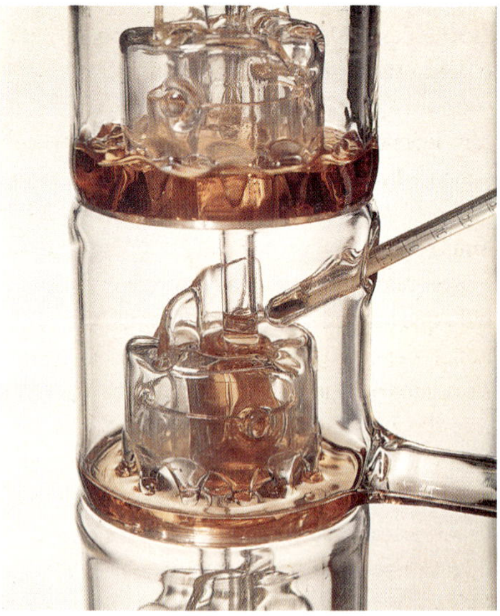

A infinitesimalidade

Em homeopatia, quanto mais um medicamento é diluído, a ponto de não conter mais nenhuma molécula do princípio ativo, mais eficaz se torna.

Para não prejudicar sua própria saúde – e a das pessoas a seu redor –, Hahnemann utilizou medicamentos em doses bem pequenas em suas experiências. Logo, porém, ele atingiu o limite das possibilidades de pesagem das balanças da época, mas contornou essa dificuldade incorporando uma substância neutra (água ou leite em pó) às substâncias tóxicas que iria testar. Misturando de modo perfeitamente homogêneo uma parte de substância tóxica a nove partes de substância inofensiva conseguiu reduzir à decimalidade os limites de seu material: cada miligrama pesado continha aproximadamente um décimo de produto nocivo. Ele constatou então que os resultados de seus experimentos não perdiam seu valor: os sintomas mais evidentes que se encontram em quase toda intoxicação (diarréias, vômitos) dão lugar a sintomas mais sutis, como por exemplo uma dor de cabeça ao se deitar à noite. É por isso que ele passou a diluir cada vez mais suas preparações, e constatou, que quanto mais esses medicamentos eram diluídos, mais eficazes se tornavam.

A dinamização

Hahnemann pôde perceber que, se durante a preparação os medicamentos homeopáticos não sofressem uma série de choques (as chamadas "sucussões") após cada diluição, não produziriam o efeito terapêutico esperado. Dessas sucussões sucessivas, da qual a última é chamada dinamização, depende a eficácia dos medicamentos homeopáticos. Infelizmente, o criador da homeopatia não mencionou em nenhuma parte como descobriu o princípio da dinamização.

Segundo algumas tradições, ele teria percebido que os medicamentos que eram entregues à noite, depois de terem sido, inevitavelmente, sacudidos o dia inteiro durante a viagem por uma estrada esburacada, tornavam-se nitidamente mais eficazes. Outros defendem que Hahnemann teria intuído o procedimento ao observar o modo de fabricação do éter: uma série de choques eram de fato necessários para que ocorresse a reação química entre os elementos iniciais. A explicação do fenômeno da dinamização é hoje em dia objeto de diferentes hipóteses científicas.

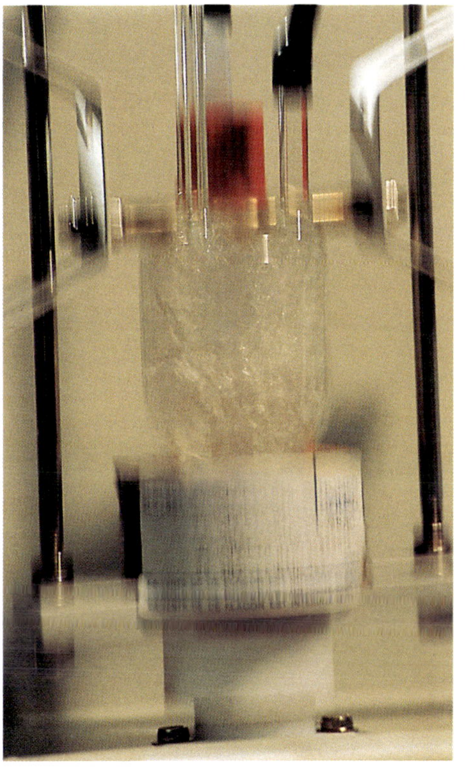

Na homeopatia, os medicamentos são vigorosamente agitados a cada diluição. Esse processo, chamado dinamização, ainda é artesanal no Brasil; raramente é mecânico.

Saúde e doença

Para Samuel Hahnemann, o ser vivo é uma totalidade. O corpo e o espírito estão indissoluvel-

A biblioteca dos homeopatas

Desde o surgimento da homeopatia, pareceu evidente que, já que havia um grande número de doenças diferentes, seria necessária uma grande variedade de medicamentos. Hahnemann também experimentou em si mesmo o efeito de inúmeras substâncias, e, depois, em seus parentes ou colaboradores: a quinina, o enxofre, o mercúrio, o arsênio, a arnica.

Reunindo os resultados obtidos, ele elaborou uma primeira *Matéria médica pura*, que foi sendo aumentada consideravelmente com o passar dos anos. Depois de algumas décadas, para poder utilizar corretamente essa enorme quantidade de informações, os homeopatas começaram a utilizar as *Matérias médicas* resumidas. Além disso, a partir dessas *Matérias*, fizeram catálogos de sintomas, os chamados "repertórios de sintomas", dos quais o mais utilizado é o *Repertório de Kent*.

mente unidos; a vida só é possível graças a uma força que permite que esse conjunto funcione de modo harmonioso: a "energia" ou "força vital", que é imaterial, invisível e não mensurável.

A doença, uma perturbação do equilíbrio

Para Hahnemann, a doença é resultado da ruptura de um equilíbrio, sendo, ela mesma, imaterial e não mensurável, a não ser pela observação de todos os sintomas, sobretudo e essencialmente aqueles que são específicos do doente. Esses sintomas representam as tentativas mais ou menos bem-sucedidas do organismo de reencontrar seu estado de equilíbrio anterior, ou um novo equilíbrio, caso ele não consiga se recuperar completamente; os sintomas correspondem a sinais de estresse muito pessoais, que têm sua razão de ser, o que torna imprescindível uma visão de conjunto para se obter a cura.

Essa concepção imaterial da saúde e da doença permite compreender por que os médicos homeopatas estão tão pouco ou nada preocupados com as críticas "materialistas" formuladas pelos cientistas quanto ao uso de doses infinitesimais.

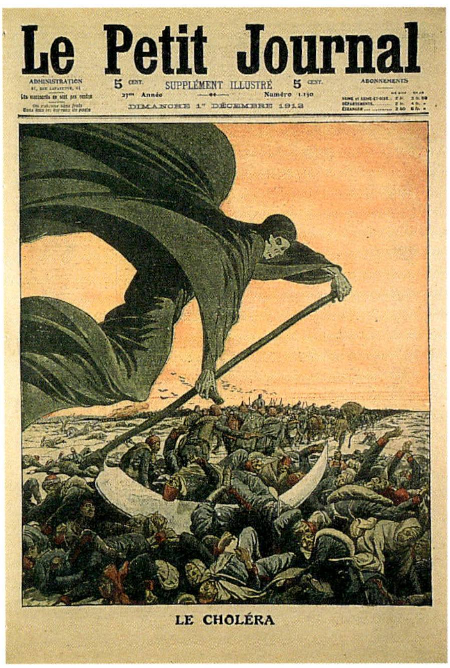

Os resultados obtidos pelos homeopatas durante as epidemias de cólera que se alastraram pela Europa no século XIX e no começo do século XX explicam o rápido sucesso dessa medicina. Ao lado, a capa do *Petit Journal*, da França, durante a epidemia de cólera de 1912.

A cura do cólera

No século XIX, antes de a medicina moderna alcançar progressos decisivos, os homeopatas tratavam as afecções mais graves e até mesmo mortais, como o cólera, a febre tifóide, a sífilis e a tuberculose avançada.

As afecções menos graves, como a coqueluche, o sarampo, os sangramentos diversos, os vômitos da gravidez, a diarréia etc., já faziam parte da rotina dessa forma de medicina. Os homeopatas obtinham resultados nitidamente superiores àqueles registrados pela ciência "clássica" da época, que na verdade tinha pouca eficácia.

Contra a medicina alopática

A alopatia é a "medicina dos contrários". Ela se baseia na ação dos medicamentos no organismo: os efeitos curativos das substâncias são devidos a propriedades químicas que influenciam as causas aparentes das doenças. Curar significa fazer desaparecer o(s) sintoma(s) desagradável(is) o mais rápido possível; e, se outras afecções ocorrerem depois, será por simples acaso, sem ligação com a patologia anterior.

Hahnemann chamou essa medicina de "antipática", que significa literalmente – deixando de lado o jogo de palavras – "contra a doença" (ou seja, a cura pelo contrário). Para o homeopata, esse procedimento "suprime" os sintomas; isto é, a terapêutica alopática sabe perfeitamente como fazer os sintomas desaparecerem, porém, mais cedo ou mais tarde, a afecção volta à superfície, de forma idêntica ou ainda mais grave. É o caso, por exemplo, de um eczema que, uma vez "curado", é seguido de asma ou artrite.

Curar o doente mais que a doença

Em homeopatia, curar não significa eliminar os sintomas. O sintoma é justamente o indicador da quebra do equilíbrio. E, por isso, é inútil fazê-lo desaparecer – salvo se colocar a vida em risco ou for insuportável. A homeopatia mobiliza as forças reativas do indivíduo: é uma terapia cuja ação se baseia na resposta do organismo. Depois de ingerir um medicamento, os sintomas continuam a se manifestar durante certo tempo, como um satélite mantém a trajetória quando entra em órbita. Podemos dizer, portanto, que a terapêutica homeopática tem por princípio curar o doente em sua totalidade e não apenas a afecção.

A cura passa por uma melhoria do "terreno" (conjunto de características pessoais, as genéticas e as adquiridas), que varia muito – assim, em caso de uma epidemia de gripe, uma pessoa é atingida e outra não –, de acordo com a energia e o estilo de vida. A cura é obtida quando o indivíduo, livre da doença, experimenta bem-estar físico e mental, por dois anos ou mais.

Por esse motivo, a homeopatia pode ser considerada uma medicina preventiva: seu princípio é evitar o aparecimento de novas manifestações de um mesmo desequilíbrio ao tratar, em primeiro lugar, o desequilíbrio e depois os sintomas.

As "leis de cura"

A homeopatia se refere às "leis de cura", preceitos segundo os quais os problemas aparecem e desaparecem de acordo com esquemas observados na maioria dos casos.

Primeira "lei": a cura ou a melhora das doenças deve ocorrer do interior para o exterior, do alto para baixo e, sobretudo, na ordem inversa de seu aparecimento, sem que esses elementos estejam necessariamente associados. Assim, um acesso de asma que ocorre depois da cura de um eczema pode passar no mesmo instante em que a erupção se manifestar novamente (de dentro para fora); uma dor no quadril é seguida por um joelho dolorido (do alto para baixo). Os problemas costumam reaparecer, geralmente de forma mais branda. O reaparecimento – não sistemático – de sintomas antigos é considerado benéfico a longo prazo pela medicina homeopática, que recomenda que não se tente impedir a sua aparição com nenhum tipo de tratamento, já que isso pode atrapalhar o processo de cura em andamento. Por isso, é sempre preferível consultar o homeopata.

Segunda "lei": o estado de espírito e a energia vital devem melhorar antes ou ao mesmo tempo que as afecções corporais. E, para avaliar os resultados, a psique e a vitalidade são mais importantes que os sintomas físicos. Assim, o homeopata fala em melhora se um doente sofre mais – apenas temporariamente, claro –, mas se sente menos ansioso e mais alegre.

Doença aguda, doença crônica

Em homeopatia, uma doença não é considerada aguda ou crônica em função da intensidade dos sintomas.

Uma afecção é aguda quando surge de repente e pode ser curada espontaneamente. Uma vez curada, o indivíduo retorna ao estado anterior à doença; a crise é ocasional e não se produz mais (uma tosse decorrente de "um golpe de ar frio", por exemplo). Consideramos uma doença crônica quando ela persiste depois de muito tempo, comporta crises repetidas dos estados agudos e/ou evolui para afecções mais graves e profundas (depressão ocorrida todos os anos no mesmo período ou hipertensão arterial, por exemplo).

No caso de doença aguda, o médico homeopata procura tratar rapidamente a afecção para evitar qualquer recaída e a passagem para um estado crônico. Diante de doenças crônicas, o objetivo é encontrar o medicamento capaz de restaurar a saúde e impedir as recidivas.

Campos e limites da homeopatia

Hoje em dia, graças à eficácia dos numerosos tratamentos da medicina alopática, os médicos homeopatas normalmente não tratam as afecções mais graves. No entanto, seu campo de atuação não é nada restrito, pois abrange tanto as doenças agudas (angina, otite, hepatite, gastrite, dor ciática etc.) quanto as crônicas (depressão, asma, bronquite, reumatismo, distúrbios hormonais femininos, alergias etc.)

Da mesma forma, ainda que diante de afecções benignas, o homeopata pode não conseguir encontrar o medicamento adequado; é seu dever, portanto, tratar o paciente com a alopatia, da mesma forma que esta freqüentemente recorre às terapias alternativas.

Além disso, um tratamento homeopático não consegue curar pessoas cujos tecidos foram lesados. Assim, uma articulação deformada por um reumatismo tem poucas chances de recuperar seu aspecto inicial por meio de um tratamento homeopático; a homeopatia pode, porém, aliviar o sofrimento do paciente.

O tratamento homeopático

Diferentes fatores podem atrapalhar o bom andamento de um tratamento homeopático. Alguns preceitos devem ser – na medida do possível – respeitados, de modo a contribuir para o êxito do tratamento.

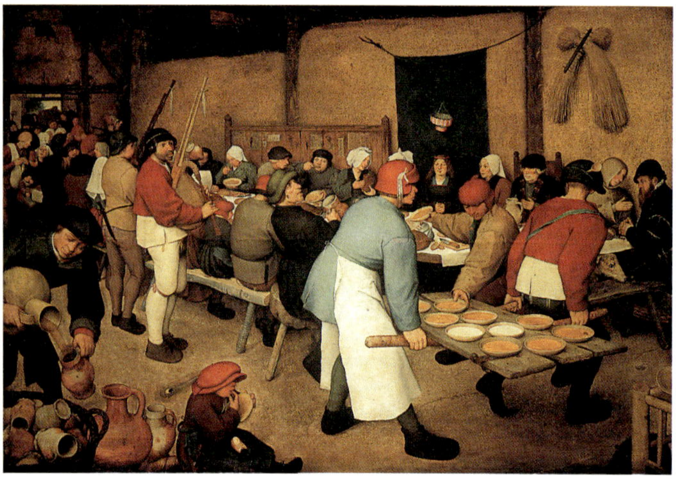

Este quadro de Bruegel, o Velho, intitulado *Casamento camponês*, de 1568, lembra que sempre houve a tendência a comer demais. Sabemos que uma dieta alimentar muito desequilibrada é por si só uma fonte de distúrbios. O bom senso recomenda corrigir os erros alimentares antes mesmo de buscar tratamento.

Evitar a associação de várias formas de medicina

Para ser curado por meio da homeopatia, é importante relatar ao médico todos os tratamentos que você está fazendo ou já fez, como tratamentos alopáticos e dentários, uso de pomadas, psicoterapia, osteopatia, acupuntura etc. Na medida do possível, é desaconselhável associar a homeopatia a outras medicinas. Não se deve, contudo, abandonar por conta própria um tratamento em curso. Na verdade, certos tratamentos não devem ser interrompidos bruscamente (medicamentos contra a hipertensão arterial ou antidepressivos, por exemplo): o paciente e o terapeuta devem estudar juntos os eventuais ajustes.

Em certos casos, para o conforto do paciente ou porque sua vida está em risco, é preferível associar temporariamente as duas formas de medicina. Uma dor ciática muito forte, por exemplo, pode ser aliviada por antiinflamatórios, enquanto o médico determina o "bom medicamento" homeopático que permitirá curar a doença completamente.

Enfim, de modo geral, o homeopata aconselha esperar pelo menos quatro semanas entre a ingestão de um medicamento homeopático antes de recorrer a outro tratamento "energético" como a acupuntura ou a osteopatia: a associação dessas técnicas em um intervalo muito curto pode induzir efeitos contrários. Além disso, a associação impede a descoberta do tratamento mais conveniente.

Respeitar as regras

Entre os vários conselhos que podem ser dados, destacamos os seguintes pontos: respeitar os horários recomendados para a ingestão dos medicamentos (o mais comum é em jejum, ou mais ou menos uma hora depois das refeições); consumir bebidas alcoólicas com moderação; evitar o cigarro; reduzir o consumo de café, chá-mate e chá preto, e evitar hortelã e menta nas horas que precedem a ingestão do medicamento ou se seguem a ela.

Contribuir para a própria cura

Apesar da seleção rigorosa, todo medicamento homeopático pode ser ineficaz se as causas iniciais ou que favoreçam as doenças persistirem, como má alimentação, exposição a produtos tóxicos, conflitos internos fortes etc. O paciente deve contribuir para sua cura ao fazer, na medida do possível, as modificações necessárias. Antes de prescrever um medicamento, o médico considera eventuais desvios de uma boa qualidade de vida: falta de atividade física, abuso de cigarro, de álcool e de estimulantes diversos, alimentação desequilibrada, insuficiência de sono.

Um outro obstáculo é a recusa a compreender os sintomas realmente importantes. Certos pacientes têm desejos completamente irrealistas, como: "Dê-me um medicamento que me faça parar de pensar", "Quero estar em forma para o casamento de meu filho, por isso preciso perder 15 quilos em um mês" etc.

Não existe cura milagrosa

Um último obstáculo à terapêutica homeopática: a psique do doente e, principalmente, a sua impaciência. Muitas pessoas esperam uma cura "milagrosa", e interrompem o tratamento se não observam nenhuma melhora depois de uma ou duas consultas. Na verdade, no caso de uma doença aguda, a reação deve ser rapidamente obtida, num intervalo que varia entre alguns minutos e quarenta e oito horas. Por outro lado, quando as enfermidades são antigas, podem levar meses ou anos para ser eliminadas: certas etapas não podem ser queimadas, já que às vezes implicam um processo de cura mais longo e a administração de medicamentos sucessivos.

Paciência e confiança, portanto, são algumas das qualidades desejáveis, mesmo que o paciente não seja "obrigado a acreditar" que pode ser curado pela homeopatia.

A consulta e o diagnóstico

Durante a consulta, o médico procura conhecer o paciente como um todo. Ele se interessa tanto pelo problema que motivou a visita como pelas características físicas, emocionais e intelectuais da pessoa, que vão permitir a escolha do medicamento mais adequado.

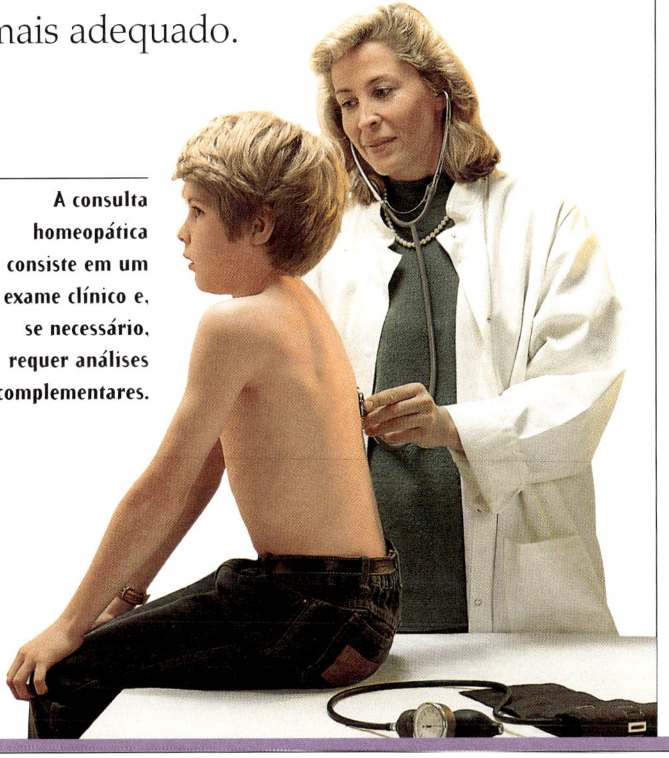

A consulta homeopática consiste em um exame clínico e, se necessário, requer análises complementares.

Aprenda a descrever os seus sintomas

Para que o homeopata possa interpretar adequadamente os sintomas que você descreve, é indispensável que ele conheça todas as características deles. Por isso, a primeira coisa que o médico faz é propor várias perguntas relacionadas ao seu problema.

A localização

Indique ao médico a localização de seus problemas, a eventual extensão deles a outras partes do corpo, deslocamentos (do lado esquerdo ao lado direito do corpo, por exemplo), sua característica (difusa ou, ao contrário, bem circunscrita).

A descrição dos sintomas

Expresse o que você sente da forma mais simples possível. Se for uma dor, descubra com o que ela mais se parece: puxão, cãibra, estiramento, corte, pontada, picada, ardência, pressão, soco, molas, abalo, choque elétrico, batida etc. Comente com o médico se sentir opressão no peito, falta de ar, tristeza, cansaço etc. Descreva também o modo (progressivo ou repentino) como esses sintomas aparecem e desaparecem.

As origens e o desencadeamento

Se puder, tente descobrir o fator que desencadeia os sintomas. Você notou se eles aparecem em condições meteorológicas específicas, após um esforço ou um período de fadiga, ou, ainda, logo depois de ter comido determinado alimento?

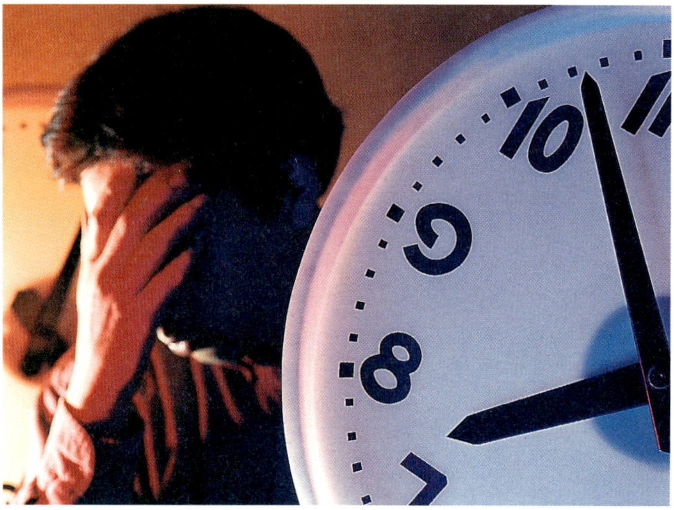

Um sintoma pode se agravar ou, ao contrário, se atenuar em certos horários: o modo como o organismo reage durante o dia é um dado importante para o médico homeopata.

Os problemas apareceram depois de um acidente, doença, operação ou choque emocional (luto, medo, fracasso etc.)? Você notou alguma ligação com a perda de líquidos (sangramentos, vômitos, diarréia etc.)?

Fatores que modificam os sintomas

Um sintoma não ajuda necessariamente a estabelecer um diagnóstico, a menos que você indique em que circunstâncias ele se manifesta durante todo o tratamento.

Pergunte-se o que, regularmente, o desencadeia, agrava ou atenua:

– hora em que apareceu ou piorou e a periodicidade (o sintoma surge a cada duas horas, um dia sim, outro não etc.);
– as condições climáticas;
– movimento ou imobilidade, posição do corpo (em pé, sentado, deitado etc.);
– pressão, aplicação de calor ou frio;
– esforços intelectuais ou físicos;
– lugar (em espaço fechado ou ao ar livre etc.);
– contato com os outros: como você reage quando está acompanhado ou sozinho, quando há ruído, risadas, música? Como reage ao fracasso e às emoções?
– alimentação;
– fases do ciclo menstrual na mulher, relações sexuais.

Fatores concomitantes ou alternados

Mesmo que aparentemente não haja nenhuma relação lógica, descreva os sintomas que se manifestam pouco antes, durante ou logo depois de um acidente ou de uma ocorrência física. Por exemplo: "bocejos e suspiros depois de uma queda", "acessos de tosse antes de espirrar", "uma fome imperiosa durante uma dor" etc. Note também seu humor, durante a manifestação do sintoma, e antes e depois dela. Por exemplo: "Eu, que geralmente sou calado, não paro de tagarelar antes de minhas dores de cabeça". Os sintomas que se alternam com o problema que motivou a consulta também são importantes para fazer um diagnóstico. Por exemplo: "Quando tenho bronquite, não sinto mais meu reumatismo".

As características individuais

Uma vez precisados os motivos da consulta, o médico vai procurar conhecer você melhor por meio de diferentes perguntas sobre seu estado de saúde passado e presente, suas reações, emoções etc. Assim como as peças de um grande quebra-cabeça, essas informações vão ajudá-lo a traçar um retrato seu. Cada médico tem seu modo de proceder, mas, seguramente, a maioria deles vai abordar os diferentes assuntos expostos a seguir.

Sua história

– Que problemas sérios de saúde seus pais e avós tiveram?
– Que eventos marcaram a gravidez de sua mãe quando ela esperava você?
– Como foi sua vinda ao mundo (parto natural, fórceps, cesariana etc.) e como foram os seus primeiros meses de vida (doenças, falta de apetite, perturbações do sono etc.)?
– Quais foram os fatos marcantes de sua infância (aprender a andar, a falar, a se limpar, comportamentos peculiares etc.)?
– Quais são os seus antecedentes médicos (doenças, tratamentos, cirurgias etc.)?
– Você faz algum tratamento? Qual?

As reações gerais do seu organismo

– Em que momentos do dia você se sente em forma, ou, ao contrário, menos disposto (ao acordar, à noite etc.)?
– Como você qualificaria sua alimentação? Tem desejo ou aversão por algum alimento? Que alimentos você não suporta? Por exemplo: "Eu adoro mostarda: como colheradas dela", "Quan-

Fale de peito aberto

Eis aqui alguns conselhos para tornar a primeira consulta homeopática mais eficaz:
– fale com clareza;
– não fique impressionado se o homeopata perguntar "que outro sintoma?", "e o que mais?", pois, quanto mais informação clara e detalhada ele tiver, mais preciso será o seu diagnóstico;
– abra o coração.

Não hesite em dizer tudo, incluindo as questões que o intrigam, as que você acha pouco importantes e até aquelas que parecem ridículas.

do era criança, adorava comer as beiradas das folhas do meu caderno", "Detesto verdura".
– Quais são as suas reações às condições climáticas, aos odores, à luz, aos lugares? Por exemplo: "Não suporto o sol intenso do verão", "O odor dos perfumes e da fritura me incomoda", "Quando estou na praia, todos os meus sintomas desaparecem".
– Descreva a sua transpiração (localização, freqüência, odor). Que situações lhe dão arrepios?
– Poderia descrever seu ciclo menstrual (o que ocorre durante a menstruação, e antes e depois dela)? Como foram as suas gravidezes? Por exemplo: "Minha menstruação é feita de coágulos grandes", "Durante a gravidez, sempre sentia muita vontade de transar", "No final da minha segunda gravidez, tive dor de dente e tosse".

O sono

– Como você dorme: coberto ou descoberto? Em que posição dorme? Seus pés ficam quentes ou frios durante a noite? Na cama, você prefere os lugares quentes ou frios?
– Seus companheiros ou pais perceberam atitudes ou fatos peculiares enquanto você dormia (incluindo a fase da sua infância)? Por exemplo: "Parece que, enquanto durmo, eu rio/choro/canto/tenho sobressaltos/ ranjo os dentes/salivo muito/transpiro".

Que tipo de sonho ou pesadelo você tem ou teve? O que sentiu ao acordar? Conte seus sonhos exatamente como você os teve, sem tentar encontrar uma lógica neles, sobretudo aqueles em que o tema se repete ou se repetiu durante um período da sua vida e aqueles que o impressionaram mais. Por exemplo: "Em meus sonhos, sempre me casava com meu(minha) sogro(a)", "Em meus sonhos, sou o chefe: convenço a todos com meus discursos", "Costumo sonhar que lobos me atacam".

O estado psíquico, o mental e o humor

A consulta de um adulto se dá frente a frente com o médico, o que pode ajudar você a se sentir a vontade mais facilmente. Diversos assuntos podem ser tratados.
– Quais são ou foram seus medos, ansiedades, angústias? Por exemplo: medo de grandes espaços, multidão, vazio, animais, trovão, escuro, morte, doenças, pobreza, de ser abandonado, da opinião dos outros, de se atrasar, de ladrões etc.
– Como se comporta quando está só ou acompanhado (especialmente de pessoas com que você se encontra pela primeira vez)? Como reage à dor, às preocupações do cotidiano, aos infortúnios dos outros, às repreensões, à injustiça, aos conflitos e às decisões que deve tomar?

O passado é um fator determinante. Para conhecê-lo melhor, o médico faz perguntas sobre os pais, avós e outros parentes do paciente.

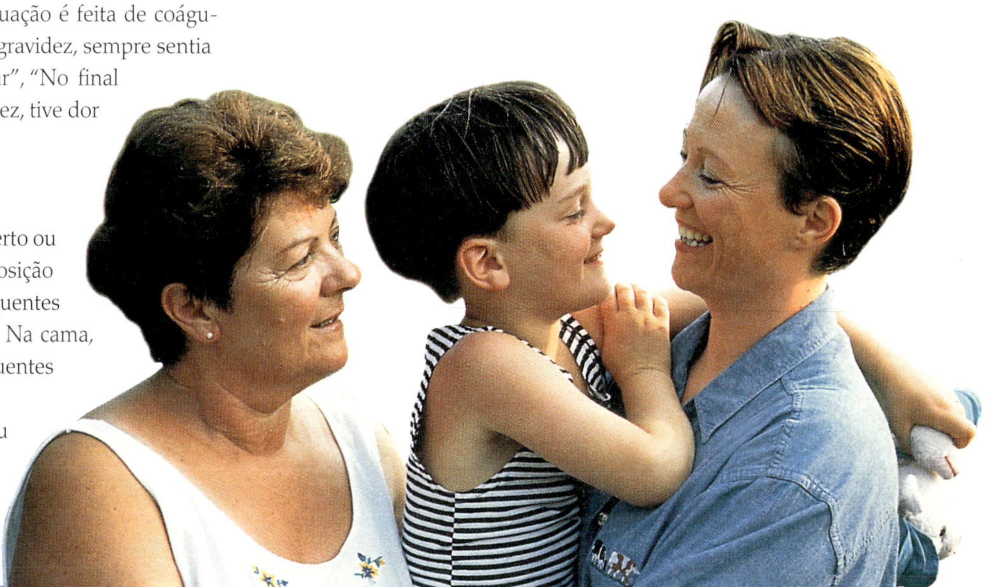

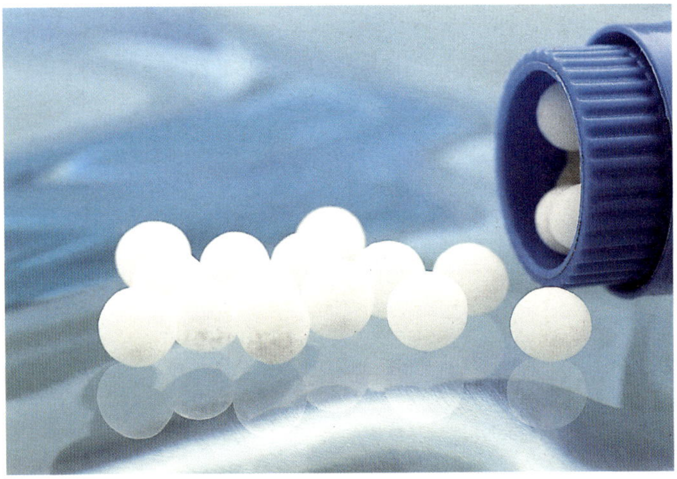

O médico dispõe de vários medicamentos para curar uma mesma doença, pois a escolha do medicamento depende das características do paciente.

– Você prefere ficar em casa ou viajar? O que o deixa zangado? Alguns exemplos: "Para me acalmar, preciso ouvir música ritmada", "Adoro ficar com meus amigos, mas, depois de algum tempo, me canso da presença deles", "Ser ultrapassado por um carro menos possante que o meu me deixa morto de raiva", "A menor injustiça me exalta".

– Em que circunstâncias você chora e o que isso lhe causa? Por exemplo: "Choro diante de qualquer afronta", "Não suporto chorar na frente dos outros", "Sinto alívio depois de chorar".

– Você é cuidadoso, meticuloso e até mesmo obsessivo, ou, ao contrário, é boêmio e despreocupado? Suas reações são as mesmas quando está em casa ou no trabalho?

– Às vezes tem alucinações ou sensações estranhas, mesmo que fugazes? Por exemplo: "Quando estou cansado, eu me vejo grande demais e, aos outros, muito pequenos", "Quando estou muito preocupado, às vezes tenho a impressão de estar fora de mim".

– O que acontece quando você se encontra num estado alterado de consciência (delírio devido a uma febre alta, cansaço extremo, excesso de álcool, relaxamento profundo etc.)? Por exemplo: "Tenho a sensação de flutuar por horas fora do meu corpo", "Os minutos parecem horas", "Quando tenho febre, minha força se multiplica por dez, tanto que é preciso quatro pessoas para me deter", "Quando bebo um copo de vinho, fico inquieto e me sinto culpado por qualquer coisa".

– Você tem desejos repentinos, pensamentos estranhos ou comportamentos que não condizem com a sua personalidade? Por exemplo: "Quando meu filho de 18 anos me enfrenta, tenho vontade de agredi-lo fisicamente e até mesmo de machucá-lo", "Quando fico nervoso, não consigo deixar de ser grosseiro".

– Quais são os comportamentos ou pensamentos que não suporta em você mesmo? Por exemplo: "Tenho tanta necessidade de que os outros me aceitem que acabo impondo as minhas opiniões a eles".

Uma tomada de consciência

Outras características de sua personalidade, comportamento e reações podem ser valiosas, mesmo se considerá-las sem importância, pois, afinal, você convive com elas há muitos anos. Embora aparentemente insignificantes, freqüentemente elas fornecem a chave para o homeopata encontrar o medicamento mais adequado para você.

Aprender a se conhecer profundamente

Os aspectos mais secretos da sua personalidade são uma fonte de informação extremamente

Informações importantes

Os fatores determinantes para o médico homeopata são aqueles que apresentam uma ou várias das seguintes características:
– eles são nítidos, evidentes;
– você consegue determinar o que os faz variar (desencadeamento, agravamento, melhora, alternância);
– eles são fonte de incômodo ou sofrimento para você ou seus conhecidos;
– você os considera surpreendentes, diferentes de suas reações habituais, e sente dificuldade em controlá-los;
– deseja escondê-los, pois "são contrários ao que se faz normalmente";
– eles são antigos e permanecem imutáveis, apesar de todos os seus esforços (e eventuais tratamentos);
– são inexplicáveis: não estão ligados nem à educação, nem aos acontecimentos da sua vida, nem a uma determinada doença.

preciosa para o médico homeopata, principalmente aqueles que o impedem de fazer o que você quer e sabotam a sua liberdade. Eles podem ter uma ou várias das seguintes características:

– Atitudes que causam incômodo ou sofrimento. Por exemplo: "Estou cansado de ser invejoso", "Aos 25 anos, ainda sinto necessidade de verificar se não há ladrões debaixo da cama".

– Atitudes estranhas. Por exemplo: "Quando alguém me toca, eu me assusto", "Todos os dias não consigo parar de contar tudo o que vejo".

– Atitudes que lhe parecem odiosas, contrárias a tudo aquilo que normalmente se faz. Além disso, não consegue controlá-las e elas se manifestam à sua revelia. Por exemplo: "Estou sempre arrancando a pele dos meus lábios", "Sinto muito mais pena quando é um animal que sofre do que quando se trata de um ser humano", "Não consigo deixar de ser um pouco *voyeur*".

– Traços de personalidade contra os quais você tem que lutar, dos quais tem tido ou teve dificuldade para se livrar. Por exemplo: "Tenho feito de tudo para parar de mentir".

Identificar as suas peculiaridades

Pergunte a si mesmo em que você era diferente de seus pais, irmãos e irmãs. Se possível, pergunte a seus familiares sobre alguma coisa a seu respeito que os tenha surpreendido durante a sua infância. Tente separar os comportamentos que lhe são próprios daqueles que são decorrentes da educação, dos hábitos sociais ou de acontecimentos particulares.

Em geral, é justamente aquilo que temos mais receio de contar que dá as melhores pistas para determinar o medicamento mais apropriado. Quanto mais você evitar mencionar um traço peculiar, quanto mais lhe parecer ridículo, mais ele provavelmente terá a revelar. Mesmo que seja difícil para você, procure mostrar os seus aspectos mais recônditos. Muitas vezes é preciso esperar um pouco, em geral até a terceira ou quarta consulta, para que o paciente deixe entrever o seu "jardim secreto".

A consulta infantil

Quando o paciente é uma criança, a consulta difere em alguns aspectos, a fim de que o médico possa compreender melhor a personalidade dela.

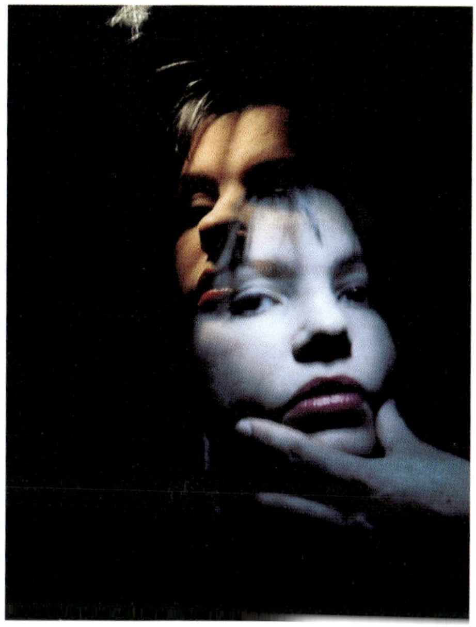

Por meio de várias questões, o homeopata procura encontrar o que constitui a base da personalidade do paciente.

Antes do nascimento

• A gravidez

O bebê está totalmente ligado à mãe. Um acontecimento que ocorra durante a gravidez — de natureza médica ou não — pode desencadear um problema no bebê, mesmo que a mãe não apresente nenhuma seqüela aparente. Às vezes, um sintoma não-usual pode fornecer uma indicação. Durante a consulta, as informações dadas pela mãe sobre sua gravidez são indispensáveis para conhecer a criança e tratá-la. Por exemplo: "Eu morria de medo, pois meu filho mais velho caiu da escada do terraço", "Minha avó querida morreu", "Não suportava peixe".

Um lugar para conversar

A cura pela homeopatia pressupõe que a pessoa aceite se conhecer melhor, se debruçar sobre o passado e expressar fatos ou sensações que às vezes não têm nada a ver com o motivo da consulta. Por vezes, o paciente não sabe como dizer o que sente: é suficiente expressar-se espontaneamente, usando as palavras do dia-a-dia, como se estivesse falando com colegas, sem procurar uma lógica particular. Cabe ao médico escolher as informações mais relevantes e ajudar você a formulá-las melhor. É preciso ressaltar que o homeopata não é psicanalista, juiz, nem padre. Além disso, ele mantém sigilo profissional sobre as informações íntimas de um casal ou família que são relatadas no consultório.

Os sintomas sentidos por uma mulher grávida, principalmente os famosos "desejos", também são informações úteis no tratamento de seu filho.

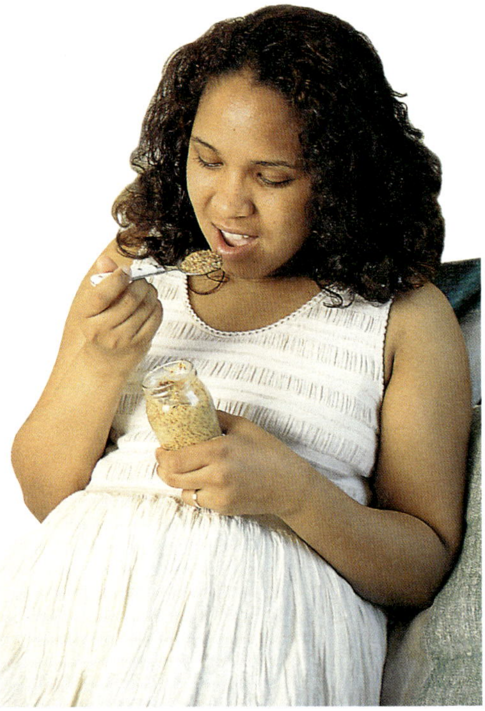

Algumas questões práticas

A homeopatia pode agir rapidamente?
– Sim. No caso de uma doença aguda, o efeito do medicamento pode ser sentido poucas horas depois de ele ser ingerido.

Uma infecção pode ser tratada sem antibióticos?
– Sim, desde que se forneça ao organismo o suplemento de energia necessário para que o sistema de defesa contra as agressões externas possa cumprir novamente o seu papel. O homeopata deve, portanto, controlar rigorosamente o processo de infecção.

Por que a cura homeopática pode, às vezes, ser comparada a uma "volta ao passado acelerada" da história do paciente?
– Na homeopatia, os sintomas se vão na ordem inversa à de sua aparição: os últimos sintomas a desaparecer são, portanto, aqueles que surgiram mais precocemente na vida do paciente.

Por que um tratamento homeopático pode empacar? Deve-se, então, abandoná-lo?
– Um tratamento homeopático não é eficaz até que os "bons" sintomas tenham se acomodado. Um questionário insuficiente feito pelo médico sobre o paciente e as dificuldades deste último em se expressar podem dificultar a escolha do medicamento correto. Talvez seja o caso de o paciente procurar outro profissional, que tenha mais experiência e seja mais perspicaz.

Conhecer medicina é indispensável para praticar a homeopatia?
– Sim, porque o homeopata deve saber fazer um diagnóstico orgânico correto e, se necessário, recorrer aos tratamentos alopáticos.

• O parto

O que aconteceu durante o parto também pode influenciar a criança. Por exemplo: "Meu parto teve que ser induzido", "O bebê não chorou logo em seguida: ele ficou azul, e foi preciso reanimá-lo".

Mais perguntas para os pais

Depois de ter explicado o motivo da consulta e precisar ao máximo os sintomas de seu filho, os pais passam a descrever a personalidade da criança. Interessa ao médico homeopata tudo o que distingue o seu jovem paciente das outras crianças de sua idade.

– Em que circunstância a criança ficou doente (desmame, vacina, mudança de clima)?
– Como a criança se comporta com os pais, irmãos e irmãs, na creche, na escola? Age de modo diferente em casa e fora dela?
– Como ela dorme (dificuldades para adormecer, posição em que dorme etc.)?
– A criança come bem? Tem aversões ou desejos especiais? Que alimentos ela digere mal?
– O que você percebeu sobre as fezes e a urina do seu filho? Que aspecto e odor têm?
– Como é a transpiração (circunstâncias, localização, quantidade, odor)?
– Como a criança reage ao movimento, ao toque, ao barulho, à música, à dança? Como ela se comporta no banheiro? Gosta de ser ninada? Sente necessidade de fazer esporte e de estar ao ar livre? É sensível ao clima?
– O que faz seu filho chorar ou o deixa irado? Que comportamentos o consolam, e de quais carinhos ele gosta? Como reage quando zombam dele ou o repreendem?
– Como seu filho se comporta na presença de estranhos? Como age quando olham para ele? Prefere ficar sozinho ou acompanhado?

O médico observa a criança

O comportamento da criança durante a consulta traz informações valiosas para o médico homeopata. A criança pode se deixar examinar facilmente ou não; pode ser ativa, do tipo que põe a mão em tudo, ou calma, reservada. Ou, ainda, exuberante, agressiva, grudada aos pais etc. Alguns sintomas descobertos durante o exame podem ser muito esclarecedores: uma zona fria em torno do umbigo ou um acesso de tosse durante o exame dos ouvidos, por exemplo.

Evolução das leis de cura

Depois da ingestão de um medicamento homeopático, diferentes resultados podem ser alcançados (veja o item "As 'leis de cura' ", à p. 21). A melhora também pode incluir o retorno temporário de antigos sintomas, como os que são relatados abaixo:

- O paciente vive "dias bons" e "dias ruins", mas o número de "dias bons" tende a crescer: a intensidade dos problemas diminui pouco a pouco. Nesse momento ocorre muitas vezes uma "purificação" do organismo, por meio de eliminações (suor, diarréia, coriza etc.) de curta duração.
- Os problemas se agravam temporariamente, durante alguns minutos, dias ou semanas após a ingestão do medicamento.
- O tratamento pode provocar uma piora, e depois, progressiva e rapidamente, promove a cura ou a melhora substancial dos problemas e do estado geral do paciente.
- O tratamento termina junto com os sintomas. Aliás, dependendo da gravidade do problema, isso é o máximo que se pode esperar de um tratamento.

A avaliação do tratamento

Durante o tratamento, o médico decide com o paciente se é necessário reajustar as dosagens escolhidas ou até trocar de medicamento. Esse controle ocorre em intervalos variáveis depois da primeira consulta, dependendo de a doença ser aguda ou crônica.

Doenças agudas

No caso das doenças agudas, o intervalo entre duas consultas é curto (algumas horas ou dias). Em certos casos, não é necessário se deslocar até o médico: uma consulta por telefone será suficiente.

Você deve detalhar a evolução do seu estado ao homeopata: os sintomas permanecem os mesmos, se agravaram, houve melhora progressiva, ou ocorreu melhora mas os sintomas permanecem estagnados num certo patamar, tendendo a uma recaída? Surgiram novos sintomas? Você se sente melhor? Qual é seu estado psíquico?

Doenças crônicas

As informações dadas ao médico homeopata devem ser o mais precisas e completas possível. Alguns médicos chegam a pedir que seus pacientes mantenham um diário ou tomem nota da evolução do seu estado.

- Como evoluem seus diferentes sintomas (agravamento, estagnação, melhora, bloqueio num patamar, recaída depois de uma melhora)?
- A que intervalos essas mudanças se manifestam?
- Que novos sintomas surgiram? Pode indicar a sua causa (intoxicação, abalo emocional etc.)? Teve alguma outra doença depois da última consulta? Que tratamentos você fez? (É mais interessante que o próprio homeopata trate das doenças agudas que acometem o paciente de tempos em tempos.)
- Os sintomas antigos reapareceram?
- Qual o seu estado físico e emocional?
- Como você dorme? Com o que tem sonhado?

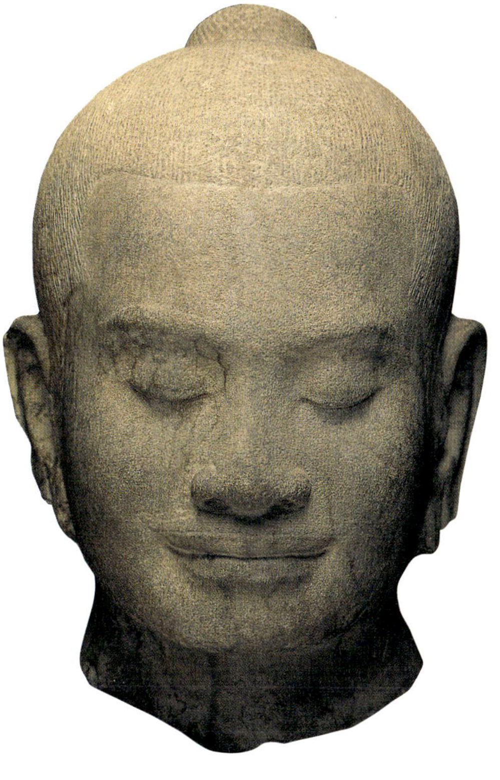

A saúde não é apenas a ausência de doenças. É um estado de equilíbrio físico e emocional.

O preparo dos medicamentos

Os medicamentos são preparados a partir de matérias-primas de origem vegetal, mineral ou animal, utilizadas em seu estado natural. Essas substâncias são submetidas a dois processos característicos do medicamento homeopático: a diluição e a dinamização.

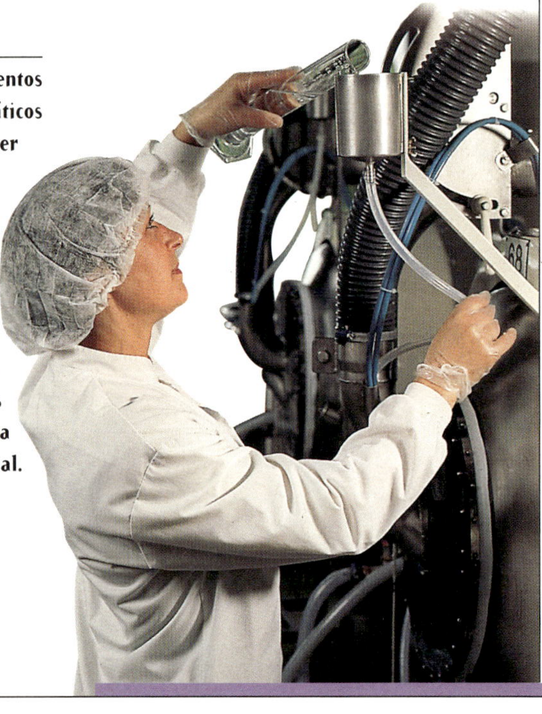

Os medicamentos homeopáticos podem ser produzidos industrialmente, com máquinas modernas como a da foto à direita, mas no Brasil são fabricados sobretudo de forma artesanal.

Os produtos de base

Para constituir sua farmacopéia, a homeopatia recorre a todos os recursos da natureza.

Substâncias bastante diversas

A matéria-prima dos medicamentos homeopáticos provém dos reinos da natureza: vegetal, mineral e animal. Milhares de substâncias são utilizadas: plantas (cebola, café, coca, sabugueiro etc.), minerais (ouro, cobre, chumbo, ferro, mercúrio, sal marinho, petróleo etc.), animais ou secreções animais (abelha, formiga, veneno de víbora e outras cobras, tinta de lula etc.). Algumas dessas substâncias, em estado natural, são extremamente perigosas para o organismo. De qualquer forma, elas perdem toda a toxicidade nas doses ínfimas em que são prescritas pela homeopatia.

Substâncias muito raras

Alguns produtos só podem ser extraídos de zonas específicas do planeta: assim, entre as plantas utilizadas pela homeopatia, o *cohosh*-azul (*Caulophyllum thalictroides*) só é encontrado nas áreas montanhosas da América do Norte; a cascavel (*Crotalus cascavella*), cujo veneno é muito usado pela homeopatia, vive apenas nas regiões secas do México à Argentina.

Da matéria-prima ao medicamento

A primeira preparação realizada a partir dessas substâncias de base é a tintura-mãe. Ela é obtida ao se colocar a planta (em sua totalidade ou uma de suas partes) em contato com uma combinação de água e álcool, que

A colheita de plantas para a homeopatia

O método indicado para obter plantas é a colheita artesanal, durante a qual o aspecto qualitativo é privilegiado em relação ao aspecto quantitativo.

De fato, de acordo com os princípios homeopáticos, segundo os quais todo ser vivo carrega uma mensagem, a colheita deve ser o menos brutal possível para que essa mensagem possa ser transmitida integralmente: ela deve ser feita durante a floração, período em que as plantas estão mais vigorosas e cicatrizam mais rapidamente depois do corte. A parte colhida é então colocada em contato, o mais rápido possível, com uma mistura de água e álcool para evitar a desidratação e permitir que a substância comece a propagar sua mensagem. Chamamos de tintura-mãe a maceração decorrente dessa etapa.

é agitada de modo regular durante vários dias. Se a matéria de base é um mineral, utiliza-se ele próprio, pulando-se a etapa da tintura-mãe; o mineral é triturado em um pilão até ficar solúvel; a partir de então, são feitas as primeiras diluições. Por fim, se a substância for de origem animal, ela passará pela trituração assim como as substâncias de origem mineral. Qualquer produto resultante da trituração deve ser homogeneizado logo depois dessa primeira etapa. Três etapas posteriores são necessárias para produzir um medicamento: a diluição, a dinamização e o acondicionamento.

A diluição

Esta etapa consiste em colocar a base (tintura-mãe, produto da trituração etc.) em contato com um diluente e, em seguida, repetir o processo várias vezes. O diluente pode ser água, álcool, sacarose, lactose ou soro fisiológico, de acordo com o caso. Dois métodos podem ser utilizados: a diluição hahnemanniana e a diluição korsakoviana.

A diluição hahnemanniana

Este primeiro método foi nomeado pelo próprio Christian Friedrich Samuel Hahnemann, o criador da homeopatia. A diluição hahnemanniana consiste em diluições centesimais (daí a indicação "centesimal hahnemanniana", abreviada em CH, mencionada nos rótulos de medicamentos assim preparados) ou a decimal ("decimal hahnemanniana", abreviada em DH ou XH). Para realizar uma diluição a 1CH, se se trata de uma planta, dilui-se uma parte de tintura-mãe em 99 partes de álcool a 30°, ou, no caso de um mineral, uma parte deste em 99 partes de sacarose ou lactose. Uma parte de 1CH assim obtida é novamente diluída em 99 partes de álcool a 30° (ou 99 partes de sacarose ou lactose), produzindo uma diluição a 2CH. Conseqüentemente, uma parte de 2CH diluída em 99 partes de álcool a 30° (ou 99 partes de sacarose ou lactose) produz uma diluição a

Vários métodos de diluição são empregados, como as diluições centesimais, ou as "centesimais hahnemannianas" (CH), descritas no quadro abaixo.

Série de diluições centesimais: 1/100

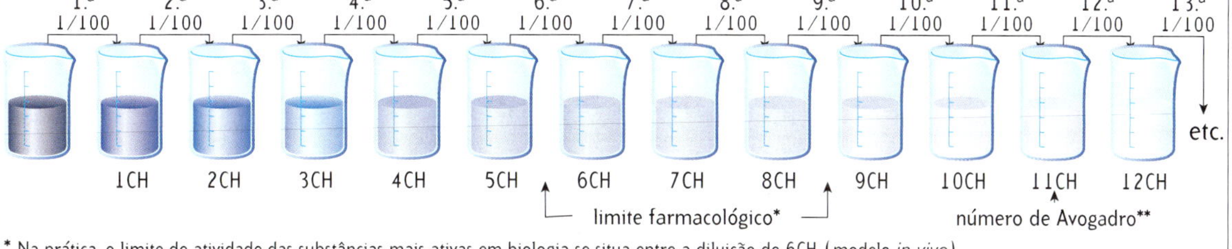

* Na prática, o limite de atividade das substâncias mais ativas em biologia se situa entre a diluição de 6CH (modelo *in vivo*) e a diluição de 8CH (modelo *in vitro*).

** A 11.ª diluição centesimal corresponde ao limite teórico da presença de moléculas numa solução, aplicando-se o número de Avogadro (utilizado em química).

3CH, e assim sucessivamente. Por volta da diluição 5CH, toda substância se torna solúvel em álcool e, por isso, não precisa mais ser triturada. Entre as diluições hahnemannianas mais utilizadas estão: 5, 6, 7, 12, 18, 24 e 30CH, e 1, 3 e 6DH.

A diluição korsakoviana

O segundo método é chamado "korsakoviano" devido ao nome de seu inventor, Korsakov. Essa diluição consiste em preencher um frasco com a tintura-mãe ou com o pó resultante da trituração, em seguida esvaziar o frasco e conservar o que restou nas paredes e, enfim, enchê-lo com o diluente: a solução assim obtida é uma diluição a 1K. Para obter uma solução a 2K, esvazia-se novamente o frasco, conservando-se apenas o que restou nas paredes, para em seguida enchê-lo novamente com o diluente. Todas as diluições são, portanto, produzidas num mesmo frasco. No Brasil, esse método não é muito utilizado, ao contrário dos países europeus, que o empregam bastante nas dinamizações 30, 200, 1.000 e 10.000K.

A dinamização

É uma série de agitações (as chamadas "sucussões") da mistura depois de cada diluição para favorecer o contato entre o diluente e o diluído e facilitar a transmissão da "mensagem".

"Transmitir a informação"

Conforme os princípios homeopáticos, trata-se, portanto, não apenas de dissolver mas de "fazer eclodir" a informação trazida pela substância de base; a dinamização aumenta a impregnação do diluente, favorece a troca e, por meio do próprio movimento, aumenta a energia.

Atualmente, as preparações homeopáticas podem ser realizadas mecanicamente, num aparelho chamado dinamizador, que se encarrega das duas etapas, diluição e dinamização.

A forma dos medicamentos

Na maioria dos casos, os medicamentos homeopáticos são apresentados sob a forma de glóbulos (feitos à base de sacarose), ou em diluição líquida. Os tabletes e os comprimidos são preparados com lactose.

Pessoas diabéticas ou que sofram de alguma restrição em relação ao açúcar não podem usar glóbulos.

As mensagens da natureza

Na homeopatia, considera-se que cada uma das substâncias naturais usadas para fabricar um medicamento é portadora de uma "mensagem" (ou "informação") que a caracteriza. Essa "mensagem" é aquela da sua vida e da sua origem...

Assim, uma planta comunica por meio de um medicamento se é "isolada" ou "sociável", se vive na montanha, na planície, no meio de culturas, se cresce num clima quente ou frio, é parasita ou não, tem seu pólen transportado pelo vento, pela chuva, pelos pássaros etc. Esse mesmo raciocínio pode ser aplicado às pedras e aos animais.

Para ilustrar esse princípio, podemos usar o seguinte exemplo: para se locomover alguns metros, um animal leva de alguns segundos a várias horas; um vegetal, alguns anos ou décadas; um mineral, vários séculos...

Assim, a utilização de diluições à base de minerais permite tratar os problemas mais profundos do indivíduo, que datam de vários anos ou mesmo de várias gerações.

Por que utilizar altas diluições?

O uso de medicamentos superdiluídos está no centro da discussão que opõe a homeopatia à alopatia. Segundo esta última, se um medicamento não contém mais nenhuma molécula da substância original (o princípio ativo) ele é, portanto, rigorosamente ineficaz. Por outro lado, para a homeopatia, a eficácia de um medicamento não se mede pela quantidade de substância utilizada para prepará-lo; o que importa é a qualidade e as características da substância, a sua essência. O fato de diluir e dinamizar permite obter a cada diluição-dinamização uma nova "leitura", mais profunda, intensa e sutil da substância do que as anteriores. Assim, quanto mais a diluição ocorre, mais nos aproximamos das características essenciais (no sentido literal do termo) da substância original. Torna-se então possível responder aos problemas mais profundos do indivíduo.

A pesquisa em homeopatia

Atualmente, não é mais razoável propor um tratamento médico sem um fundamento científico. E a homeopatia não é exceção: para explicar seus mecanismos de ação e demonstrar sua eficácia, pesquisadores têm multiplicado estudos clínicos e experimentações, propondo novas hipóteses.

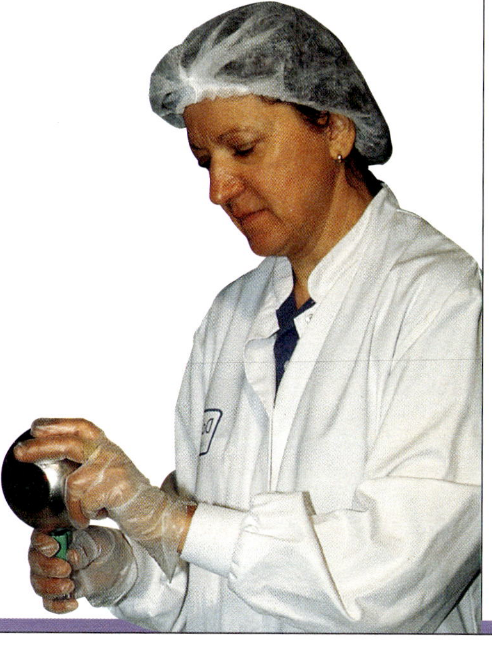

Numerosas experiências em laboratório têm sido feitas em todo o mundo tanto para demonstrar cientificamente a eficácia da homeopatia quanto para assegurar sua credibilidade no seio da comunidade médica.

As ciências contemporâneas e a homeopatia

O século XX assistiu à evolução espetacular das ciências, dentro da qual se destaca a descoberta dos menores elementos dos seres vivos conhecidos até hoje: as moléculas de ácido nucléico. Essas moléculas formam a unidade de base a partir da qual os cientistas explicam toda manifestação do ser vivo. Nesse novo contexto, o que acontece com a homeopatia, já que sua lei da semelhança se opõe ao conceito do efeito antagônico da medicina alopática? Como interpretar o uso que ela faz das altas diluições, que não contêm nenhuma molécula? Que dizer de sua aspiração a curar o homem em sua totalidade, muito embora a noção de doença psicossomática ainda não seja admitida por todos os cientistas?

▸ A lei da semelhança

A medicina alopática aplica a lei dos contrários, isto é, utiliza as substâncias capazes de anular as manifestações patológicas com um efeito antagônico (como, por exemplo, um antiinflamatório para curar uma inflamação). Ao contrário desse princípio, a lei da semelhança, aplicada na homeopatia, estabelece que uma substância capaz de provocar um conjunto de sintomas num indivíduo são pode curar esses mesmos sintomas num doente.

▸ A utilização de doses infinitesimais

Durante as experiências, Hahnemann descobriu que suas preparações se tornavam mais eficazes à medida que as substâncias eram mais diluídas. A partir de 6 ou 7CH, uma diluição não exerce

A "memória da água"

Há poucos anos, a publicação de um estudo sobre a ação de substâncias altamente diluídas sobre células sanguíneas de pacientes alérgicos causou polêmica. A experiência pretendia reproduzir a primeira etapa do mecanismo de alergia, utilizando, sob uma forma altamente diluída, a substância normalmente responsável por ela. O modelo escolhido, porém, tornou difícil a repetição da experiência, o que provocou críticas ao autor: o resultado, que pretendia provar a ação das altas diluições desprovidas de moléculas, recebeu dos jornalistas o apelido de "memória da água", o que questionava a validade da homeopatia. O doente sempre deve ser considerado em sua totalidade, fato que os homeopatas resumem com a frase: "Curar o doente, não apenas a doença".

mais uma atividade farmacológica "clássica", e acima de 11CH, teoricamente, ela não contém mais nenhuma molécula da substância de base.

O conceito de totalidade

A biologia clássica considera o organismo como um conjunto de elementos justapostos que constituem sistemas complexos. Os mecanismos biológicos resultam, portanto, das interações físicas ou químicas desses sistemas. Segundo a homeopatia, o ser vivo é, ao contrário, uma unidade indivisível, impossível de ser reduzida aos seus componentes.

Ação de dinamizações altas de bursina

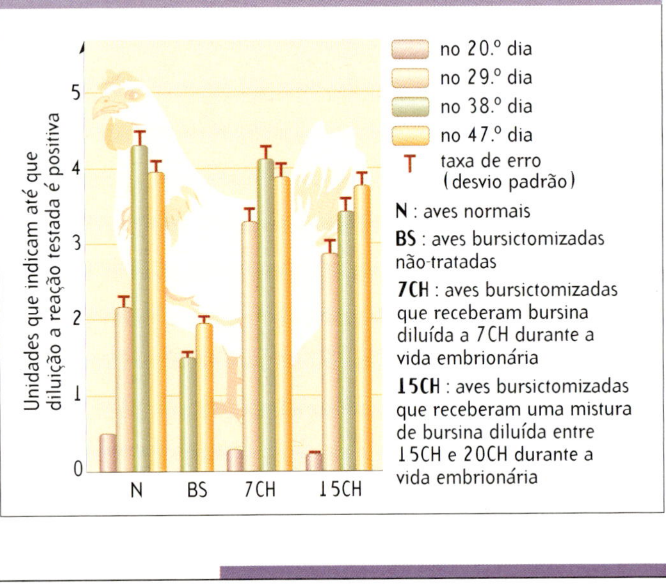

Explicando a homeopatia

A pesquisa científica moderna postula que apenas as moléculas ativas podem exercer um efeito terapêutico. Isso significa dizer que os medicamentos homeopáticos não podem produzir efeito nenhum, já que não contêm moléculas. Porém, numerosas experiências têm sido realizadas para demonstrar a eficácia das soluções altamente diluídas e dinamizadas. Elas comprovam duas hipóteses que explicam o mecanismo da ação da homeopatia.

Experiências convincentes

Cada uma das experiências descritas abaixo pretende demonstrar a eficácia das altas diluições ou a lei da semelhança. Elas também pretendem ilustrar os diferentes processos segundo os quais o organismo é suscetível de receber uma informação biológica e de interpretá-la, produzindo a cura.

• Experiência com cádmio

Nessa experiência, foi administrado um produto tóxico, o cádmio, altamente diluído, numa cultura de células provenientes dos rins de *hamsters*. Quando essas células são mais tarde intoxicadas pelo cádmio, suas taxas de sobrevivência se tornam superiores àquelas das células não tratadas previamente. Essa experiência demonstra que a diluição de um tóxico utilizado de modo preventivo diminuiu o efeito do mesmo tóxico ao provocar uma "aprendizagem" de resistência de curta duração: é a "lei da identidade" (o mal é curado pelo mal).

• Experiência com bursina

Os pássaros possuem um órgão chamado bolsa de Fabrício, no interior do qual certas células sanguíneas, os linfócitos B, são selecionadas e amadurecem, desempenhando um papel de extrema importância na imunidade. Durante a experiência (veja o gráfico ao lado), retira-se a bolsa de Fabrício das aves durante a vida fetal, e elas se tornam, portanto, incapazes de fabricar anticorpos. Quando os embriões são tratados com altas diluições de moléculas de bursina, normalmente presente na bolsa de Fabrício, as aves voltam a secretar os anticorpos. As altas diluições de bursina substituíram a função do órgão retirado.

Essa experiência tem como objetivo demonstrar que um medicamento homeopático pode agir por conhecimento "natural" das informações que um organismo possui por si próprio.

• Experiência com *Silicea*

Uma terceira experiência (veja o gráfico ao lado) consistiu em utilizar *Silicea*, uma substância que retardou a cicatrização de um indivíduo são que anteriormente havia recebido essa substância diluída e dinamizada (patogenesia). Vários ratos tiveram suas orelhas perfuradas para receber pequenos brincos de metal. A administração de altas diluições de *Silicea* acelerou a cicatrização no local onde as orelhas haviam sido perfuradas. Nessa experiência, a leitura da informação é dada pela lei da semelhança: o indivíduo reconhece a imagem de seus próprios sintomas e o organismo torna-se então capaz de fazê-los desaparecer.

Ação de dinamizações altas de Silicea (lei da semelhança)

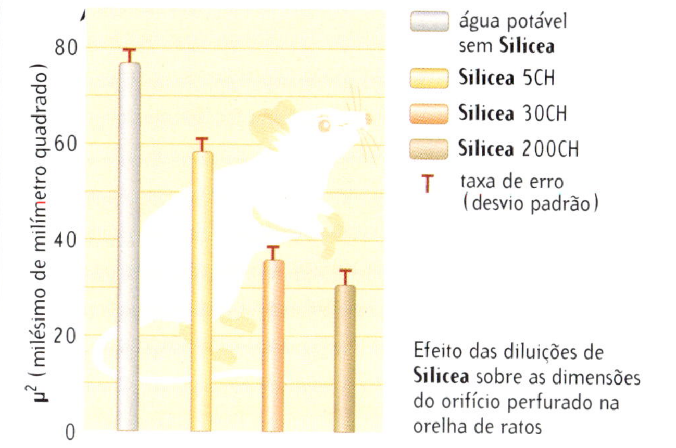

Efeito das diluições de **Silicea** sobre as dimensões do orifício perfurado na orelha de ratos

Hipóteses explicativas

• A teoria mecanicista

A primeira hipótese, já utilizada atualmente para explicar o funcionamento da homeopatia, é a teoria mecanicista da "ação-reação": os efeitos biológicos viriam reforçar ou desencadear o sistema de defesa natural do organismo contra a afecção. Essa teoria coloca a homeopatia dentro de uma lógica familiar aos cientistas clássicos; na verdade, ela supõe a presença de um elemento que substituiria a ação das moléculas no medicamento homeopático. A semelhança provocaria em seguida o desencadeamento de uma reação do organismo para combater a doença. Essa teoria tem proximidade com a explicação pelo antagonismo (utilização de uma substância cuja ação é oposta àquela que provoca a doença). De qualquer forma, ela não consegue explicar como as doses infinitesimais podem provocar a reação viva do organismo constatada devido à ingestão de certos medicamentos homeopáticos: segundo a lógica médica clássica, somente uma dose forte poderia provocar tal reação.

• A teoria informacional

Na teoria informacional, a diluição-dinamização permite a formação de um elemento ("objeto semântico") que leva ao corpo vivo uma informação que pode ser veiculada por um transportador eletromagnético de intensidade bem fraca e de freqüência muito baixa. O corpo recebe essa informação, que ele lê e interpreta por meio de um dos três processos seguintes: seja com a ajuda de uma identidade entre patologia e informação (lei da identidade, ilustrada pela experiência com o cádmio), seja pelo conhecimento "natural" das informações que ele mesmo possui (experiência conduzida com a bursina), ou pela comunicação analógica (lei da semelhança, ilustrada pela experiência feita com *Silicea*).

Pesquisa e homeopatia: referências bibliográficas

Aqui estão as referências bibliográficas dos trabalhos mencionados neste capítulo:

Experiência com cádmio: J. Delbancut e J. Cambar (França). *Signal and Images*, Kluwer Academic Publ., Dordrecht, 1997.

Experiência com bursina: B.-J. Youbicier-Simo e M. Bastide (França). *Journal of Pineal Research*, 21, pp. 35-43, 1996.

Experiência com *Silicea*: M. Oberbaum e Z. Bentwich (Israel). Harefuah, 123, pp. 79-82, 1992.

Hipótese mecanicista "ação-reação": Van F. Wijk e R. Wiegant (Países Baixos). *Cultured Mammalian Cells in Homeopathic Research*, University Utrecht Publ., 1994.

Hipótese informacional: M. Bastide, A. Lagache e C. Lemaire-Misonne (França). *Revue Internationale de Systémique*, 9, pp. 237-249, 1995.

Estudo sobre ação de altas diluições ("memória da água"): E. Davenas, J. Benveniste e colaboradores (França). *Nature*, 333, pp. 313-319, 1988.

O tratamento

MODO DE USAR

Esta parte da obra dedica-se a apresentar o corpo humano e as doenças mais comuns na criança e no adulto, com suas respectivas descrições, sintomas, tratamentos e prevenção. Conhecendo melhor o seu corpo e as suas manifestações, inteirando-se das origens e sintomas de várias enfermidades benignas, você ganhará mais consciência de si e entenderá melhor o tratamento. Lembre-se: se o distúrbio não melhorar rapidamente, vá ao médico. A consulta homeopática é uma das melhores formas de aprender a conhecer o próprio corpo.

homeopático

A homeopatia é um método terapêutico eficaz, amplamente empregado em diferentes países. No entanto, ela tem uma concepção de saúde diferenciada. Você perceberá que, além de tratar as doenças e promover o alívio das dores que elas provocam, essa forma de medicina é, na prática, realmente preventiva e pode cuidar do indivíduo durante as diferentes fases de sua vida.

O tratamento homeopático

Para o médico homeopata, a saúde não corresponde apenas à ausência de doença, mas inclui a idéia de bem-estar geral do corpo e do espírito. Além da doença em si, a homeopatia tem por princípio tratar a predisposição da pessoa a adoecer. Ela procura, ao mesmo tempo, ser preventiva (ao evitar que uma pessoa fique doente) e promover o retorno a um estado de harmonia (ao ajudar o paciente a reconquistar sua liberdade física e psíquica).

Uma abordagem bem específica

A saúde corresponde a um estado de equilíbrio dinâmico do organismo, com toda a complexidade que isso envolve, e no contexto de sua relação com o mundo.

O significado dos sintomas

Longe de ser fruto do acaso, a doença é concebida como uma tentativa (às vezes exagerada ou desajeitada) do organismo de se reequilibrar quando uma agressão do ambiente ultrapassa a sua capacidade de auto-regulação. Todo sintoma, toda doença, tem sua razão de ser e faz parte de uma tentativa do organismo de restaurar o estado de equilíbrio. O sintoma funciona como um sinal de alarme que ajuda o organismo na tentativa de se autocurar, e, portanto, não deve jamais ser eliminado peremptoriamente. Quando isso acontece, o organismo não pode mais se exprimir por meio do sintoma, e tende a manifestar seu desequilíbrio de um outro modo, em geral mais grave. A simples eliminação dos sintomas não equivale ao desaparecimento da doença profunda e à restauração da saúde.

A necessidade de uma abordagem global

Além da história pessoal e médica do paciente, o homeopata leva em conta a totalidade da pessoa, o conjunto dos seus sintomas e de suas especificidades físicas, emocionais e intelectuais, assim como todas as suas características, como os traços de caráter, as relações com o mundo, a maneira de reagir aos acontecimentos e tudo aquilo que dá sentido ao conjunto da personalidade da pessoa.

Uma medicina preventiva

Por meio de um tratamento homeopático regular é possível reconquistar a saúde plena e prevenir futuros problemas.

A necessidade de acompanhamento regular

Mesmo os adeptos da homeopatia não se preocupam o suficiente com a prevenção e, freqüentemente, procuram o homeopata apenas quando já estão realmente doentes, desperdiçando o aspecto essencialmente preventivo dessa forma de medicina. Não basta recorrer à homeopatia apenas por ocasião de doenças passageiras para tratar de uma saúde deficiente. Deve-se procurar o homeopata também em períodos em que não haja uma doença aguda a ser tratada, a fim de dar o tempo necessário para que o médico possa pesquisar o medicamento adequado não somente para aliviar os males, como também para prevenir, pela profundidade de sua ação, qualquer desequilíbrio futuro. Além disso, quanto mais o médico conhecer um paciente, mais ele poderá intervir de modo eficaz quando surgir um problema mais grave. O paciente ideal, que se trata com a homeopatia desde o seu nascimento, será acompanhado anualmente, ao longo de toda a sua vida, pelo médico homeopata, que transmitirá o seu histórico clínico caso seja substituído por outro (fator indispensável para um acompanhamento de qualidade).

As idades da vida

A homeopatia pode ser útil em qualquer período da existência, do recém-nascido, que se desenvolverá harmoniosamente, ao doente terminal, que poderá ser ajudado para ter uma morte mais digna e menos sofrida, passando pela criança e pelo adulto que buscam equilibrar a sua saúde.

Uma vida saudável

Além de toda a ajuda médica, algumas regras para garantir a qualidade de vida devem ser respeitadas, sem ser preciso incorrer em exageros, eles próprios fonte de desequilíbrio. É necessário lembrar, por exemplo, que é inútil querer se curar de distúrbios gástricos quando se come e bebe muito mais do que o normal, ou se curar da bronquite quando se é um fumante inveterado! Ter uma vida saudável é o primeiro passo em direção à saúde.

Os diferentes empregos da homeopatia

Esquematicamente, podem-se distinguir uma homeopatia sintomática (em que apenas o sintoma é tratado) e uma homeopatia profunda (em que a pessoa é tratada em sua totalidade). Disso decorrem resultados terapêuticos mais ou menos profundos, e algumas regras práticas que você deve conhecer para poder tratar de algumas afecções pontuais mais simples.

O médico homeopata

O médico pode utilizar um ou outro dos diversos níveis de semelhança – do mais superficial ao mais profundo – existentes entre uma substância e o paciente. Ele poderá considerar apenas uma doença localizada ou, ainda, um "terreno" perturbado, ou, enfim, mais profundamente, pesquisar um medicamento similar, que engloba não apenas os distúrbios locais ou de "terreno" específico, mas também o conjunto das características psicológicas e emocionais do paciente. Nesse caso, obterá uma ação mais profunda e curativa do que se usasse um medicamento de similitude parcial ou "baixa" (isso é particularmente verdadeiro no tratamento de uma afecção grave). A abordagem completa do paciente envolve a sua constituição física, emocional e intelectual. O tratamento de fundo leva em conta esses aspectos e pressupõe uma longa pesquisa por parte do homeopata, por isso é preciso dar-lhe tempo. Cada medicamento tem possibilidades de ação em vários planos, do mais superficial ao mais profundo, e pode ser empregado num quadro sintomático ou constitucional.

A automedicação

Uma das conseqüências da distinção entre homeopatia superficial e homeopatia profunda é que, para não cometer erros em caso de automedicação, é aconselhável utilizar apenas as baixas potências ou dinamizações (5CH, 6CH ou 7CH). No caso dos medicamentos de fundo, nunca se deve repetir a sua dosagem. Quando ele é bem escolhido, age com muita rapidez. Por isso mesmo, ingeri-lo novamente pode não apenas atrapalhar como até mesmo reverter o processo de cura. Além disso, repetir a ingestão do medicamento também pode provocar manifestações indesejadas, como as que ocorrem quando indivíduos sãos ingerem uma substância altamente diluída e dinamizada durante experimentações ou patogenesias (veja à p. 130).

O segredo de uma boa consulta

Tente descrever o seu problema o mais detalhadamente possível (circunstâncias de aparição, fatores de agravamento e de melhora, ocorrências concomitantes, tipo de dor, estado emocional que o ocasionou etc.). Quanto mais você descrever a manifestação do seu problema de forma pessoal, indicando sintomas particulares, mais dados o seu médico vai reunir para encontrar o medicamento mais adequado. O mesmo cuidado você deve ter se recorrer à automedicação para tratar um problema sem gravidade. Pergunte-se: o que eu sinto de estranho que possa determinar o medicamento a escolher?

A automedicação: perguntas e respostas

A FARMÁCIA CASEIRA
Para lidar com diversas situações da vida cotidiana, forme uma pequena farmácia homeopática em casa (com potência 6CH):

Aconitum napellus
Apis mellifica
Arnica montana
Arsenicum album
Belladonna
Bryonia alba
Calendula officinalis
Cantharis vesicatoria
Capsicum annuum
Chamomilla vulgaris
China officinalis
Cocculus indicus
Eupatorium perfoliatum
Glonoinum
Hypericum perforatum
Ledum palustre
Mercurius solubilis
Nux vomica
Pulsatilla
Rhus toxicodendron
Silicea
Staphysagria

Além disso, pergunte ao seu homeopata quais são os medicamentos mais adequados à sua família que você deve ter em casa.

Importante: *só se automedique com a aprovação e orientação do seu médico homeopata.* Sem isso, a automedicação pode ser perigosa, pois você pode interpretar agudizações de situações crônicas como situações agudas e, ao tratar-se, provocar supressões e agravar uma doença crônica.

As doses indicadas aqui são adequadas a qualquer tipo de pessoa?

Sim, estas dosagens podem ser empregadas por qualquer tipo de pessoa: utilizando uma potência baixa (6CH), possíveis erros são evitados. Fique atento, porém, em relação aos recém-nascidos, às mulheres grávidas e pessoas idosas (veja abaixo).

Quais os cuidados em relação a recém-nascidos, grávidas e idosos?

Jamais utilize a automedicação para tratar recém-nascidos e pessoas idosas. E, na gravidez, telefone sistematicamente para o seu médico a fim de se aconselhar.

Como definir a potência?

A escolha da diluição do medicamento depende apenas da apreciação do seu médico. Se você optou pela automedicação, utilize apenas as baixas potências (6CH).

Como tomar o medicamento?

Os glóbulos são dissolvidos na boca e os líquidos, diluídos em um pouco de água.

Como dar o medicamento para bebês e crianças pequenas?

A forma mais fácil é dissolver os glóbulos em um pouco de água ou na mamadeira. Se o bebê apenas mama, a mãe toma o medicamento, que é passado pelo leite materno.

Quais são as diferentes apresentações do medicamento homeopático?

As formas mais comuns são a líquida e em glóbulos, mas existem tabletes e comprimidos.

Deve-se evitar a menta?

Evite levar coisas de gosto forte à boca, como as balas de menta ou horlelã e o café, até uma hora antes e depois da ingestão do medicamento.

Como os medicamentos devem ser conservados? Eles têm data de validade?

Os medicamentos homeopáticos se conservam por muito tempo sem se alterar desde que guardados longe do calor forte (até 40° C), da luz, da umidade e dos campos magnéticos (aparelhos eletrônicos etc.). Devido ao clima tropical, no Brasil os medicamentos têm validade de dois anos.

O que se deve fazer em caso de ingestão acidental do medicamento?

Uma ingestão acidental única (mesmo de um frasco inteiro) não é perigosa, embora possa causar alguns efeitos desagradáveis. É a repetição intempestiva da ingestão de medicamentos inadequados que pode criar problemas.

Pessoas diabéticas podem seguir um tratamento homeopático?

Sim. Nesse caso, é preferível tomar o medicamento na forma líquida, pois os glóbulos contêm sacarose, embora em quantidade muito baixa.

De que forma as crianças devem ingerir o medicamento?

Na forma de glóbulos, dissolvidos na boca, ou em gotas. As crianças preferem os glóbulos.

Devemos evitar tocar os glóbulos com os dedos?

Sim. Pode-se utilizar uma colher para ingeri-los.

Posso tomar o medicamento próximo às refeições e à escovação dos dentes?

Alguns medicamentos devem ser tomados ou evitados em certas horas. Apenas seu médico poderá esclarecer isso. De modo geral, tome os medicamentos pelo menos meia hora antes ou depois de uma refeição ou bebida (exceto água). Adote o mesmo intervalo em relação à escovação dos dentes.

Modo de usar

Esta parte do livro, intitulada "O tratamento homeopático", apresenta os métodos dessa forma de medicina e seus diferentes campos de atuação, principalmente em relação aos pequenos males que ocorrem na vida cotidiana e às doenças que a homeopatia trata de forma particularmente eficaz.

As escolhas de apresentação

Mesmo que, em tese, o campo de utilização da homeopatia seja ilimitado, não é objetivo deste livro cobrir todos os domínios da medicina.

Longe de pretender ser exaustiva, esta obra foi criada para ajudar você a compreender a lógica da medicina homeopática.

Dessa forma, você poderá saber mais claramente o que pode esperar do seu homeopata.

Os limites da prescrição

Curar a si próprio implica, obviamente, aprender a se conhecer, para que se possa descrever claramente os distúrbios e saber diferenciar os sintomas benignos de problemas mais sérios. Certamente, isso é indispensável, mas insuficiente: somente um médico tem a competência e a experiência para identificar ou prevenir certas moléstias.

Portanto, é indispensável consultar o seu homeopata regularmente.

Além disso, se você decidiu curar-se de um problema aparentemente simples, deve consultar seu médico, principalmente se o distúrbio persistir ou se agravar.

Como a homeopatia aborda o ser humano como um todo, você deve prestar atenção ao seu equilíbrio geral, à sua qualidade de vida e ao meio ambiente.

Em resumo, nós somos responsáveis pela nossa saúde e a de nossos familiares.

As informações apresentadas

Para cada assunto, você encontrará:

– Os dados gerais (anatomia, fisiologia, freqüência, definições etc.).

– Em certos casos, os sinais de alerta e a atitude correspondente a tomar.

– Uma seleção de doenças benignas e as doenças mais graves sobre as quais a homeopatia tem uma ação particularmente eficaz.

Cada uma dessas afecções é descrita de modo conciso (causas, sintomas, eventuais exames etc.). Logo em seguida, os tratamentos alopáticos são brevemente apresentados.

Há também a descrição mais detalhada do tratamento homeopático, seguida de um quadro sobre alguns medicamentos recomendados. Uma vez que os medicamentos são propostos, recomendamos que você consulte a parte 3 deste livro —,"Os medicamentos", à p. 128 — para conhecer melhor sua origem e as doenças que eles combatem.

– As informações sobre prevenção e os conselhos para o dia-a-dia.

Além disso, diversos exemplos de tratamentos vão ajudá-lo a entender o domínio da homeopatia.

"Dos sintomas ao tratamento"

No fim do livro (pp. 276-292), um capítulo muito prático vai permitir que você – por meio de um repertório simplificado – consiga se localizar no caso das doenças mais comuns, baseando-se em três ou quatro sintomas que caracterizam essas afecções.

Precaução

É indispensável consultar o médico se, depois de 24 horas, o tratamento não parecer eficaz, e mais rapidamente ainda se a situação piorar.

Jamais tente tratar enfermidades crônicas por conta própria: você não apenas não vai conseguir tratá-las como ainda pode agravar a situação. Manter a saúde é importante, e o homeopata pode ajudá-lo.

Use sempre o bom senso.

As doenças da criança

Atualmente, muitos pais escolhem a homeopatia porque acreditam que ela seja uma opção mais natural para curar seus filhos do que os tratamentos alopáticos.

Uma abordagem completa é a regra para tratar uma criança pela homeopatia, mesmo que o motivo da consulta seja uma doença aguda.

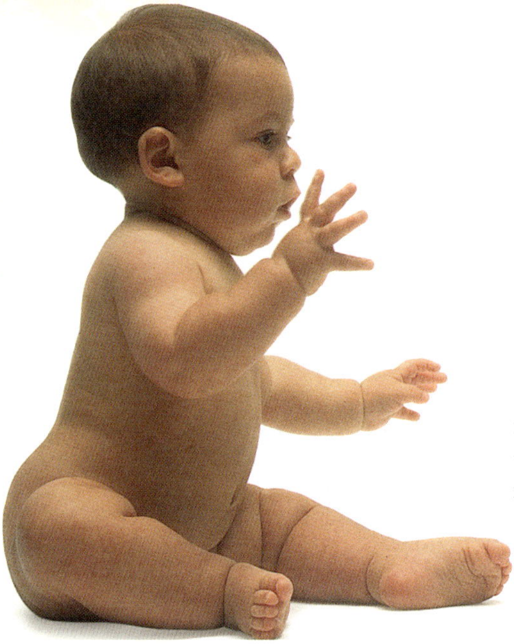

A PEDIATRIA, UMA DISCIPLINA COMPLEXA

A pediatria é a especialidade médica consagrada à criança e suas doenças. Trata-se de uma disciplina complexa, tanto pelas numerosas áreas da medicina a que ela se reporta (pneumologia, neurologia, psiquiatria etc.) quanto pela abordagem integral que ela requer. De fato, qualquer que seja a afecção a tratar, a criança deve sempre ser considerada em sua totalidade. A homeopatia se baseia nessa complexidade.

Para tratar uma criança de colo ou um pouco maior pela homeopatia, é indispensável adotar uma abordagem global: é necessário compreender como ela veio ao mundo, em que contexto e com que aspectos hereditários, quais manifestações se apresentaram depois do seu nascimento, qual foi o contexto afetivo e emocional depois da sua concepção etc.

O desenvolvimento da criança

Geralmente a criança se desenvolve seguindo uma curva padrão de altura e de peso. A cada visita ao pediatra, o bebê é pesado e medido, e esses dados são colocados num gráfico. Se houver uma variação de peso e altura significativa em relação à média determinada pela idade e pelo sexo, exames poderão ser prescritos para procurar um eventual problema que tenha dado origem a essa situação.

Os problemas de desenvolvimento físico

Entre os distúrbios de crescimento destacam-se a obesidade, a magreza e o retardamento ou a interrupção do crescimento. Para determinar um tratamento eficaz, é indispensável compreender as circunstâncias em que os problemas surgiram e considerar o contexto psicológico e afetivo da criança. Além disso, alguns distúrbios estão relacionados com a intolerância a certos alimentos, enquanto outros devem ser interpretados em um contexto mais amplo.

• **A obesidade.** Costuma estar relacionada a um problema de comportamento ou afetivo. Os medicamentos possíveis são: **Capsicum annuum**, para uma criança nostálgica; **Antimonium crudum**, no caso de problemas afetivos com um dos pais; **Pulsatilla**, para uma criança submetida a uma separação ou choque afetivo que a deixou com uma sensação de abandono; e **Medorrhinum**, geralmente indicado para crianças hiperativas, que esvaziam a geladeira compulsivamente. Contudo, mais de sessenta medicamentos são indicados no tratamento homeopático da obesidade: apenas o homeopata poderá decidir a prescrição mais apropriada orientando-se pelas respostas da criança e dos pais às perguntas sobre as tendências alimentares espontâneas, seu desejo por doces ou alimentos gordurosos, assim como sobre o modo como ela se comporta em relação à refeição: apetite insaciável ou que aumenta à medida que come etc.

• **A magreza.** Na criança, o fato de comer pouco pode ser relacionado a um problema de

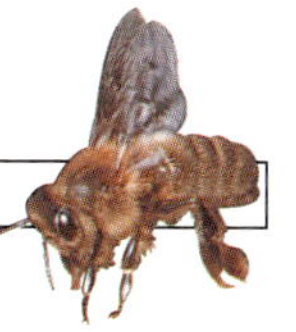

assimilação (por isso é inútil obrigá-la a comer). Segundo o contexto, o médico homeopata vai escolher entre os diferentes medicamentos possíveis. Uma criança que se alimenta muito raramente e suga muito pouco a cada mamada reage bem a **Aethusa cynapium**. A magreza é diferente da anorexia, que é um distúrbio psicológico que se manifesta pela recusa a comer e ocorre com mais freqüência durante a adolescência.

• **A interrupção do crescimento.** Deve ser interpretada segundo o contexto físico, a situação familiar e o contexto psicoafetivo da criança. Por exemplo, um desgosto sentido, mas não expresso, ou as emoções não exteriorizadas geralmente requerem o uso de **Natrum muriaticum**.

◗ Os problemas de dentição

A homeopatia é uma aliada eficaz para remediar os distúrbios relacionados com o nascimento dos dentes. Assim, o homeopata pode propor:

– para crianças que sofrem muito e sempre pedem colo: **Chamomilla vulgaris**;

– contra inflamação da gengiva, quando a dor se acalma com pressão no local: **Apis mellifica**, **Bryonia alba**, **Magnesia carbonica** ou **Phytolacca decandra**;

– para crianças com dores violentas atenuadas pela água fria: **Coffea cruda**;

– em caso de dentição tardia: **Calcarea carbonica**, **Calcarea phosphorica**, **Ferrum metallicum**, **Fluoricum acidum** ou **Silicea**;

– quando o nascimento de dentes causa uma grande irritabilidade: **Staphysagria**.

Geralmente, **Chamomilla vulgaris** é oferecido indevidamente às crianças, o que pode causar hipersensibilidade. Portanto, é melhor substituir esse medicamento, caso ele se mostre ineficaz contra inflamação na gengiva.

As pequenas afecções do cotidiano

◗ A febre

A febre é uma reação normal do organismo. De qualquer forma, uma febre muito alta em crianças com menos de 6 anos de idade pode provocar convulsões. Existem mais de quatrocentos medicamentos homeopáticos contra a febre. No tratamento, o médico homeopata leva em conta os horários em que a febre surge e as circunstâncias de sua manifestação, a presença ou a ausência de sinais associados (calor, transpiração, sede etc.) e os sintomas comportamentais (delírio, abatimento, sonolência etc.), assim como outros fatores que possam explicar a origem da febre. O quadro abaixo apresenta algumas indicações contra a febre.

FEBRE

Sintomas	Medicamentos
◗ Febre sem transpiração, de aparição repentina, em conseqüência de um golpe de ar frio ou medo.	**Aconitum napellus**
◗ Febre ocorrida logo após a exposição à umidade.	**Dulcamara**
◗ Criança corada, muito quente, transpirando e talvez delirante.	**Belladonna**
◗ Febre que se manifesta no começo da noite, geralmente decorrente de um resfriamento, seguida de arrepios e associada a uma grande sede.	**Bryonia alba**
◗ Febre associada a uma erupção. A criança está febril, mas não treme.	**Gelsemium sempervirens**

Consulte o seu médico homeopata para saber a posologia adequada. Para ajudar a definir melhor a relação entre medicamentos e sintomas veja a parte 3 deste livro, "Os medicamentos".

A criança: um caso crônico na homeopatia

Na homeopatia, toda afecção da criança é considerada crônica. A hereditariedade de um jovem paciente, o modo como se desenvolveram a gravidez e o parto, os acontecimentos vividos pela mãe durante a gravidez são sempre levados em conta, assim como seu estado anterior e as manifestações que motivaram a consulta. Mesmo que a criança vá ao médico para tratar de uma doença aguda, o homeopata considera todo o quadro físico e psicológico que a acompanha, o estado anterior do paciente e todos os sintomas peculiares, ainda que eles não tenham relação direta com a doença em questão.

O resfriado

O resfriado é uma inflamação benigna da mucosa das fossas nasais, de origem viral, que geralmente passa em alguns dias. Se ele persistir por mais de uma semana, será preciso tratá-lo.

• **O tratamento homeopático.** Vários medicamentos (veja o quadro abaixo) podem curar um resfriado. A escolha se faz em função das características do paciente. Por exemplo, para desentupir o nariz, no caso de secreções espessas e amareladas, prescreve-se **Hydrastis canadensis**.

A rinofaringite

A inflamação das mucosas da fossa nasal e da faringe (rinofaringite) costuma ser acompanhada de otite, geralmente tratada com excesso de antibióticos na alopatia.

• **O tratamento homeopático.** A homeopatia indica, segundo os sintomas associados: **Aconitum napellus**, **Arsenicum album**, **Belladonna**, **Calcarea carbonica**, **Calcarea sulfurica**, **Capsicum annuum**, **Chamomilla vulgaris**, **Mercurius solubilis** etc. Também aqui, apenas as características específicas do problema permitem escolher o medicamento adequado. Assim, **Agraphis nutans** será prescrito para uma criança que está ouvindo mal e tem o nariz entupido, **Allium cepa** para uma criança resfriada cujo lábio superior está irritado etc.

A otite

É uma inflamação aguda ou crônica do ouvido externo (tímpano e conduto auditivo) ou médio (caixa do tímpano e ossículos). A otite média é muito freqüente nas crianças e deve ser tratada

RESFRIADOS

Sintomas	Medicamentos
Agravamento ao ar frio.	**Mercurius solubilis, Phosphoricum acidum**
Agravamento no calor.	**Allium cepa, Mercurius solubilis**
Agravamento ao ar livre.	**Nitricum acidum, Pulsatilla**
Melhora ao ar livre.	**Aconitum napellus, Calcarea sulfurica, Nux vomica**
Coriza associada a tosse, agravada pela ingestão de líquidos.	**Arsenicum album, Drosera rotundifolia, Psorinum**
Coriza associada a tosse, aliviada pela ingestão de líquidos.	**Causticum, Spongia tosta**
Coriza associada à necessidade de ficar ao ar livre.	**Carbo vegetabilis**
Criança "congestionada", com respiração difícil e ruidosa.	**Antimonium tartaricum**

Consulte o seu médico homeopata para saber a posologia adequada. Para ajudar a definir melhor a relação entre medicamentos e sintomas veja a parte 3 deste livro, "Os medicamentos".

com eficácia para evitar qualquer complicação, principalmente a perda de audição.

O diagnóstico se baseia no exame clínico do ouvido: o tímpano fica avermelhado e às vezes inchado, o que revela a presença de pus. Na medicina alopática, a otite é tratada com antibióticos.

• **O tratamento homeopático.** A otite pode ser tratada pela homeopatia, e a escolha do medicamento será orientada pelos sintomas que a criança apresenta: febre alta ou ausente, calor da pele elevado ou normal, transpiração abundante ou escassa, sede mais ou menos intensa, dor e seus horários de manifestação, circunstâncias em que surgiu (resfriamento progressivo, golpe de frio etc.). Entre os vários medicamentos possíveis, podemos citar **Belladonna, Aconitum napellus, Arsenicum album, Ferrum phosphoricum** etc.

As otites sucessivas devem ser tratadas com um medicamento de fundo, escolhido pelo médico homeopata em função dos sintomas mais característicos da criança.

A alergia

A reação alérgica é uma resposta específica do organismo a uma agressão exterior (alérgeno). Por isso é importante não apenas tratar a manifestação da alergia (um eczema ou um resfriado, por exemplo), mas a reação alérgica em sua raiz. Caso contrário, a alergia pode se expressar de uma outra forma, num nível mais difícil de tratar. Apenas um medicamento semelhante (escolhido de acordo com os sintomas e as características mais pessoais do jovem paciente) permite um resultado positivo nesse tratamento.

Os problemas digestivos

Entre os distúrbios digestivos mais comuns na criança estão aqueles que se relacionam com a ingestão de alimentos (soluço, regurgitação) e com a sua eliminação (diarréia, prisão de ventre, falta de vontade de ir ao banheiro etc.). Nas crianças, essas manifestações não devem ser consideradas anormais. O arroto faz parte do processo de amamentação, a menos que ele esteja relacionado com alguma dor ou incômodo. O soluço também dispensa tratamento, desde que não seja muito prolongado e insuportável; nesse caso, ele geralmente é aliviado com **Teucrium marum**.

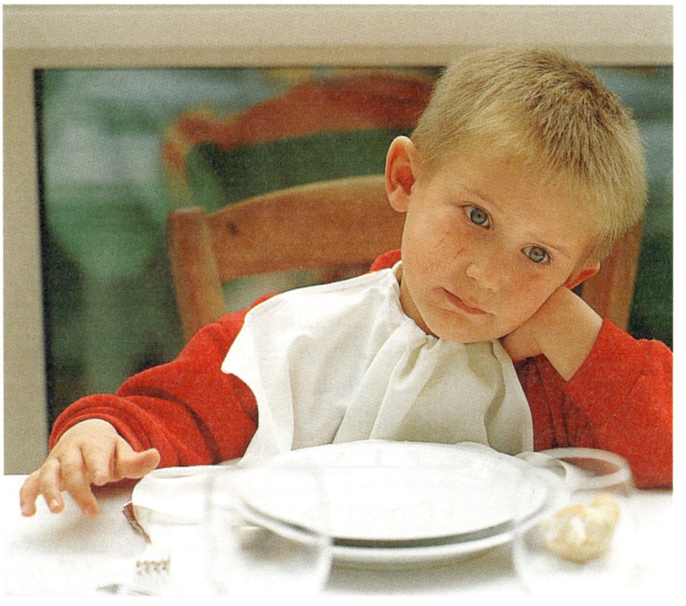

Para tratar uma criança com dificuldades para se alimentar, o médico homeopata considera o contexto psicológico e afetivo do jovem paciente.

• **Regurgitação.** Se as regurgitações forem muito intensas, pode ser recomendado um medicamento homeopático escolhido em função de outros sintomas associados. Entre os medicamentos mais utilizados estão: **Arsenicum album, Asa foetida, Bryonia alba, Bismuthum, Cadmium sulfuratum, Zincum metallicum.**

• **Prisão de ventre.** Considera-se que um bebê está com prisão de ventre quando não faz cocô todos os dias; na criança de 1 a 4 anos, quando vai ao banheiro menos de uma vez a cada dois dias, e na criança maior, menos de três vezes por semana. A prisão de ventre deve ser tratada o mais rápido possível, a fim de evitar contrações intensas do intestino para conseguir expulsar as fezes.

• **Diarréia.** Pode causar uma desidratação intensa, e por isso deve-se consultar o homeopata o mais rapidamente possível. O quadro da p. 46 indica os medicamentos mais recomendados em caso de cólicas (dores espasmódicas relacionadas à distensão do tubo digestivo), prisão de ventre ou diarréia.

Erupções e doenças da pele

As manifestações cutâneas são resultado de diversas afecções, que devem ser bastante pesquisadas pelo médico homeopata.

PRISÃO DE VENTRE, DIARRÉIA E CÓLICAS

Sintomas	Medicamentos
◗ Prisão de ventre durante a amamentação.	**Alumina, Apis mellifica, Bryonia alba, Nux vomica, Opium, Veratrum album**
◗ Prisão de ventre do recém-nascido.	Segundo as circunstâncias do parto: **Crocus sativus, Nux vomica, Opium, Sulfur, Zincum metallicum**
◗ Prisão de ventre persistente. Fezes volumosas, duras, que exigem muito esforço para ser expelidas. Expulsão acompanhada de suores frios.	**Veratrum album**
◗ A criança só consegue evacuar sozinha, se esconde e recusa o penico.	**Ambra grisea**
◗ A criança tem repugnância por suas fezes.	**Natrum carbonicum**
◗ Diarréia associada a uma certa intolerância ao leite.	**Aethusa cynapium**
◗ Diarréia com fezes esverdeadas, depois da ingestão de açúcar, decorrente de ansiedade ou emoção.	**Argentum nitricum**
◗ Diarréia decorrente de intoxicação alimentar.	**Arsenicum album**
◗ Diarréia com dor e ardência no ânus (em criança que mama no peito).	**Arundo mauritanica**
◗ Diarréia indolor associada a uma grande sede.	**Bismuthum**
◗ Diarréia ou prisão de ventre em que as fezes apresentam resíduos de alimentos.	**Calcarea carbonica**
◗ Diarréia freqüente, involuntária, viscosa, amarelada, de odor forte, seguida da sensação de ardência no ânus.	**Carbo vegetabilis**
◗ Diarréia quente, amarelo-esverdeada (com aspecto de ovos mexidos), que causa escoriações no ânus e é acompanhada de cólicas. Manifesta-se nas crianças mais sensíveis à dor durante a dentição, depois de um ataque de raiva ou de haver tomado frio.	**Chamomilla vulgaris**
◗ Fezes espumantes, amareladas e indolores de alimentos não-digeridos. Pioram à noite e imediatamente depois da refeição; manifestam-se principalmente no verão, depois da ingestão de frutas ou leite. Diarréia seguida de grande fraqueza. Mesmo as fezes sendo moles, há dificuldade na evacuação. Muita sede.	**China officinalis**
◗ Cólicas no recém-nascido. A criança se dobra ao meio.	**Colocynthis**
◗ Cólicas no recém-nascido. A criança sofre de dor muito forte no ventre.	**Cuprum metallicum**

Consulte o seu médico homeopata para saber a posologia adequada. Para ajudar a definir melhor a relação entre medicamentos e sintomas veja a parte 3 deste livro, "Os medicamentos".

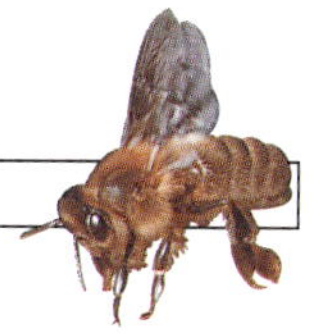

• **Erupções cutâneas relacionadas a doença infecciosa.** Neste caso, é a doença (sarampo ou rubéola, por exemplo) que será tratada, não a erupção.

• **Problemas no umbigo.** Assinalam um problema de cicatrização. Entre os medicamentos propostos pela homeopatia estão: Abrotanum, Dulcamara, Phosphorus.

• **Manifestações cutâneas decorrentes de picada de inseto.** Existem diferentes medicamentos homeopáticos a ser utilizados de acordo com o tipo de paciente e os seus sintomas. (Veja a tabela Picadas de insetos, à p. 122.)

• **Doenças cutâneas de origem alérgica.** Numerosas substâncias podem provocar reações alérgicas, principalmente alguns produtos (detergentes, perfumes etc.) e alimentos (amendoim, morangos, chocolate, guloseimas etc.). As duas afecções cutâneas mais comuns são o eczema (lesões secas, com secreção ou aspecto de crosta, que se estendem em manifestações sucessivas) e a urticária (placas vermelhas em relevo, que vão se modificando). O tratamento homeopático requer uma investigação detalhada para conhecer todas as modalidades dessa manifestação (presença ou não de mudanças, melhora ou piora quando a criança coça etc.) e para determinar o que essa doença significa para a criança. Existem vários medicamentos para tratar as alergias, sendo mais de 150 somente contra o eczema.

Verrugas

As verrugas são pequenas excrescências rugosas que se formam sobre ou sob a pele do corpo, nos dedos ou na sola dos pés. Trata-se de uma afecção benigna, muito freqüente nas crianças, que se transmite pelo simples contato e tende a proliferar. Há diferentes tratamentos dermatológicos para eliminar as verrugas, com o uso de *laser* ou de produtos cáusticos.

• **O tratamento homeopático.** As verrugas podem ser tratadas pela homeopatia. A ação do medicamento é mais ou menos rápida, variando de uma a várias semanas até o desaparecimento das verrugas. O medicamento mais comumente prescrito é **Thuya occidentalis**, mas existem mais de 110 medicamentos possíveis para tratar verrugas. O quadro abaixo apresenta alguns deles.

Pequenos problemas psicológicos

Distúrbios do sono

Os distúrbios do sono podem ser de ordem constitucional, principalmente se ocorrem

VERRUGAS

Sintomas	Medicamentos
Verrugas nas mãos e no rosto.	Anacardium orientale
Verrugas lisas ou córneas.	Antimonium crudum
Verrugas no nariz, nas mãos, nos dedos, muitas vezes irregulares e doloridas.	Causticum
Verrugas lisas ou chatas, às vezes em grupos e doloridas.	Natrum muriaticum
Verrugas calosas, enrugadas, às vezes chatas ou inflamadas.	Sepia officinalis
Verrugas grandes e duras que murcham e podem ulcerar.	Silicea
Verrugas surgidas depois de uma vacinação.	Sulfur

Consulte o seu médico homeopata para saber a posologia adequada. Para ajudar a definir melhor a relação entre medicamentos e sintomas veja a parte 3 deste livro, "Os medicamentos".

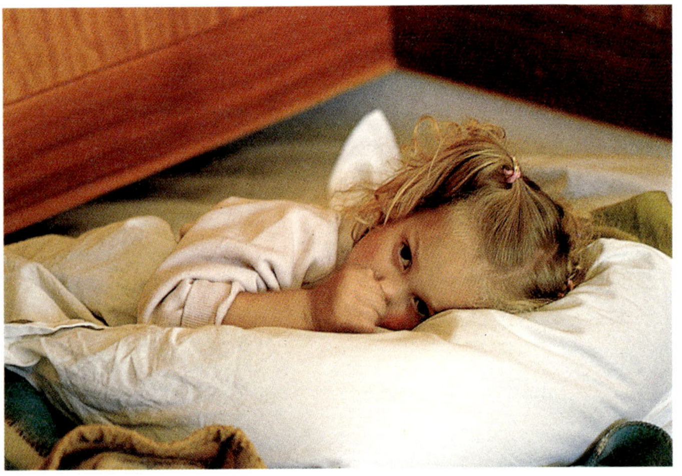

Quando tratamos com homeopatia uma criança que se recusa a ir dormir, a análise do contexto psicoafetivo permite encontrar um bom medicamento, de acordo com a situação: medo do escuro ou de ficar sozinho, agitação, recusa em deixar os pais etc.

desde o nascimento, ou problemas adquiridos, para os quais existe necessariamente um fator desencadeante, que convém descobrir para encontrar o medicamento adequado. Uma criança que troca o dia pela noite desde o nascimento e se sente bem durante o dia e mal durante a noite costuma ser tratada com uma dose única de **Luesinum**.

Além disso, é preciso distinguir a criança com dificuldade em adormecer (a criança não quer ir se deitar) daquela que acorda de madrugada, qualquer que seja a causa (terror noturno, pesadelos, medo do escuro etc.).

O quadro abaixo descreve alguns medicamentos próprios para esses sintomas.

Os distúrbios de personalidade e de comportamento

Em geral, esses distúrbios são fáceis de tratar, desde que seja descoberto o problema essencial, que está na raiz de todas as outras alterações de comportamento. Isso significa que, para determinar um medicamento homeopático adequado, é preciso considerar, não o comportamento geral da criança ("ela está insuportável, irritada, ciumenta, agitada etc."), mas as circunstâncias que a deixam insuportável, irritada ou enciumada, e em seguida levar em conta os diferentes sintomas que apresenta.

• **Alguns exemplos de tratamento homeopático.** Uma única dose de um medicamento, se bem escolhido, geralmente é suficiente para aliviar o problema da criança.

Como exemplo, podemos citar **Pulsatilla**, prescrita a uma criança que ficou caprichosa e irritada depois da partida da pessoa que habitualmente cuidava dela; ou **Lachesis mutus**, receitada a uma criança com dificuldades em se adaptar a uma professora de escola pouco maternal.

Os quadros das duas páginas seguintes indicam alguns traços de personalidade que permitem escolher o medicamento mais indicado para cada caso.

De todo modo, para um resultado profundo e duradouro, apenas o médico homeopata será capaz de prescrever o medicamento adequado de acordo com as características fundamentais da criança.

DISTÚRBIOS DO SONO

Sintomas	Medicamentos
Criança agitada que se recusa a dormir.	**Medorrhinum**
Criança que fica acordada durante a noite.	**Arsenicum album, Kalium carbonicum**
Criança insone desde que seu ambiente se alterou, por mudança de casa ou da posição dos móveis etc.	**Vipera berus**
Criança que se levanta à noite e anda sozinha pela casa.	**Cactus grandiflorus**
Criança que fica insone quando dorme fora de casa.	**Capsicum annuum**

Consulte o seu médico homeopata para saber a posologia adequada. Para ajudar a definir melhor a relação entre medicamentos e sintomas veja a parte 3 deste livro, "Os medicamentos".

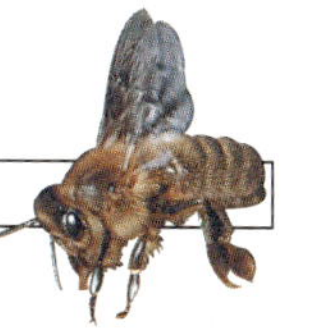

DISTÚRBIOS DE PERSONALIDADE E DE COMPORTAMENTO

Sintomas	Medicamentos
◗ Indecisa, com comportamento muito carinhoso ou agressivo, conforme as circunstâncias.	**Anacardium orientale**
◗ Ciúme intenso.	**Hyoscyamus niger, Lachesis mutus, Nux vomica**
◗ Criança agitada, dispersiva, que come muito açúcar, movimenta-se de modo desordenado, não termina o que começa.	**Argentum nitricum**
◗ Criança em atividade permanente, que se recusa a ser ajudada; pode ter febre forte para queimar calorias se, por um acidente, tiver que interromper suas atividades.	**Arnica montana**
◗ Criança inquieta, com medo de doenças, morte e sujeira, que se torna obsessiva e meticulosa.	**Arsenicum album**
◗ Tem necessidade de companhia, prende-se às pessoas ao seu redor.	**Bismuthum**
◗ Criança "caseira", pouco esportiva, que coleciona e amontoa tarefas,	**Bryonia alba, Vipera berus**
◗ Protege-se do mundo em sua carapaça, não gosta de ser observada.	**Calcarea carbonica**
◗ Criança muito sensível à tristeza e ao sofrimento dos outros.	**Causticum**
◗ Criança mal-amada, perseguida.	**China officinalis**
◗ Criança que dorme pouco e com sofrimento.	**Cocculus indicus**
◗ Criança que se sente mal-amada e nunca à altura das situações.	**Cyclamen europaeum**
◗ Criança que se perde em detalhes.	**Graphites**
◗ Passa rapidamente do riso às lágrimas, repreende-se a si mesma, sempre tem a impressão de ter cometido algum erro.	**Ignatia amara**
◗ Vomita por irritação e tem espasmos incontroláveis. Sente-se pouco amada, abandonada, infeliz, com pouca sorte etc.	**Ipecacuanha**
◗ Criança invejosa e tagarela, controladora. Não suporta roupas fechadas.	**Lachesis mutus**
◗ Criança de personalidade rígida. Às vezes transpira muito nos pés.	**Nitricum acidum**
◗ Criança distraída, esquecida, com dificuldade de ler ou escrever.	**Nux moschata**
◗ Criança com ataques súbitos de irritação, muito crítica, que comete excessos de vários tipos.	**Nux vomica**
◗ Criança sonolenta. Depois do medo ligado a um acidente, esquece suas circunstâncias.	**Opium**

Consulte o seu médico homeopata para saber a posologia adequada. Para ajudar a definir melhor a relação entre medicamentos e sintomas veja a parte 3 deste livro, "Os medicamentos".

DISTÚRBIOS DE PERSONALIDADE E DE COMPORTAMENTO

Sintomas	Medicamentos
◗ Criança com dificuldades de relacionamento e auto-afirmação.	**Petroleum**
◗ Criança esgotada, nostálgica, facilmente afetada por uma decepção.	**Phosphoricum acidum**
◗ Criança comunicativa, cativante, que ama a beleza e a harmonia.	**Phosphorus**
◗ Criança que tende a se enrijecer: não se consegue abrir sua boca para examinar a garganta, pois ela mantém os dentes cerrados.	**Phytolacca decandra**
◗ Só respeita o que ela mesma se impõe, e não as obrigações fixadas por outras pessoas.	**Plumbum metallicum**
◗ Criança tagarela, sujeita a gases intestinais e diarréia.	**Podophyllum peltatum**
◗ Criança com a sensação de nunca estar em seu lugar, de incomodar os outros e ser mal-amada. Tem medo de falhar.	**Psorinum**
◗ Criança com grande necessidade de afeto.	**Pulsatilla**
◗ Pede um objeto e o recusa quando ele lhe é dado. Transpira no lábio superior.	**Rheum palmatum**
◗ Criança em constante movimento sem estar necessariamente agitada.	**Rhus toxicodendron**
◗ Criança tímida, sem confiança em si própria, com necessidade de ser encorajada.	**Silicea**
◗ Inquieta, tímida, com medo de objetos pontudos. Sofre de males intestinais.	**Spigelia anthelmia**
◗ Criança que teme qualquer insulto à sua integridade psíquica e física e a seu amor-próprio.	**Staphysagria**
◗ Sujeita a grandes terrores, é animada por um desejo de possuir, que manifesta por meio de demonstrações de carinho ou agressividade.	**Stramonium**
◗ Quer a sua liberdade e organiza seu mundo em torno dela mesma, para poder dirigi-lo livremente. Tem grande sensibilidade para a música e adora a dança, que a liberta de suas ansiedades.	**Tarentula hispanica**
◗ Criança escrupulosa demais em relação a pequenos detalhes, sempre com a impressão de ser vigiada; sofre de sentimento de culpa e dissimula o que sente.	**Thuya occidentalis**
◗ Muito sonhadora, romântica, adora as viagens e a algazarra, tem medo de cães. Sempre pede leite frio.	**Tuberculinum**
◗ Não respeita a autoridade do pai ou da mãe. Finge estar doente para chamar a atenção.	**Veratrum album**

Consulte o seu médico homeopata para saber a posologia adequada. Para ajudar a definir melhor a relação entre medicamentos e sintomas veja a parte 3 deste livro, "Os medicamentos".

A pele

A pele é um órgão que reflete exatamente o funcionamento geral do corpo. Considerar essa totalidade caracteriza a abordagem homeopática.

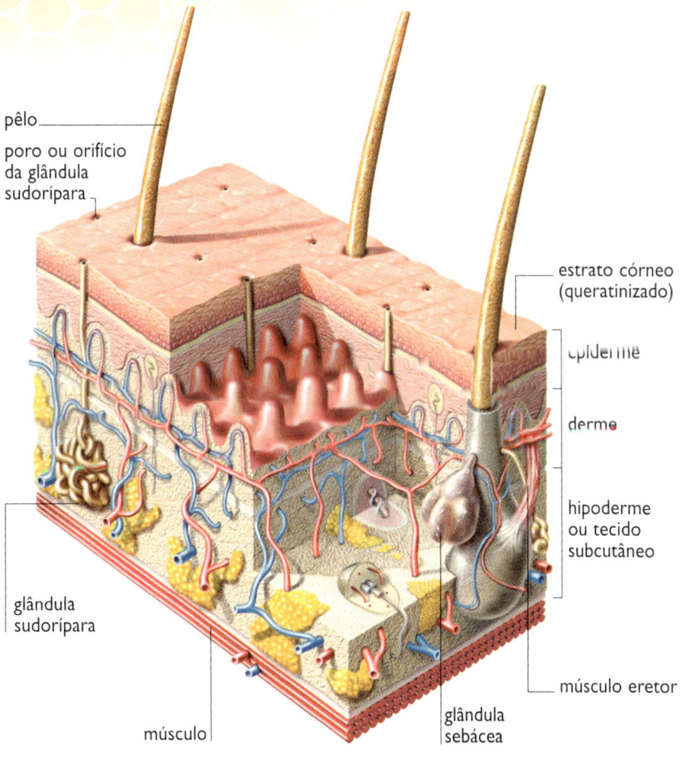

Para o homeopata, as lesões da pele são uma verdadeira linguagem do corpo, o modo específico segundo o qual um paciente reage. Assim, o aspecto dessas lesões é o fruto das reações imunológicas. Além disso, uma afecção na pele é um dos modos de expressão de uma reação global no organismo. A consulta permite compartilhar com o paciente essa visão integral, com a indicação não só de um medicamento homeopático como de providências relacionadas à qualidade de vida e à prevenção de doenças.

A anatomia da pele

A função da pele é proteger o organismo das agressões do meio exterior, permitindo-lhe entrar em contato com esse meio.

A estrutura da pele

A pele é constituída por três camadas, uma camada externa fina – a epiderme –, outra camada, interna e mais espessa – a derme –, e outra camada ainda, mais profunda – a hipoderme.

• **A epiderme.** Tem o papel de reforçar a função de proteção da pele. À sua superfície se encontra uma camada fina de células mortas, a camada córnea, para garantir a resistência e a impermeabilidade.

A epiderme é formada por três tipos de células: os queratinócitos (que produzem as proteínas resistentes, as queratinas); os melanócitos (que secretam as melaninas, pigmentos castanhos responsáveis pela cor da pele, dos cabelos e dos pêlos); e as células de Langerhans (encarregadas de proteger o organismo contra as infecções).

• **A derme.** Graças às fibras de colágeno e de elastina que contém, a derme assegura a solidez, resistência e elasticidade da pele.

• **A hipoderme.** É formada por células ricas em gordura (tecido adiposo) e contém as glândulas que secretam o suor (glândulas sudoríparas), que têm a função de regular a temperatura do corpo e a hidratação da pele.

• **Os anexos da pele.** São os pêlos, os cabelos e as unhas.

APRENDA A RECONHECER UMA PINTA

As pintas são pequenas manchas cutâneas de tamanho e aspecto diversos (a cor varia do amarelo-claro ao marrom-escuro, são planas ou em relevo, lisas ou proeminentes, cobertas ou não de pêlos). A maioria das pintas é benigna. Contudo, em alguns casos, podem se transformar em tumor maligno. Por isso, convém examinar regularmente as sardas: se você perceber um aumento rápido da superfície de uma delas, alguma mudança de cor, ou se seus contornos ficaram irregulares, consulte um dermatologista imediatamente. O médico pode retirar a pinta no próprio consultório e enviar o material para exame.

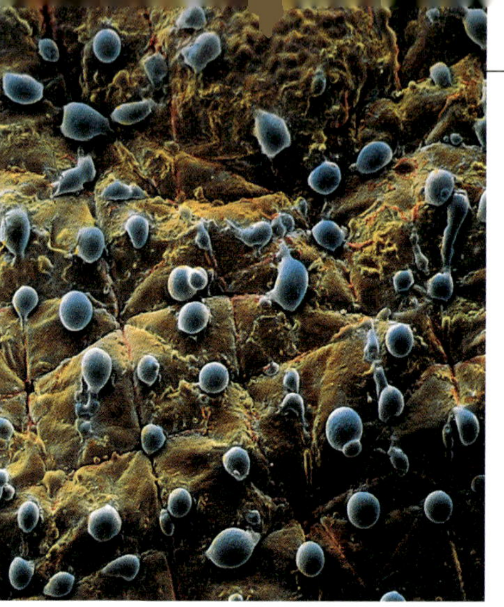

Gotas de suor ao microscópio. As características do suor são um dos elementos do diagnóstico homeopático.

Os pêlos e os cabelos nascem na derme, atravessam a epiderme e deixam a pele através dos poros. Uma glândula sebácea pode estar anexada a um pêlo, formando um folículo pilossebáceo. As unhas são formadas por várias camadas bem duras de queratina. Elas são contornadas por uma pele superficial que forma uma prega, a cutícula, a qual fecha hermeticamente as regiões internas.

As doenças de pele e o tratamento alopático

A medicina atual conhece mais de 2.000 doenças de pele, que são agrupadas de acordo com sua causa. Entre as causas podemos citar: os agentes exteriores, como o frio e o calor (responsáveis pelas frieiras, escamações etc.), os medicamentos (responsáveis pelas reações alérgicas), os fatores psicológicos (que agravam o eczema, causando psoríase etc.), os agentes patogênicos (fungos responsáveis por micoses, vírus causadores de herpes etc.), os distúrbios endocrinológicos (responsáveis pela acne), os distúrbios imunológicos (que estão na origem de afecções como o lúpus eritematoso ou a esclerodermia), os tumores benignos ou malignos etc. Existem inúmeras possibilidades de tratar essas afecções tanto por via local como por via oral.

A via local

Muito utilizada, medica apenas as áreas doentes, com a ajuda de pomadas, cremes ou loções. Trata-se, conforme o caso, de medicamentos à base de corticosteróides (contra inflamações), de antibióticos locais (contra infecções: impetigo, furúnculos, acne etc.), fungicidas (contra os fungos: candidíase, pitiríase etc.), antivirais (contra o herpes) ou antiparasíticos (contra a sarna e os piolhos). Podem ainda conter a vitamina A (que combate a acne).

Existem outros tipos de tratamentos locais: a cirurgia dermatológica (para erradicar um tumor) e as terapias locais para tratar lesões, cicatrizes e para extirpar pintas (*laser* para eliminar os angiomas; raios ultravioleta para tratar as formas graves de psoríase; radioterapia para certos tumores malignos da pele).

A via oral

Recorremos a este tipo de tratamento quando o medicamento indicado não se encontra disponível para uso local ou não é capaz de penetrar na pele, ou, ainda, quando a doença é causada por um mecanismo interno, apenas acessível a um medicamento administrado por via oral. Trata-se, de acordo com o caso, de remédios antialérgicos, antibióticos, antiinflamatórios (corticosteróides ou não) etc.

Diagnóstico e classificação

Na medicina alopática, o diagnóstico das doenças de pele se baseia essencialmente no exame clínico, complementado, se necessário, por outras investigações (exame ao microscópio de um excerto parcial de pele, análise sanguínea etc.). Cada doença de pele se manifesta por sinais peculiares, que são decompostos em lesões elementares, como eritemas, vesículas e placas. Eventualmente essas lesões podem aparecer simultaneamente: fala-se, por exemplo, de um aspecto eritemato-vesiculoso, isto é, caracterizado pela vermelhidão e pela presença de vesículas. Acrescenta-se a essa descrição o aspecto das bordas das lesões e o que o paciente sente (coceira, escamação etc.). Com isso, um tipo de eczema chega a ser descrito em quatro palavras: eritemato-vesiculoso com bordas irregulares pruriginosas. Com base nesse diagnóstico será feita a prescrição médica.

Na homeopatia, o exame clínico é o primeiro passo para uma investigação necessariamente profunda, já que essa forma de medicina pretende curar o paciente tratando-o em sua totalidade (o corpo como um todo).

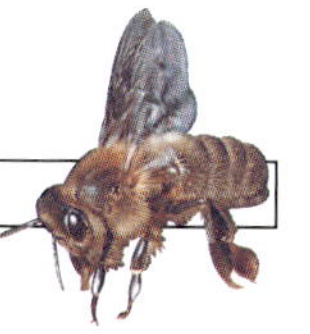

O método homeopático

Hahnemann observou que algumas pessoas propensas a doenças agudas constantes pareciam estar sempre doentes. Em sua pesquisa, concluiu que devia haver algo que bloqueava a cura da pessoa. Definiu, assim, três tipos de predisposições, a que chamou de "terrenos": psórico (hipertrófico), sicótico e sifilítico ou destruidor. As doenças dermatológicas graves, que não serão abordadas aqui, constituem a parte mais freqüente do terreno sifilítico.

O terreno psórico (psora)

As afecções que se manifestam nesse tipo de predisposição, em geral alérgicas, têm sua origem e se manifestam na superfície do corpo, mais freqüentemente por meio de crises de um modo "centrífugo" (do centro para o exterior): tudo se passa como se o paciente quisesse expulsar sua doença e melhorasse depois espontaneamente. A pele fica vermelha e quente; os pequenos vasos da pele se dilatam, em parte sob a influência da histamina, substância liberada pelo organismo em reação à penetração de uma substância estranha (antígeno). A urticária e o eczema são exemplos de doenças que se manifestam no terreno psórico.

O terreno sicótico (sicose)

Neste aspecto não existe mais uma inflamação aguda como a alergia, mas uma inflamação crônica: o estímulo é persistente e a proliferação dos glóbulos brancos, uma resposta normal do organismo, que não consegue eliminá-la. A doença perde a tendência de "ferver", como nas doenças agudas, e passa a "construir", a levantar um muro de defesa em torno de si mesma. A vitória da imunidade contra o intruso torna-se, portanto, difícil.

Essas lesões são observadas nas pessoas cujo sistema linfático funciona mal, e manifestam-se de um modo mais discreto do que as doenças dermatológicas agudas. Sua localização é menos superficial, e geralmente são mais graves do que as doenças agudas. Mais contidas, parecem não "explodir", mas se encobrir por longo tempo. A personalidade dos pacientes também difere bastante: assim, a criança que sofre de psoríase, exemplo de doença que ocorre no terreno sicótico, é menos barulhenta, inquieta e extrovertida do que uma criança que sofre de eczema. Seu sofrimento é mais contido, assim como suas lesões.

Thuya occidentalis e **Nitricum acidum** são, entre outros, os medicamentos homeopáticos mais utilizados nesse tipo de terreno, tanto quanto **Medorrhinum**.

Abscessos, furúnculos e panarício

As afecções com pus reagem muito bem aos medicamentos homeopáticos, que, ao estimular e acelerar as defesas do organismo, permitem que o pus seja eliminado. Medicamentos como **Calcarea sulfurica**, **Hepar sulfur** ou **Silicea** podem ser indicados. Os dois primeiros aceleram a eliminação do pus já formado, enquanto **Silicea** ativa a cicatrização depois que o pus começa a ser drenado.

Previna as doenças da pele

Além de sua ação terapêutica, a homeopatia é uma medicina preventiva. Procura ajudar a pessoa a preservar o equilíbrio e a saúde pela ingestão de medicamentos específicos e adequados, e também pelo respeito a alguns preceitos para uma boa qualidade de vida. Desse modo, cada um de nós pode aprender a reforçar a própria imunidade natural, o que significa se proteger das agressões sem precisar ficar doente, mesmo num meio desfavorável. É isso o que a homeopatia considera como a verdadeira saúde.

Veja a seguir alguns conselhos que um dermatologista homeopata pode oferecer:

- Evite usar sabão e sabonete com soda cáustica, que destrói a camada de secreções que protege a epiderme;
- Proteja a pele do sol: use protetor solar sempre e só se exponha ao sol até as 10 horas da manhã e depois das 16 horas;
- Crie um estilo de vida que contemple a beleza e a serenidade; cuide de seu corpo e dos elementos úteis ao seu equilíbrio geral e sensorial;
- Aprenda a reconhecer e exprimir suas emoções, e a elaborá-las, isto é, transformá-las, em vez de dissimulá-las, recusá-las ou não ser capaz de reconhecê-las. De fato, quando reprimidas, as emoções podem causar doenças.

Por que sofremos de eczema?

Algumas pessoas são geneticamente mais predispostas à hipersensibilidade a um ou outro tipo de antígeno, por isso são mais propensas a desenvolver uma resposta do tipo alérgico quando agredidas pelo antígeno em questão.

No entanto, como em qualquer predisposição, o organismo vai manifestá-la, ou não, segundo o seu estado interior e geral. Um medicamento homeopático de fundo permitirá o reequilíbrio de todo o organismo, que não precisará mais exprimir o seu problema.

Outros medicamentos também podem ser indicados, como **Ammonium carbonicum**, **Nitricum acidum** etc. A escolha vai depender da constituição do paciente. Um exemplo de prescrição homeopática: um paciente que sofre de furúnculos tornou-se muito friorento e hipersensível ao ser tocado ou quando se fala com ele, a ponto de reagir com violência; esses diferentes sintomas indicam o uso de **Hepar sulfur**.

Acne

É uma afecção provocada pela inflamação dos folículos pilossebáceos, cuja forma mais freqüente é a juvenil, pois a acne se manifesta na adolescência, em grande parte devido à influência dos distúrbios hormonais da puberdade. Traduz-se por uma enorme secreção de sebo (seborréia) e pela formação de queratina em excesso, o que dá uma aparência gordurosa e brilhante à pele. Quando os orifícios dos folículos ficam obstruídos, aparecem os comedões ou microquistos.

O tratamento homeopático

Tem por objetivo reduzir o fluxo de sebo e, desse modo, evitar a obstrução da glândula. Entre os numerosos medicamentos homeopáticos prescritos contra a acne, podemos citar **Carboneum sulfuratum**, **Fluoricum acidum** ou **Rhododendron chrysanthum**.

Queda de cabelo

É comum na primavera e no outono, e freqüente depois de uma febre forte, parto, operação ou acidente. Quando persiste, se é difusa, pode ter sido causada pela carência de ferro, uma doença da tireóide etc.

O tratamento homeopático

Além da eliminação da causa tóxica exterior (evitar certos medicamentos, por exemplo), a homeopatia vai prescrever um medicamento de fundo, de ação geral. Podemos citar por exemplo **China officinalis**, indicado em alguns casos para uma pessoa cujos cabelos se tornaram doloridos ao toque depois de uma doença muito debilitante; e **Phosphoricum acidum**, em caso de queda de cabelos decorrente de um grande desgosto.

Eczema

Essa palavra é forjada a partir de um verbo grego que significa literalmente "sair borbulhando", o que traduz bem o funcionamento da doença: num primeiro momento, as vesículas se rompem deixando escapar a serosidade. Mais tarde, a serosidade seca, deixando pequenas escamas.

O tratamento homeopático

Baseia-se na limpeza diária da pele. A região afetada deve ser lavada com cuidado e delicadeza. O paciente não pode coçá-la – o que geralmente o alivia – e deve manter sempre as mãos limpas e as unhas curtas, além de utilizar um medicamento receitado para evitar reinfecção e facilitar a cicatrização.

Além disso, o tratamento depende em grande parte da administração de um medicamento homeopático adequado ao paciente, que atenue a predisposição deste à alergia, e não se oponha ao eczema propriamente dito.

Assim, o medicamento não vai apenas prevenir o surgimento do eczema, mas também evitar que a reação alérgica se expresse em outro lugar além da pele, num local onde ela não encontre nenhum obstáculo (sob a forma de uma crise de asma, por exemplo).

Medicamentos tão variados como **Calcarea sulfurica**, **Croton tiglium**, **Mezereum** ou **Petroleum** podem ser indicados.

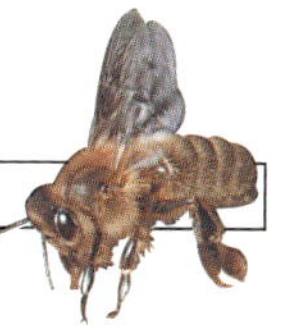

Os parasitas

A sarna e a pediculose são doenças contraídas por contaminação de parasitas (o sarcoptídeo e o piolho, respectivamente), que causam muita coceira, erosão da pele devido a coceira e infecção das lesões.

O tratamento homeopático

Trata a predisposição à infestação por esses parasitas. Se a ação do medicamento for rápida, não será necessário recorrer a um produto antiparasitário.

Urticária

É uma erupção de manchas vermelhas que se assemelham àquelas provocadas pela picada da urtiga, daí a origem de seu nome. A urticária é uma manifestação alérgica provocada por algum alimento, medicamento, agente infeccioso num sentido amplo, tóxicos, sol, frio, emoção etc.

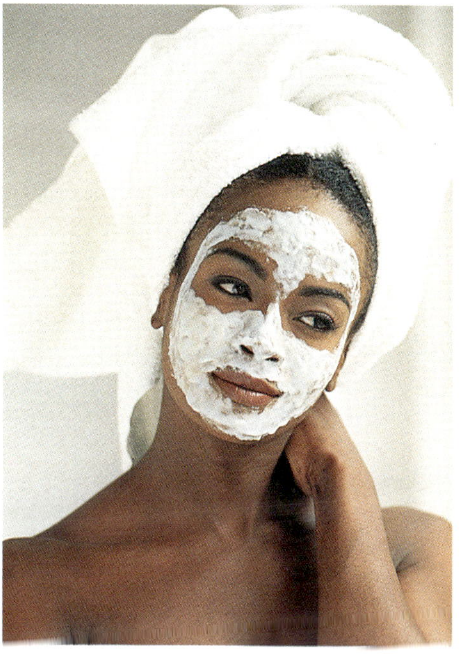

Entre os conselhos úteis para prevenir as afecções da pele estão os cuidados com o corpo e, de maneira geral, a adoção de um modo de vida sereno e agradável.

URTICÁRIA AGUDA

Sintomas	Fatores de melhora e de agravamento	Medicamentos
Lesões em relevo e de cor pálida decorrentes de mudança do tempo, às vezes apenas à noite. Coceira e sensação de queimação. Fator desencadeante: transpiração, exercício, aquecimento, calor, febre.	Melhora com o frio.	Apis mellifica
Lesões com aspecto de nódulos vermelhos em relevo, decorrentes do ar frio; reaparecem na primavera ou quando a pele é molhada. Fator desencadeante: a fase de calafrios de uma febre, transpiração, o ato de ter se coçado.	Melhora ao se mexer.	Rhus toxicodendron
Placas rosadas decorrentes do frio, nas áreas descobertas do corpo. Fator desencadeante: a passagem de uma atividade intensa ao repouso (fim de semana, início de férias).	Melhora durante uma atividade mental, ou física, e com o calor.	Sepia succus
Lesões com um ligeiro relevo, mais freqüentemente de cor pálida, ocorridas sobretudo na primavera. Fator desencadeante: depois de um banho, exercício, esporte, aquecimento, e no calor.	Melhora ao permanecer deitado.	Urtica urens
Lesões em relevo, avermelhadas, que aparecem no inverno úmido. Fator desencadeante: período pré-menstrual, quando a pele é coçada, depois de exercícios físicos e devido ao calor do verão.	Melhora com o ar frio.	Dulcamara

Consulte o seu médico homeopata para saber a posologia adequada. Para ajudar a definir melhor a relação entre medicamentos e sintomas veja a parte 3 deste livro, "Os medicamentos".

O tratamento homeopático

Quando a causa é conhecida, o tratamento se baseia primeiramente na eliminação imediata dessa causa (interrupção de um tratamento medicamentoso, suspensão de um determinado alimento ou do uso de um certo produto de limpeza etc.)

O quadro da página anterior indica alguns medicamentos homeopáticos prescritos para tratar certas crises de urticária aguda.

Psoríase

É uma doença crônica da pele caracterizada pela erupção de placas vermelhas cobertas por escamas brancas e espessas bem delimitadas.

Essas placas se desenvolvem geralmente sobre os cotovelos, os joelhos e o couro cabeludo. Seu aspecto traduz a aceleração da renovação da camada superficial da pele (epiderme). Incapazes de serem eliminadas à medida que se formam, essas células se acumulam na superfície da pele, sob a forma de placas escamosas.

Além disso, a proliferação dessas células acarreta a dilatação dos vasos sanguíneos da derme, o que causa a vermelhidão. Uma das complicações possíveis é a aparição de um reumatismo psoriático.

Do ponto de vista homeopático, tratar localmente um reumatismo psoriático pode causar a generalização das lesões da pele e até mesmo a evolução para uma forma grave.

Deve-se, portanto, tratar o paciente em sua totalidade para que se possa curar efetivamente a psoríase.

Entre os vários medicamentos homeopáticos possíveis, **Clematis erecta**, **Phytolacca decandra** ou **Sarsaparilla officinalis** podem ser indicados pelo médico.

Um exemplo de tratamento homeopático de doença da pele

Um paciente de 83 anos, viúvo, marcou uma consulta devido a uma doença caracterizada pela presença de bolhas subcutâneas, chamada pênfigo. O problema surgiu logo depois que ele foi viver em um asilo de idosos, após uma cirurgia vascular delicada.

Durante a consulta, reclamou por ter sido retirado de sua casa pelos filhos, que não o consultaram sobre a decisão. Após duas doses de **Lycopodium clavatum**, alguns meses depois, as bolhas desapareceram, mas foram substituídas por um tumor cutâneo (micose fungóide).

O paciente tomou outra dose do mesmo medicamento homeopático, dessa vez mais diluído. Alguns meses mais tarde, marcou nova consulta por causa de um tipo de urticária (desidrose) na mão direita, doença que ele já havia tido aos 20 anos de idade. As placas na pele desapareceram, deixando apenas manchas marrons. Tomou novamente o mesmo medicamento, ainda mais diluído. O paciente, então, reconquistou plena saúde, e não sofreu mais de nenhuma lesão dermatológica.

Verrugas

São proliferações benignas, de origem viral, causadas pelo vírus *Papilloma*. Sua principal característica é serem bem delimitadas por um sulco periférico.

Há outros tipos de lesões que parecem verrugas: os condilomas genitais, ou cristas-de-galo, verrugas sexualmente transmissíveis que se instalam na mucosa genital; os *Molluscum contagiosum*, lesões de forma circular, com um orifício central e um enchimento arredondado periférico, muito contagiosas e comuns em crianças em idade escolar.

O tratamento homeopático

Procura restaurar a imunidade do paciente. Apenas um medicamento escolhido em função da totalidade do paciente, depois de uma entrevista detalhada, poderá fazer desaparecer definitivamente as verrugas. (Leia atentamente o texto sobre doenças de pele e verrugas na infância, à p. 47, no capítulo "As doenças da criança".)

Outras doenças

São extremamente variadas e resultam de uma reação imunológica idêntica. O tratamento homeopático se concentra na reação, qualquer que seja a doença, para tentar eliminá-la. Entre essas doenças podemos citar: as cicatrizes espessas e endurecidas (quelóides); as afecções auto-imunes, tais como a esclerodermia ou o pênfigo; os lipomas, tumores benignos das células gordurosas; os tumores cutâneos benignos; as pintas e os angiomas, o lúpus etc.

Reumatismo e dores nas costas

A homeopatia pode curar o reumatismo e as dores nas costas – ou amenizar sua evolução – sozinha ou associada a outros tratamentos.

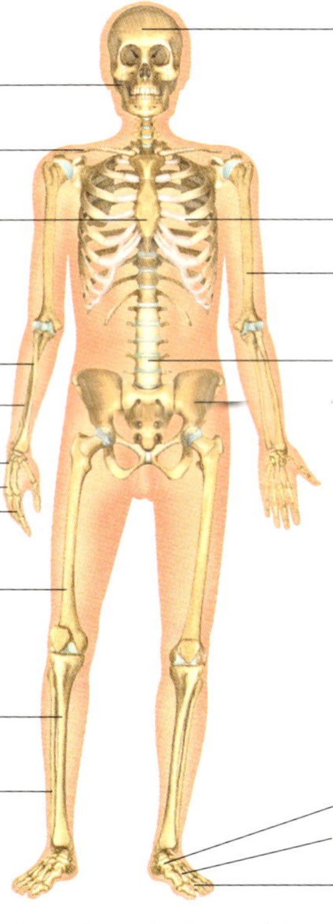

As articulações são estruturas frágeis, muito solicitadas, freqüentemente sujeitas a lesões, por vezes definitivas. Um medicamento homeopático bem escolhido pode aliviar as dores e interrompê-las ou, ao menos, retardar a evolução das lesões.

A anatomia das articulações

As articulações são estruturas que unem os ossos entre si e permitem movê-los uns em relação aos outros. Distinguimos vários tipos delas, segundo a forma e o grau de mobilidade que permitem.

• **As articulações imóveis.** São ásperas, irregulares ou denteadas, e se encontram entre os ossos. As articulações do crânio são exemplos de articulações imóveis.

• **As articulações semimóveis.** São as articulações em que os ossos são ligados por um tecido cartilaginoso ou fibroso, sem cavidade articular. Os discos que separam as vértebras pertencem a este tipo de articulação.

• **As articulações móveis.** Ligam as extremidades ósseas separadas uma da outra por uma cavidade articular. Nesse tipo de articulação, as superfícies ósseas são cobertas por um tecido elástico liso e resistente (a cartilagem) que reduz sensivelmente os atritos durante o movimento. A articulação é envolta por uma cápsula, revestida internamente por uma membrana fina, a sinovial. Esta última secreta um líquido, a sinóvia, que lubrifica as superfícies articulares e assegura a nutrição da cartilagem. O joelho e o quadril são exemplos de articulações móveis.

O reumatismo de origem mecânica: a artrose

A artrose resulta do desgaste da cartilagem que fortalece as juntas em conseqüência de um defeito mecânico, do uso exagerado da articulação (atividade esportiva ou profissional muito intensa), da obesidade ou do envelhecimento – sendo esta última causa a mais comum.

• **Os sintomas.** A dor que a pessoa sente é chamada de "mecânica", pois aparece quando se está em movimento e desaparece nos momentos de repouso.

Contudo, o problema pode se complicar, causando uma dor permanente, inclusive durante a noite.

A ASSOCIAÇÃO ALOPATIA-HOMEOPATIA
Nada impede que a pessoa que se trata com alopatia possa recorrer à homeopatia. De fato, os tratamentos alopáticos não modificam as características mais pessoais, que são justamente as mais utilizadas para determinar um medicamento homeopático específico para o paciente. Portanto, é possível utilizar a homeopatia para aliviar um problema de lumbago ou ciática reincidente, ao mesmo tempo que se usa a alopatia.

Um exemplo de tratamento homeopático da artrose

Uma paciente com artrose no quadril, que sofre de dores crônicas que pioram à noite no calor da cama, e com clima frio e úmido. Ela relata que, além da artrose, sempre teve tendência a sofrer de resfriados reincidentes, com nariz inchado e dor de garganta que se agravava à noite depois da ingestão de bebidas quentes. Durante toda a vida, teve problemas em relação aos seios: dor durante a menstruação, abscesso quando amamentava os bebês – a cicatriz do abscesso, aliás, ainda fica dolorida com freqüência, mesmo depois de tantos anos –, os seios ficam duros e doloridos quando pega friagem. Esse conjunto de sintomas levou ao uso de **Phytolacca decandra**, medicamento que trouxe alívio prolongado às dores causadas pela artrose da paciente.

• **Um caso particular: as crises de ombro e quadris.** Também chamadas periarterites, essas crises são responsáveis por dores e incômodos variáveis conforme o local: no quadril, a dor faz coxear; no ombro, a dor pode ser violenta e se manifesta quase sempre na hora do banho e de se vestir.

• **O tratamento alopático.** É essencialmente preventivo e consiste na luta precoce contra o excesso de peso, o desgaste das articulações e os microtraumatismos repetidos. Durante as crises com dor, o tratamento se baseia na administração de antiinflamatórios. Quando a crise passa, a pessoa deve manter o repouso da articulação e fazer sessões de reeducação postural (RPG). Quando a articulação está muito danificada, o médico pode indicar o implante cirúrgico de uma prótese.

• **O tratamento homeopático.** Além dos casos em que houve a solicitação excessiva de uma articulação, a artrose é um distúrbio essencialmente ligado ao envelhecimento. Por isso, a melhor forma de tratá-la é tomar medidas para melhorar a qualidade de vida e fazer um tratamento homeopático que vai recomendar um medicamento baseado nos sintomas mais característicos do paciente. O medicamento não exercerá efeito sobre o envelhecimento propriamente dito, mas sobre o que torna esse envelhecimento doloroso: ainda que a artrose, por exemplo, seja muito freqüente, nem todos sofrem dela, o que confirma que a velhice por si só não é sua causa.

A artrite: reumatismo de origem inflamatória

Reunidos sob o nome de artrite, os diversos tipos de reumatismo inflamatório caracterizam-se por dores nas articulações afetadas. Essas dores se manifestam sobretudo no final da noite e necessitam de um "desenferrujamento" matinal, isto é, cessam quando o paciente faz um alongamento antes de se levantar. Os sinais de inflamação (vermelhidão, inchaço, calor das articulações atingidas) se manifestam apenas em caso de inflamação aguda.

Diferentes tipos de reumatismo inflamatório

• **As crises das articulações periféricas.** A mais freqüente é a poliarterite reumatóide, que atinge sobretudo as mulheres entre 30 e 50 anos. Trata-se de uma doença auto-imune (o organismo fabrica anticorpos contra si próprio), que causa distúrbio nas cartilagens e nas membranas sinoviais e é responsável por sérias deformações.

• **As crises da coluna vertebral.** A mais comum é a inflamação das vértebras (espondilite ou espondilartrite anquilosante), que atinge principalmente os homens jovens, devido à ossificação das articulações. Manifesta-se por dores na parte inferior da coluna (região lombar), associada à rigidez progressiva.

• **O reumatismo psoriático.** Esta afecção, que acompanha uma psoríase (doença crônica da pele), pode apresentar-se de duas formas. A inflamação pode atingir várias articulações dos dedos, causando deformações muito incômodas, ou atingir as articulações da coluna vertebral, mais particularmente aquelas situadas entre o sacro e o osso ilíaco.

O tratamento dos reumatismos inflamatórios

• **O tratamento alopático.** Baseia-se na administração, de um lado, de remédios destinados a fazer desaparecer os sintomas (analgésicos contra a dor, antiinflamatórios e corticosteróides contra a inflamação); de outro lado, de remédios para combater o processo patológico propriamente dito (antimaláricos, sais de ouro etc.). Esses tratamentos são res-

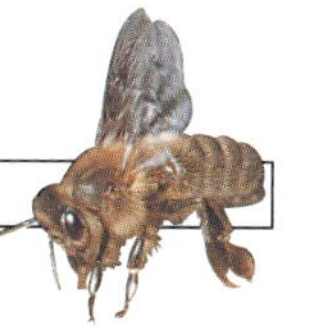

ponsáveis por efeitos colaterais sérios, o que torna necessário um acompanhamento médico rigoroso. A alopatia também propõe tratamentos ortopédicos (cirurgia, próteses, ergoterapia, reeducação postural etc.).

• **O tratamento homeopático.** A homeopatia trata de modo muito personalizado os pacientes que sofrem de reumatismos inflamatórios. Apenas a busca do medicamento de fundo poderá permitir o alívio das dores ou o fim delas ou, pelo menos, o retardamento da evolução da doença.

Dores nas costas

Um mal extremamente comum, a dor nas costas pode ter múltiplas causas. Quando não é decorrente de um distúrbio das vísceras ou de uma espondilartrite, pode ter sua origem na má postura, no sedentarismo, no estresse, na deformação da coluna vertebral (escoliose, cifose, lordose etc.), na osteoporose e, até mesmo numa hérnia de disco.

Torcicolo

É uma contração dos músculos do pescoço que causa uma torção e uma dor forte. Em conseqüência, a cabeça fica numa posição inclinada. O torcicolo normalmente desaparece espontaneamente depois de alguns dias. Se isso não ocorrer, é necessário fazer uma consulta médica para detectar um eventual distúrbio subjacente (como artrose cervical, por exemplo). O tratamento alopático baseia-se no repouso e na administração de remédios e relaxante muscular contra a dor; em certos casos, o uso de uma coleira cervical e sessões de fisioterapia (tratamentos com ultra-som ou calor e exercícios) podem ser indicados.

• **O tratamento homeopático.** Entre os medicamentos prescritos para torcicolo, estão **Cuprum metallicum** (para pessoas com grande propensão a câibras, cuja cabeça se inclina para a direita, com grande sensibilidade da coluna vertebral e dor dilacerante) ou **Ranunculus bulbosus** (torcicolo associado a dor muscular ao longo da omoplata esquerda, decorrente em geral da mudança de clima, depois de ter ficado muito tempo sentado com a cabeça inclinada. A dor costuma se agravar com o movimento dos braços).

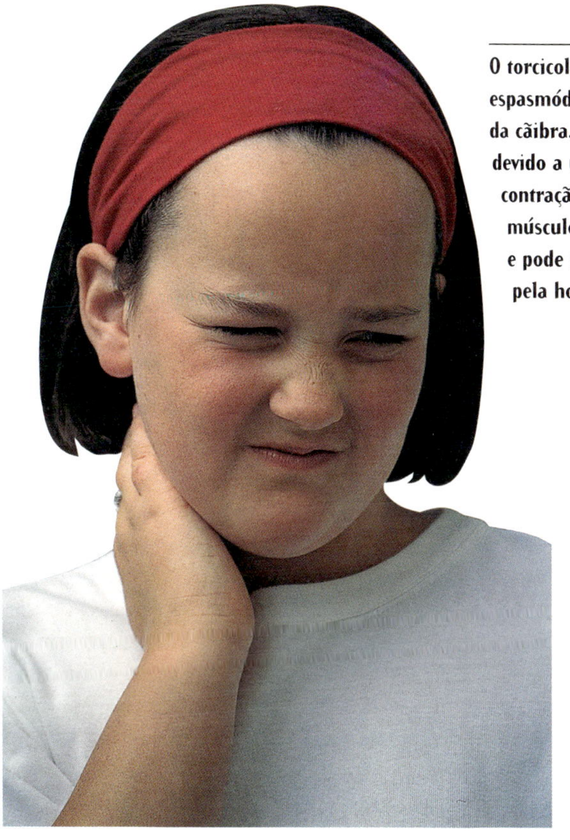

O torcicolo, dor espasmódica do tipo da câibra, ocorre devido a uma contração dos músculos cervicais e pode ser tratado pela homeopatia.

Dois exemplos de tratamento homeopático de periarterites

Um primeiro paciente se consulta devido a uma dor no ombro que se manifestou há alguns meses, depois de um movimento em falso. Apesar de ter sido medicado com antiinflamatórios e de ter feito sessões de fisioterapia, não recobrou o movimento do ombro. A dor chega ao auge pela manhã, ao se levantar, e se irradia até o cotovelo. Ela pára quando o paciente se movimenta. Além disso, o paciente, que é habitualmente pálido, fica ruborizado ao menor esforço físico. Consciencioso e detalhista, não suporta que o contradigam, nem esperar, e tampouco pode ouvir o menor barulho. A prescrição de **Ferrum metallicum** permitiu que o seu ombro voltasse ao estado normal. O segundo paciente sofre de dor no ombro com formigamento, fraqueza paralisante do braço e, ao mesmo tempo, dor no quadril do lado oposto ao do ombro. De temperamento extravagante, o paciente se queixa de não poder ficar muito tempo em pé sem se sentir fraco e tonto; tem dor de estômago após as refeições e secura na boca, mas sem sentir sede. Além disso, todas as suas vértebras são sensíveis à pressão. **Nux moschata** é o medicamento mais indicado para tratá-lo.

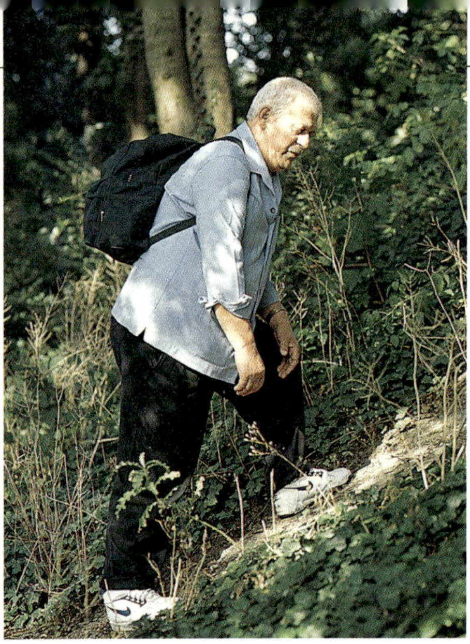

No caso do reumatismo, é aconselhável praticar exercícios físicos com regularidade simultaneamente ao tratamento homeopático.

Lumbago

Trata-se de uma dor muito forte que ocorre na região lombar ("dor nos rins"), impedindo ou atrapalhando os movimentos e dificultando, em particular, o ato de trocar de roupa. A popular "dor nos rins" ocorre com freqüência e aparece de modo repentino, depois de um movimento desajeitado, de um mau jeito combinado com uma flexão ou uma torção do tronco.

• **O tratamento alopático.** Baseia-se em ficar de repouso na cama, eventualmente sob a administração de remédios contra a dor (analgésicos) e/ou relaxantes musculares. Indica-se o retorno à atividade normal o mais rapidamente possível.

• **O tratamento homeopático.** Existem vários medicamentos disponíveis, que também são indicados em caso de distúrbios digestivos ou urinários. Por exemplo, podemos citar **Dulcamara** (lumbago decorrente de calor e frio no clima úmido, mesmo do verão), ou **Rhus toxicodendron** (lumbago geralmente relacionado a um esforço físico excessivo, que se traduz por rigidez muscular com sensibilidade e dor exacerbada ao iniciar algum movimento, que se alivia com o calor). Em homeopatia, os lumbagos reincidentes são considerados a expressão aguda de uma afecção crônica: nesse caso, apenas uma entrevista aprofundada com o paciente permitirá determinar o medicamento adequado. A prescrição homeopática inclui, além disso, conselhos sobre qualidade de vida e a aprendizagem dos movimentos que devem ser evitados ou privilegiados.

Qualidade de vida

No caso do reumatismo inflamatório, os tratamentos alopáticos oferecem resultados imperfeitos. Um dos fatores principais para se obter uma melhora é rever a qualidade de vida. Aconselhamos particularmente a prática regular de uma atividade física e uma dieta alimentar que elimine tudo o que seja ácido, como as carnes vermelhas, os embutidos, o álcool, os laticínios e os produtos refinados. Outro fator que costuma desencadear dores nas costas com bastante freqüência são os problemas intestinais (prisão de ventre, colite, cólicas, inchaços etc.). Assim, qualquer que seja o tratamento seguido, é aconselhável que os pacientes com dores nas costas modifiquem sua alimentação para melhorar o funcionamento intestinal, o que pode contribuir para o desaparecimento das dores.

Dor ciática

A ciática é uma dor que se irradia ao longo do nervo ciático, podendo se estender por todo o percurso desse nervo, que vai das nádegas até os pés. A dor ocorre quando o nervo ciático é comprimido. Pode ser decorrente de problema de postura, movimento em falso, ou até de uma hérnia de disco (a saída de um disco intervertebral fora dos seus limites normais).

O tratamento alopático

Na maioria dos casos, a dor ciática se cura espontaneamente em algumas semanas. Os tratamentos se baseiam principalmente no repouso absoluto e no uso de um colete para manter a coluna vertebral ereta, se a dor for intensa. Conforme o caso, podem ser prescritos analgésicos e antiinflamatórios. Na eventualidade de hérnia de disco, às vezes uma intervenção cirúrgica se faz necessária.

O tratamento homeopático

Diferentes medicamentos homeopáticos, escolhidos em função dos sintomas mais característicos do paciente, podem trazer alívio prolongado às dores ciáticas, caso necessário, em associação a outros tratamentos. O quadro da página ao lado menciona alguns medicamentos prescritos para dor ciática aguda que se manifestou, por exemplo, depois de um esforço muscular ou de uma viagem.

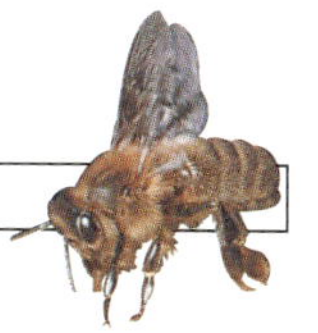

DOR CIÁTICA AGUDA

Sintomas	Fatores de melhora e de agravamento	Medicamentos
Dor semelhante a cãibra, espasmo ou queimação, que vai do quadril ao joelho, associada a um adormecimento, uma sensação de músculos encurtados. Numa pessoa nervosa ou muito sensível pode surgir depois de uma contrariedade.	Melhora com pressão ou calor e curvando a perna afetada sobre o abdômen. Piora com o movimento contínuo e de madrugada, por volta das 4 horas.	**Colocynthis**
Dor irradiante semelhante a cãibra, associada a uma fraqueza muscular e à tendência a espasmos generalizados. A dor aparece e desaparece repentinamente, particularmente ao descobrir o membro afetado.	Melhora ao ficar em pé, por causa do calor, da pressão e da fricção. Piora com o frio, compressas frias, esforço intelectual e movimento.	**Magnesia phosphorica**
Dor semelhante a queimadura, começando nas costas e se espalhando pelo quadril e pela coxa. Dá uma sensação de dor pelo corpo todo e uma agitação generalizada.	Melhora ao caminhar e fazer movimentos (a dor se agrava, contudo, no início do movimento e ao esticar a perna). Piora à noite e de manhã antes de se levantar, ao se sentar, ao descer escadas e com compressas frias.	**Ruta graveolens**
Dor semelhante a queimação, associada a agitação e à sensação de que não há posição confortável para a pessoa, seja em pé, sentada ou deitada.	Melhora com movimento contínuo, caminhadas, calor e pressão. Piora depois da meia-noite, devido ao frio e à posição deitada sobre o lado dolorido, e no início de cada movimento.	**Rhus toxicodendron**
Dor que piora com qualquer movimento, por menor que seja, e com a friagem, o que impõe repouso absoluto e até imobilidade.	Melhora com pressão, ou seja, na posição deitada sobre o lado dolorido.	**Bryonia alba**
Dor semelhante a um choque elétrico, que se instala principalmente do lado direito, mudando rapidamente de localização e percorrendo a face externa da perna, de alto a baixo. É associada a uma sensação generalizada de cansaço e inchaço.	Melhora com pressão. Piora com movimento.	**Phytolacca decandra**
Dor que aparece e desaparece repentinamente, sobretudo do lado esquerdo; atinge do quadril para baixo. É associada a uma fraqueza grande e generalizada.	Melhora com movimento, com o calor da cama e ao dobrar a perna afetada. Piora com pressão, antes de ir ao banheiro e quando o tempo muda.	**Kalium bichromicum**
Dor que impede de ficar na cama, porque piora quando se está deitado.	Melhora com movimento, ao ar livre, ao dobrar a perna. Piora quando a pessoa se deita sobre o lado dolorido.	**Kalium iodatum**

Consulte o seu médico homeopata para saber a posologia adequada. Para ajudar a definir melhor a relação entre medicamentos e sintomas veja a parte 3 deste livro, "Os medicamentos".

O aparelho digestivo

A homeopatia pode ajudar a combater os distúrbios digestivos, tanto agudos como crônicos, e a melhorar o funcionamento de todos os órgãos do aparelho digestivo.

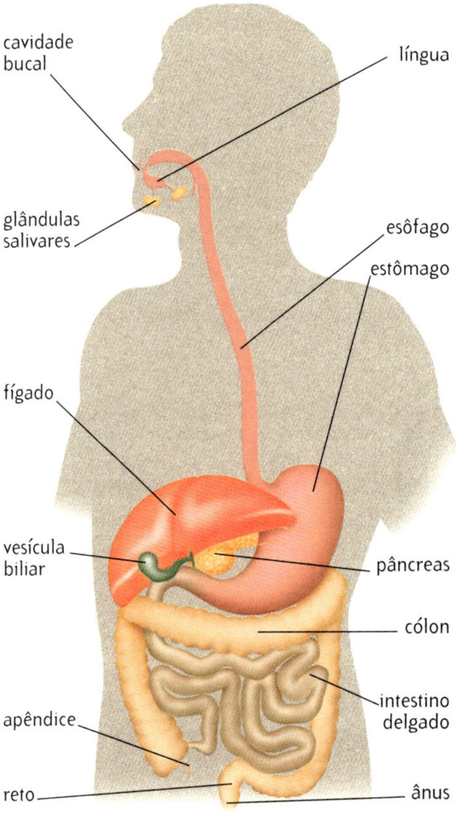

PRESTE ATENÇÃO
Algumas doenças agudas do aparelho digestivo exigem hospitalização imediata e intervenção cirúrgica. São elas a apendicite e as hemorragias digestivas, as oclusões intestinais e as afecções agudas do fígado, da vesícula, do pâncreas e das artérias. Na maioria das vezes, esse tipo de doença não é tratado pela homeopatia. Em caso de febre, alteração do estado geral, hemorragia ou dores intensas, chame um médico imediatamente.

A anatomia do aparelho digestivo

O aparelho digestivo é constituído do tubo digestivo e dos órgãos anexos: as glândulas salivares, o fígado, a vesícula biliar e o pâncreas. O tubo digestivo mede cerca de 9 metros e compreende a boca, a faringe, o esôfago, o estômago, o intestino delgado, o cólon, o reto e o ânus.

As etapas da digestão

O papel do aparelho digestivo é fundamental, pois é ele que assegura o essencial da nossa nutrição (a ingestão, a transformação e assimilação dos alimentos, a produção de energia, a rejeição dos dejetos). De fato, os componentes de tudo aquilo que comemos (glicídeos, protídeos, lipídeos) são complexos demais para serem utilizados diretamente pelo nosso organismo. O processo de digestão compreende várias etapas.

- **Na boca.** A mastigação e a salivação dão fluidez aos alimentos, que podem, por isso, ser engolidos.
- **A deglutição.** Pela ação da língua, da faringe e do esôfago, os alimentos são conduzidos até o estômago, onde penetram através da abertura de um esfíncter chamado cárdia, que impede o refluxo dos alimentos.
- **O estômago.** É uma bolsa muscular que se expande, onde os alimentos são impregnados de sucos secretados pelas glândulas do estômago e transformados numa papa, que vai em seguida para o intestino delgado, por intermédio de outro esfíncter: o piloro.
- **O intestino delgado.** É composto de três partes: o duodeno, o jejuno e o íleo. O intestino delgado recebe as secreções do pâncreas e do fígado e é responsável por 90% da absorção alimentar, ou seja pela passagem dos elementos nutritivos para o sangue.
- **O cólon.** É o responsável pelo final da absorção alimentar. O cólon concentra os elementos não-digeríveis, transformando-os em fezes, e absorve a maior parte da água: de 8 litros de alimentos e secreções apenas cerca de 150 gramas de água são eliminados com as fezes.

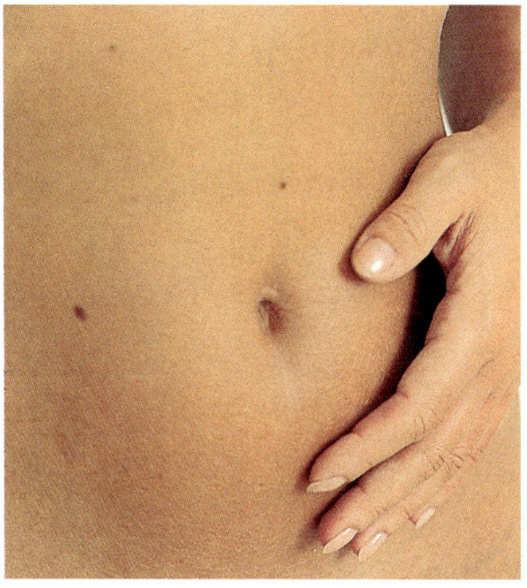

"Dor de barriga" é um sintoma muito vago para orientar a escolha de um bom medicamento homeopático. Será preciso especificar as características da dor e suas modalidades.

• **O reto e o ânus.** Constituem a última parte do tubo digestivo e garantem o controle da evacuação das fezes. É a chegada destas ao reto que provoca a necessidade de ir ao banheiro.

Doenças do aparelho digestivo

O aparelho digestivo sofre constantemente numerosas agressões: alimentação desequilibrada, infecções, traumas físicos e psicológicos etc. Quando os sistemas de regulação são ultrapassados, diversas afecções podem ocorrer. A homeopatia distingue as afecções crônicas, cujo tratamento passa necessariamente pela consideração da totalidade do paciente, e as doenças agudas, que, em certos casos, podem ser passíveis de automedicação.

Refluxo gastroesofagiano

É a regurgitação do conteúdo ácido do estômago para o esôfago, ligada a uma incapacidade da cárdia de se fechar corretamente. Esse problema é benigno, mas causa uma sensação de queimação na cavidade do estômago que chega até o esterno, às vezes muito desagradável, e que se manifesta depois da refeição. É diagnosticado pela endoscopia e um exame de medição do pH do esôfago.

O tratamento alopático

Baseia-se em métodos simples, como fazer várias refeições ao longo do dia, evitar alimentos gordurosos e ácidos, jantar várias horas antes de dormir etc. Diferentes medicamentos também podem ser prescritos. Em caso de problemas mais graves, pode-se recorrer à cirurgia.

O tratamento homeopático

A administração de um medicamento de fundo, escolhido em função das características mais pessoais do paciente e das circunstâncias do aparecimento do problema, garante bons resultados no tratamento do refluxo.

Úlcera gastroduodenal

É a perda da substância localizada na mucosa que reveste o estômago (úlcera gástrica) ou na parte inicial do intestino, o duodeno (úlcera duodenal). Essa afecção produz uma dor parecida a uma cãibra ou queimação que é sentida no alto do abdômen. Uma úlcera gastroduodenal pode ocasionar hemorragia e perfuração, e uma úlcera gástrica pode se transformar num câncer.

O diagnóstico e o tratamento alopático

O diagnóstico é feito a partir de uma endoscopia; em caso de úlcera gástrica, também é feita uma avaliação do tecido (biópsia) a fim de confirmar a ausência de tumor. O tratamento alopático associa medicamentos anti-secretórios e antiinfecciosos (contra a bactéria *Helicobacter pylori*).

O tratamento homeopático

É necessário um acompanhamento médico rigoroso, e pode ser muito eficaz. Entre os medicamentos utilizados estão **Kalium bichromicum**, indicado para uma úlcera de formato redondo, com bordas perfeitamente delimitadas; e **Staphysagria**, prescrito quando a úlcera surge depois de rancores, emoções reprimidas por muito tempo.

Distúrbios funcionais digestivos

São os problemas comuns que afetam a digestão, geralmente desagradáveis, mas sempre benignos, cuja característica é se manifestarem sem nenhuma causa orgânica. Distinguem-se três tipos:

– a síndrome do colón irritável, que associa ao mesmo tempo dores abdominais, prisão de ventre e diarréia, inchaço etc.

– a prisão de ventre crônica (que afeta o paciente durante vários anos e até mesmo diariamente);

– os problemas digestivos crônicos, que se manifestam, de acordo com o caso, por dificuldades de digestão, náuseas, vômitos, queimação do estômago, língua pesada, mau hálito etc.

O diagnóstico e o tratamento alopático

O diagnóstico é acima de tudo clínico: baseia-se na constatação da antiguidade dos problemas, aliada a um bom estado geral e à ausência de anormalidades orgânicas (constatada talvez por meio de colonoscopia).

Tanto o tratamento alopático como o homeopático recomendam uma vida saudável, com alimentação rica em fibras, ingestão abundante de líquidos, exercícios físicos etc.

O tratamento homeopático

Um tratamento homeopático de fundo leva em consideração o indivíduo como um todo para alcançar a solução desse tipo de problema. Segundo as características físicas e psíquicas de cada pessoa, podem ser indicados **Lycopodium clavatum**, **Arsenicum album**, **Carbo vegetabilis**, **Ignatia amara**, **Natrum muriaticum**, entre vários outros.

Um exemplo de tratamento homeopático de distúrbios funcionais digestivos

Depois de vários anos de muito estresse, uma mulher passou a sofrer de inchaço e dor no abdômen, cólicas e diarréias acompanhadas de suores; assim que come, vomita. Essas crises são tão terríveis que ela tem a "impressão de perder a consciência". Trata-se de uma pessoa hiperdinâmica, ativa, estressada, muito autoritária, que – segundo ela – tem a necessidade de vencer. Ela está em conflito com o marido, que não satisfaz mais as suas ambições. Ao entrevistá-la, seu médico homeopata descobriu que ela adora frutas. Esse conjunto de traços físicos e psíquicos orientaram o médico para a escolha de **Veratrum album**. A ingestão desse medicamento na diluição 30CH durante seis anos, toda vez que era necessário, fez que as crises digestivas desaparecessem e a paciente reequilibrasse seu estado geral e emocional.

Hepatite

As hepatites (A, B, C etc.) – crises inflamatórias ou tóxicas do fígado – são afecções muito sérias porque atingem um dos órgãos vitais do organismo. Podem ser causadas pelo álcool, por certos medicamentos, substâncias tóxicas ou vírus. Na fase aguda, as hepatites A e B manifestam-se principalmente por um amarelamento (icterícia).

Com exceção da hepatite A, o principal perigo das hepatites é que se tornem crônicas, o que pode acarretar uma destruição irreversível das células do fígado (cirrose), seguida do aparecimento de câncer.

O diagnóstico se baseia na análise sanguínea. Em certos casos (formas crônicas), faz-se uma avaliação das células do fígado (biópsia) para estimar o nível da agressão.

O tratamento alopático

Na fase aguda, associa repouso e dieta alimentar rígida. No caso da hepatite crônica, diferentes tratamentos podem ser propostos, entre os quais o Interferon. Um acompanhamento médico rigoroso é indispensável em qualquer dos casos.

O tratamento homeopático

– Na fase aguda, a homeopatia pode ser realmente útil. Entre os numerosos medicamentos possíveis, utilizam-se substâncias usadas contra os sintomas da gripe, como **Aconitum napellus**, **Belladonna**, **Bryonia alba**, **Nux vomica**, **Gelsemium sempervirens**, **Eupatorium perfoliatum**, **Apis mellifica** etc.

– Numa fase posterior da doença, podemos utilizar **Phosphorus**, **Arsenicum album**, **Mercurius solubilis**, **Nux vomica**, **Lycopodium clavatum**, **Chelidonium majus**, **Bryonia alba**, **China officinalis**, entre outros medicamentos.

– Nas hepatites crônicas, apenas um medicamento de fundo pode deter a evolução da doença. Associam-se, naturalmente, a esse tratamento, medidas de qualidade de vida e uma boa alimentação para proteger o fígado de qualquer agressão.

Cálculos biliares

São agrupamentos anormais que se formam na vesícula biliar, responsáveis por dores e inflamação. As "pedras" na vesícula costumam passar despercebidas; só são descobertas fortuitamente durante uma ultra-sonografia.

O tratamento alopático

Baseia-se em medicamentos antiespasmódicos e antiinfecciosos. Uma operação é indicada quando os cálculos se tornam dolorosos, e quando há a possibilidade da migração de um cálculo, causando o bloqueio do canal da vesícula, o que constitui uma emergência cirúrgica absoluta.

O tratamento homeopático

A homeopatia pode ser eficaz no tratamento de fundo; nesse caso será prescrito um medicamento global. A homeopatia também pode ser útil nas crises; entre os medicamentos utilizados, podemos citar **Colocynthis**, **Magnesia phosphorica** ou ainda **Bryonia alba**.

Doenças inflamatórias do intestino

São doenças raras, mas graves, que se desenvolvem durante anos. Distinguimos dois tipos: a retocolite hemorrágica, que se manifesta por perdas de sangue associadas a cólicas abdominais; e a doença de Crohn, que se traduz por diarréia com dores abdominais. Manifestações extra-intestinais (articulares, cutâneas, oculares) podem ocorrer, assim como numerosas outras complicações. O diagnóstico é feito a partir de endoscopia e radiografia do intestino.

O tratamento alopático

Primeiramente, o tratamento recorre a uma classe específica de medicamentos, os aminosalicílicos, associados eventualmente a outros tipos, como corticóides e imunossupressores. Às vezes é preciso recorrer à cirurgia.

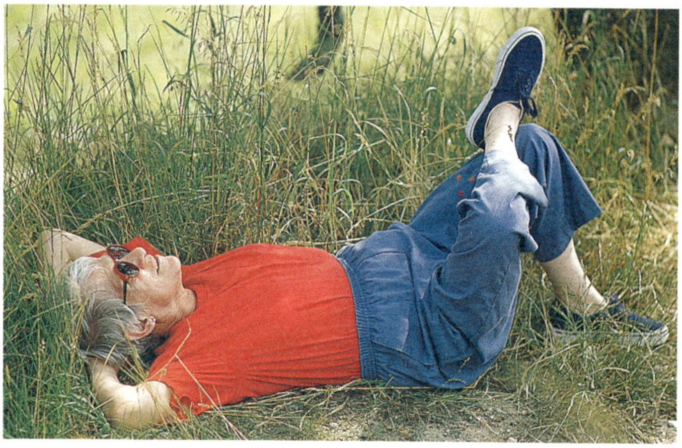

Muitas afecções digestivas estão ligadas ao estresse. Praticar exercícios físicos regularmente e repousar completam o efeito do tratamento homeopático.

O tratamento homeopático

Uma homeopatia precisa, capaz de descobrir um medicamento constitucional bem profundo, pode trazer excelentes resultados.

Hemorróidas

São uma dilatação anormal (varizes) das veias situadas ao redor do ânus, na parte alta (hemorróidas internas) ou na base (hemorróidas externas) do ânus. Provocam diversos sintomas: inflamação, suores, coceiras, sangramentos, prolapso. O diagnóstico se baseia num exame clínico (hemorróidas externas) ou na endoscopia do ânus e do reto (hemorróidas internas).

O tratamento alopático

A medicina clássica associa remédios que facilitam a circulação sanguínea e o funcionamento intestinal, assim como cuidados com a alimentação e a qualidade de vida. Em certos casos, recorre à cirurgia.

O tratamento homeopático

Entre os numerosos medicamentos utilizados no tratamento de fundo, podemos citar **Sulfur**, **Nux vomica**, **Lycopodium clavatum**, **Kalium carbonicum** ou **Sepia succus**. O quadro de cima, na página seguinte, relaciona os medicamentos indicados em caso de crise.

Dores agudas de estômago

São semelhantes a cãibras, queimação ou sensação de peso, sentidas no alto do abdômen, abaixo do esterno, e mais freqüentemente

CRISE AGUDA DE HEMORRÓIDAS

Sintomas	Medicamentos
◗ Hemorróidas de aparição repentina, sob a forma de uma bolha extremamente dolorida e que arde (as dores lembram uma picada contínua de agulha); região lombar dolorida. Atingem principalmente os *bons vivants*, sujeitos a hemorróidas crônicas. O sangramento da hemorróida aliviaria o paciente, mas ela não tende a sangrar. Manifestação favorecida pela prisão de ventre.	**Aesculus hippocastanum**
◗ Hemorróidas grandes, azuladas, que sangram facilmente, coçam, são extremamente dolorosas e aparecem quando a pessoa teve diarréia com fezes difíceis de controlar. Dor aliviada com a água fria e que se agrava com o calor.	**Aloe socotrina**
◗ Hemorróidas inchadas, vermelho-arroxeadas. Dor com sensação de queimação, que piora ao menor contato e com o frio.	**Belladonna**
◗ Hemorróidas relacionadas a sangramentos graves e a dores na região lombar. Dor aliviada pelo sangramento, que deixa uma sensação de esgotamento desproporcional.	**Hamamelis virginiana**
◗ Hemorróidas extremamente doloridas, azuladas. Dor aliviada com compressa ou aplicação de água quente no local, e que se agrava ao menor contato.	**Muriaticum acidum**

Consulte o seu médico homeopata para saber a posologia adequada. Para ajudar a definir melhor a relação entre medicamentos e sintomas veja a parte 3 deste livro, "Os medicamentos".

DORES AGUDAS DE ESTÔMAGO

Sintomas	Medicamentos
◗ Dores com sensação de peso ou queimação, acompanhadas de náuseas e irritabilidade. Surgem após uma refeição muito condimentada ou cheia de molho, em pessoas sedentárias, estressadas ou depois de alguma contrariedade.	**Nux vomica** Excelente medicamento quando a qualidade da alimentação deixa a desejar.
◗ Dores muito fortes com refluxos ácidos ou biliares. Manifestam-se depois de um aborrecimento violento. As dores melhoram com a aplicação de calor sobre o local.	**Chamomilla vulgaris**
◗ Dores que aparecem depois de uma emoção interiorizada (decepção, desgosto, revés etc.). O paciente suspira e não suporta a pressão sobre a parte dolorida.	**Ignatia amara**
◗ Dores que lembram queimação e sensação de peso, acompanhadas de flatulência, lentidão na digestão e intolerância à gordura. O paciente não sente sede.	**Pulsatilla** Indicada depois de uma refeição muito gordurosa (carne de carneiro ou de porco, sorvete).

Consulte o seu médico homeopata para saber a posologia adequada. Para ajudar a definir melhor a relação entre medicamentos e sintomas veja a parte 3 deste livro, "Os medicamentos".

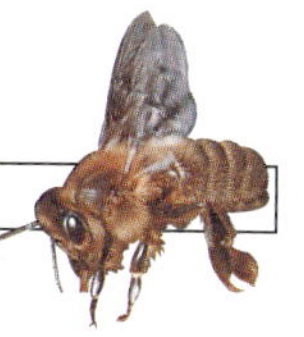

relacionadas com fatores alimentares ou emocionais. Na medicina alopática, são aliviadas com o uso de antiácidos.

O tratamento homeopático

Se as dores são reincidentes, um tratamento de fundo se impõe. O quadro de baixo, na página anterior, enumera alguns medicamentos homeopáticos para dores ocasionais.

Dores agudas da vesícula biliar

São aquelas que surgem na parte direita do abdômen, com náuseas, vômitos, dores de cabeça e prisão de ventre ou diarréia. Para aliviar essas dores, que podem corresponder à "crise hepática", a medicina alopática recomenda dieta e repouso.

O tratamento homeopático

Diferentes medicamentos podem aliviar esse tipo de dor. O quadro abaixo apresenta alguns deles.

Gastroenterite

É uma inflamação do estômago e do intestino. Pode ser de origem viral (que se manifesta num contexto de epidemia) ou bacteriana (que se desenvolve em decorrência de uma intoxicação alimentar). A gastroenterite é responsável por problemas digestivos (diarréia, vômitos e dores abdominais) passageiros, mas freqüentemente muito acentuados e responsáveis por um mal-estar geral.

O tratamento alopático

Baseia-se essencialmente no repouso e na ingestão abundante de líquidos, para evitar a desidratação. Podem-se também oferecer ao paciente medicamentos antiespasmódicos, antidisentéricos ou antibacterianos, ou, ainda, fermentos lácticos.

O tratamento homeopático

Diferentes medicamentos trazem alívio rápido. O quadro da página seguinte enumera alguns deles.

DORES AGUDAS DA VESÍCULA BILIAR

Sintomas	Fatores de melhora e de agravamento	Medicamentos
Dor abdominal violenta que se irradia por ondas sucessivas e se manifesta depois de forte contrariedade interiorizada.	A dor diminui com o paciente flexionado, com o corpo dobrado, e sob o efeito de pressão forte e do calor. Piora com o corpo estendido.	Colocynthis 6CH
Dor abdominal espasmódica muito intensa, irradiante, que se manifesta por um acesso, que desaparece repentinamente.	Melhora com o calor e com pressão forte sobre a área dolorida.	Magnesia phosphorica
Dor abdominal intolerável, decorrente de um choque emocional ou de uma cólera violenta. A pessoa não suporta a dor, fica agitada, impaciente e extremamente irritada.	A dor é aliviada com a aplicação de calor no local.	Chamomilla vulgaris
Dor abdominal que obriga a pessoa a ficar imóvel, dobrada em duas e deitada sobre o lado direito.	Melhora com imobilidade e com pressão forte sobre a parte dolorida. Piora ao menor movimento.	Bryonia alba

Consulte o seu médico homeopata para saber a posologia adequada. Para ajudar a definir melhor a relação entre medicamentos e sintomas veja a parte 3 deste livro, "Os medicamentos".

GASTROENTERITE

Sintomas	Fatores de melhora e de agravamento	Medicamentos
◗ Sintomas violentos, de aparição repentina. Boca seca, amarga, língua branca, náuseas intensas, dores gástricas e abdominais e queimação. Diarréia verde-escura. Paciente agitado, ansioso, com medo da doença. Sede intensa de água fria. Manifestação num contexto de epidemia, pelo frio intenso, por frio que sucede calor, depois de um sentimento de medo.	Piora por volta da meia-noite, com frio ou calor excessivo.	**Aconitum napellus**
◗ Secura da boca e dos lábios, hálito terrível, vômito depois de comer ou beber, diarréia escura, malcheirosa, que irrita o ânus. Diarréia e vômitos ao mesmo tempo. Dores abdominais com queimação. Pessoa agitada, ansiosa, com medo da doença. Sede de bebida quente ou fria e necessidade de goles freqüentes. Contexto de epidemia ou de intoxicação alimentar (carnes ou peixes estragados, sorvetes ou cremes).	Melhora com o calor e quando o doente é assistido psicologicamente. Piora durante a noite, entre 1 e 3 horas da madrugada.	**Arsenicum album**
◗ Náuseas e salivação intensas. Dores abdominais espasmódicas, vômitos e diarréia com tendência a expelir sangue. Vomitar não traz alívio. Diarréia esverdeada. Pessoa pálida, com lábios azulados. Ausência de sede. Manifestação num contexto de epidemia ou de intoxicação alimentar (doces, sorvetes), no outono, em decorrência de uma noite fria, logo após um dia quente.	Melhora ao repousar. Piora com o movimento, em cômodo muito abafado, ao beber gelado.	**Ipecacuanha**
◗ Pessoa intolerante aos seus sintomas, que quer vomitar para se sentir melhor e, portanto, faz força para isso. Tem dores abdominais espasmódicas e não suporta a menor pressão. Pessoa impaciente, impulsiva, raivosa, que não suporta a sua doença. Friorenta. Manifesta-se num contexto de epidemia ou de intoxicação alimentar (excesso de alimento condimentado e álcool), depois de um esgotamento, vigília, estresse ou friagem.	Melhora com o calor, a tranqüilidade e o repouso, depois das eliminações (fezes, urina, vômitos etc.). Piora com o frio e com qualquer excitação sensorial (barulho, luz, contrariedade etc.).	**Nux vomica**
◗ Sintomas agudos em um doente com distúrbios digestivos crônicos. Dor abdominal, sobretudo no lado direito. Inchaço, vômitos ácidos e biliosos, diarréia ao se levantar e depois das refeições. Pessoa pálida, com a pele amarelada, ansiosa, irritada, autoritária, com medo da própria doença. Desejo de bebidas quentes e doces. Contexto de epidemia ou intoxicação alimentar (gordura, alimentos estragados).	Melhora ao ingerir bebidas quentes. Piora entre 16 e 20 horas.	**Lycopodium clavatum**
◗ Queimação no estômago e dores abdominais que lembram câibras, irradiando até o pulmão, com dificuldade respiratória. Inchaço considerável; arrotos incessantes, ácidos e rançosos; gases intestinais malcheirosos, dificuldade respiratória. Fezes freqüentes, incontroláveis, malcheirosas. Doente esgotado, frio, com necessidade de ar (deseja a janela aberta). Manifesta-se num contexto de epidemia ou de intoxicação alimentar (gordura, alimentos estragados).	Melhora ao ar fresco, ao arrotar e ao soltar gases. Piora em lugar abafado.	**Carbo vegetabilis**

Consulte o seu médico homeopata para saber a posologia adequada. Para ajudar a definir melhor a relação entre medicamentos e sintomas veja a parte 3 deste livro, "Os medicamentos".

Os problemas de peso

O equilíbrio alimentar é fundamental na manutenção da saúde e da boa forma. É, portanto, indispensável comer bem para viver bem.

Certos elementos nutritivos são indispensáveis ao nosso equilíbrio fisiológico. Além disso, sabe-se hoje em dia que uma dieta alimentar desequilibrada facilita o aparecimento de várias doenças (distúrbios cardiovasculares, câncer etc.). A correção desses maus hábitos alimentares tem, portanto, um papel importante na prevenção das moléstias.

Alimentar-se bem: noções básicas

Bem variada, sua alimentação deve conter as três grandes classes de alimentos: glicídeos, lipídeos e proteínas, consumidos na seguinte proporção:

- **Os glicídeos.** Devem constituir cerca de 50% de nossa alimentação. Os glicídeos estão presentes particularmente nas féculas, nas frutas e no açúcar.
- **Os lipídeos.** Devem constituir cerca de 30% da alimentação, e estão presentes nas matérias-primas gordurosas e nos alimentos com essa mesma característica.
- **As proteínas.** Devem constituir cerca de 20% da alimentação, distribuídas entre proteína animal (carnes, peixes, ovos e laticínios) e vegetal (cereais e leguminosas).

Conhecimentos sobre nutrição

– A ingestão adequada de micronutrientes (oligoelementos, vitaminas, ácidos graxos e aminoácidos) evita o surgimento de doenças cardiovasculares e do câncer.

As fibras regulam o funcionamento intestinal, e facilitam recuperar o equilíbrio em caso de diabete ou de excesso de colesterol.

– Um organismo equilibrado por uma boa alimentação pode se defender mais facilmente dos ataques microbianos ou virais.

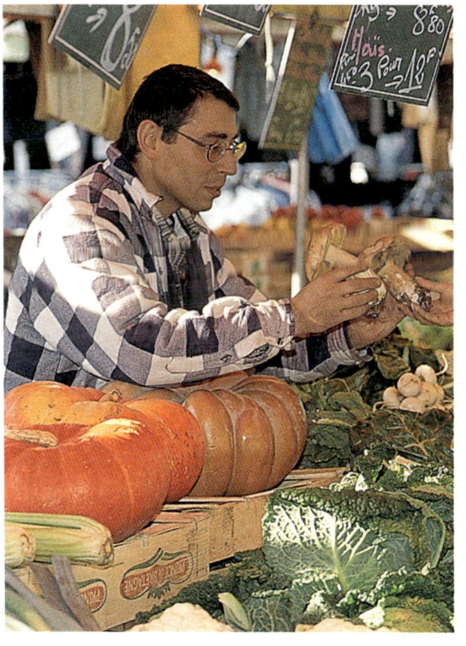

– Evite consumir muita gordura saturada (carnes gordas, frituras, certos laticínios etc.) e dê preferência às gorduras insaturadas (azeite de oliva e os ácidos graxos do atum e do salmão).

– Prefira os açúcares "lentos" (cereais, leguminosas, raízes etc.) aos açúcares "rápidos" (refrigerantes, doces, sorvetes etc.).

– Dê preferência a peixe, aves criadas soltas, de forma natural, e derivados de cabra e ovelha.

– Os legumes e as frutas de produção orgânica são indispensáveis para completar a dieta alimentar.

Problemas de peso

Várias pessoas se confrontam com problemas de peso e consultam um homeopata por esse motivo. O caso mais freqüente é o excesso, que

Paralelamente à prescrição de um medicamento, o homeopata pode oferecer alguns conselhos para ajudar você a seguir uma alimentação mais equilibrada, sem, contudo, privar-se dos prazeres da boa mesa.

A DIETA DO MEDITERRÂNEO

Os povos de países próximos ao Mediterrâneo (Portugal, Espanha, Itália, sul da França e Grécia) cozinham com azeite e são grandes consumidores de peixes, frutas e legumes. Essa dieta contribui para manter baixa a taxa de colesterol e, portanto, diminuir o risco de doenças cardiovasculares.

se deve, na maioria das vezes, a maus hábitos alimentares, em geral agravados por desequilíbrios biológicos (diabete, taxas de colesterol e triglicérides altas etc.)

Uma aprendizagem

O papel do médico é, acima de tudo, ensinar o paciente a se alimentar melhor, de modo variado e equilibrado, considerando sua idade e sua atividade física. Os novos hábitos alimentares devem, naturalmente, reservar espaço para o prazer e o convívio social. A dieta mediterrânea, por exemplo, à base de peixes, frutas, legumes e frutas, alia sabor e nutrição.

O tratamento homeopático

Para encontrar um medicamento que corresponda a seu paciente, o médico homeopata se interessa por suas preferências e aversões alimentares e pela maneira com que o organismo queima ou estoca os nutrientes. Depois da ingestão de um medicamento específico, o paciente modificará seu comportamento diante de certos alimentos e reencontrará o seu equilíbrio metabólico.

Duas consultas diferentes

As consultas apresentadas aqui, devido ao problema de excesso de peso, em um caso, e por magreza, em outro, ilustram a abordagem da homeopatia nesse domínio.

As fibras alimentares

As fibras alimentares são substâncias vegetais que não são digeridas pelo tubo digestivo. Elas têm papel fundamental no bom andamento da digestão: ao aumentar o volume e a hidratação das fezes, exercem um efeito regulador sobre o funcionamento intestinal, diminuindo os problemas de prisão de ventre. Além disso, consumir fibras alimentares diminui o risco de câncer do cólon e permite um melhor controle da diabete.

Os principais alimentos ricos em fibra são os cereais integrais (germe, farelo e farinha de trigo, arroz etc.), certas frutas (mamão, laranja, figo, ameixa seca) e leguminosas (feijão, lentilhas, ervilhas). As fibras podem, contudo, ser contra-indicadas, principalmente para as pessoas que sofrem de uma inflamação do cólon (doença de Crohn, por exemplo).

Um problema de excesso de peso

Uma mulher consulta seu homeopata devido ao excesso de peso. Ela pesa 20 quilos acima do normal, excesso acumulado durante suas gravidezes e localizado principalmente na altura do tórax e do ventre. Depois que engordou, ela passou a transpirar muito. Sua alimentação cotidiana é, porém, equilibrada, e os regimes rígidos que ela tem seguido alcançaram resultados decepcionantes.

Durante a consulta, ela menciona as verrugas escuras que apareceram quando estava grávida. Enfim, declara que seu comportamento se alterou: ela está estressada além do normal e muito impaciente; a música, que amava tanto, agora a irrita, e ela não consegue mais se concentrar.

- **Os sintomas observados.** Ganho de peso de origem hormonal, transpiração, verrugas, impaciência, dificuldade de concentração, aversão pela música.
- **O tratamento homeopático.** Recomenda a escolha de **Thuya occidentalis**, que permite à paciente reencontrar o equilíbrio e o peso satisfatórios e perceber que, devido ao estado de agitação, ela comia demais sem se dar conta.

Um problema de magreza

Uma adolescente, acompanhada de sua mãe, consultou um homeopata por causa de dificuldades escolares. Ela tem muita dificuldade para se concentrar e, portanto, para aprender. Trata-se de uma jovem taciturna, que é de uma magreza persistente, apesar de ter bom apetite. Ela se queixa de enxaqueca antes do início de cada ciclo menstrual. Sua pele é pálida e tem acne.

Enfim, durante a entrevista, sua mãe revela que ela tem que esconder o sal da filha, como se escondem as guloseimas de outras pessoas.

- **Os sintomas observados.** Concentração difícil, tristeza quando criança, magreza apesar do bom apetite, enxaqueca antes da menstruação, acne, desejo exagerado de sal.
- **O tratamento homeopático.** O médico deve prescrever o medicamento **Natrum muriaticum**, que faz a paciente ganhar um pouco de peso, cura a enxaqueca e a acne e permite que ela se concentre melhor.

A diabete

A homeopatia é indicada em associação com o tratamento clássico para a diabete e a prevenção de suas complicações.

A diabete é uma doença provocada por uma diminuição da secreção de insulina, ou por uma insensibilidade dos tecidos a esse hormônio.

A insulina é fabricada pelo pâncreas e permite que o organismo utilize o açúcar do sangue para produzir energia: quando a produção de insulina é muito baixa, ou inexistente, ou quando o organismo é insensível à ação dela, a glicemia (taxa de açúcar contido no sangue) aumenta de forma anormal: é a diabete.

• **A diabete de obesidade.** Não é insulinodependente. Manifesta-se com maior freqüência em pessoas acima dos 40 anos, obesas ou que tenham sido obesas. No início da doença, a produção de insulina é normal; contudo, o paciente é parcialmente insensível a sua ação. A secreção da insulina pode vir a diminuir progressivamente, até desaparecer.

• **A diabete juvenil.** É uma doença auto-imune, que se manifesta geralmente antes dos 20 anos de idade: o sistema imunológico do paciente fabrica anticorpos que atuam contra o seu próprio organismo e destroem as células encarregadas de produzir a insulina. Essas células se tornam, então, inexistentes ou quase inexistentes. É insulinodependente.

O tratamento da diabete

A diabete é uma doença grave, que requer acompanhamento médico regular para estabilizar a taxa de açúcar no sangue, condição indispensável para retardar o aparecimento de complicações.

O tratamento alopático da diabete

• **A diabete de obesidade.** O tratamento se baseia em diferentes preceitos de qualidade de vida e dieta alimentar para minimizar ao máximo as alterações da glicemia e reduzir os fatores alimentares que favorecem uma das grandes complicações da diabete – o ateroma (depósito de gordura sobre a parede interna das artérias, que acaba por endurecê-las). A dieta alimentar deve ser equilibrada e adaptada ao estado do paciente (crescimento, gravidez etc.). Aconselha-se a prática regular de uma atividade física; se for obeso, o paciente deve seguir um regime de emagrecimento. Se essas medidas forem insuficientes, podem ser complementadas por um tratamento com remédios (sulfamidas e biguanidas) que fazem baixar a glicemia.

• **A diabete juvenil.** O tratamento se baseia em injeções de insulina, por via subcutânea, de 1 a 4 vezes ao dia. Utiliza-se insulina artificial, fabricada por engenharia genética. Há diferentes tipos de injeção.

O lugar da homeopatia

Nos estados pré-diabéticos e na diabete moderada, o tratamento homeopático, associado às medidas de qualidade de vida e dieta alimentar, é suficiente.

Em um estado mais avançado, a homeopatia pode desempenhar papel essencial na manutenção do equilíbrio psíquico do paciente, no controle de doenças agudas ligadas à diabete, na prevenção das complicações e até mesmo no equilíbrio da própria diabete. Lembramos que, no caso específico da diabete, a automedicação não deve ser utilizada.

• **Alguns exemplos de tratamento homeopático.** Entre os medicamentos para a diabete, podemos citar: **Antimonium crudum** (para paciente com sede, principalmente à noite, com

PRESTE ATENÇÃO
Para determinar o medicamento ideal, o homeopata deve considerar os elementos medicamentosos e paramedicamentosos da substância, e traçar o quadro mais preciso possível da personalidade física e emocional do paciente. A diabete não deve, jamais, ser tratada por meio da automedicação.
A prescrição de um medicamento homeopático não pode prescindir de um questionário profundo e de um exame clínico completo feitos pelo homeopata.

desejo de bebidas ácidas, às vezes muito guloso, com a pele e as unhas espessas, sujeito a problemas de pele); **Argentum nitricum** (paciente sujeito a crises neurológicas, com desejo insaciável de açúcar, que não consegue digerir); **Arsenicum album** (pessoa com sede intensa, que bebe a toda hora, mas sempre poucas quantidades de cada vez, que tenha emagrecido e esteja fraca, sujeita a diferentes complicações, como furúnculos e edemas localizados, com tendência à albuminúria); **Lycopodium clavatum** (paciente com desejo de açúcar e alimentos ou bebidas quentes, talvez com muito apetite, mas que se sacia rapidamente, com tendência a emagrecer, sentindo-se cansado entre 16 e 20 horas); **Phosphoricum acidum** (pessoa debilitada por eliminações fisiológicas excessivas, com dores de cabeça, distúrbios nas unhas e nos cabelos e esgotamento nervoso); **Phosphorus** (para paciente que sofre de sede intensa, com desejo violento de água gelada, fome excessiva e problemas digestivos, que tenha emagrecido e esteja fraco, com a diabete instável e tendência à cetose); ou ainda **Sulfur** (medicamento geralmente prescrito nos primeiros estágios de diabete).

As complicações da diabete

Diversas complicações agudas e crônicas podem ser decorrentes da diabete.

As complicações agudas

– A hipoglicemia, taxa de açúcar muito baixa no sangue, pode ocorrer depois de um tratamento inadequado em termos de alimentação ou de gasto de energia do paciente. Ela se traduz por cansaço repentino ou pela tendência à perda de consciência. O tratamento consiste, de forma mais comum, em ingerir um pouco de açúcar branco. Em caso de coma, a injeção intravenosa de uma solução glicosada pode ser aplicada imediatamente.

– A hiperglicemia se traduz por sede muito intensa e grande vontade de urinar. A pessoa deve ser hospitalizada imediatamente, tomar injeção de insulina e ser hidratada.

– A cetoacidose, resultante de diabete insulinodependente não ou mal tratada, se traduz pelo aumento da produção pelo organismo de substâncias químicas ácidas, os corpos cetônicos. Provoca emagrecimento rápido, náuseas e grande fadiga. A ausência de tratamento pode levar ao coma.

As complicações crônicas

Manifestam-se geralmente depois de dez anos de evolução, sobretudo se a diabete está mal controlada. As complicações crônicas estão relacionadas principalmente com a alteração dos grandes vasos sanguíneos (ateroma) ou dos pequenos vasos (retinopatia, nefropatia).

– O ateroma pode ser responsável por três graves afecções relacionadas à insuficiência da circulação sanguínea na artéria atingida (crise de angina do peito, infarto do miocárdio, poliarterite dos membros inferiores etc.).

– A retinopatia é uma lesão da membrana que reveste o fundo do olho, a retina. Na ausência de tratamento, evolui progressivamente para a cegueira.

– A nefropatia é uma crise das unidades de filtragem do rim que, a longo prazo, evolui para insuficiência renal crônica, tornando necessária a filtragem artificial do sangue (hemodiálise).

O tratamento homeopático das complicações

Vários medicamentos homeopáticos são indicados para prevenir ou tratar as complicações da diabete, tanto as relacionadas à doença em si quanto as decorrentes de efeitos colaterais de medicamentos antidiabéticos.

Alguns exemplos de tratamento homeopático nas complicações da diabete

Entre os numerosos medicamentos indicados no tratamento das complicações da diabete, podemos citar **Secale cornutum**, prescrito no caso de lesão das paredes das artérias, particularmente quando ocorre a catarata diabética (em paciente anêmico, inchado, cansado e que emagreceu, embora tenha fome e sede em excesso), **Causticum, Curare, Plumbum metallicum** ou **Picricum acidum**, no caso de complicações nervosas responsáveis por fraqueza ou paralisia muscular.

Nas complicações medicamentosas, são indicados **Nux vomica, Phosphorus, Lycopodium clavatum** (para inflamação do fígado), **Thuya occidentalis** (para proliferação do tecido adiposo subcutâneo, ou lipodistrofia, provocada pelas injeções freqüentes de insulina no mesmo local).

A boca e os dentes

A homeopatia constitui um excelente aliado da odontologia, particularmente na prevenção das afecções mais comuns, como as cáries dentárias e a retração da gengiva.

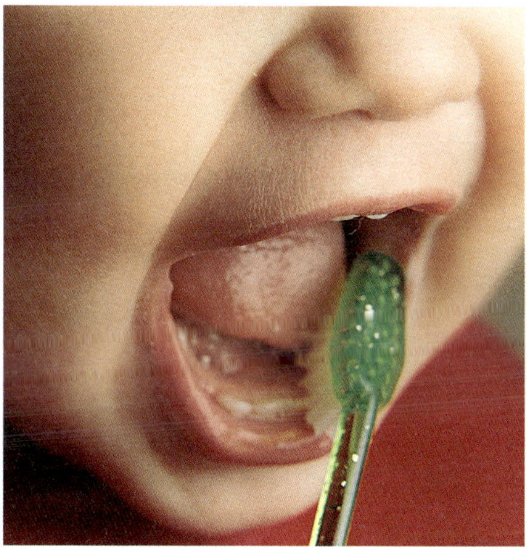

A homeopatia tem importante papel na prevenção, mas a escovação bem-feita é a maior aliada dos dentes sadios.

Em se tratando de cuidados com a boca e os dentes, a homeopatia não se iguala à medicina alopática. Ela pode ao menos constituir um excelente complemento, principalmente na prevenção, e oferecer ajuda em diversas circunstâncias. Por exemplo: com os medicamentos destinados a combater a hipersensibilidade aos cuidados odontológicos (**Calcarea carbonica**, **Gelsemium**, **Phosphorus** etc.) ou o medo de se submeter ao tratamento odontológico (**Antimonium crudum**, **Ignatia amara**, **Magnesia carbonica**, **Staphysagria** etc.).

A anatomia da boca e dos dentes

A boca e os dentes são parte integrante do aparelho digestivo: é na boca que os alimentos são mastigados pelos dentes antes de serem empurrados pela língua até a faringe e o início do tubo digestivo. Os dentes desempenham também papel estético, ao sustentar os lábios e as bochechas, e funcional, na emissão de sons. Um adulto possui 32 dentes.

- **Os incisivos** (8), chatos e cortantes, cortam os alimentos.
- **Os caninos** (4), longos e pontudos, despedaçam os alimentos.
- **Os pré-molares e os molares** (8 e 12, respectivamente) amassam os alimentos.

As diferentes afecções

A mais freqüente é a cárie dentária, seguida dos abscessos, inflamações e retração da gengiva. A homeopatia pode oferecer alívio apreciável depois das extrações dentárias.

A cárie dentária

A cárie ocorre devido à ação combinada de três fatores: a herança genética, a alimentação rica em açúcar branco (balas, chocolates, doces etc.) e a placa bacteriana (substância que se deposita sobre o dente, composta de restos de alimentos, saliva e bactérias). A cárie é a formação de uma cavidade no dente: as bactérias assimilam os açúcares, proliferam e secretam um ácido que ataca o dente. O processo desencadeia-se vinte minutos depois de se ter ingerido açúcares rápidos.

A prevenção e o tratamento clássico

A escovação cuidadosa dos dentes depois de cada refeição, complementada pelo uso de fio dental, é um meio eficaz de prevenir a formação de cáries. Além disso, é imprescindível consultar o dentista regularmente. Ele pode

EXTRAÇÃO DE DENTES: PREVENINDO A HEMORRAGIA

Antes de extrair um dente, não deixe de avisar o seu dentista se você estiver tomando medicamentos anticoagulantes. De modo geral, só se pode fazer uma extração dentária três dias depois do término do tratamento anticoagulante. Além disso, evite enxaguar a boca depois da extração para evitar dissolver o coágulo que se forma na cavidade.

cuidar dos dentes afetados, fazendo as restaurações e os reparos necessários.

O tratamento homeopático

Ao considerar o paciente em sua totalidade, um tratamento homeopático de fundo permite fazer regredir a predisposição às cáries. Entre os medicamentos possíveis, podemos citar **Baryta carbonica** (prescrita em certos casos a crianças que sofrem de retardamento do crescimento em termos físicos e psíquicos), **Calcarea carbonica** (para crianças em que a dentição de leite é difícil ou está atrasada, ou para um paciente ansioso, com medo, friorento e com desejo de açúcar), **Fluoricum acidum** (para uma pessoa materialista, às vezes egoísta, cujas cáries se desenvolvem rapidamente e cujos dentes escurecem, podendo se quebrar, e que sofre provavelmente de fístulas na gengiva).

O abscesso dentário

O abscesso ocorre geralmente depois de uma cárie. É causado por uma infecção não tratada da polpa – tecido formado de nervos e vasos sanguíneos, situado no interior do dente. Quando a polpa é destruída, a infecção atinge o osso da mandíbula. Um abscesso dentário se manifesta por vermelhidão e por inchaço na gengiva e até no rosto, e por uma dor lancinante que dificulta a mastigação.

O tratamento alopático

Consiste em drenar o pus e em seguida higienizar os canais da polpa infectada. Uma vez

DOR DE DENTE

Sintomas	Fatores de melhora e de agravamento	Medicamentos
Dor intermitente e latejante em um dente aparentemente saudável. Paciente exprime a dor com desespero, por meio de gemidos.	Melhora com bochechos de água fria. Piora ao comer e beber alimentos quentes, com as aplicações quentes e com o barulho.	**Coffea cruda**
Dor associada a um inchaço da bochecha; pontadas, sensação de contusão e perfuração. Ansiedade diante da dor.	Melhora com água fria, ao se deitar sobre o lado dolorido. Piora com o menor movimento, durante ou depois das refeições, ao viajar e com tudo o que é quente.	**Bryonia alba**
Hipersalivação, inchaço da gengiva, irradiação da dor até os ouvidos. Paciente exprime a dor por meio da raiva e do choro.	Melhora ao colocar compressas quentes no rosto. Piora à noite ao dormir, e ao ar frio.	**Mercurius solubilis**
Dor que surge repentinamente, latejante, com inchaço e vermelhidão da bochecha, geralmente depois de tomar friagem. Paciente exprime a dor pela agitação.	Melhora ao fazer a gengiva sangrar. Piora com a menor pressão e ao beber café.	**Belladonna**
Dor que afeta um dente aparentemente sadio, irradiando-se para o ouvido; manifesta-se depois de tomar friagem. Paciente hesita em consultar o dentista por medo.	Melhora com o movimento, ao caminhar, com água fria e aplicação de sal. Piora ao andar de carro, com o calor de ambientes fechados ou da cama.	**Magnesia carbonica**

Consulte o seu médico homeopata para saber a posologia adequada. Para ajudar a definir melhor a relação entre medicamentos e sintomas veja a parte 3 deste livro, "Os medicamentos".

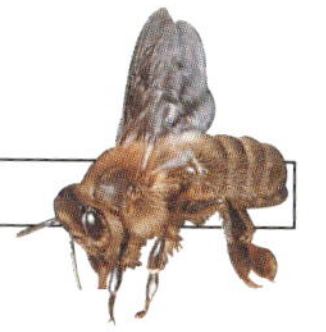

que a inflamação é controlada, os canais são obturados e os dentes são eventualmente cobertos por uma coroa. Em geral é prescrito um antibiótico.

O tratamento homeopático

Em todos os casos de abscesso dentário as complicações podem ser graves, por isso deve-se consultar o dentista o mais rápido possível. Como em alguns tipos de abscesso o dentista não pode intervir imediatamente, um medicamento homeopático pode contribuir para aliviar a infecção enquanto se espera o cuidado odontológico. Na página à esquerda encontra-se um quadro com alguns medicamentos úteis para acalmar a dor de dentes enquanto se espera por uma consulta.

Gengivite e retração da gengiva

A inflamação das gengivas, ou gengivite, manifesta-se pelo inchaço das gengivas, que ficam vermelhas e sangram facilmente. Se não for tratada, essa inflamação pode atingir os tecidos de sustentação dos dentes, causando uma periodontite. A retração da gengiva deve-se a diversos fatores, como uma periodontite, má higienização bucal, má oclusão e ranger de dentes. A retração da gengiva é progressiva: a raiz do dente fica aparente, o que a deixa sen-

GENGIVITE AGUDA

Sintomas	Fatores de melhora e de agravamento	Medicamentos
Inflamação, inchaço, supuração e salivação abundante demais.	A dor piora com a exposição ao ar frio, correntes de ar, tempo úmido, calor da cama, e à noite.	**Mercurius solubilis**
Predisposição ao abscesso das gengivas. Gengiva esponjosa, muito sensível ao toque, com tendência a se despregar dos dentes. Pessoa com tendência a falar demais sem terminar as frases, talvez insegura.	Piora com o calor, o sol, o uso de roupas com gola fechada.	**Lachesis mutus**
Gengiva sensível, inchada, com língua rachada ("geográfica"). Pessoa que não suporta o sol e sente sede constante. Desejo de sal e de peixe.	Piora ao ficar à beira-mar ou, ao contrário, melhora ao estar na praia.	**Natrum muriaticum**
Gengivas inchadas, que sangram ao menor toque, supuram e se desprendem dos dentes. Língua rachada.	Piora com o ar frio.	**Phosphorus**
Gengivas inchadas, que sangram e se desprendem dos dentes. Dentes ligeiramente moles. Sensação de alongamento dos dentes.	Melhora ao andar de carro.	**Nitricum acidum**
Dores ardentes. Paciente muito friorento, cansado, psicologicamente perturbado e de natureza ansiosa.	Piora à noite e depois da meia-noite.	**Arsenicum album**

*Consulte seu médico homeopata para saber a posologia adequada. Em caso de gengivite, é aconselhável fazer, a critério médico ou odontológico, bochechos com **Calendula officinalis** tintura-mãe (TM), na proporção de 20 a 30 gotas por copo de água morna, 3 vezes ao dia.*

sível ao calor e ao frio, ao açúcar etc., e favorece o desenvolvimento de cáries sobre a parte exposta. A gengiva e o tecido de sustentação dos dentes podem, conseqüentemente, ser atingidos, havendo o risco de perda de dentes.

A prevenção e o tratamento odontológico

A prevenção desses problemas dentários mais graves deve começar na infância. É importante que a criança tenha os dentes na posição correta; se for preciso, deverá usar um aparelho ortodôntico. No adulto, os cuidados necessários são a escovação dos dentes após as refeições e a limpeza de tártaro feita com regularidade. Para tratar o ranger dos dentes existem placas que distribuem a pressão por toda a arcada dentária e são usadas durante a noite. Enfim, a periodontia propõe diferentes tratamentos, como a curetagem das gengivas.

O tratamento homeopático

Para o homeopata, a retração da gengiva é um problema tipicamente genético, que é necessário reequilibrar. Quanto mais precocemente a retração gengival for identificada, mais eficaz será o tratamento. Entre os medicamentos prescritos, podemos citar **Carbo vegetabilis** (para pessoas cujos dentes sangram à menor escovação) ou **Kalium phosphoricum** (no caso de gengivas sanguinolentas, com aspecto esponjoso, e mau hálito; a dor de dente alterna com a de cabeça e a pessoa se assusta facilmente quando é tocada).

Para o tratamento de dentes sensíveis, pode-se indicar **Natrum muriaticum** (sensibilidade ao ar), **Lachesis mutus** (sensibilidade ao menor contato) ou **Carbo animalis** (sensibilidade à água fria).

O quadro da página anterior enumera alguns medicamentos homeopáticos prescritos no caso de inflamação aguda das gengivas (gengivite).

Escovar bem os dentes

Para surtir efeito, a escovação dos dentes deve ser feita todos os dias, depois das principais refeições, durante mais ou menos três minutos.

Escolha uma escova com cerdas macias e não deixe de substituí-la regularmente.

A escovação deve ser mais cuidadosa do que enérgica, devendo ser feita sobre todas as faces dos dentes, com um movimento que parte da gengiva em direção a eles.

Um exemplo de tratamento homeopático de hemorragia das gengivas

Uma mulher de 31 anos se consulta devido a um sangramento periódico das gengivas. Elas estão vermelhas e sangram ao menor contato. No entanto, sua higiene bucal é satisfatória e não há presença de tártaro nem de cáries.

Entrevistando a paciente, o homeopata descobriu que ela não menstruou mais depois do nascimento de seu primeiro filho, mas, em compensação, sua gengiva começou a sangrar abundantemente todos os meses. Além disso, essa mulher, casada com um homem que é filho único, é totalmente aterrorizada pela sogra. Em conseqüência disso, tem frieiras nas mãos permanentemente, até mesmo no verão, e não sente mais sede. Tudo isso indica o uso de **Pulsatilla**. Três meses depois da ingestão do medicamento, ela voltou a menstruar e a gengiva parou de sangrar. Agora, a menstruação dela é sempre normal e suas gengivas não sangram mais.

Dores e sangramentos depois de uma extração de dente

As complicações costumam ser pouco freqüentes depois de uma extração dentária. O que ocorre, geralmente, é sangramento e dor.

O tratamento odontológico

Utiliza os medicamentos contra a dor. Em caso de sangramento, indica uma simples pressão da cavidade; em casos graves, recomenda um medicamento coagulante.

O tratamento homeopático

Os medicamentos apresentados na página ao lado aliviam sangramentos e dores.

Para facilitar o pós-operatório, indica-se a utilização de **Arnica montana** e **Belladonna**.

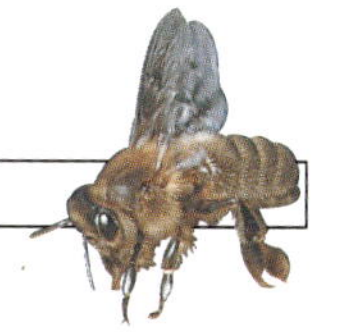

SANGRAMENTO APÓS EXTRAÇÃO DENTÁRIA

Sintomas	Medicamentos
◗ Sangue vermelho, brilhante. Sentimento de angústia.	Arnica montana
◗ Sangue escuro. Pessoa inquieta e agitada.	Arsenicum album
◗ A dor diminui ao ar livre e com a aplicação de compressas quentes.	Bovista gigantea
◗ Sangramento persistente durante muito tempo; a dor se agrava num cômodo quente.	Hamamelis virginiana
◗ Sangramento persistente durante muito tempo, com sangue escurecido.	Kreosotum
◗ Sangramento intenso, escuro, que traz alívio.	Lachesis mutus
◗ Sangramento intenso, vermelho, fluido e sem dor.	Millefolium
◗ Sangramento intenso. Sede de grandes copos de água.	Phosphorus

Consulte o seu médico homeopata para saber a posologia adequada. Para ajudar a definir melhor a relação entre medicamentos e sintomas veja a parte 3 deste livro, "Os medicamentos".

DORES APÓS EXTRAÇÃO DENTÁRIA

Sintomas	Medicamentos
◗ Dor em outros dentes.	Arnica montana
◗ Dor ardida relacionada com uma inflamação séria.	Belladonna
◗ Dor ardida sentida em toda a boca.	Cantharis vesicatoria
◗ Dor corrosiva, que lembra o efeito de um ácido.	Graphites
◗ Dor nevrálgica devido à lesão do nervo, aliviada ao deitar-se sobre o lado dolorido.	Hypericum perforatum
◗ Dor que se irradia pelo rosto e que diminui com o calor.	Nux vomica
◗ Dor relacionada com um inchaço intenso da gengiva.	Silicea
◗ Dores sentidas em todos os dentes, que se irradiam para o ouvido.	Staphysagria
◗ Rosto quente, corado e dolorido; a dor diminui com água gelada.	Coffea cruda

Consulte o seu médico homeopata para saber a posologia adequada. Para ajudar a definir melhor a relação entre medicamentos e sintomas veja a parte 3 deste livro, "Os medicamentos".

O nariz, a garganta e os ouvidos

A homeopatia encontra um campo propício no tratamento das afecções otorrinolaringológicas, tanto nas fases agudas quanto nos estados crônicos e na sua prevenção.

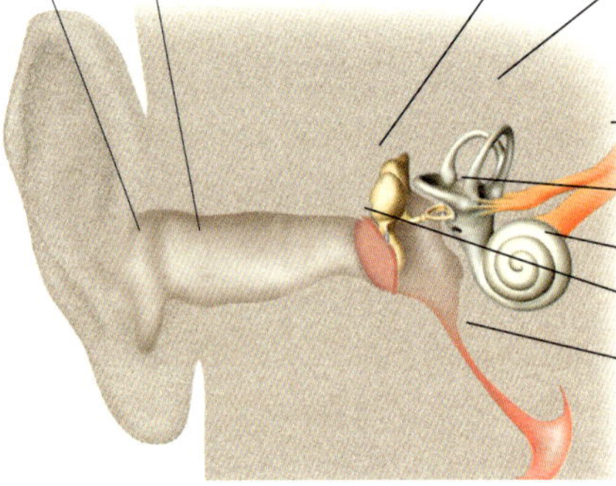

PRESTE ATENÇÃO
Alguns distúrbios do nariz, da garganta e dos ouvidos justificam uma consulta médica, devido a possíveis complicações, não devendo ser tratados por meio da automedicação, seja com o uso de medicamentos homeopáticos ou não. Isso acontece em relação às otites e às laringites, sobretudo quando afetam crianças.

Entre os adultos, cerca de 25% das consultas médicas em geral são ocasionadas por moléstia no nariz, na garganta ou nos ouvidos. Um grande número desses problemas pode ser tratado pela homeopatia, que, além disso, pode diminuir a predisposição a adoecer do paciente, evitando que ele tome medicamentos fortes como antibióticos e antiinflamatórios.

Anatomia do nariz, da garganta e dos ouvidos

Por meio do nariz, da garganta e dos ouvidos é que podemos cheirar, respirar e ouvir. Esses órgãos também participam das funções da fala e da digestão, além de contribuírem para o equilíbrio.

O nariz

A parte inicial das vias respiratórias, o nariz, possui duas fossas nasais, que se abrem na frente através das narinas e por trás na parte posterior da garganta. A parede superior das fossas nasais é revestida por uma mucosa, onde se encontram as células olfativas. Cavidades ocas e cheias de ar nos ossos da cabeça, os seios maxilares, abrem-se nas fossas nasais.

A garganta

É o interior do pescoço, que compreende duas áreas distintas: a faringe e a laringe.

• **A faringe** se inicia nas cóanas (orifícios posteriores das fossas nasais) e prossegue até a entrada do esôfago.

• **A laringe** é um tipo de cilindro oco e rígido constituído por cartilagens, sendo que a mais volumosa, a cartilagem tiróide, desenha o pomo-de-adão. As cordas vocais fazem parte da laringe.

Os ouvidos

Cada ouvido é composto de três partes.

– O ouvido externo é formado pelo pavilhão e pelo conduto auditivo externo.

– O ouvido médio é constituído por uma cavidade, a caixa do tímpano (separada do conduto auditivo externo pelo tímpano), e os ossículos (martelo, bigorna e estribo). Comunica-se com a faringe por um canal, a tuba auditiva, ou trompa de Eustáquio, que desempenha papel importante no equilíbrio da pressão.

– O ouvido interno é formado por um conjunto de canais que constituem duas partes, a cóclea e o labirinto.

• **A função dos ouvidos**

– A audição. Os sons fazem o tímpano vibrar. Essas vibrações são transmitidas, por intermédio dos ossículos, ao ouvido interno, que as transforma em impulso nervoso, transmitido ao cérebro.

– O equilíbrio. As estruturas situadas na parte posterior do labirinto, chamadas vestíbulo e canais semicirculares, informam sobre a posição da cabeça no espaço e seus deslocamentos.

Rinite

Afecção benigna e extremamente comum na forma aguda, a rinite ataca a mucosa que reveste as fossas nasais.

• **A rinite aguda.** Causada por uma infecção viral ou bacteriana, corresponde ao que chamamos de resfriado na linguagem comum.

• **A rinite alérgica.** É uma forma de manifestação alérgica que se traduz por uma sensibilidade anormal a diferentes substâncias presentes no ambiente (os alérgenos: pólen, poeira, mofo etc.). Manifesta-se, de acordo com o caso, por coceira no nariz, espirros constantes, nariz entupido, corrimento nasal claro e líquido etc.

• **A rinite crônica.** Trata-se de uma inflamação reincidente ou mais ou menos permanente das fossas nasais que tem origem num distúrbio vasomotor da mucosa do nariz; raramente é desencadeada por um fenômeno alérgico. Manifesta-se por obstrução do nariz e dor de cabeça, e pode ser acompanhada de pólipos e tumores benignos que se desenvolvem na altura das fossas nasais.

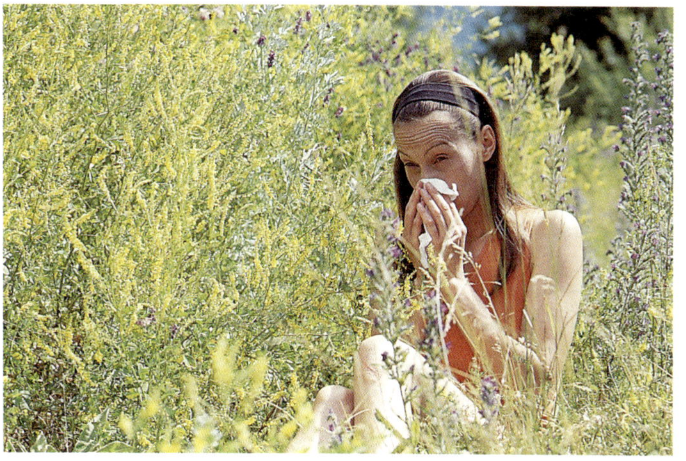

O tratamento alopático

A medicina convencional prescreve o tratamento para a rinite aguda de acordo os sintomas: medicamentos para descongestionar o nariz, repouso, aspirina etc. Para a rinite alérgica, recomenda abolir, na medida do possível, o contato com o alérgeno em questão.

Se tomado a tempo, um medicamento homeopático bem escolhido pode fazer um resfriado desaparecer muito rapidamente e evitar a reincidência.

RINITE ALÉRGICA AGUDA

Sintomas	Medicamentos
Corrimento nasal aquoso, escoriante, lacrimejamento suave, acesso de espirros; piora com o ar quente.	Allium cepa
Corrimento nasal aquoso, não-escoriante, lacrimejamento escoriante, acesso de espirros e piora com o vento.	Euphrasia officinalis
Corrimento nasal, nariz inchado, lacrimejamento escoriante, espirros ao cheirar flores, prurido no céu da boca.	Sabadilla
Corrimento nasal aquoso, espirros, nariz inchado, coceiras nos ouvidos; piora à noite e com o calor.	Nux vomica
Corrimento nasal e lágrimas ardidas, debilitantes, agravados pelo calor e pela noite; esgotamento.	Kalium iodatum
Corrimento nasal contínuo, nariz ressecado e que arde. Pessoa hipersensível aos odores, às flores, olfato deturpado (sente o cheiro de cebola queimada). Nariz inchado por causa dos pólipos. Bochechas avermelhadas.	Sanguinaria canadensis

Consulte o seu médico homeopata para saber a posologia adequada. Para ajudar a definir melhor a relação entre medicamentos e sintomas veja a parte 3 deste livro, "Os medicamentos".

RESFRIADO

Sintomas	Medicamentos
◗ Nariz entupido. Início difícil de determinar. Resfriado violento que se manifestou a partir de um golpe de frio seco. A pessoa sente o ar que respira gelado.	**Camphora officinalis**
Mucosa congestionada, inchada, seca. Obstrução nasal intolerável à noite. Tosse rouca e intensa depois da meia-noite. Resfriado decorrente de um golpe de frio seco.	**Aconitum napellus**
Paciente ansioso, de mau humor, intolerante. Resfriado que se inicia depois de excessos à mesa. Prurido no fundo da garganta, perda do olfato, corrimento nasal claro.	**Nux vomica**
O nariz escorre durante o dia e fica entupido à noite em paciente friorento, mas com necessidade de ar fresco; a pessoa sente-se mal num cômodo quente. Perda rápida do olfato e do paladar. Corrimento nasal espesso e purulento, amarelo-esverdeado.	**Pulsatilla** (evitar em caso de suspeita de otite)
◗ Corrimento nasal claro. Coriza quente decorrente de um golpe de frio seco. Agravada por correntes de ar.	**Belladonna**
Corrimento nasal claro mais ou menos pontilhado de sangue, devido a um golpe de frio seco; agrava-se à noite.	**Ferrum phosphoricum**
Resfriado leve mas com lacrimejamento escoriante, muito abundante, olhos vermelhos.	**Euphrasia officinalis**
Lacrimejamento leve, corrimento nasal que causa escoriações na narina e no lábio superior, vários espirros; a pessoa sente melhora com o ar fresco.	**Allium cepa**
Coriza irritante, pouco intensa, muito cansativa; diminui com o calor; necessidade de ar fresco.	**Arsenicum album**
Resfriado que diminui com o calor e se agrava com o frio. Coriza espessa e abundante. Tende a evoluir para uma sinusite, com dores nos ossos do rosto.	**Kalium iodatum**
◗ Coriza espessa e purulenta. Corrimento nasal amarelado, língua amarelada.	**Kalium sulfuricum**
Coriza que se agrava com o frio e ao ar livre.	**Hydrastis canadensis**
Resfriado decorrente de uma manifestação pseudogripal. Paciente muito rabugento, com mucosas e tosse secas. Muita sede.	**Bryonia alba**
Dor no rosto, corrimento nasal, tampões de muco na garganta.	**Kalium bichromicum**
Mau hálito, salivação intensa, corrimento límpido ou purulento pelo nariz. Decorre de um golpe de frio úmido.	**Mercurius solubilis**

Consulte o seu médico homeopata para saber a posologia adequada. Para ajudar a definir melhor a relação entre medicamentos e sintomas veja a parte 3 deste livro, "Os medicamentos".

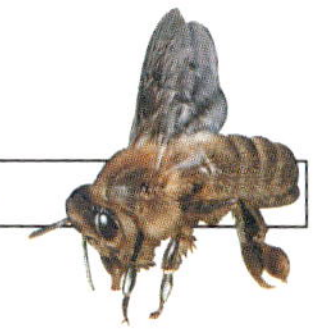

Certos medicamentos anti-histamínicos (contra a alergia) ou antiinflamatórios aliviam os sintomas. Em alguns casos, uma dessensibilização (injeção de doses repetidas e crescentes do alérgeno em questão) pode ser proposta. O tratamento das rinites crônicas, por fim, visa a melhorar, se necessário, a ventilação do nariz, através de cauterização ou cirurgia.

O tratamento homeopático

• **A rinite aguda ou resfriado.** Um tratamento homeopático pode aliviar rapidamente as manifestações de um resfriado. O quadro da página ao lado indica alguns dos medicamentos mais freqüentemente prescritos.

• **A rinite alérgica.** Um tratamento homeopático bem conduzido pode fazer desaparecer a predisposição genética para a alergia. Além disso, as manifestações agudas da rinite alérgica podem ser rapidamente aliviadas pela homeopatia; o quadro à p. 79 oferece alguns dos medicamentos possíveis.

• **A rinite crônica.** Para tratar esse distúrbio pela homeopatia é indispensável pesquisar um medicamento de fundo. Entre as várias possibilidades, podemos citar: **Phosphorus**, **Natrum muriaticum**, **Silicea**, **Nux vomica**, **Sulfur**, **Thuya occidentalis**, **Natrum sulfuricum** ou **Causticum**.

Sinusite

É uma inflamação provocada por um vírus ou uma bactéria, de um ou de vários dos seios da face. Pode ser decorrente de uma infecção do nariz ou dos dentes. Manifesta-se por uma dor acima ou abaixo da órbita ocular, relacionada a uma sensação de tensão que aparece geralmente quando a pessoa está deitada, durante algum esforço físico, com tosse e ao fim do dia. Às vezes há corrimento purulento, tanto pelo nariz como na garganta.

O tratamento alopático

Baseia-se na administração de antibióticos e, se necessário, recomenda também antiinflamatórios e analgésicos.

O tratamento homeopático

Em se tratando de sinusite, uma consulta médica é sempre aconselhada. O quadro à p. 82 indica alguns medicamentos homeopáticos que podem aliviar os sintomas da sinusite aguda enquanto se espera a consulta com o médico. No caso de sinusites crônicas, o médico homeopata deve determinar um medicamento de fundo.

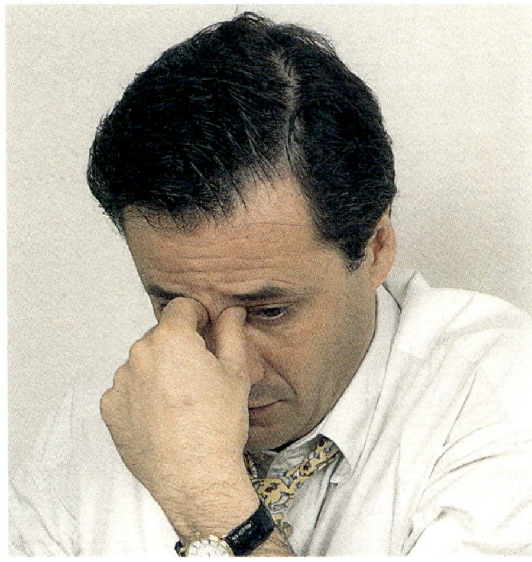

Quer você escolha se tratar pela homeopatia quer pela alopatia, a sinusite sempre justifica uma consulta médica devido à possibilidade de reincidência.

Otite

É uma inflamação do ouvido que pode ocorrer de duas formas: a otite média (chamada simplesmente de otite, na linguagem cotidiana), inflamação do ouvido médio, e a otite externa, inflamação do revestimento do conduto auditivo externo.

• **A otite média**

– A otite aguda. É uma inflamação decorrente de infecção por uma bactéria ou vírus, que, na ausência de tratamento, evolui para quatro estágios: otite congestiva (tímpano vermelho); otite catarral (tímpano liso e opaco); otite purulenta (tímpano convexo abaulado, o que indica a presença de pus na caixa do tímpano); otite perfurada (uma perfuração espontânea do tímpano deixa o pus escorrer para o exterior).

– A otite serosa. Decorrente de um distúrbio da tuba auditiva, ou trompa de Eustáquio, traduz-se por uma secreção de líquido sem pus e se manifesta sob a forma de crises agudas sucessivas ou diminuição da audição.

– A otite crônica. Decorrente da presença de um foco infeccioso permanente nas cavidades do ouvido médio, pode configurar-se de duas formas: otite mucosa, caracterizada por perfuração do tímpano e secreção marcada por episódios de rinofaringite, e otite colesteatomatosa, provocada pelo desenvolvimento de um quisto no ouvido, que se manifesta por um corrimento pouco intenso e dor latejante.

• **A otite externa.** É freqüente nas pessoas que abusam do uso de cotonetes, o que elimina a cera, a camada protetora do conduto auditivo, e agride a pele do conduto. A otite externa manifesta-se por coceira, dor de ouvido às vezes violenta a ponto de impedir o sono, secreção malcheirosa e dor quando se toca o pavilhão do ouvido.

O tratamento alopático

O tratamento da otite média aguda baseia-se na administração de antibióticos e analgésicos; quando o tímpano está abaulado, às vezes é feita uma perfuração cirúrgica (paracentese).

O tratamento da otite serosa consiste em colocar no tímpano um pequeno aparelho que permite que o ar penetre no ouvido.

Na otite crônica, uma intervenção cirúrgica para reparar o tímpano danificado às vezes é necessária. Enfim, o tratamento da otite externa se baseia em instilar gotas de antibióticos e antiinflamatórios no ouvido.

SINUSITE

Sintomas	Medicamentos
Testa pesada, especialmente do lado esquerdo; a sensação se agrava de manhã. Catarro espesso, viscoso, amarelado, estriado de sangue. Nariz entupido, pigarro na garganta.	**Hydrastis canadensis**
Dor em volta da órbita ocular e das maçãs do rosto, muco espesso e aderente, catarro amarelo-esverdeado.	**Kalium bichromicum**
Coriza amarelo-esverdeada e malcheirosa que irrita as narinas; piora com o calor e a luminosidade. Dor de ouvido. Manifesta-se com frio e umidade.	**Mercurius solubilis**
Coriza amarela não-irritante, sobretudo pela manhã, com o nariz entupido; à noite, perda do olfato; agravamento com o calor.	**Pulsatilla**
Sinusite infecciosa, secreção espessa e purulenta; a dor, forte, se agrava com o frio.	**Hepar sulfur**
Sinusite infecciosa reincidente, que se manifesta no outono e na primavera em pessoa cansada, que necessita de sono; distúrbios diminuem com o calor.	**Silicea**
Sinusite infecciosa, catarro malcheiroso.	**Pyrogenium**
Dor ardente, nos ossos da face, que se irradia para o nariz.	**Mezereum**
Dor na base do nariz que se agrava com o frio.	**Kalium iodatum**
Dor na testa, que melhora com uma pressão forte e piora com movimento; secura nasal, sede intensa (a pessoa toma grandes quantidades de água), dificuldade respiratória.	**Bryonia alba**
Dor na testa e na face esquerda; agrava-se quando pára a secreção.	**Lachesis mutus**

Consulte o seu médico homeopata para saber a posologia adequada. Para ajudar a definir melhor a relação entre medicamentos e sintomas veja a parte 3 deste livro, "Os medicamentos".

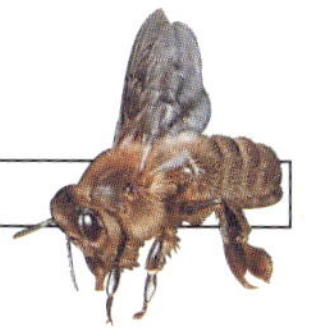

O tratamento homeopático

• **A otite média.** Uma otite aguda sempre justifica uma visita médica. Para aliviar a dor enquanto se espera a consulta, diferentes medicamentos são possíveis, como **Aconitum napellus** (dor violenta à noite, depois de tomar friagem), **Apis mellifica** (dor violenta, mucosa do nariz congestionada), **Ferrum phosphoricum** (dor irregular, febre leve), **Belladonna** (dor latejante, febre), **Kalium bichromicum** (dor lancinante, irregular, corrimento nasal espesso e amarelo-esverdeado). Além disso, certas medidas podem evitar a reincidência: assoar o nariz freqüentemente, lavar as fossas nasais com soro fisiológico. Em relação à otite serosa, apenas um tratamento de fundo poderá curá-la. A homeopatia, enfim, é incapaz de curar a perfuração do tímpano decorrente de uma otite crônica.

• **A otite externa.** Entre os vários medicamentos homeopáticos possíveis estão **Petroleum** (coceira no frio, pele úmida, secreção clara, crostas amareladas), **Psorinum** (coceira violenta que pode impedir o sono, sobretudo no inverno), **Mezereum** (secreção espessa e malcheirosa), **Graphites** (secreção espessa como o mel, agravada pelo calor). Não são necessários medicamentos no local nem compressas.

Laringite

É uma infecção aguda ou crônica da laringe. A laringite aguda ataca sobretudo as crianças pequenas e pode causar distúrbios respiratórios muitas vezes sérios. Portanto, sempre justifica uma consulta médica de urgência.

Distinguimos dois tipos de laringite aguda: a laringite catarral (voz rouca, respiração difícil) e a laringite estridulosa (espasmo da laringe, respiração muito difícil, tosse). A laringite crônica está freqüentemente relacionada com o fumo, o álcool ou uma predisposicão genética; raramente é devida a uma fadiga vocal, ou infecção local, que se traduz essencialmente pela alteração na voz, que se torna rouca.

O tratamento alopático

Para tratar a laringite aguda, utilizam-se antiinflamatórios por via oral ou local. No caso da laringite crônica, o tratamento é feito de acordo com a causa; recomenda parar de fumar, repousar a voz no caso de fadiga vocal, tomar antibióticos etc.

O tratamento homeopático

Fazer uma consulta médica deve ser a regra no caso da laringite, especialmente ao tratar de crianças pequenas. De qualquer modo, um medicamento homeopático bem escolhido pode curar rapidamente a laringite aguda.

Entre os medicamentos possíveis, são indicados **Allium cepa** (para paciente que sofre de distúrbios vocais, com tosse seca, espasmódica, resfriado escoriante, com cócegas na laringe ao respirar ar fresco), **Hepar sulfur** (para paciente com tosse seca, incômoda e contínua depois da meia-noite, que se agrava ao respirar ar frio), **Spongia tosta** (para pessoa que acorda repentinamente antes da meia-noite com dificuldade aguda de respirar e sensação de constrição da laringe; tosse ruidosa, cujos sintomas se agravam com o calor) ou ainda **Aconitum napellus** (em caso de laringite estridulosa: breve espasmo da laringe que se manifesta por uma imensa dificuldade de respirar em paciente cuja laringite é de origem viral, com tosse limpa). Um medicamento de fundo poderá ser o ideal no caso das laringites reincidentes ou crônicas.

Inflamação da garganta

É a inflamação aguda das amídalas, na garganta, de origem bacteriana ou viral. A amidalite é muito comum na infância, na adolescência e entre adultos jovens, e pode assumir

A paracentese

É um procedimento para tratar otites purulentas. Consiste em fazer uma incisão no tímpano para permitir a drenagem do pus. No tratamento homeopático é um procedimento quase totalmente desnecessário, devido aos medicamentos indicados: **Arnica montana**, **Chamomilla vulgaris**, **Hypericum perforatum**, contra a dor, e **Pulsatilla** ou **Hepar sulfur**, para facilitar a drenagem.

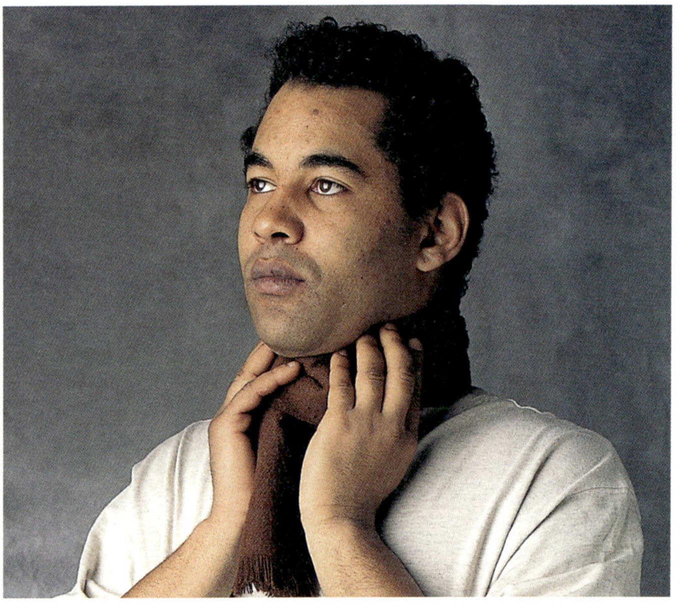

Ao tratar uma laringite pela homeopatia, as características da dor de garganta (melhora ou piora ao calor, por exemplo) são informações preciosas para determinar o medicamento adequado.

várias formas: inflamação vermelha (mucosa da garganta avermelhada de modo anormal), inflamação branca (presença de uma camada esbranquiçada) e inflamação infecciosa (presença de pus). As inflamações sucessivas da garganta resultam da presença de um foco infeccioso permanente no tecido das amídalas ou de uma imunodeficiência.

A inflamação da garganta causa dificuldade em engolir, inchaço dos gânglios e muitas vezes febre. Se não for tratada, a infecção provocada por estreptococo pode se complicar, transformando-se numa grave inflamação das grandes articulações e do coração (reumatismo articular agudo).

O tratamento alopático

Baseia-se na prescrição de antibióticos para prevenir uma eventual infecção por estreptococo e evitar a reinfecção. Em certos casos de amidalites crônicas, indica-se uma cirurgia para a retirada das amídalas.

O tratamento homeopático

A homeopatia pode curar rapidamente uma inflamação da garganta. O quadro da página seguinte relaciona alguns medicamentos indicados no caso de inflamação aguda.

Caso ocorram reincidências, o tratamento cuidará da predisposição do paciente e, portanto, será necessário estabelecer um medicamento de fundo.

Entre os medicamentos possíveis, podemos citar **Baryta carbonica**, **Calcarea carbonica**, **Mercurius solubilis** ou ainda **Psorinum** ou **Silicea**.

Vertigem

A vertigem é uma sensação subjetiva de rotação ou deslocamento do corpo em relação aos objetos, ou dos objetos em relação ao corpo. Pode ser provocada por distúrbios do ouvido interno, do nervo vestibular, também chamado de auditivo (um dos ramos do nervo responsável pela audição e pelo equilíbrio), ou dos centros cerebrais que comandam o funcionamento do vestíbulo. As causas são variadas: podem se manifestar no contexto de uma afecção do ouvido interno durante a qual a vertigem é associada a surdez ou zumbidos do ouvido, a movimentos bruscos da cabeça (vertigens ditas paroxísticas benignas de posição), em decorrência de intoxicações por certos medicamentos, de um traumatismo craniano, de um derrame, ou acidente vascular cerebral (AVC), etc. Uma consulta médica é indispensável para precisar a origem.

O tratamento alopático

Costuma-se tratar a doença responsável pelo surgimento das vertigens, quando isso é possível: suspensão da ingestão do medicamento que deu origem à intoxicação, cirurgia para retirada de tumor etc. Os remédios (antivertiginosos e ansiolíticos) podem ser prescritos durante a fase aguda.

O tratamento homeopático

Uma vez descartada a possibilidade de um tumor, cujo único tratamento pode ser cirúrgico, a homeopatia pode sugerir diferentes medicamentos de fundo para corrigir a vertigem. Entre os medicamentos mais comumente prescritos podemos citar **Cocculus indicus** (vertigens com sensação de embriaguez, náuseas e palpitações, agravadas pelos movimentos do ambiente), **Conium maculatum** (vertigens quando se está deitado, ao virar-se na cama ou ao mover a cabeça ou os olhos) ou ainda **Bryonia alba** (vertigem com náuseas, agravada com o menor movimento; ocorre de manhã, em pessoa com necessidade de tranqüilidade, que se isola e é irritável e ansiosa).

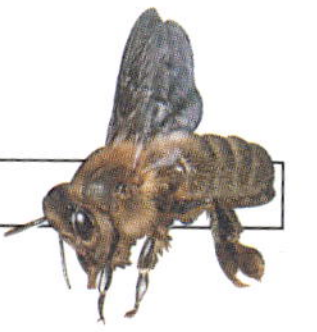

INFLAMAÇÃO DA GARGANTA

Sintomas	Fatores de melhora ou de agravamento	Medicamentos
◗ Sintomas de aparição repentina e violenta. Garganta vermelho-viva, inchaço e dor nos gânglios, febre intensa e sede. Dor ao engolir, mais freqüentemente do lado direito, sensação de constrição da garganta. Espasmos quando a pessoa quer engolir alguma coisa, regurgitação de líquidos pelo nariz. Rosto quente, corado, suado. Abatimento, algumas vezes delírio.	Melhora com o calor, piora ao menor movimento, ao toque, com luz, barulho e durante a noite.	**Belladonna**
◗ Início lento. Dor de garganta acentuada à noite e ao acordar. Garganta vermelho-escura. Febre moderada. Língua inchada, marcada pelos dentes. Mau hálito, salivação abundante. Transpiração intensa, que não traz alívio, sobretudo à noite.	Melhora com repouso e o uso de roupas quentes; piora no vento, ao ar frio, em correntes de ar, no calor do sol e durante a noite.	**Mercurius solubilis**
◗ Sensação dolorida de corpo estranho na garganta, impossibilidade de engolir líquidos quentes, dores na base da língua, pontadas nos ouvidos, principalmente à direita, ao engolir, rastro vermelho-escuro sobre as amídalas. Febre alta alternada com calafrios; cansaço	Melhora ao ingerir líquidos frios, com clima quente e seco e repouso; piora ao engolir líquidos quentes, à noite, ao acordar e ao se movimentar.	**Phytolacca**
◗ Dores ardentes e picantes como se provocadas por agulhas de fogo. Garganta vermelho-viva ou inchada (edema). Febre de aparição repentina, geralmente sem sede, alternância de calor seco e transpiração, necessidade de se descobrir e tomar ar fresco. Em certos casos, urticária com formigamento pelo corpo. Alternância entre prostração, sonolência e agitação.	Melhora com a ingestão de líquidos frios, ao ar fresco, com aplicações frias; piora num local muito abafado, ao beber líquidos quentes e ao toque.	**Apis mellifica**
◗ Início rápido; atinge mais freqüentemente o lado esquerdo, depois passa para o lado direito da garganta. Sensação de migalhas de pão na garganta, constrição. Intolerância a contato, necessidade de descobrir o pescoço. Calafrios e acessos de calor, transpiração, loquacidade e excitação anormais à noite, pesadelos.	Melhora ao despir as roupas, com o frio, ao engolir alimentos sólidos; piora ao ingerir bebidas quentes, ao engolir líquidos e a própria saliva, e ao acordar.	**Lachesis mutus**
◗ Inflamação provocada pelo frio e que rapidamente expele pus. Hipersensibilidade à dor. Dor picante como a de um espinho, que tende a atingir os ouvidos. Mau hálito, amídalas e gânglios cervicais muito inchados e sensíveis. Febre moderada, grandes calafrios com a menor corrente de ar, necessidade absoluta de se cobrir. Pessoa muito irritável e até mesmo violenta.	Melhora com o calor, sob todas as formas; piora com o frio, sob todas as formas, e ao se descobrir.	**Hepar sulfur**
◗ Início progressivo, num contexto de fadiga. Inchaço, supuração ou ulceração das amídalas, com início em geral do lado direito. Dor picante, que se manifesta ao acordar; boca seca, sem sede.	Melhora com o calor, bebidas quentes e repouso; piora com o frio, ao acordar (por causa da dor na garganta) e depois da meia-noite (devido ao cansaço e à febre).	**Lycopodium clavatum**

Consulte o seu médico homeopata para saber a posologia adequada. Para ajudar a definir melhor a relação entre medicamentos e sintomas veja a parte 3 deste livro, "Os medicamentos".

As vias respiratórias

As vias respiratórias são palco de afecções freqüentes como bronquite e asma. Ao fortalecer as defesas naturais, a homeopatia pode prevenir a aparição dessas doenças.

PRESTE ATENÇÃO
Uma das complicações mais freqüentes das doenças das vias respiratórias é a superinfecção, que pode persistir durante várias semanas, desgastando consideravelmente o organismo. A homeopatia pode evitar essas ocorrências, desde que a pessoa consulte logo o médico, pois quanto mais cedo o medicamento for prescrito maior será a sua eficácia. Quando tiver tosse por mais de uma semana, por exemplo, procure o médico sem demora.

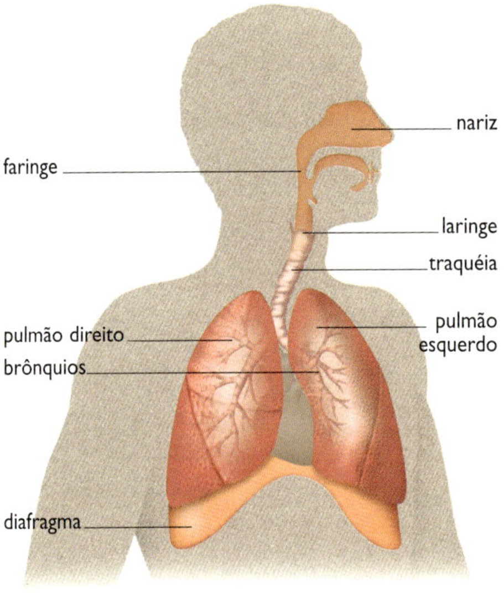

O aparelho respiratório desempenha uma função essencial à vida: a respiração. É ele que permite, durante a inspiração, a entrada nos pulmões do ar rico em oxigênio e, durante a expiração, a eliminação do gás carbônico, resíduo da atividade das células.

Anatomia do aparelho respiratório

O aparelho respiratório é composto pelas vias respiratórias (fossas nasais, boca, faringe, laringe, traquéia, brônquios) e pelos pulmões.

• **Os dois pulmões** estão situados na caixa torácica. Constituídos por uma multiplicidade de bolsas repletas de ar, os alvéolos pulmonares, os pulmões se apóiam sobre um músculo, o diafragma. São os músculos da caixa torácica, e sobretudo o diafragma, que permitem os movimentos de inspiração e expiração.

• **Os brônquios** são os dois canais em que se bifurca a traquéia e se ramificam nos pulmões, levando-lhes o ar. Os brônquios principais (um por pulmão) se subdividem em ramificações (bronquíolos) de tamanho decrescente, na extremidade das quais se encontram os alvéolos pulmonares. É através da parede dos alvéolos que se produzem as trocas gasosas necessárias à oxigenação dos tecidos e à eliminação dos resíduos das células. Os órgãos que compõem o aparelho respiratório são expostos, o que os deixa particularmente sensíveis a todas as agressões e aos elementos nocivos do ambiente, como a poluição. Esses órgãos também costumam ser freqüentemente afetados por diversos males. Os adultos podem ser vítimas de infecções, asma e doenças decorrentes do uso do cigarro e do álcool: bronquite crônica, insuficiência respiratória, câncer nos pulmões e nos brônquios.

Asma

A asma consiste em crises de perturbação respiratória, com tosse, chiado, falta de ar, hipersecreção dos brônquios e das vias aéreas e sensação de constrição causada por contrações espasmódicas dos brônquios. É um distúrbio comum, em geral hereditário, que pode se manifestar em qualquer idade.

A crise de asma varia de uma simples respiração ofegante a insuficiência respiratória grave.

O tratamento alopático

Baseia-se na administração de remédios que aumentam o diâmetro dos brônquios (broncodilatadores) e, eventualmente, de antiinflamatórios (corticosteróides).

Os casos mais graves requerem hospitalização, para evitar asfixia.

O tratamento homeopático

Um medicamento de fundo, prescrito em função dos sintomas mais pessoais do paciente, pode aliviar e até mesmo curar a asma. Além disso, a homeopatia pode aliviar as crises agudas; aqui, também, as características detalhadas da crise indicarão o medicamento adequado. Para aliviar as crises podem-se usar **Arsenicum album** (dificuldade respiratória séria, crise à 1 hora da madrugada, ansiedade, tosse seca, paciente friorento), **Kalium carbonicum** (dificuldade respiratória séria, crise entre 2 e 3 horas da madrugada, o paciente fica sentado, com os cotovelos sobre os joelhos, cansado), **Ipecacuanha** (secreções intensas, expectoração difícil, náuseas), **Antimonium tartaricum** (expectoração difícil, muito espessa, língua coberta por camada branco-amarelada), **Senega** (expectoração difícil em pessoa idosa, que tem tosse crônica), **Cuprum metallicum** (dificuldade de respirar e opressão no peito, tosse espasmódica), **Coccus cacti** (espasmos dos brônquios, acessos de tosse tipo coqueluche), **Spongia tosta** (despertar repentino à meia-noite com voz rouca, espasmo dos brônquios).

Bronquite

Distúrbio respiratório freqüente, a bronquite é uma inflamação da mucosa que reveste os brônquios, provocada por infecções virais ou bacterianas que se manifestam pela tosse, a princípio seca depois rouca.

Quando a hipersecreção dos brônquios persiste por mais de três meses por ano, durante mais de dois anos, considera-se uma bronquite crônica. Depois de vários anos, uma bronquite crônica pode evoluir para um distúrbio respiratório e enfisema pulmonar (destruição dos alvéolos pulmonares).

O tratamento alopático

O tratamento da bronquite aguda consiste na administração de medicamentos destinados a combater a inflamação e a limitar as secreções dos brônquios, eventualmente com antibióticos (pessoas frágeis, reinfecção). No caso da bronquite

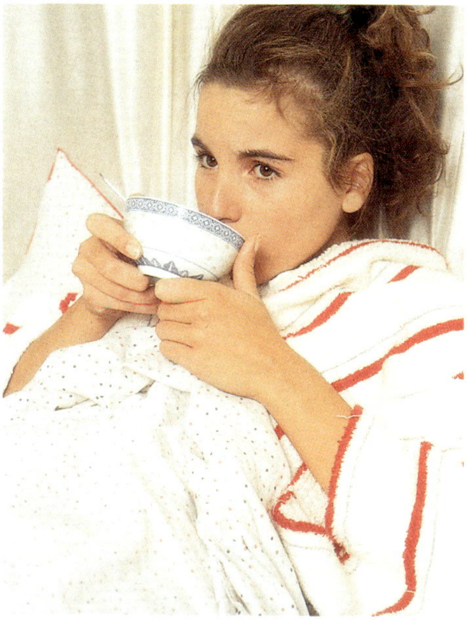

crônica, o paciente tem que parar de fumar, tomar antibióticos e diferentes remédios como os broncodilatadores e os fluidificantes de secreções.

O tratamento homeopático

Entre os medicamentos possíveis para aliviar uma bronquite aguda, podemos citar **Aconitum napellus** (tosse seca, dolorida, intensa em uma pessoa sem sede), **Bryonia alba** (tosse seca, dolorida, em pessoa agitada, com sede intensa), **Drosera rotundifolia** (tosse do tipo coqueluche, agravada com o calor; a pessoa segura com a mão a base do tórax), **Cuprum metallicum** (tosse espasmódica do tipo coqueluche com constrição da caixa torácica, aliviada ao tomar um gole de água fria ou gelada), **Rumex crispus** (tosse seca à menor inalação de ar fresco), **Ipecacuanha** (tosse do tipo coqueluche, náuseas, dificuldades respiratórias), **Hydrastis canadensis** (expectorações aderentes, espessas, viscosas, amareladas), **Senega** (expectoração difícil, sobretudo em pessoa idosa), **Antimonium tartaricum** (expectoração grossa e fluida, que abrange todo o pulmão), **Calcarea sulfurica** (expectoração abundante, herpes cutânea), **Kalium sulfuricum** (secreções amarelo-esverdeadas, sinusite). O tratamento da bronquite crônica requer um medicamento de fundo; mais de cem deles são possíveis para o caso.

No tratamento da bronquite pela homeopatia, uma sede intensa ou, ao contrário, a ausência de sede fazem parte dos sintomas considerados para determinar o medicamento adequado.

Gripe

É uma doença infecciosa provocada pelos vírus *Myxovirus influenza* A ou B, que se manifesta por febre e cansaço. A gripe é transmitida pela via respiratória, sendo responsável por epidemias, geralmente no inverno.

O tratamento alopático

A medicina convencional trata a gripe de acordo com os sintomas (remédios contra a febre, dores e mal-estar). Antibióticos só são prescritos em caso de reinfecção ou para pacientes frágeis. A vacina contra a gripe é recomendada para pessoas que ficam gripadas com freqüência, idosas, cardíacas ou que sofrem de insuficiência respiratória. A vacinação deve ser renovada todo ano, pois o vírus não é o mesmo.

O tratamento homeopático

Prescrita aos primeiros sinais, a medicação homeopática pode aliviar rapidamente a gripe. O tratamento de fundo evita a necessidade de vacinação. Consulte o quadro abaixo.

GRIPE

Sintomas	Medicamentos
Sintomas muito fortes devidos à friagem, febre alta sem transpiração, angústia, ansiedade, tosse de laringe.	**Aconitum napellus**
Gripe violenta, pessoa gelada até os ossos, pálida.	**Camphora officinalis**
Febre alta, transpiração, rosto ardente, pessoa agitada.	**Belladonna**
Febre alta sem sede, laringe irritada.	**Apis mellifica**
Transtornos febris (dores musculares e nas articulações), dores ao mexer os olhos, pessoa abatida. Sede, lacrimejamento, coriza.	**Eupatorium perfoliatum**
Pessoa abatida, sonolenta, sensação de tremor interno, membros pesados.	**Gelsemium sempervirens**
Coriza aquosa e irritante, lacrimejamento leve.	**Allium cepa**
Obstrução do nariz à noite e com o calor. Calafrios. Desejo de ficar bem coberto.	**Nux vomica**
Corrimento nasal purulento, amarelado; tosse.	**Hydrastis canadensis**
Cansaço generalizado, cólica, diarréia, fadiga, agitação. Piora ao se descobrir.	**Rhus toxicodendron**
Febre, suores profusos, cólica, diarréia, distúrbio respiratório, sede intensa.	**Bryonia alba**
Dores musculares, mau hálito, problemas digestivos. Cabeça quente e corpo (ou apenas as mãos) frio.	**Arnica montana**
Febre muito alta, diarréia extenuante, garganta vermelha, estado confuso.	**Baptisia tinctoria**

Consulte o seu médico homeopata para saber a posologia adequada. Para ajudar a definir melhor a relação entre medicamentos e sintomas veja a parte 3 deste livro, "Os medicamentos".

O coração e o aparelho circulatório

A função da homeopatia é essencialmente preventiva nas doenças cardiovasculares (do coração e dos vasos sanguíneos), que muitas vezes são graves.

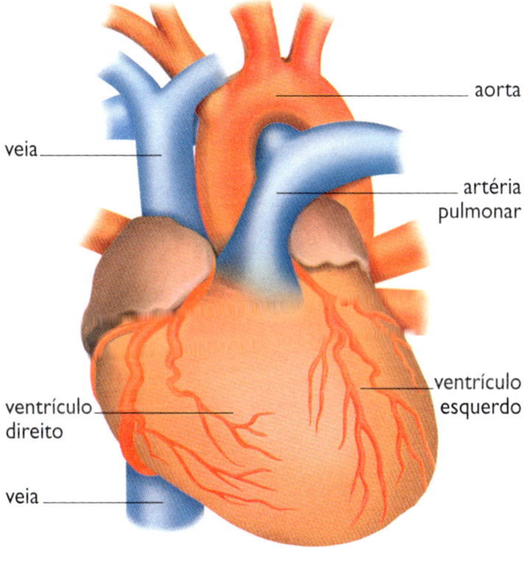

As doenças cardiovasculares são freqüentes e geralmente têm gravidade. Muitas vezes, para tratá-las, é indispensável recorrer à alopatia, sobretudo à cirurgia. No entanto, a homeopatia pode desempenhar um papel importante na prevenção dessas moléstias e de suas reincidências.

Anatomia do aparelho circulatório

O sistema circulatório compreende uma bomba, o coração, e uma rede muito densa de vasos (artérias, veias e vasos linfáticos) que irrigam o conjunto do organismo.

O coração

É formado por um músculo oco, o miocárdio, situado entre os dois pulmões. O átrio, que ocupa a parte superior do coração, encarrega-se da recepção do sangue; e os ventrículos, na parte inferior, cuidam da sua expulsão. O coração é responsável pela oxigenação dos tecidos do corpo, sendo indispensável à vida: ele bombeia o sangue pobre em oxigênio (desoxigenado) para os pulmões, onde é oxigenado e retorna ao coração, que o distribui para o restante do corpo.

Os vasos sanguíneos

- **As artérias.** Sua função é conduzir o sangue do coração para os diversos tecidos do corpo. A principal artéria, a aorta, e suas ramificações (artérias, arteríolas e capilares) distribuem o sangue oxigenado ao conjunto dos tecidos; as artérias pulmonares, por sua vez, transportam o sangue pobre em oxigênio do ventrículo direito para os pulmões.
- **As veias.** Seu trabalho é transportar sangue para o coração. As veias pulmonares conduzem o sangue rico em oxigênio dos pulmões em direção ao átrio esquerdo. As outras veias conduzem o sangue pobre em oxigênio até o átrio direito.
- **Os vasos linfáticos.** Drenam o líquido situado entre as células do organismo, a linfa; eles participam da circulação sanguínea.

Arteriosclerose

É uma doença decorrente do depósito progressivo de gordura (ateroma) nas paredes das artérias, que diminui seu calibre e impede a circulação normal do sangue. Trata-se de uma doença grave, cujas complicações são responsáveis por cerca de um terço das mortes no Brasil e no mundo. Dentre as suas principais complicações destacam-se as seguintes:

- **A angina de peito.** É causada pela má circulação do sangue nas artérias que irrigam o

CONSIDERAR OS SINTOMAS CORRETOS

Para o tratamento das doenças do coração e do aparelho circulatório, como para todas as outras enfermidades, somente os sintomas mais específicos do paciente podem orientar na escolha do melhor medicamento. Assim, em se tratando de varizes, por exemplo, sintomas como uma melhora no frio e uma piora no calor não podem ser considerados, pelo médico homeopata, fatores pessoais para orientar a escolha da medicação, já que esses sintomas são comuns a todas as pessoas que sofrem de varizes. O inverso é que poderia ser considerado.

coração, provocando dores fortes no peito, que, eventualmente, podem irradiar-se para o braço esquerdo.

- **O infarto do miocárdio.** Trata-se da destruição de uma parte do músculo cardíaco, provocada por uma interrupção brutal de sua irrigação. É causado pelo entupimento de uma artéria coronária ou, mais freqüentemente, por um coágulo de sangue que se formou em decorrência de uma placa de ateroma, obstruindo parcialmente a artéria.
- **O acidente vascular cerebral (AVC).** Popularmente conhecido como "derrame", é um acidente neurológico, provocado pela lesão de um dos vasos do cérebro, que ocorre de repente; ele pode causar, por exemplo, a paralisia de metade do corpo, problemas de sensibilidade, perturbação no campo visual e da fala etc.

O tratamento alopático

De acordo com o caso, baseia-se na prescrição de medicamentos (vasodilatadores para aumentar o diâmetro das artérias coronárias, remédios para afinar o sangue etc.). Às vezes é necessário fazer uma dilatação da artéria que se encolheu, introduzindo uma pequena sonda (angioplastia), ou mesmo uma intervenção cirúrgica (ponte de safena).

Quando se trata de acidente vascular cerebral (ou derrame), um trabalho de reeducação pode facilitar a recuperação dos movimentos e da fala.

As palpitações

Quando uma pessoa diz que tem palpitações significa que está com uma sensação de batimentos cardíacos acelerados, sejam eles regulares ou não. As palpitações podem ser a indicação de inúmeras doenças, benignas ou malignas. Quando o problema é recorrente, a pessoa deve marcar uma consulta médica. Na ausência de uma lesão no coração, recorrendo-se à homeopatia as palpitações poderão desaparecer. Entre os inúmeros medicamentos indicados, temos **Sepia succus** (palpitações durante o repouso, que diminuem com a atividade), **Aconitum napellus** (palpitações desencadeadas por grande pânico ou profunda angústia) ou **Naja tripudian** (palpitações ao falar).

O papel da homeopatia

A homeopatia não tem poder para tratar lesões já existentes. No entanto, um medicamento de fundo, prescrito a partir dos sintomas mais particulares do paciente, pode ajudar a impedir a evolução da lesão. É possível adotar a homeopatia paralelamente ao tratamento convencional (cirurgia, medicamentos etc.).

Evitar ou reduzir os fatores de risco

Diferentes fatores podem favorecer o surgimento das doenças cardiovasculares. A homeopatia, aliada a uma boa qualidade de vida, pode ajudar a prevenir essas enfermidades.

O perigo do cigarro

Fumar aumenta consideravelmente o risco de contrair doenças cardiovasculares e câncer de garganta ou de pulmão. Não existe tratamento homeopático específico que leve ao abandono do vício do cigarro. No entanto, um medicamento de fundo, quando bem prescrito, pode ajudar a recuperar o bem-estar na falta do cigarro.

A hipertensão arterial

Trata-se do aumento anormal da pressão arterial, e pode favorecer o aparecimento de várias doenças, como o acidente vascular cerebral. O tratamento alopático consiste na prescrição de remédios que fazem baixar a tensão (hipotensores). Um tratamento homeopático pode ser prescrito paralelamente aos cuidados tradicionais, que devem ser seguidos em caso de hipertensão grave.

O excesso de colesterol

Uma taxa elevada de colesterol no sangue constitui um importante fator de risco de doenças cardiovasculares. O excesso de colesterol é tratado na medicina alopática por meio de uma dieta alimentar pobre em gorduras (diminuição ou supressão do consumo de carnes vermelhas, frios, embutidos, leite, queijos gordos e manteiga) e, se necessário, por meio de remédios "hipocolesterolmínicos" (que fazem baixar a taxa de colesterol). Um medicamento homeopático de fundo pode contribuir para uma queda significativa do excesso de colesterol.

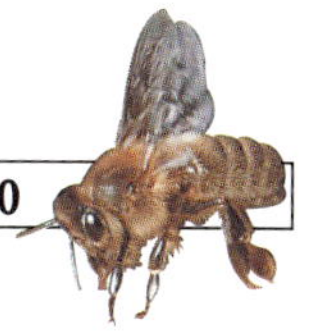

A obesidade

O excesso de peso é um dos fatores de risco conhecido dos problemas cardiovasculares. Um tratamento homeopático pode ajudar a combatê-lo. Se for preciso, a pessoa deve consultar um nutricionista. Entre os medicamentos homeopáticos mais conhecidos, destacam-se **Graphites**, **Calcarea carbonica** e **Capsicum annuum**.

O estresse

O estresse pode favorecer a hipertensão arterial. Seu tratamento convencional é essencialmente preventivo, e baseia-se em diferentes métodos, como a prática do relaxamento e de esportes ou a acupuntura. Um medicamento homeopático apropriado pode igualmente contribuir para aumentar a resistência ao estresse. Entre os medicamentos possíveis, destacam-se **Ammonium carbonicum**, **Nux vomica**, **Argentum nitricum** e **Sulfuricum acidum**.

O sedentarismo

As pessoas sedentárias são as mais sujeitas às doenças cardiovasculares. Exercícios físicos regulares são preventivos contra as obstruções das artérias causadas pela gordura e pelo açúcar em excesso no sangue. Seu médico homeopata poderá sugerir-lhe um tipo de exercício físico, moderado mas regular (2 ou 3 horas de atividade por semana).

Diabete

A diabete ocorre quando há falta de insulina (hormônio que permite ao organismo utilizar o açúcar presente no sangue) – diabete melito, insulinodependente – ou quando os tecidos são insensíveis a certos hormônios – diabete de obesidade não-insulinodependente. Isso faz que a taxa de açúcar contida no sangue aumente de maneira anormal.

Esta enfermidade é tratada, de acordo com o caso, por meio de uma dieta apropriada, medicamentos ou injeções regulares de insulina. A homeopatia, paralelamente ao tratamento alopático, pode ajudar a estabilizar a taxa de açúcar no sangue e a prevenir as complicações da diabete.

Um problema comum: peso nas pernas e varizes

As varizes são veias cujas paredes foram alteradas. O problema é mais freqüente entre as mulheres: de 10% a 12% das mulheres com 20 anos de idade e de 30% a 40% a partir dos 50 anos sofrem desse mal. A formação das varizes decorre de um defeito das válvulas, pregas membranosas situadas no interior das veias cuja função é impedir o sangue de refluir para as pernas. Bastante cheias de sangue, as veias começam a inchar.

As varizes podem ser responsáveis pela sensação de peso nas pernas, formigamento, cãibras ou inflamações, às vezes com dores intensas. Elas podem tornar-se visíveis, parecendo um cordão mole e azulado. A hereditariedade favorece seu aparecimento, além de fatores hormonais (como maternidade, contracepção oral etc.), vida sedentária, excesso de peso ou calor.

- **O tratamento alopático.** Existem vários tratamentos convencionais, que às vezes são associados: combate ao acúmulo de sangue nas pernas (usar meia-calça elástica, dormir com os pés elevados, proteger as pernas do calor), caminhadas, curas termais, uso de tônico vascular, cirurgia por *stripping* (remoção de uma veia através de duas pequenas incisões no tornozelo e na coxa) ou pelo método Chiva (ligadura de veias deficientes).
- **O tratamento homeopático.** A homeopatia é incapaz de curar a lesão de uma válvula deficiente. No entanto, um medicamento de fundo pode interromper a evolução das varizes e prevenir as reincidências. Entre os inúmeros medicamentos existentes, podemos citar **Hamamelis virginiana** (para varizes grossas e dolorosas, em ziguezague, acompanhadas da sensação de ferimentos nas partes lesadas, cujo inchaço é maior durante a menstruação), **Fluoricum acidum** (no caso de varizes que aparecem numa pessoa idosa ou que sofra de envelhecimento precoce) ou **Zincum metallicum** (para varizes que se agravam pelo consumo de vinho, ou que atingem pessoas nervosas, sensíveis, sem energia, de pele seca e enrugada ou que tenham necessidade constante de mexer os pés e as pernas).

Insônia, espasmofilia, ansiedade e depressão

A homeopatia tem notável campo de ação no tratamento de problemas psíquicos. O paciente é tratado com um medicamento de fundo, salvo nos distúrbios pontuais.

INSÔNIA E DEPRESSÃO
Em caso de problemas no sono, fique atento e consulte um médico se os sintomas persistirem. De fato, insônia ou excesso de sono acompanha com freqüência uma depressão ou um estado de ansiedade. Quanto mais cedo esses distúrbios forem tratados, melhor.

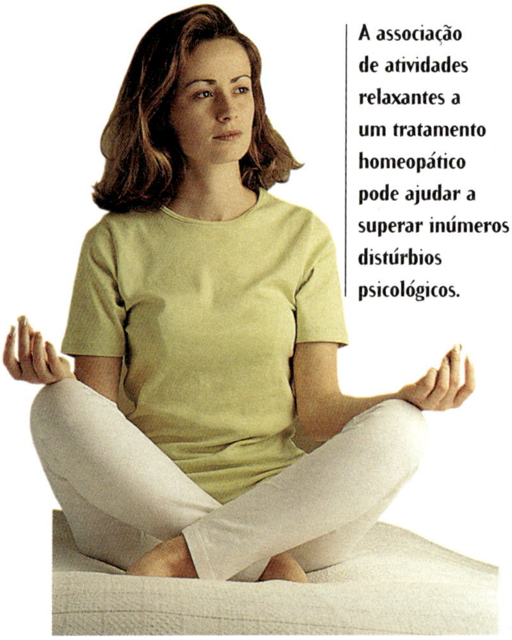

A associação de atividades relaxantes a um tratamento homeopático pode ajudar a superar inúmeros distúrbios psicológicos.

Na medicina convencional, os distúrbios psíquicos são tratados com diferentes medicamentos (soníferos para insônia, antidepressivos para depressão etc.). Cada um desses medicamentos vai agir na parte desequilibrada do organismo, de acordo com dados farmacológicos baseados na experimentação de substâncias que atuam sobre disfunções do metabolismo cerebral.

Além dos medicamentos, várias alternativas são possíveis, entre as quais a psicoterapia ou a psicanálise, terapias corporais, como quiroprática, acupuntura, *shiatsu* etc.

Enfim, o campo de atuação da homeopatia é muito grande e favorável no tratamento desses tipos de distúrbios psíquicos. Como sempre, é a partir de uma série de perguntas detalhadas, que destacam aspectos do comportamento e das atitudes do paciente desde o início dos distúrbios, que o homeopata conseguirá encontrar o medicamento certo. Por exemplo, certo paciente, acompanhado também por um psicoterapeuta, tem impulsos suicidas; o que lhe é específico é que ele se vê passando à ação por enforcamento, o que orienta o tratamento para **Arsenicum album**. Mesmo sendo cuidada, uma jovem sente-se "isolada num deserto, rejeitada e abandonada por todos". Nesse caso, é a falsa percepção da realidade e a maneira pela qual essa percepção determina as reações da garota que ajudam a encontrar o medicamento apropriado, **Camphora officinalis**.

Insônia

Os distúrbios do sono (dificuldade em dormir, acordar durante a madrugada, temor de que a insônia se agrave com a falta de sono, sensação de não ter dormido suficientemente ou de ter dormido mal, excesso de sono) são motivos que levam com freqüência as pessoas a procurar um médico. Várias pessoas tomam medicamentos para dormir ou para não acordar muito cedo.

O tratamento alopático

Consiste em administrar soníferos ou ansiolíticos. Esses medicamentos cumprem a finalidade de ajudar o paciente a pegar no sono, mas apresentam como inconveniente o risco de dependência. De fato, tomá-los regularmente e por longo tempo diminui a sua eficácia, fazendo que as doses tenham que ser cada vez mais altas. Além disso, perturbam o

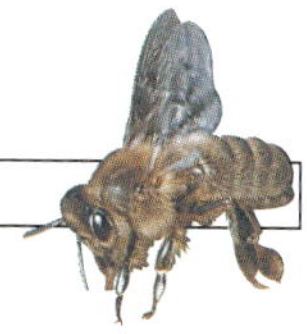

período do sono durante o qual sonhamos, o que tende a diminuir a qualidade da memória.

O tratamento homeopático

As múltiplas inconveniências do tratamento convencional podem levar uma pessoa a procurar um médico homeopata, sobretudo para se livrar desse tipo de remédio e recuperar o equilíbrio sem a ajuda deles. No entanto, é importante que essa mudança seja feita com acompanhamento dos dois médicos (alopata e homeopata), pois deixar de tomar remédios é uma situação delicada. O homeopata poderá orientar o paciente sobre o estilo de vida, indicando que evite bebidas excitantes (café, chá preto e mate), tenha alimentação equilibrada e faça atividade física regular, fatores que contribuem para a retomada do sono normal.

• **Os medicamentos homeopáticos.** Inúmeros são os medicamentos homeopáticos utilizados para tratar a insônia, entre os quais **Gelsemium sempervirens** (para insônia antecipada por uma situação de estresse); **Nux vomica** (insônia por estafa em pessoas empreendedoras); **Lachesis mutus** (no caso de pessoa que dorme tarde e não consegue levantar de manhã por causa do sono); **Arsenicum album** (para pessoa que costuma acordar precisamente as 2 horas da madrugada); **Sulfur**

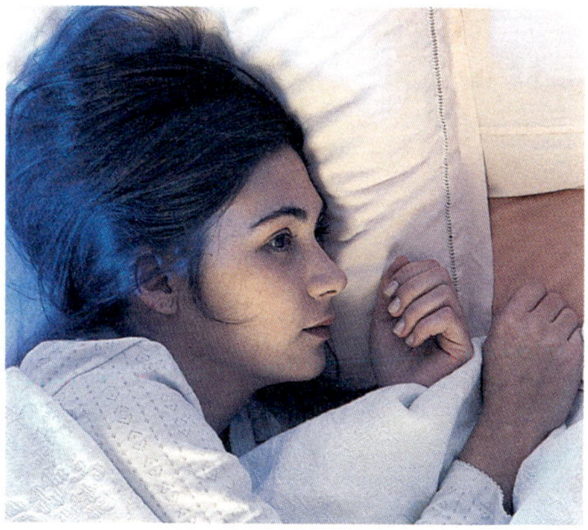

A homeopatia pode ajudar a pessoa que tem insônia a recuperar o seu sono, ao mesmo tempo que, progressivamente, se liberta dos soníferos.

INSÔNIA

Causa desencadeadora	Medicamentos
Alegria excessiva.	Coffea cruda
Decepção profunda.	Gelsemium sempervirens, Ignatia amara, Natrum muriaticum
Raiva.	Chamomilla vulgaris, Colocynthis, Nux vomica
Vergonha.	Calcarea carbonica, Colocynthis, Ignatia amara, Staphysagria
Discussão.	Staphysagria
Medo, pavor.	Aconitum napellus, Bryonia alba, Cocculus indicus, Ignatia amara, Pulsatilla, Rhus toxicodendron, Veratrum album
Falta de sono (trabalha à noite, cuida de um doente etc.).	Cocculus indicus
Conversa muito animada.	Ambra grisea
Abuso de bebida alcoólica.	Nux vomica

Consulte o seu médico homeopata para saber a posologia adequada. Para ajudar a definir melhor a relação entre medicamentos e sintomas veja a parte 3 deste livro, "Os medicamentos".

(pessoa que acorda às 5 horas e não volta a dormir); **Natrum muriaticum** (para pessoa que acorda cedo demais e voltaria a dormir às 10 horas da manhã sem problemas). O quadro da página anterior indica alguns medicamentos, em caso de correspondência dos sintomas, para tratamento de insônia ocasional desencadeada por uma causa bem determinada.

Um exemplo de tratamento homeopático para a insônia

Um paciente de 15 anos de idade, com insônia há dois anos, faz consulta homeopática para tratar dos distúrbios do sono.

• **A análise do paciente.** O jovem não consegue pegar no sono antes das 2 horas da manhã. As noites curtas não o impedem de ser o primeiro aluno da classe, aparentemente sem esforço e tensão. Pouco comunicativo, ele é solitário e prefere passar suas horas de lazer diante do computador. Em consulta, é lento e inseguro. Suas notas, sempre excelentes, não conseguem passar-lhe segurança, "pois, quando tiro 9, sempre falta um ponto para 10", diz ele. Quando tira um pouco menos que 10 chega a tremer de raiva. Briga com a família e depois se fecha. Sente-se desencorajado, com o sentimento de que não vai conseguir nada, acredita sempre que negligenciou alguma coisa e que as pessoas ao seu redor vão reprová-lo. Pensa na morte.

• **Os sintomas destacados pela homeopatia.** São eles: o sentimento que o paciente tem de não cumprir com suas obrigações; excesso de escrúpulos; idéia de que ele não vale nada e merece ser reprovado; cóleras repentinas com tremedeira; pensamentos suicidas; rigidez; insônia antes das 2 horas da manhã.

• **O tratamento.** Esses sintomas levaram o paciente a tomar **Aurum metallicum**. Desde então, o rapaz trabalha sempre com muita vontade e consegue dormir às 22 horas. É menos ansioso e relativiza seus fracassos.

Um exemplo de tratamento da espasmofilia

Uma jovem estudante sofre desta doença desde a puberdade. Antes de cada prova, costuma ter contrações musculares que lhe causam problemas e grande mal-estar. As provas orais são uma idéia fixa para a jovem e sempre desencadeiam nela uma crise, anulando todos os seus esforços. A consulta homeopática indica que o desejo dessa jovem, desde a infância, é ser parteira; esse é seu ideal, e sobretudo o de sua mãe. Ela se vê colocando no mundo crianças sob o olhar maravilhado dos pais, apesar de sua aversão a sangue e injeções. Obstinada, persistiu nos estudos até o momento em que teve de interrompê-los para se tratar. Ela evoca um sonho recorrente desde a infância, em que é perseguida por animais selvagens.

Dos diferentes sintomas que a garota apresenta, o médico homeopata leva em conta as idéias fixas e a contração muscular; a natureza obstinada e ansiosa; a dependência da opinião dos outros; o medo de sangue e de agulhas; os sonhos de perseguição por animais selvagens. Esses sintomas apontam para **Silicea**. O uso desse medicamento fez desaparecer a espasmofilia na garota, deixando-a calma, o que lhe permitiu escolher a carreira artística, que sempre fora seu desejo secreto.

Espasmofilia

A espasmofilia se origina de uma hiperexcitabilidade neuromuscular, podendo levar a crises de contrações musculares. Geralmente, a enfermidade é atribuída a uma reação inadequada diante do estresse e favorecida pela vida urbana. É impressionante a lista dos sintomas que perturbam o cotidiano do doente: contrações musculares, espasmos, sensação de formigamento, palpitações, vertigens, dores de cabeça, aperto na caixa torácica desencadeado pela menor emoção ou acontecimento inesperado etc.

O tratamento alopático

Consiste na utilização de cálcio e magnésio (de acordo com algumas hipóteses, a espasmofilia teria origem na carência de cálcio ou magnésio), de medicamentos que reduzem a ansiedade ou favorecem o repouso muscular.

O tratamento homeopático

Do ponto de vista da homeopatia, a espasmofilia tem sua origem na associação de um conflito afetivo a uma péssima qualidade de vida. É preciso, então, ajudar a pessoa que sofre da enfermidade a recuperar seu equilíbrio e sua paz interior.

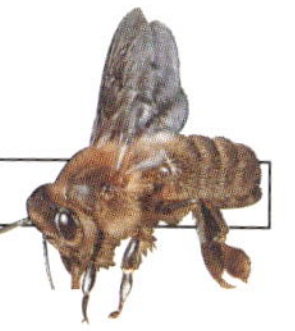

Para o paciente controlar melhor os distúrbios respiratórios e as emoções, o médico homeopata poderá aconselhá-lo a recorrer a outros métodos terapêuticos, paralelamente ao uso do medicamento homeopático. Por exemplo, psicoterapia, atividades físicas, relaxamento e massagem são algumas alternativas.

Entre os medicamentos que podem ser prescritos, citamos: **Argentum nitricum** (para pessoa inquieta, que gostaria de ter terminado uma coisa antes mesmo de começá-la); **Ignatia amara** (para pessoa sujeita a tremedeiras e espasmos diante da menor contrariedade afetiva); **Chamomilla vulgaris** (para pessoa pouco confiante em si mesma, que se sente abandonada e que cai no choro por pequenas contrariedades).

O tratamento homeopático para o pânico

Uma paciente consulta um médico por ter insônia e sofrer de pânico, sintomas que ela tem desde que vivenciou um tremor de terra no México. As mesmas imagens reaparecem sempre: o piso da sala onde se encontra estremece e os móveis escorregam, chocando-se contra a parede. Essa lembrança persiste e aparece a todo momento. A paciente vive num estado de permanente indefinição: atravessar a rua, ficar sozinha, estar no meio de uma multidão são provas cotidianas, apesar de terem se passado dez anos desde o tremor de terra e de ter se submetido a um tratamento com ansiolíticos. O choque revelou sua fragilidade e ela não recuperou o equilíbrio. A prescrição de Aconitum napellus, que corresponde a todos os seus distúrbios, permitiu-lhe reencontrar a calma interior.

Ansiedade

A ansiedade é um estado emocional muito comum nas pessoas. Frequentemente ela ocorre como reação a um fator de estresse, segundo as características de cada um, em função da sua personalidade e de sua capacidade de adaptação. Ela pode se manifestar de várias formas, como medo, irritabilidade, "encucação", e por diferentes sintomas físicos, como insônia, palpitações, transpiração e tremores.

Diferentes tipos de ansiedade

A ansiedade pode ser benéfica quando favorece o aprendizado e o desempenho físico ou intelectual. Mas ela também pode impedir o desenvolvimento normal da pessoa, que precisará, então, de uma consulta médica.

- **O pânico.** Trata-se da manifestação exacerbada, aguda, da ansiedade. Ele atinge aproximadamente 2% da população e é motivo freqüente de visita médica. O pânico imobiliza o indivíduo, provocando-lhe o medo da morte e um forte mal-estar, que pode levá-lo à perda de consciência. Essa sensação aparece de forma imprevisível e incontrolável, em condições normalmente pouco estressantes, tais como guiar um automóvel ou entrar numa loja. É a recorrência das crises que determina a sensação de pânico. O paciente fica com medo de ter uma nova crise e, ao mesmo tempo, tem medo de enfrentar as condições que geraram o surgimento da crise. Isso faz que a pessoa freqüentemente limite suas atividades e reduza sua liberdade de ação.
- **A ansiedade generalizada.** Pode surgir no momento do pânico (medo de que ocorram novas crises) ou isoladamente. A ansiedade generalizada costuma se manifestar por diferentes distúrbios, podendo trazer fortes problemas no plano social, profissional ou afetivo: impressão de sufocamento, sensação de bola na garganta, palpitações, fadiga, tonturas etc.
- **A ansiedade provocada por uma reação.** Manifesta-se quando ocorre um fato estressante (morte, perda do emprego, separação), ou mesmo um acontecimento muito desejado (gravidez, casamento, promoção no trabalho). Limitado no tempo, esse tipo de ansiedade desaparece no mesmo momento que o fator de sua origem, ou quando a pessoa consegue superar a situação.

O tratamento alopático

Associa medicamentos ansiolíticos, que atenuam ou fazem desaparecer os sintomas, à psicoterapia.

O tratamento homeopático

A homeopatia procura o medicamento correspondente à expressão patológica particular do doente. O mesmo acontecimento pode ter impacto diferente de pessoa para pessoa.

• **Mais de uma centena de medicamentos.** Mais de cem medicamentos diferentes podem ser prescritos a um paciente ansioso. É possível prescrevê-los paralelamente a um tratamento alopático; com a melhora, o paciente poderá, progressivamente, deixar de lado os ansiolíticos. Entre os medicamentos homeopáticos indicados, citamos **Arsenicum album** (para pessoa agitada, que não consegue descansar, apesar do cansaço, que acha que não tem cura e está próxima da morte); **Bryonia alba** (no caso de ansiedade que toma conta do corpo da pessoa, deixando-a agressiva com os que lhe são próximos e causando dores com qualquer movimento); **Causticum** (pessoa tímida, ansiosa por companhia, com a cabeça cheia de imagens pavorosas, sobretudo à noite); **Phosphorus** (pessoa hipersensível, principalmente inquieta com a aproximação de uma tempestade); **Nitricum acidum** (no caso de acessos de ansiedade, sobretudo à noite, associados à preocupação com a saúde).

Depressão

A depressão é uma perturbação do humor caracterizada pela diminuição do interesse e do prazer. Ela se associa a uma queda geral das atividades, fadiga permanente, um sentimento excessivo de culpa, alteração das capacidades de concentração, decisão e reflexão. À dor moral se associam insônia, pensamentos de morte e perda da esperança. Sintomas físicos e psíquicos persistentes podem ser o sinal de uma depressão mascarada: distúrbios digestivos, enxaquecas, fadiga crônica, voltar-se para si, perda da auto-estima.

• **Uma verdadeira doença.** A depressão é realmente uma doença que necessita de tratamento logo no início. De fato, 20% das depressões tornam-se crônicas, muitas vezes por causa de uma decisão tardia de tratá-las; além disso, uma depressão não cuidada pode desencadear graves problemas no plano afetivo, social e profissional. Na maioria dos casos, um tratamento adequado pode perfeitamente curar uma depressão.

O tratamento alopático

Consiste em prescrever antidepressivos e, se necessário, apoio psicológico ou ajuda psicoterápica. Os novos antidepressivos, que surgiram nos últimos anos, são amplamente prescritos para todos os aspectos sintomáticos da depressão, pois, em geral, são bem tolerados. Contudo, em determinados pacientes, às vezes devem ser associados a um ansiolítico.

O tratamento homeopático

É possível recorrer à homeopatia para tratar uma depressão e, em caso de necessidade, seguir ao mesmo tempo um tratamento ortodoxo. De fato, um tratamento desse tipo altera pouco as características dos pacientes (traços estranhos, surpreendentes, não habituais). A análise desses dados permite então prescrever o medicamento específico para cada um. Num primeiro momento, a melhora do comportamento, juntamente com o desaparecimento dos sintomas, encoraja o paciente. Essa mudança na forma de ser lhe permite recuperar gradativamente a autoconfiança e a segurança. Assim, no momento propício, e com a aprovação de seu médico homeopata, o paciente poderá abandonar os psicotrópicos.

• **Centenas de medicamentos.** Para tratar a depressão, a homeopatia dispõe de centenas de medicamentos. Alguns exemplos podem ser citados: **Sepia succus** (para paciente triste e pessimista, introvertido, amargo, eternamente decepcionado com as pessoas); **Aurum metallicum** (no caso de alternância de hiperatividade e sentimento de autoridade com depressão suicida e impulsos de atirar-se pela janela); **Staphysagria** (para pessoa que reprime a indignação e a frustração, que se exprimem por erupções cutâneas e dores de barriga); **Phosphorus** (para paciente que se abate no outono e na primavera, vítima de um sentimento de vazio que se alterna com entusiasmo criativo).

Dois exemplos de tratamento homeopático da depressão

Estes exemplos ilustram os procedimentos, sempre necessários, no tratamento de uma depressão.

• **A depressão de uma jovem que deu à luz.** Esta paciente está sendo tratada de uma

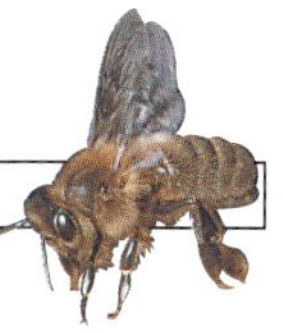

depressão que surgiu subitamente após o parto (chamada de "depressão pós-parto"). Desde que sua filha nasceu, ela se tornou indiferente a tudo o que está a seu redor e procura isolar-se. Nada lhe interessa, nem mesmo sua filhinha, de quem cuida sem carinho nem alegria, como se estivesse com o coração pesado.
A consulta homeopática. Pela conversa que o homeopata teve com a paciente, tudo indica que ela só quer uma coisa: dormir para estar tranqüila. O tratamento a que ela se submeteu permitiu-lhe ocupar-se de suas atividades, porém com pouco entusiasmo, com o que ela discorda; mas não faz nada para mudar essa situação. Perde peso, comendo bem e com bastante sal, como na sua infância.

Sua mãe morreu dois meses antes do nascimento de sua filha. A paciente foi incapaz de chorar, da mesma forma que não se abalou ao perder o pai, morto quando ela tinha 5 anos de idade. Desde então, sempre se mostrou forte, amparando sua mãe durante o luto.
Os sintomas importantes para a homeopatia. São: a manifestação do luto; a impossibilidade de chorar depois de uma decepção; o desejo de solidão; a indiferença; a perda de peso, mesmo alimentando-se bem; a ansiedade acompanhada de sentimento de culpa; o desejo de comer sal.
O tratamento homeopático. Esses sintomas orientam para o uso de **Natrum muriaticum**. A paciente pôde enfim chorar e valorizar o contato com a filha; livre dos problemas que tinha, ela recuperou o gosto pela vida.

• **Uma depressão seguida de uma separação.** Esta paciente está deprimida depois de sofrer uma separação. De personalidade forte, não suporta um revés, seja afetivo seja profissional.
A consulta homeopática. No momento da conversa com o homeopata, torna-se claro que a paciente fixa objetivos para si e faz tudo para alcançá-los. Nada foi mais humilhante para ela do que ser abandonada pelo companheiro. Desde então, tem medo de marcar um encontro com alguém, insegura de suas capacidades. Sente-se esgotada às 17 horas, quando iria de boa vontade para a cama; em compensação, durante a noite acorda e devora doces, ao mesmo tempo que se reprime: "Jamais perdoarei meus erros; eu queria ter rompido antes dele, e não ter feito isso é insuportável para mim". Não se trata de uma decepção de amor, mas de uma decepção por ter sido ferida em seu narcisismo. Esse sentimento leva a paciente a mergulhar na depressão.
Os sintomas importantes para a homeopatia. São: amor ao poder; manifestação da depressão por ter sido humilhada; raiva contra os ausentes; raiva contra os desgostos; auto-reprovação e intolerância à contradição; agravamento dos sintomas à tarde (por volta das 17 horas); fome insaciável e apetite à noite; desejo de comer algo doce.
O tratamento homeopático. Os sintomas acima orientam para a prescrição de **Lycopodium clavatum**. A fome incontrolável desta moça diminuiu gradativamente; ela perdeu peso e reencontrou uma imagem agradável de si mesma. Sente-se pronta para realizar projetos e fazer novas conquistas.

Para tratar uma pessoa depressiva, a homeopatia procura cuidar do paciente de forma integral, psíquica e fisicamente, segundo seus procedimentos habituais.

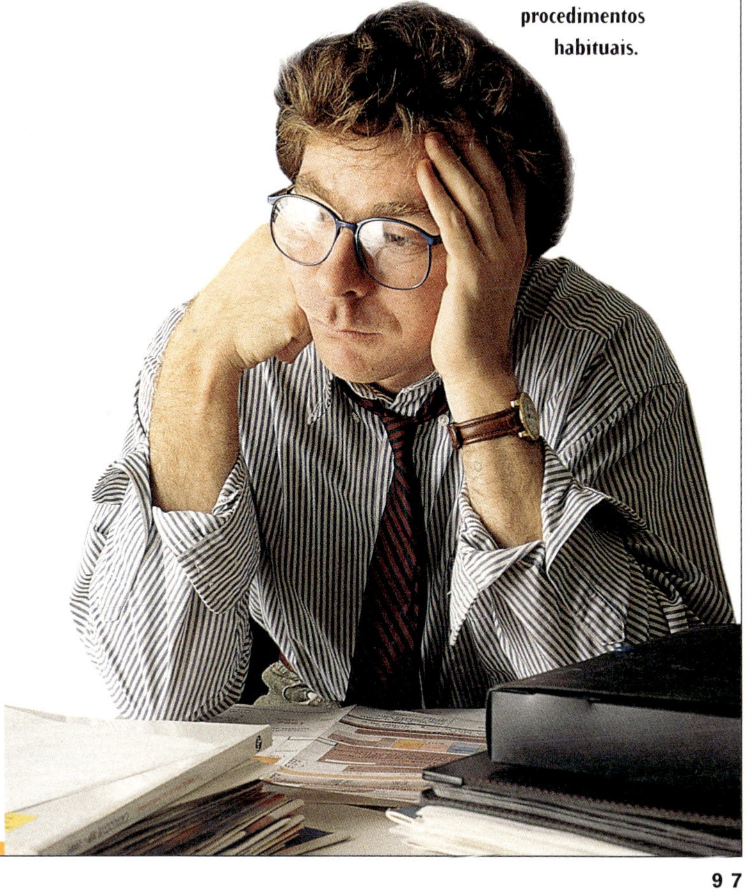

Dores de cabeça

É difícil tratar dores de cabeça, porque são manifestações muito variadas e nem sempre os médicos acertam a medicação. A homeopatia, porém, consegue muitos êxitos.

O INTERESSE DE UM EXAME COMPLETO
A consulta a um homeopata devido a dores de cabeça compreende um exame clínico minucioso para descobrir se há uma eventual enfermidade que seja a causa desse mal, além do longo questionário que se faz habitualmente. Em certos casos, é fácil determinar a causa pela localização da afecção responsável (artrose cervical, sinusite etc.), ou seu grau de gravidade (meningite). No caso de suspeita de uma doença crônica, é indispensável fazer exames complementares.

Em mais de 90% dos casos, a dor de cabeça ocorre sem relação com nenhuma causa particular. De vez em quando, identifica-se um distúrbio psicológico passageiro (tensão nervosa ou ansiedade). Mais raro ainda é a dor de cabeça constituir-se em um dos sinais de uma doença subjacente (especialmente a depressão), funcional (distúrbios digestivos, por exemplo) ou orgânica (sinusite, distúrbios visuais, artrose cervical, meningite etc.).

Os diferentes tipos de dor de cabeça

Para determinar a escolha do tratamento, os médicos homeopatas fazem a distinção dos diversos tipos de dores de cabeça, segundo suas causas e seus sintomas.

• **Dores de cabeça de caráter congestivo.** O sintoma mais característico é o paciente sentir "o sangue pulsar na cabeça". Quase sempre essas dores estão associadas a uma afecção vascular e a um problema de hipertensão, que convém tratar.

• **Dores de cabeça "digestivas".** Vêm acompanhadas de náuseas, vômitos, dores abdominais ou queimação no estômago.

• **Dores de cabeça "de estudantes".** São dores de cabeça que, em quase todos os casos, agravam-se com o esforço intelectual. Essas dores podem ocorrer tanto em crianças que freqüentam a escola quanto em estudantes adolescentes e adultos.

• **Dores de cabeça oftálmicas.** Elas se associam a vários distúrbios oculares (visão embaçada, percepção de pontos luminosos, ofuscação), podendo estar diretamente relacionadas a um dos olhos ou aos dois.

• **Dores de cabeça menstruais.** Há vários tipos de cefaléias associadas à menstruação (antes, depois, durante, quando é muito abundante, quando está atrasada etc.).

• **Enxaqueca.** Podendo se manifestar de várias formas, a enxaqueca é um tipo particular de cefaléia forte. Normalmente, só atinge um lado da cabeça; poderá ser precedida por alteração da visão ou problemas psíquicos; sempre é acompanhada de náusea e vômito, intolerância à luz (fotofobia) e um mal-estar geral. Além do mais, pode voltar periodicamente (a cada

A melhora da dor de cabeça por pressão é um sintoma homeopático.

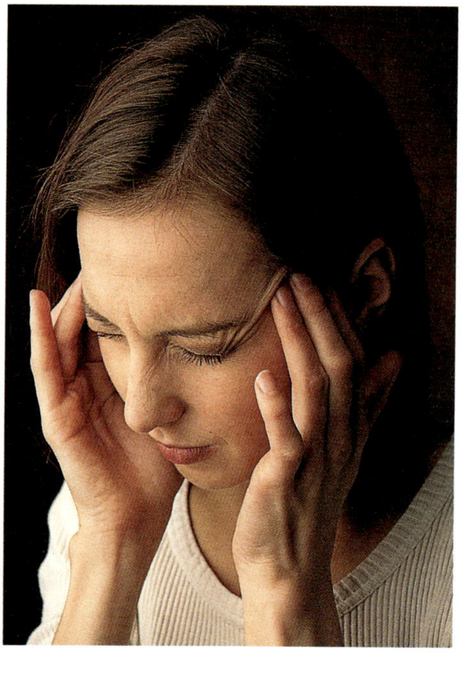

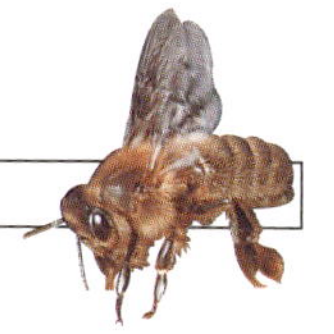

dois dias, a cada mês etc.) e desaparecer sem explicação aparente. Quase sempre a enxaqueca está ligada à hereditariedade. Suas causas variam, entre elas alteração do funcionamento hormonal, do fígado ou do aparelho digestivo, alergia, distúrbio psíquico etc.

Os tratamentos alopáticos

Além dos cuidados com as causas eventuais, o objetivo principal do tratamento convencional contra a cefaléia é aliviar a dor, o que normalmente é feito à base de remédios como o paracetamol. Algumas medidas são aconselhadas, como deitar-se, evitar os fatores que agravam a dor (ambiente barulhento, abafado), relaxar ou massagear os músculos das costas, o pescoço, o rosto e o couro cabeludo e, se possível, dormir algumas horas.

• **O tratamento da enxaqueca.** Além dos tradicionais analgésicos, a alopatia recorre a remédios mais específicos, administrados em caso de crises ou em um tratamento de fundo.

Os tratamentos homeopáticos

Como acontece com toda afecção crônica, o objetivo da homeopatia é determinar o medicamento *similimum*, que corresponde perfeitamente aos sintomas mais particulares do doente.

O medicamento receitado poderá fazer desaparecer a enxaqueca. A consulta ao homeopata consiste numa conversa cuidadosa, complementada por um exame clínico e, eventualmente, por outros exames específicos.

Você encontrará mais abaixo os medicamentos homeopáticos recomendados e que são eficazes no tratamento de cefaléias congestivas, "digestivas", "de estudantes", assim como de dores de cabeça relacionadas ao período menstrual. Lembramos que um medicamento "similar", isto é, "aproximado", só poderá proporcionar alívio passageiro.

• **Dores de cabeça oftálmicas.** Entre os medicamentos homeopáticos recomendados, podem-se citar **Cyclamen europaeum** (para "vertigem transparente", ou seja, percepção de um objeto real e, através dele, de uma imagem trêmula do mesmo objeto, que ocorre na menstruação), **Gelsemium sempervirens** (para pessoas com olhar perdido, expressão abatida, pálpebras pesadas, com a sensação de nó apertado em torno dos olhos), **Paris quadrifolia** (para pessoas que sentem como se um "cordão lhes atravessasse os globos oculares"), **Prunus spinosa** (no caso de dor intensa no olho direito, irradiando-se para a parte posterior e inferior da cabeça), **Sanguinaria canadensis** (para dor que ocorre a cada sete dias e que parte do lado posterior e inferior da cabeça para se fixar no olho direito), ou ainda **Spigelia anthelmia** (para dor que se manifesta como uma faixa ao redor da cabeça, irradiando-se para os olhos).

• **Enxaqueca.** Para receitar o medicamento correto, o homeopata destaca os fatores que desencadearam a enfermidade, as características das dores e sua localização. Entre os possíveis medicamentos para o tratamento da enxaqueca que sempre aparece do lado esquerdo, recomendam-se **Bromium, Euphrasia officinalis**, **Oleander**, **Onosmodium virginianum**, **Spigelia anthelmia** ou **Lachesis mutus**. Em caso de enxaqueca do lado direito, **Prunus spinosa**, **Lycopodium clavatum**, **Chelidonium majus** ou **Sanguinaria canadensis**. O quadro à p. 104 indica alguns medicamentos recomendáveis para as enxaquecas mais comuns.

Dor de cabeça e diagnóstico homeopático

Se você procurar um médico homeopata para tratar de sua dor de cabeça, além das questões indispensáveis que normalmente terá de responder-lhe, informe-o com precisão a respeito dos seus sintomas. Assim, ele poderá fazer uso dessas informações para identificar os seguintes aspectos:

– causas: fatores alimentares, alergia, problemas endócrinos (gravidez, menstruação), psíquicos (surto de raiva seguido de melancolia);

– horários (dores de cabeça que acontecem durante o dia, à noite, em certa hora etc.);

– periodicidade, alternância ou ocorrência concomitante com outras manifestações (diarréia, tosses etc.);

– fatores de agravamento e de melhora;

– irradiação da dor (nos dentes, na nuca);

– sensações (de sufocamento, pulsação, queimação);

– sintomas associados.

DORES DE CABEÇA CONGESTIVAS

Sintomas	Fatores de melhora e de agravamento	Medicamentos
◗ Dor de cabeça devida ao calor e à menopausa. O rosto fica vermelho, com ondas de calor. Toda a cabeça é tomada. Dor latejante, às vezes concentrada na testa ou na parte posterior da cabeça. Associada a hipersensibilidade de todos os sentidos.	A dor se alivia em ambientes escuros e frios e piora com a luz e o calor.	**Belladonna**
◗ Dores na parte de trás da cabeça, irradiando-se para os dentes, acompanhadas de sensação de zumbido na nuca, martelo batendo no crânio e sinos badalando nos ouvidos. Extremidades frias, couro cabeludo dolorido. Alternância brusca de extrema palidez com extremo rubor da face.	A pessoa melhora ao movimentar-se tranqüilamente, andando devagar, depois de levantar-se. Pessoas friorentas geralmente sentem-se melhor no calor, com exceção daquelas que sofrem dores cervicais, da face e dos dentes, que podem melhorar com o frio.	**Ferrum metallicum**
◗ Dores associadas a ondas de calor. Pulsação sanguínea visível em todos os vasos aparentes, particularmente próximos às têmporas e carótidas.	Dor atenuada pelo frio e acentuada pelo calor. A dor aumenta também no período pré-menstrual e durante a menstruação.	**Glonoinum**
◗ Dor latejante que começa na fronte e se irradia por trás da cabeça, geralmente de manhã, ao levantar-se. Vem acompanhada de náuseas, vômitos (que não aliviam a dor) e uma forte constipação.	A dor é aliviada com pressão (colocar uma faixa apertada em torno da cabeça) e aumenta com o barulho, sob a luz, com movimento, durante a menstruação.	**Lac defloratum**
◗ Dor que pulsa na testa. Face rubra, olhos avermelhados, como se tivessem sangue. Acompanhada de náuseas e de vômitos.	Alívio quando o nariz sangra e quando a menstruação desce.	**Melilotus officinalis**
◗ Dor aguda na parte posterior da cabeça, com sensação de choque elétrico. O cérebro parece dolorido.	Dor que aparece sobretudo à noite.	**Phytolacca decandra**
◗ Pessoa muito corada que sofre de ondas de calor acompanhadas de transpiração.	A dor é aliviada ao pressionar a cabeça e aumenta com o calor, sob o sol, com o menor movimento.	**Veratrum viride** Medicamento recomendado na menopausa.
◗ Dores que afetam pessoas hipertensas que sofrem de arteriosclerose. Paciente lento, muito friorento, pálido, com sensação de vertigem e de peso na cabeça.	Sob o calor, a dor diminui, mas aumenta com o frio.	**Baryta carbonica**
◗ Pessoa extremamente corada. A dor parte da nuca, espalhando-se pela cabeça e por cima dos olhos. Ondas de calor no rosto e palpitações. As dores diminuem e aumentam lentamente.	A dor se atenua quando a pessoa se agasalha com roupas quentes e piora com a menor corrente de ar frio.	**Strontium carbonicum**

Consulte o seu médico homeopata para saber a posologia adequada. Para ajudar a definir melhor a relação entre medicamentos e sintomas veja a parte 3 deste livro, "Os medicamentos".

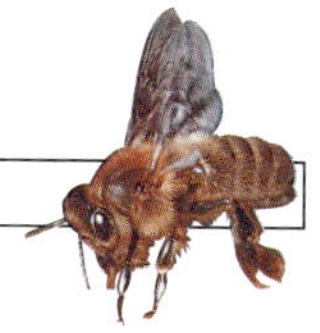

DORES DE CABEÇA "DIGESTIVAS"

Sintomas	Fatores de melhora e de agravamento	Medicamentos
◗ Enxaqueca causada por indigestão. Sensação de peso no alto da cabeça. Língua esbranquiçada.	A dor diminui ao ar livre, com repouso, quando a pessoa vomita ou após a evacuação. Acentua-se com o consumo de vinho e alimentos ácidos, o calor e banhos frios.	**Antimonium crudum**
◗ Dor acima do olho direito, que lacrimeja. Gosto amargo na boca, náuseas e vômitos. Dor na ponta inferior da omoplata direita. Os olhos, a pele e as fezes ficam amarelados.	A dor é aliviada com o repouso e se agrava com o movimento.	**Chelidonium majus**
◗ A dor surge pela manhã ou após uma refeição pesada. Manifesta-se na região occipital (parte posterior e inferior da cabeça) ou acima dos olhos, acompanhada de tontura e náuseas. A cabeça "parece rodar".	Dor atenuada quando a pessoa vomita e sob calor. Com o frio, ela aumenta.	**Nux vomica**
◗ Enxaqueca provocada por tensão intelectual. Dor acima do olho direito. Regurgitações ácidas, vômitos, salivação excessiva, diarréia. Os problemas desaparecem quando a dor atinge o ápice.	Movimentos lentos aliviam a dor, que piora após o consumo de doces e com a falta de movimento.	**Iris versicolor**
◗ Sensação de pressão na região dos olhos, que melhora quando a dor surge, localizada do lado direito. A dor se instala num ponto acima dos olhos. Está associada à acidez gástrica, a distúrbios visuais e, geralmente, à sinusite.	Sob calor, a dor diminui, mas aumenta com o frio.	**Kalium bichromicum**
◗ Alternância de cefaléias com hemorróidas. A cabeça fica entorpecida, "confusa", com dores fortes na parte posterior, e, pela manhã, parece pesada.	As hemorróidas tendem a piorar de manhã.	**Aesculus hippocastanum**
◗ Alternância de dor de cabeça com lumbago, problemas intestinais e ginecológicos. Dores na testa, com sensação de peso nos olhos, que obriga a pessoa a fechá-los parcialmente.	Dor atenuada ao fechar os olhos e com o frio, que aumenta após a evacuação.	**Aloe socotrina**
◗ Dor violentíssima, como se a cabeça fosse "explodir", como se um prego estivesse sendo martelado no seu interior. Vem acompanhada de prisão de ventre.	A dor se alivia com repouso absoluto e a aplicação de pressão firme na cabeça. É agravada com o menor movimento, até mesmo um simples abrir de olhos.	**Bryonia alba**
◗ Atinge as pessoas de pele amarelada, que sofrem de prisão de ventre crônica, após o consumo excessivo de laxantes. As dores de cabeça aparecem no lado esquerdo da fronte.	A dor diminui com o frio e piora com o calor.	**Hydrastis canadensis**

Consulte o seu médico homeopata para saber a posologia adequada. Para ajudar a definir melhor a relação entre medicamentos e sintomas veja a parte 3 deste livro, "Os medicamentos".

DORES DE CABEÇA "DE ESTUDANTE"

Sintomas	Fatores de melhora e de agravamento	Medicamentos
◗ Dor no alto da cabeça que causa uma sensação de pressão, como "um capacete ao redor da cabeça e acima dos olhos". Associada a problemas de memória.	A dor se atenua quando a pessoa come, mas reaparece após a refeição.	**Anacardium orientale**
◗ Sensação de cabeça explodindo, sobretudo do lado esquerdo. Pessoa de temperamento precipitado e com desejo de comer doces e chocolates.	A dor diminui com o frio e quando se pressiona a cabeça, e piora com o calor.	**Argentum nitricum**
◗ Afeta adolescentes que cresceram precocemente, com perda de apetite e emagrecimento.	Alívio com aplicação de compressas frias; piora com esforço físico.	**Calcarea phosphorica**
◗ Sensação de que "a cabeça vai explodir", com sensibilidade no couro cabeludo, como se os cabelos estivessem sendo puxados. A cefaléia aparece depois da menstruação, quando esta é abundante.	A dor diminui com calor e uma pressão firme sobre a área afetada; aumenta com a menor corrente de ar e ao fechar os olhos.	**China officinalis**
◗ Sensação de pequenos golpes de martelo. Rosto alternadamente corado e pálido, com ondas de calor.	A dor aumenta com o calor.	**Ferrum metallicum**
◗ Cefaléias associadas a sensação de fome.	Alívio com movimentos moderados, ao comer e quando a pessoa tem companhia. Piora com o frio e o esforço físico.	**Kalium phosphoricum**
◗ A dor afeta as crianças e os adolescentes. Aparece pela manhã, chegando ao ápice por volta do meio-dia. Sensação de marteladas, como se "pequenas pancadas estivessem sendo dadas na cabeça", precedida de distúrbios visuais. A pessoa fica cansada, abatida, procura isolar-se.	A dor se alivia no frio, mesmo que a pessoa seja friorenta. E se agrava ao menor esforço intelectual, à beira da praia, sob o sol e no calor – ou quando a criança é consolada.	**Natrum muriaticum**
◗ Esgotamento total provocado por estafa. Depressão: a pessoa não tem capacidade de pensar, desinteressa-se por tudo ao seu redor.	A dor diminui com o calor e agrava-se com agitação ou barulho.	**Phosphoricum acidum**
◗ Uma dor que queima.	Diminui no frio e aumenta no calor. Pode surgir quando a pessoa põe as mãos na água quente.	**Phosphorus**
◗ Atinge os adultos, provocando esgotamento completo. A pessoa não consegue trabalhar, preferindo ficar na cama. Dor na parte posterior da cabeça que se espalha para a coluna vertebral.	A dor se acalma com aplicação de pressão forte na região afetada e quando a pessoa caminha ao ar livre e fresco.	**Picricum acidum**
◗ Enxaqueca causada por falta de sono, acompanhada de náuseas e até de vômitos.	A dor aumenta com a menor luminosidade, barulho e movimento.	**Cocculus indicus**
◗ Enxaqueca relacionada a fadiga ocular. Dor e ardência nos olhos, que ficam vermelhos. Dificuldade em se acomodar.	Deitar-se de costas melhora a dor.	**Ruta graveolens**

Consulte o seu médico homeopata para saber a posologia adequada. Para ajudar a definir melhor a relação entre medicamentos e sintomas veja a parte 3 deste livro, "Os medicamentos".

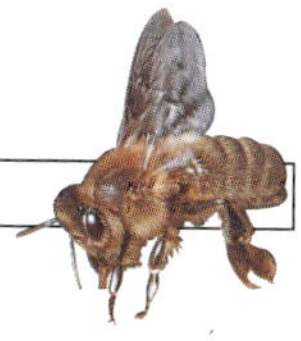

DORES DE CABEÇA MENSTRUAIS

Sintomas	Fatores de melhora e de agravamento	Medicamentos
◗ Dores de cabeça durante a menstruação, predominantemente do lado esquerdo. Sensação de "teia de aranha no rosto". São mais freqüentes em mulheres que sofrem de cólicas menstruais.	Dor agravada pelo consumo de leite, ao inclinar-se para a frente e à beira-mar.	**Bromium**
◗ Dor de cabeça tipicamente congestiva, sobretudo antes da menstruação. Sensação de frio glacial na cabeça e extremidades frias. As menstruações ocorrem antes do tempo, são abundantes, duram muitos dias e podem voltar com a menor emoção.	Há melhora no clima seco, deitando-se sobre o lado dolorido e, geralmente, com prisão de ventre. A dor aumenta no frio e com esforço intelectual ou físico.	**Calcarea carbonica**
◗ Dor na parte posterior, com "sensação de alguma coisa que se abre e se fecha" e um vazio na cabeça. Grande fraqueza.	A dor aumenta com movimentos ou mesmo quando a mulher utiliza algum tipo de transporte.	**Cocculus indicus**
◗ Dor de cabeça latejante, agravada durante a menstruação ou a menopausa, no período correspondente ao ciclo menstrual. Comportamento exagerado: o humor da mulher se torna instável, ela ri com facilidade. Fluxo menstrual escuro, com filamentos marrom-escuros.	Alívio ao ar livre e piora no calor durante a menstruação.	**Crocus sativus**
◗ A dor aparece antes da menstruação, geralmente à noite, predominando do lado esquerdo; melhora quando vem a menstruação. Dores internas que "atravessam a cabeça" na altura do nariz. Pressão e sensação de ardência no topo da cabeça. Está associada a distúrbios visuais (piscar de olhos constante, diminuição da visão) e a palidez do rosto.	Alívio da dor com o frio, o fluxo menstrual e secreção nasal. Com o calor e aproximação da menstruação, a dor aumenta.	**Lachesis mutus** (Medicamento indicado em geral na menopausa.)
◗ Dores latejantes que surgem depois de menstruação irregular e abundante.	A mulher melhora ao ar livre e tomando banho com água fria. Piora com o esforço mental, ao falar e com o calor.	**Natrum muriaticum**
◗ Aparece quando a menstruação está atrasada. Dor de cabeça na fronte, com lágrimas e dores laterais. A menstruação é de cor fraca, pouco abundante e intermitente.	Dor aliviada por compressas frias, e que se agrava com o calor. A paciente procura o ar fresco.	**Pulsatilla**
◗ Dor pulsante acima do olho esquerdo. Mestruação atrasada e pouco abundante. Ocorre nas mulheres que sofrem de tensão pré-menstrual marcante, e caracteriza-se pelo agravamento do estado psíquico durante a menstruação.	Dor que diminui com exercícios e que se agrava ao acordar.	**Sepia succus**
◗ Tipo de enxaqueca que ocorre a cada quinze dias ou todo fim de semana. A doente passa bem na véspera da crise e sente fome durante a dor de cabeça. A paciente é friorenta e tem pouca esperança de se curar. Corpo malcheiroso.	Enxaquecas que se aliviam cobrindo bem a cabeça para mantê-la quente, e se agravam com o menor golpe de ar.	**Psorinum**

Consulte o seu médico homeopata para saber a posologia adequada. Para ajudar a definir melhor a relação entre medicamentos e sintomas veja a parte 3 deste livro, "Os medicamentos".

ENXAQUECAS COM DORES TÍPICAS

Tipos de dor	Sintomas	Medicamentos
Sensação de cabeça mais pesada	Dor congestiva, com sensação de que a cabeça aumentou de volume. Melhora com vento frio e pressionando com força a cabeça com uma faixa apertada.	Argentum nitricum
	Sensação de inchaço, como se a cabeça estivesse mais volumosa e houvesse um boné apertado sobre todo o couro cabeludo.	Berberis vulgaris
	Sensação de que a cabeça está se expandindo.	Bovista gigantea
	Sensação de estalos. A dor diminui depois de comer e aumenta quando a cabeça é pressionada. A pessoa fica sonolenta.	Nux moschata
Sensação de aperto na cabeça	Sensação de fratura, ou como se um capacete de chumbo apertasse toda a cabeça. Sintomas de gripe.	Eupatorium perfoliatum
	Sensação de uma faixa ao redor da cabeça, como se a pessoa usasse um chapéu muito apertado. A dor aumenta com o barulho e diminui quando se está em movimento.	Nitricum acidum
	Dor de cabeça congestiva e periódica, que pulsa (na lateral direita), com sensação de peso.	Cactus grandiflorus
	Sensação de que o cérebro está agitado e se choca contra o crânio, balançando a cabeça.	Rhus toxicodendron
	A dor parte da área posterior da cabeça e se fixa no olho esquerdo. Começa de manhã, tem seu ápice ao meio-dia e melhora à noite.	Spigelia anthelmia
	Sensação de prego sendo enfiado na testa.	Thuya occidentalis
Sensação de explosão	Rosto corado ainda que com frescor. Dor agravada pela tosse.	Capsicum annuum
Sensação de prego na cabeça	Enxaqueca lancinante.	Coffea cruda
	Sensação de prego sendo enfiado na testa.	Thuya occidentalis
	Parece que um prego está sendo arrancado da lateral da cabeça. Dores internas na altura do nariz. Cefaléia congestiva causada por raiva ou desgosto; agrava-se quando a pessoa fuma ou sente cheiro de fumaça. A pessoa inclina a cabeça para a frente.	Ignatia amara
Sensação de gelo sobre a cabeça	A pessoa sente como se agulhas de gelo lhe atravessassem a cabeça.	Agaricus muscarius

Consulte o seu médico homeopata para saber a posologia adequada. Para ajudar a definir melhor a relação entre medicamentos e sintomas veja a parte 3 deste livro, "Os medicamentos".

Os olhos

Os olhos são órgãos delicados, complexos e muito solicitados. Pode-se recorrer à homeopatia com segurança para tratar certas enfermidades relacionadas à visão.

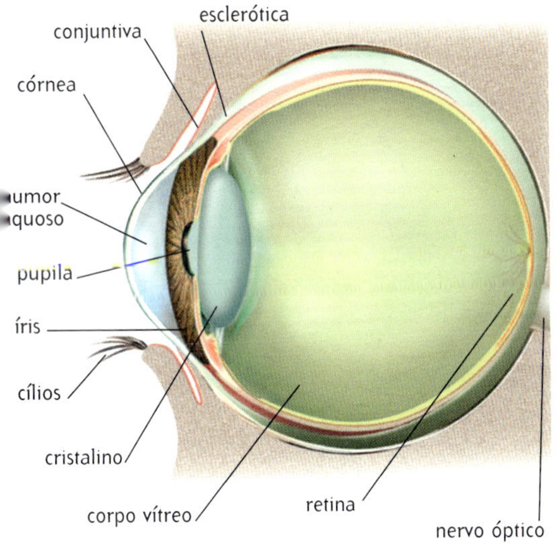

Anatomia do olho

O órgão da visão se compõe de dois globos oculares, conectados ao cérebro por meio dos nervos ópticos e envolvidos por estruturas protetoras.

O globo ocular

Com aproximadamente 2,5 centímetros de diâmetro, o globo ocular é preenchido por uma substância gelatinosa e transparente, o corpo vítreo. Diante deste, encontra-se o cristalino, uma espécie de lente que regula o foco da imagem no nosso olho.

• **O invólucro do olho.** O olho apresenta uma parede formada por três camadas: a esclerótica (membrana mais externa), a úvea e a retina.

– A camada de proteção é constituída de uma membrana, a esclerótica (ou "branco do olho"). Na parte da frente fica a córnea, saliência transparente e de curvatura acentuada. Na parte posterior, a córnea é atravessada pelo nervo óptico.

– A úvea, também chamada de coróide, é rica em vasos sanguíneos. Na parte da frente, apresenta uma região circular chamada íris, que dá cor aos olhos. No centro da íris há um orifício, a pupila, cujo diâmetro varia segundo a intensidade da luz (ela se fecha quando há muita claridade, e se abre quando a luz é fraca). Um líquido, o humor aquoso, circula entre o cristalino e a íris, passa pela pupila e vai alimentar a córnea.

– A retina é a camada mais interna e sensível do globo ocular. É nela que estão situadas as células visuais, denominadas cones e bastonetes, que convertem a imagem em impulsos nervosos.

As vias ópticas

Encarregadas de transmitir as imagens percebidas pelos olhos até o cérebro, onde são interpretadas, as vias ópticas constituem-se de dois nervos ópticos (um para cada olho). Assim, a informação dos nervos ópticos é processada no cérebro, produzindo uma única imagem. Os nervos ópticos vão da retina ao quiasma óptico, região onde as vias ópticas se reencontram. Em seguida, elas se prolongam até o cérebro por outras vias nervosas.

As estruturas protetoras dos olhos

Elas são cinco:

• **Músculos e nervos oculomotores**, que asseguram a mobilidade do globo ocular;

• **Pálpebras**, que protegem o olho nas partes superior e inferior, e são guarnecidas pelos cílios, que evitam a entrada de poeira nos olhos;

• **Conjuntivas**, membranas que forram o interior das pálpebras e uma parte do globo ocular, protegendo-o das agressões externas;

ATENÇÃO

Os olhos são um órgão extremamente precioso. Quando surgir qualquer problema com seus olhos, procure logo o oftalmologista. Os medicamentos, homeopáticos ou alopáticos indicados pelo médico não dispensam a visita ao especialista.

• **Órbitas**, cavidades nas quais estão alojados os olhos, os vasos que os irrigam, os músculos e os nervos oculomotores;

• **Aparelho lacrimal**, composto de glândulas e canais, e responsável pela produção de lágrimas, que lubrificam as pálpebras.

As enfermidades da vista e a homeopatia

As enfermidades dos olhos podem atingir o globo ocular, suas estruturas protetoras ou as vias ópticas. Podem ser de diferentes tipos: inflamatórias, vasculares, traumáticas etc. Inúmeras doenças da vista são tratadas pela homeopatia; o caso pode ser simples, mas a consulta médica é sempre recomendada.

Conjuntivite

É a inflamação da conjuntiva. Este é um distúrbio freqüente e em geral sem gravidade, podendo ser provocado por infecção ou alergia. O olho atingido fica vermelho; a inflamação pode causar coceira e a impressão de ter grãos de areia nas pálpebras.

CONJUNTIVITE

Sintomas	Fatores de melhora e de agravamento	Medicamentos
Sensação de calor intenso nos olhos. A inflamação costuma ser acompanhada de uma rinite com ardência. Grande sensibilidade à luz diurna ou do sol.	Dores e derramamento de lágrimas ácidas são aliviadas com aplicação de compressas quentes.	**Arsenicum album**
Em geral aparece depois que a pessoa tomou friagem e tem ligação com uma rinite ou faringite. À noite escorrem lágrimas ácidas dos olhos. A luz do dia pode provocar dores.	Os sintomas acentuam-se à noite. A pessoa não suporta o calor, assim como o frio, especialmente correntes de ar.	**Mercurius solubilis**
Desconforto ao manter o olhar fixo ou permanecer sob luz fraca. As dores podem provocar sensação de picadas.	Alívio ao banhar os olhos na água fria, mas não ao ar livre. Os sintomas agravam-se com qualquer tipo de calor.	**Apis mellifica**
Conjuntivite aguda que surge subitamente. Muita sensibilidade à luz.	Alívio em ambiente escuro. Fechar os olhos aumenta o incômodo. Lágrimas ao ar livre ou pela manhã.	**Belladonna**
Dor penetrante. Olhos grudados durante a noite e quando a pessoa acorda; durante o dia lacrimejam sem cessar. Nos cantos, coceira e secura.	Lacrimejamento sobretudo ao ar livre, em geral acompanhado de rinite.	**Alumina**
Lacrimejamento, especialmente pela manhã, ao ar livre, ao vento, intensificado por um resfriado. Forte sensibilidade à luz artificial.	Nas mulheres, pode aparecer antes da menstruação. A irritação é aliviada ao banhar os olhos com água fria, ou no ar frio, e acentuada com a leitura e o calor.	**Pulsatilla**
Lágrimas ácidas, pálpebras inchadas. Olhos lacrimejantes, especialmente ao vento e devido a um resfriado. Dor picante e ardente ao mesmo tempo.	A coceira melhora ao friccionar suavemente os olhos. Alívio com o piscar dos olhos. As dores tendem a cessar na escuridão.	**Euphrasia officinalis**

Consulte o seu médico homeopata para saber a posologia adequada. Para ajudar a definir melhor a relação entre medicamentos e sintomas veja a parte 3 deste livro, "Os medicamentos".

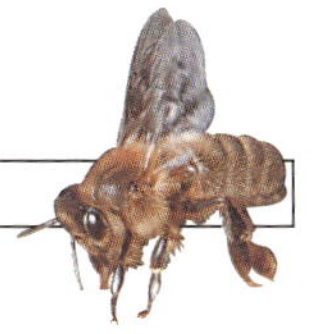

• **O tratamento alopático.** Prescreve o uso de colírios anti-sépticos nos olhos e, se preciso, a ingestão de antibióticos e antiinflamatórios. O tratamento das conjuntivites alérgicas deve buscar, também, a causa da alergia (cosméticos, lentes de contato, poluição, exposição a produtos químicos etc.).

• **O tratamento homeopático.** O quadro da página anterior menciona alguns dos inúmeros medicamentos disponíveis.

Terçol

É um pequeno furúnculo que se forma na base das pestanas, causado por infecção provocada por estafilococo. O terçol é diferente do calázio, cisto semelhante a um grão de milho que não inflama nem supura e se forma na borda das pálpebras pela secreção das glândulas de Meibom (que fabricam uma espécie de gordura lubrificante da córnea).

• **O tratamento alopático.** Consiste na aplicação de pomadas antibióticas, às vezes reforçada pela ingestão de antibióticos.

• **O tratamento homeopático.** Um medicamento homeopático bem escolhido costuma resolver a maioria dos terçóis. O quadro abaixo menciona alguns exemplos.

A fadiga ocular

A fadiga ocular pode ter causas localizadas ou gerais. No primeiro caso, pode ser resultado de um esforço excessivo (fadiga muscular por excesso de trabalho), da falta de claridade no ambiente de trabalho ou de uma fadiga anor-

TERÇOL

Sintomas	Fatores de melhora e de agravamento	Medicamentos
Pálpebras vermelhas. Tendência à reincidência e a erupções úmidas e viscosas na pele.	Recaídas em intervalos regulares. O olho lacrimeja quando a pessoa lê e à noite.	**Carboneum sulfuratum**
Pálpebras com bordas vermelhas. Sensibilidade à luz, sem inflamação. Tendência à reincidência e a calázios.	Incômodo agravado em ambiente quente ou sob a luz. Os olhos lacrimejam quando são arregalados.	**Conium maculatum**
Atinge a pálpebra inferior. Pálpebras com bordas vermelhas. Fotofobia. Sensação de calor nas pálpebras. Tendência à reincidência e a erupções úmidas e viscosas na pele.	Sensibilidade à luz do dia e, um pouco menos, à luz artificial. O olho fica "grudento" à noite.	**Graphites**
Pálpebras com bordas vermelhas. Tendência à reincidência e a calázios.	Alívio com uma compressa fria, ou ao ar fresco. Agrava-se com o calor. O olho fica "grudento" à noite.	**Pulsatilla**
Atinge a pálpebra superior. Olho seco de manhã, quando a pessoa se levanta. Sensação de corpo estranho atrás das pálpebras. Tendência a calázios.	Desconforto agravado sob a luz. O olho cola-se à noite.	**Staphysagria**
Secura nos cantos do olho. Sensação de frio no olho. Tendência a calázios.	Alívio no calor e ao cobrir o olho com a mão. Piora com o ar frio. Lágrimas escorrem com o vento.	**Thuya occidentalis**
Secura no olho pela manhã. Lacrimejamento ao vento. Sensibilidade crônica à luz. Sensibilidade ao ar frio. Tendência à reincidência e a calázios.	O incômodo melhora no calor.	**Silicea**

Consulte o seu médico homeopata para saber a posologia adequada. Para ajudar a definir melhor a relação entre medicamentos e sintomas veja a parte 3 deste livro, "Os medicamentos".

mal da vista devido a um problema de visão. No segundo caso, pode ser causada por uma fadiga geral do organismo (quando os olhos refletem o estado geral) ou por um distúrbio da visão, que deverá ser tratado imediatamente.

• O diagnóstico e o tratamento alopático. Um exame clínico dos olhos (medição da tensão ocular, fundo do olho etc.) permite detectar uma eventual doença e determinar cuidados apropriados (colírio para fazer a pressão ocular baixar em caso de glaucoma, por exemplo). O tratamento consiste também em corrigir a visão (uso de óculos ou lentes de contato), suprimir a causa quando ela é detectada (melhorar a luminosidade do ambiente, reduzir os esforços e a exposição à poluição etc.) e prescrever um colírio calmante.

• O tratamento homeopático. Exceto em caso de distúrbio da visão, o procedimento homeopático tende a relacionar a fadiga ocular a outras perturbações do organismo e a considerá-la como mais uma das manifestações do paciente. O tratamento é feito com um medicamento homeopático de fundo, prescrito em função dos sintomas mais específicos apresentados pelo paciente.

FADIGA OCULAR

Sintomas	Fatores de melhora e de agravamento	Medicamentos
◗ Fadiga dos músculos oculares após esforço excessivo. Visão embaçada. Sensibilidade à luz em ambiente quente. Dificuldade em fixar o olhar por muito tempo. Os cantos internos do olho ficam inchados e vermelhos. Sensação de manchas diante dos olhos.	A dor e a sensação de fadiga ocular são aliviadas pela pressão sobre os olhos, ou ao fechá-los. Aumentam em ambiente quente.	**Argentum nitricum**
◗ Olhos cansados ao menor esforço. Calor e ardência nos olhos quando estão abertos. Dor de cabeça; inflamação e dores no globo ocular. Os objetos distantes parecem embaçados; vista turva por certo tempo. Imagens que persistem na retina por muito tempo depois de terem sido vistas. Percepção de manchas brancas diante dos olhos.	Sintomas acompanhados de vertigens e de náuseas quando a pessoa tenta olhar mais fixamente. Irritação com a luz artificial.	**Jaborandi**
◗ Fadiga ocular associada a secura e inflamação. Olhos que pestanejam ao ar livre e ao sol. Quando a pessoa lê, as letras se confundem.	Em caso de muito esforço dos olhos, conjuntivite acompanhada de sensação de peso nas pálpebras.	**Mercurialis perennis**
◗ Fadiga ocular seguida de dor de cabeça. Problemas de acomodação. Sensação de pressão no fundo das órbitas e abaixo dos cílios. Manchas nas pálpebras. Sensação de rigidez nos músculos oculares.	Cansaço acompanhado de uma dor terrível quando a pessoa lê. Olhos vermelhos, ardentes e doloridos em caso de esforço intenso (ler textos com letras pequenas, costurar etc.).	**Ruta graveolens**
◗ Sensação de contusão ocular, acompanhada de dor de cabeça em caso de esforço de concentração (entre estudantes, principalmente). Peso nas pálpebras. Fraqueza e rigidez dos olhos, como se estivessem contundidos. As letras se confundem. Os objetos parecem envolvidos por um arco de fogo oscilante. As imagens persistem durante muito tempo na retina. Sensação de ardência nos olhos, que brilham, parecendo cheios de lágrimas.	Os olhos se cansam quando a pessoa lê e escreve. Dores nos olhos ao olhar para baixo.	**Natrum muriaticum**

Consulte o seu médico homeopata para saber a posologia adequada. Para ajudar a definir melhor a relação entre medicamentos e sintomas veja a parte 3 deste livro, "Os medicamentos".

Os problemas femininos

Diversas doenças dos órgãos femininos e certos distúrbios da sexualidade e da reprodução podem ser tratados com homeopatia.

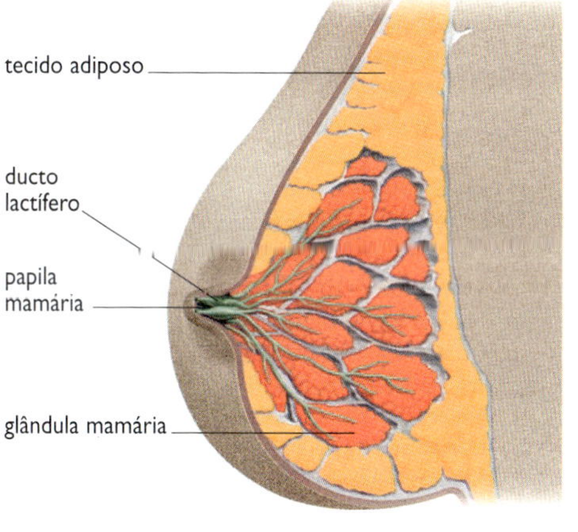

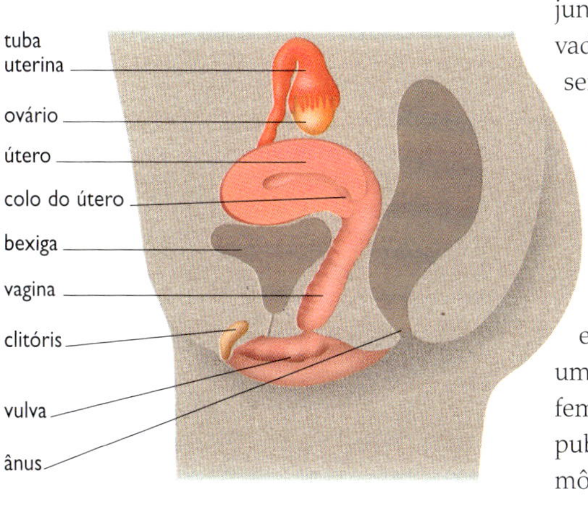

O aparelho genital feminino é regido por um sistema hormonal complexo, que também interfere de modo considerável no restante do organismo. As doenças da mulher, particularmente aquelas que têm origem num desequilíbrio hormonal, são um campo privilegiado para o tratamento homeopático devido à sua interação com o organismo como um todo.

Anatomia do aparelho genital feminino

O aparelho genital da mulher é formado pelo conjunto de órgãos responsáveis pela sexualidade e pela função reprodutiva.

Os órgãos genitais externos

São eles a vulva e o clitóris.

- **A vulva.** É formada por duas dobras de pele, os grandes lábios, que cobrem duas dobras de mucosa, os pequenos lábios. Delimita um espaço onde se abrem o canal que permite a eliminação da urina (uretra) e a vagina.
- **O clitóris.** Pequeno órgão erétil localizado na junção dos pequenos lábios. Ricamente inervado e irrigado, o clitóris se torna túrgido e sensível quando estimulado sexualmente.

Os órgãos genitais internos

São os ovários, as tubas uterinas ou trompas de Falópio, o útero e a vagina.

- **Os ovários.** Do tamanho e da forma de amêndoas, os dois ovários se localizam um em cada lado do útero, desempenhando uma dupla função: liberar um óvulo (células femininas da reprodução) todos os meses, da puberdade à menopausa, e produzir os hormônios sexuais (estrógeno e progesterona) reguladores da fertilidade da mulher.
- **As tubas uterinas, ou trompas de Falópio.** São duas trompas que permitem ao óvulo, quando liberado pelo ovário, chegar ao útero. O encontro do óvulo com o espermatozóide (fecundação) ocorre numa das trompas.
- **O útero.** É no útero que o feto se desenvolve durante a gravidez. Trata-se de um órgão oco, localizado entre a bexiga e o reto. Na sua ex-

ATENÇÃO
Em caso de distúrbio no aparelho genital, é indispensável consultar o ginecologista, a fim de eliminar a possibilidade de uma enfermidade grave ou urgência cirúrgica. Um sangramento fora do período menstrual, entre a puberdade e a menopausa, pode indicar uma eventual gravidez anormal (especialmente gravidez extra-uterina). Irritação, coceira forte ou dor podem ser sinal de infecção genital séria.

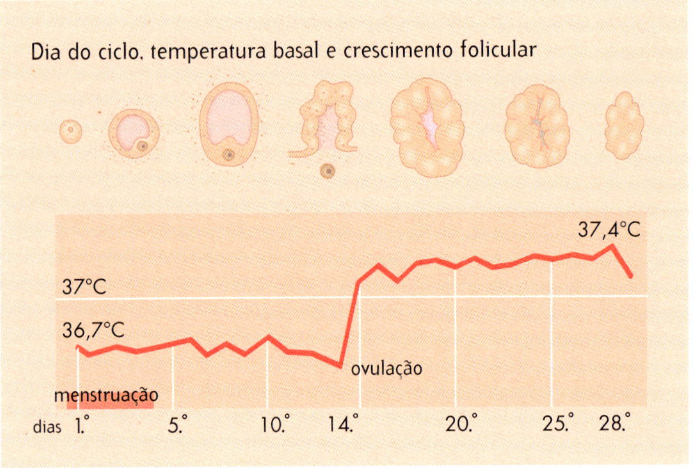

tremidade inferior, liga-se à vagina pelo colo do útero.

• **A vagina.** Liga o colo do útero à vulva.

As mamas

Têm como função produzir leite, mas também desempenham uma função sexual e erótica: fazem parte das zonas erógenas. Cada mama é composta por uma glândula mamária, um mamilo, uma aréola e ductos lactíferos.

Os ciclos menstruais

Os ciclos menstruais ocorrem da puberdade (entre 11 e 13 anos aproximadamente) até a menopausa (entre 50 e 55 anos, aproximadamente). Correspondem ao período em que ocorrem fenômenos psicológicos e hormonais que permitem o processo que vai da liberação de um óvulo pelo ovário (ovulação) à sua fecundação: o óvulo, então, fica aninhado na parede uterina. Caso a fecundação não ocorra, a menstruação recomeça e um novo ciclo se inicia. A duração do ciclo menstrual é, em média, de 28 dias.

A partir do primeiro dia da menstruação, o ciclo se divide em três fases:

– A fase estrogênica, do 1.° ao 14.° dia: ocorrem a formação e o crescimento dos folículos dentro dos quais se desenvolvem os óvulos no interior do ovário. Ao mesmo tempo, a mucosa uterina se espessa.

– A ovulação, próxima ao 14.° dia: um folículo expele um óvulo que é lançado na trompa. A fecundação por um espermatozóide pode, então, ocorrer.

– A fase proliferativa, do 14.° ao 28.° dia: se ocorrer a fecundação, o ovo se aninha no útero. Se ela não ocorrer, a mucosa uterina que se tornou mais espessa se desprega e é expelida – acontece a menstruação (que dura entre 2 e 6 dias, em média).

Distúrbios da menstruação

Os distúrbios menstruais são muito freqüentes, causados principalmente por desequilíbrio hormonal, mas, ainda que raramente, podem ser provocados por um tumor ou um cisto.

• **A consulta homeopática.** Para a homeopatia, o período menstrual é considerado um momento de grande vulnerabilidade, próprio para rever o estado geral da paciente. Para tanto, o médico tem que procurar, durante a consulta, descobrir o que a paciente sente nesse período. Para investigar um distúrbio menstrual, é importante levar em conta dois parâmetros: a regularidade do ciclo e a sua duração, assim como o tipo e o volume do sangramento. Durante a consulta, é fundamental que a paciente explique em detalhes:

– As circunstâncias do início dos distúrbios: houve algum fator responsável (doença, problema emocional, traumático ou atmosférico) ou algum problema hormonal específico (suspensão da pílula, pré-menopausa, parto recente)?

– As características do fluxo sanguíneo: volume, cor, fluidez, presença eventual de placas de sangue, regularidade.

– A eventual ocorrência de dores e suas características: localização, circunstâncias em que se atenuam ou agravam.

– As alterações gerais que ocorrem durante a menstruação, ou desde o início dos distúrbios, tanto no plano comportamental como orgânico.

– Os antecedentes familiares ou pessoais.

A ausência de menstruação

A causa mais comum da interrupção da menstruação, ou amenorréia, quando ocorre numa mulher que já menstruou, é a gravidez: o primeiro teste a ser feito é um exame laboratorial para determinar se a mulher está ou não grávida. Há outras causas bastante diversas para a

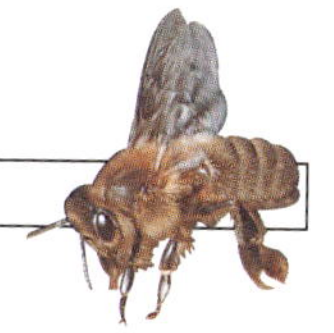

amenorréia, como um simples atraso na puberdade, um fator orgânico (tumor benigno da hipófose, por exemplo), ou um distúrbio hormonal que provoque a ausência de ovulação etc.

• **O tratamento alopático.** Os distúrbios hormonais são tratados, normalmente, com hormônios. As causas orgânicas implicam tratamento cirúrgico.

• **O tratamento homeopático.** Depois de descartada a possibilidade da causa por um fator orgânico, o homeopata deve conhecer o contexto geral e psicológico em que se dá o distúrbio. O médico vai procurar identificar as alterações do estado físico geral de sua paciente – pesquisando, por exemplo, se está havendo algum tipo de sangramento em outras partes do organismo (no nariz, por exemplo) – assim como de seu estado psicológico.

• **Alguns exemplos de tratamento homeopático**

– Uma forte decepção amorosa pode provocar a suspensão da menstruação. Vários medicamentos são indicados para tais circunstâncias. **Ignatia amara** é recomendado para a paciente que tem espasmos, dores de localização e intensidade variáveis, que suspira e boceja exageradamente, com alterações incoerentes do humor. **Phosphoricum acidum** é mais indicado no caso de ela sofrer – a partir de uma decepção amorosa – de diarréia sem dor, se estiver extremamente fragilizada e deprimida, indiferente a todos e a tudo, com dificuldade de memória e de concentração. Outros medicamentos são recomendados: **Helleborus niger** (para paciente muito confusa, como se sua cabeça não controlasse o corpo, com gestos atrapalhados) ou **Natrum muriaticum** (para

MENSTRUAÇÃO COM DOR

Sintomas	Medicamentos
Dor intensa, com espasmos. Paciente agitada e irritada. Dores amenizadas quando a paciente fica com os joelhos flexionados sobre o ventre.	Colocynthis
Dores violentas como cólicas, associadas a diarréia e vômito. Paciente gelada, com suores frios, freqüentemente agitada e falante. Excitação sexual exagerada antes da menstruação.	Veratrum album
Dores como se a região dos ovários estivesse pesada, associadas a uma dor na região lombar que se irradia para a parte da frente das coxas. Paciente agitada. Cólicas no período menstrual.	Viburnum opulus
Dores diversas, às vezes com a sensação de muito peso. Menstruação curta, atrasada e irregular. Calafrios antes da menstruação. Paciente triste, com vontade de chorar e de ser consolada.	Pulsatilla
Menstruação escassa, muitas vezes atrasada, e que pode se estender por pequenos sangramentos escuros. Dores associadas a uma sensação de peso na região lombar. Paciente deprimida e irritável, principalmente com os mais próximos, às vezes com mania de arrumação antes da menstruação. Dores que diminuem com exercícios e movimentos.	Sepia succus
Dores que aumentam de acordo com o volume do fluxo e se espalham pelas coxas; estão associadas a uma dor sob o seio esquerdo e a um peso na região lombar e melhoram quando a mulher se dobra. Em certos casos, há câibras, estiramento muscular, agitação e angústia.	Cimicifuga racemosa

Consulte o seu médico homeopata para saber a posologia adequada. Para ajudar a definir melhor a relação entre medicamentos e sintomas veja a parte 3 deste livro, "Os medicamentos".

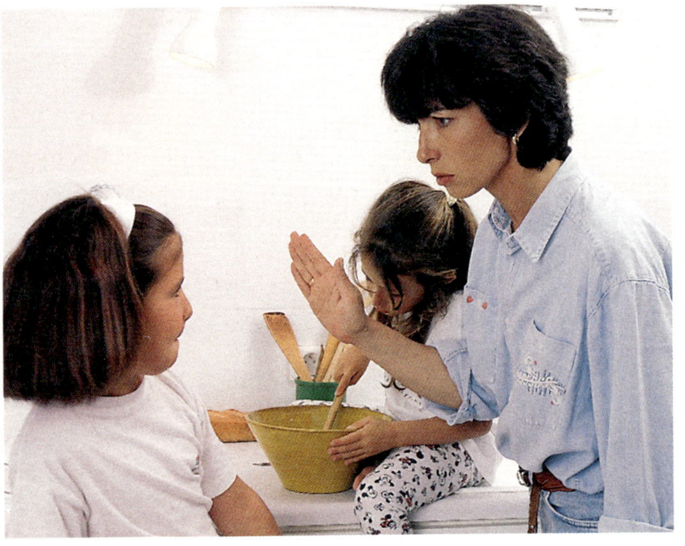

A tensão pré-menstrual (TPM), que se caracteriza principalmente por irritabilidade e alteração do humor, pode ser tratada com eficiência pela homeopatia.

paciente fechada em si mesma, que recusa a ajuda e o consolo das pessoas próximas e emagrece apesar de se alimentar).

– A amenorréia pode ocorrer em outras situações, como, por exemplo, depois de um banho frio. Nessas circunstâncias, prescrever **Antimonium crudum** no caso de a paciente ser uma jovem sentimental, sensível à lua cheia, com tendência à bulimia; **Aconitum napellus**, caso se trate de uma mulher superativa, ansiosa, agitada, que procura prever tudo.

– Quando o elemento causador é pouco evidente, a escolha do medicamento adequado pode ser facilitada por meio da identificação da existência de manifestações paralelas. Assim, sangramentos de nariz freqüentes que surgiram com a interrupção da menstruação apontam para o uso de **Lachesis mutus**, **Bryonia alba** ou **Phosphorus**.

A menstruação com dor

De 30% a 50% das mulheres sofrem de dores ou cólicas durante a menstruação, ou dismenorréia. Esse distúrbio costuma ser tratado na alopatia com medicamentos que diminuem a dor e os espasmos, eventualmente associados a um tratamento hormonal.

• **O tratamento homeopático.** Durante a consulta homeopática vários aspectos devem ser esclarecidos para orientar a escolha do melhor medicamento: as características da dor (espasmódica, lancinante, contínua), sua localização, suas irradiações (em direção à vagina, nas costas), os fatores de alívio e de piora (calor, postura etc.), o comportamento geral da paciente diante da dor (raiva, choro etc.) e a ocorrência de outros distúrbios junto com a dor (vômitos, diarréia etc.). No quadro da página anterior estão indicados alguns dos medicamentos mais freqüentemente prescritos no caso da menstruação com dor.

Menstruação abundante ou freqüente

As regras muito abundantes ou freqüentes indicam quase sempre um desequilíbrio hormonal, um fibroma ou um cisto no ovário.

• **O tratamento alopático.** Dependendo do caso, administram-se hormônios ou há intervenção cirúrgica (extração do fibroma ou cisto).

• **O tratamento homeopático.** Somente uma abordagem global, que considere as características dos sangramentos, permite determinar o medicamento "semelhante" que fará os distúrbios desaparecerem.

A tensão pré-menstrual

A tensão pré-menstrual, ou TPM, é o conjunto de distúrbios físicos e psicológicos que acometem algumas mulheres no período anterior à menstruação; várias hipóteses, muito discutidas, foram levantadas sobre sua origem, que estaria relacionada a um desequilíbrio hormonal (insuficiência de progesterona).

A tensão pré-menstrual começa depois da ovulação, sendo variável o seu início preciso. Dependendo do caso, esta se traduz por uma tendência à retenção de líquidos que provoca inchaço dos tornozelos ou das pálpebras, aumento de peso esporádico, inchaço e sensibilidade nos seios, sensação de inchaço no abdômen, dores no baixo-ventre, distúrbios da pele (acne), dores de cabeça, alterações do apetite etc. No plano psicológico, a TPM é responsável, principalmente, por tensão nervosa, sensação de mal-estar e alteração do humor.

• **O tratamento alopático.** O mais comum é prescrever um tratamento hormonal (em geral à base de progesterona), associado às vezes a tratamento dos distúrbios circulatórios.

• **O tratamento homeopático.** Vários medicamentos homeopáticos são indicados para o tratamento da tensão pré-menstrual. Porém, para fazer a escolha adequada, é indispensável identificar as características específicas da paciente. Por exemplo, no caso de alterações do humor, verificar se ocorre tristeza, raiva violenta ou crise de ciúme injustificada. A paciente se ressente de outros distúrbios antes da menstruação (hemorróidas, transpiração, vertigens)? Sente necessidade de usar sutiã para manter firmes os seios, de modo a aliviar as dores, ou não suporta usá-lo? Em que posição fica mais à vontade? Ela se sente aliviada quando menstrua, ou os distúrbios se estendem antes e depois da menstruação?

Miomas

São tumores benignos do útero, freqüentes nas mulheres em torno dos 40 anos. Os miomas costumam desaparecer espontaneamente depois da menopausa. Podem passar despercebidos, mas, às vezes, são responsáveis por sangramentos; quando têm volume significativo, podem apresentar diferentes sintomas decorrentes de uma compressão dos órgãos vizinhos.

O tratamento alopático

Preconiza, de acordo com o caso, cirurgia ou um tratamento à base de hormônios.

O tratamento homeopático

A identificação do medicamento adequado deve considerar os sintomas decorrentes do mioma e a reação da paciente: trata-se de encontrar o medicamento correspondente à mulher portadora de um mioma específico. Uma consulta médica é, portanto, indispensável.

Endometriose

É uma enfermidade que se caracteriza pela presença anormal, no peritônio (membrana que reveste as paredes do abdômen e cobre os órgãos abdominais), ou em outras partes do corpo, do endométrio, tecido mucoso do útero. A endometriose pode ser responsável por dores durante a menstruação ou por cistos de ovário. Pode também não provocar nenhum distúrbio e só ser descoberta em decorrência de uma das complicações que pode provocar, como a infertilidade ou uma gravidez extra-uterina. Para diagnosticar a endometriose exige-se uma endoscopia, que permite avaliar a extensão da doença.

O tratamento alopático

Além de uma eventual cirurgia (extração de cistos ou aderências por laparoscopia), prescreve um tratamento à base de hormônios.

O tratamento homeopático

Permite substituir o forte tratamento hormonal, muitas vezes difícil de levar a cabo pela paciente; se não houver resultados, pode ser feito um tratamento conjunto, conforme o caso.

Cistos de ovário

São cavidades, muitas vezes cheias de líquido, que se desenvolvem dentro do tecido do ovário. São necessários exames clínicos para determinar-lhes a causa. Existem os cistos chamados "funcionais", resultantes de uma disfunção hormonal e que são sempre benignos e suscetíveis de desaparecer entre um ciclo e outro, e os cistos chamados "orgânicos", de causa desconhecida, permanentes, que podem crescer ou se alterar.

Alguns cistos não causam nenhum transtorno; outros podem provocar disfunções na menstruação, dores abdominais súbitas ou durante as relações sexuais, ou ainda um incô-

Dois exemplos do tratamento da tensão pré-menstrual

Duas pacientes fazem consulta alegando irritabilidade, dores nos seios e aumento de peso antes da menstruação.

A primeira afirma que não suporta nem a solidão, nem a presença dos entes mais próximos, que tem fobia de pássaros, dores nas costas e inflamação nas pálpebras superiores. O conjunto de tais características leva à prescrição de Kalium carbonicum.

A segunda paciente alega que no período pré-menstrual fica "louca de ciúme", não consegue usar roupas muito apertadas, seu nariz sangra, e ela sente um verdadeiro alívio quando menstrua. Neste caso, o medicamento prescrito é Lachesis mutus.

Infecções dos órgãos genitais

Costumam ocorrer em mulheres com vida sexual ativa; as infecções genitais podem ser provocadas por vírus, fungos microscópicos ou bactérias. Manifestam-se de diversas formas: herpes genital, micoses, inflamações da bexiga (cistites) recorrentes, condilomas (variedade de verrugas) etc. Muito freqüentemente, essas infecções podem ser contraídas na relação sexual (doenças sexualmente transmissíveis). Dependendo do caso, manifestam-se por corrimentos leitosos, irritações, coceiras ou dores.

Uma consulta ao ginecologista e exames complementares são necessários (amostras do tecido vaginal, exames de sangue) para descobrir o tipo de germe e eliminar a possibilidade de uma doença que venha a se complicar (por exemplo, uma infecção por *Chlamydiae*, que pode ser responsável pela esterilidade).

O tratamento alopático, baseado na prescrição de medicamentos destinados a erradicar o germe responsável, traz um alívio rápido mas, geralmente, não evita reincidências. Ao contrário, a homeopatia, muitas vezes incapaz de tratar crises agudas, é mais eficaz na prevenção de recidivas ao promover um reequilíbrio global da paciente.

modo na hora de urinar. Estes podem se complicar ou arrebentar, o que provoca dores violentas e necessidade de uma consulta médica de urgência.

O tratamento alopático

O tratamento dos cistos "funcionais" é feito à base de hormônios. Os cistos "orgânicos" são retirados por meio de cirurgia.

O tratamento homeopático

A homeopatia é muito eficaz no tratamento dos cistos "funcionais" e para evitar recidivas. Conforme o caso podem-se associar homeopatia e alopatia.

Já o tratamento homeopático dos cistos "orgânicos" deve ser encarado com prudência e sob controle rígido do ginecologista, pois uma intervenção cirúrgica pode ser indispensável.

A cistite

É uma inflamação da mucosa da bexiga, muitas vezes relacionada a uma infecção bacteriana, que se manifesta por dor no baixo-ventre, ardência na hora de urinar (em certos casos, sangue) e freqüente e dolorosa vontade de urinar. Em diversos casos, ela se torna reincidente, por isso é importante tratá-la.

O diagnóstico e o tratamento alopático

Os micróbios são identificados por análise laboratorial de uma amostra de urina. O tratamento reside, em geral, na prescrição de antibióticos. Em alguns casos, doses repetidas desses medicamentos durante vários meses são necessárias para evitar recidivas. Para preveni-las, recomenda-se tomar muita água, urinar sempre que houver vontade e depois de cada relação sexual.

O tratamento homeopático

No caso de uma crise grave de cistite, a homeopatia pode aliviar rapidamente os sintomas se as características da moléstia tiverem sido corretamente identificadas. Em caso de infecção grave, o tratamento homeopático é insuficiente e tem que ser associado à prescrição de antibióticos. O quadro à direita apresenta alguns medicamentos que podem ser indicados para cistites ocasionais.

O caráter reincidente das crises traduz um desequilíbrio: somente a consideração de todos os antecedentes e das reações próprias da paciente permite determinar o medicamento capaz de restabelecer o equilíbrio e evitar, assim, as recidivas.

Distúrbios da libido

À exceção daqueles decorrentes de causas hormonais ou, mais raramente, orgânicas, os distúrbios da libido (diminuição do desejo sexual, impossibilidade de atingir o prazer sexual ou o orgasmo) são expressão de um mal-estar mais geral, que pode ter sua origem em diferentes causas. Neste caso, mais do que nos de outras doenças, a consulta homeopática permite à paciente expor em profundidade o seu problema e se sentir ouvida e amparada.

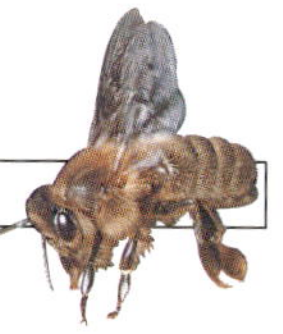

O tratamento homeopático

A escolha do medicamento é resultado do quadro geral: distúrbio passageiro fruto de depressão, problemas na relação com o parceiro (ressentimentos, decepção), dificuldades de se relacionar em geral, experiências anteriores mal resolvidas, condicionamentos decorrentes da educação recebida ou do histórico familiar etc. Existe uma infinidade de casos, a cada qual corresponde um medicamento específico.

Esterilidade

Fala-se em esterilidade depois de um ano de tentativas regulares e infrutíferas de engravidar. A esterilidade exige uma pesquisa sistemática com base em exames clínicos do casal e exames complementares solicitados por um especialista. Ela pode ser tanto de origem feminina como masculina e, no primeiro caso, pode ter numerosas causas: infecciosas (obstrução das trompas depois de uma infecção genital), mecânicas (malformações), funcionais (distúrbios da ovulação ou da mucosa cervical), psicogenéticas (quando nenhuma causa objetiva foi descoberta).

Os tratamentos alopáticos

Dependem da causa da esterilidade: recuperação cirúrgica da permeabilidade das trompas, tratamento hormonal no caso de distúrbios na ovulação etc. Em certos casos, a inseminação artificial ou a fecundação *in vitro* podem ser sugeridas.

O tratamento homeopático

Pode ser proposto no caso de esterilidade de origem funcional ou psicogenética. A homeopatia não oferece resultados nos outros casos.

Menopausa

É a interrupção fisiológica dos ciclos menstruais, devido à suspensão da atividade hormonal dos ovários.

A menopausa ocorre por volta dos 50 anos e se dá, com mais freqüência, de modo progressivo.

Num primeiro momento as secreções hormonais diminuem, provocando distúrbios nas

CISTITE AGUDA

Sintomas	Medicamentos
Dores violentas e ardência, antes e depois de urinar. Vontade incontrolável de urinar, com eliminação de algumas gotas apenas, às vezes com um pouco de sangue. Sintomas por vezes associados à vontade de evacuar e à excitação sexual.	**Cantharis vesicatoria**
Ardência e sangramento freqüentes ao urinar, eliminação gota a gota. Dores violentas, acompanhadas por tensão, com dor na bexiga e no reto. Em alguns casos, diarréia.	**Mercurius corrosivus**
Sensação de dor depois de urinar, acompanhada de tremores. As dores pioram ao longo do dia. Para urinar sem dor a paciente deve ficar de pé.	**Sarsaparilla officinalis**
Dores que surgem com freqüência depois das relações sexuais, principalmente no início da sexualidade. Persistem muito tempo após urinar, deixando a sensação de que ainda há urina a ser expelida. A paciente permanece durante muito tempo sentada no banheiro.	**Staphysagria**
Vontade constante de urinar, que requer esforços violentos para consegui-lo. Dores que se irradiam pelas coxas e aumentam à noite. A posição de cócoras facilita urinar.	**Pareira brava**

Consulte o seu médico homeopata para saber a posologia adequada. Para ajudar a definir melhor a relação entre medicamentos e sintomas veja a parte 3 deste livro, "Os medicamentos".

Paralelamente ao tratamento homeopático, uma vida saudável (com prática esportiva regular, alimentação equilibrada e rica em cálcio), aliada à atenção consigo própria, pode ajudar a viver com serenidade as mudanças que ocorrem durante a menopausa.

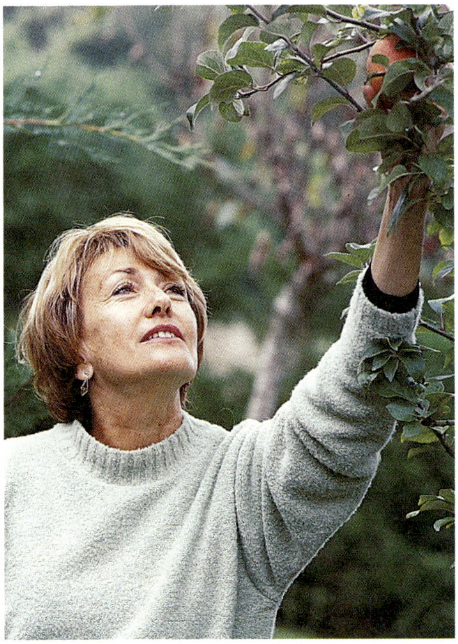

menstruações (pré-menopausa ou climatério); depois elas acabam e a menstruação desaparece, configurando, assim, a menopausa, que pode ser acompanhada de sintomas muitas vezes desagradáveis – ondas de calor, aumento de peso, osteoporose, distúrbios da libido. Um acompanhamento ginecológico é indispensável nessa fase da vida.

O ponto de vista da alopatia

Não havendo contra-indicações, a alopatia atualmente costuma propor, de modo quase sistemático, a terapia de reposição hormonal, com a finalidade de prevenir os efeitos colaterais (em especial a osteoporose e as ondas de calor).

O ponto de vista da homeopatia

Segundo a homeopatia, a menopausa é uma etapa fisiológica da vida da mulher. À medida que as secreções ovarianas cessam, o organismo cria mecanismos de compensação que aliviam em parte o déficit hormonal. Portanto, é possível viver essa mutação sem maiores problemas.

O tratamento homeopático deve levar em consideração as reações individuais de cada paciente, com o objetivo de acompanhá-la no estabelecimento de um novo equilíbrio, apoiando-se nas possibilidades de adaptação de seu organismo. Quanto mais cedo for iniciado esse tratamento, melhores serão os resultados. Se a paciente tiver uma reação insuficiente ao tratamento homeopático, este pode ser associado a uma terapia de reposição hormonal.

• **Dois exemplos de tratamento homeopático.** Estes dois casos ilustram o método que o médico utiliza para identificar os elementos que permitem a escolha do medicamento adequado.

A paciente **Glonoinum** é identificada pela sua propensão maior à congestão e à expansão: ondas de calor muito violentas que começam na altura do tórax e dão a impressão de que a cabeça vai explodir, palpitações por todo o corpo, até a ponta dos dedos, visíveis no pescoço pelo batimento das veias; sensação de vertigem e, por vezes, tendência à hipertensão arterial e intolerância ao sol.

A paciente **Sepia succus** sofre de ondas de calor como se viessem da parte inferior do abdômen, acompanhadas de tremores, palpitações e de uma sensação geral de mal-estar que pode levar ao desmaio. As ondas pioram à tarde e à noite; a paciente vive deprimida desde o início da menopausa, sua libido está baixa e ela sente um peso muito grande na parte inferior do abdômen e ao longo das costas.

Um exemplo de tratamento de aumento de peso relacionado à menopausa

Uma paciente engordou 15 quilos depois da menopausa, que ocorreu de forma progressiva: ciclo menstrual irregular, com fluxo cada vez menor e pequenos coágulos. A cada vez a menstruação era mais cansativa e vinha acompanhada por pruridos na vulva e volumoso corrimento leitoso.

As eliminações dessa mulher estão bloqueadas: tem prisão de ventre e não transpira nem mesmo durante as ondas de calor. Seu comportamento mudou: está mais insegura que de costume e se sensibiliza até as lágrimas, em particular com música sentimental.

Esse conjunto de características aponta **Graphites** entre os medicamentos mais adequados para o tratamento do aumento de peso durante a menopausa.

Gravidez e parto

A homeopatia previne e trata os pequenos desconfortos provocados pela gravidez, além de ser útil no pré-natal, e pode facilitar o restabelecimento pós-parto.

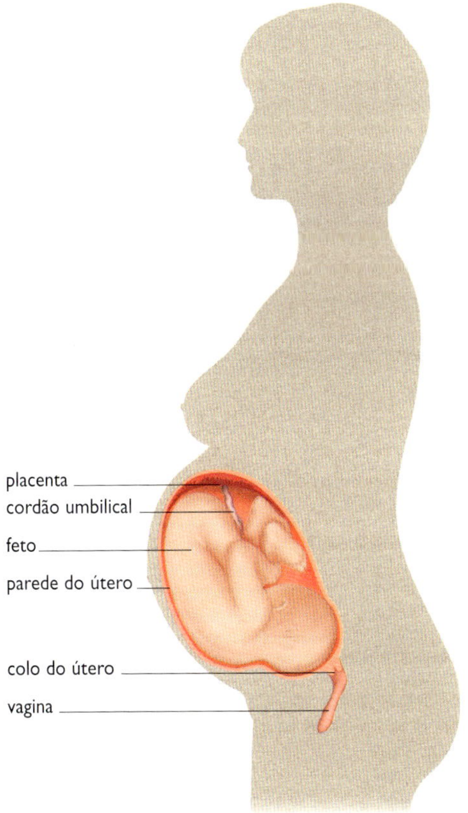

A gravidez é um período de transformação do corpo da mulher como um todo, associada à produção maciça de hormônios indispensáveis ao bom desenvolvimento da gestação.

Além de outras doenças obstétricas, que não serão tratadas aqui – e cuja prevenção exige rigoroso acompanhamento por um médico especialista –, a gravidez freqüentemente provoca alguns problemas sem gravidade, mas muitas vezes desconfortáveis, que podem ser aliviados com eficiência pela homeopatia. Esta também contribui para um bom pré-natal, e facilita o pós-parto e a amamentação.

O tratamento homeopático

O procedimento do homeopata em relação à mulher grávida é o mesmo que tem para com todos os pacientes: ele aplica um questionário detalhado à pessoa com o objetivo de determinar os sintomas individuais e identificar o medicamento adequado.

A única diferença é que a ênfase recai, especialmente, sobre o conjunto de mudanças sofridas desde o início da gravidez (alterações no comportamento, sensações, desejos, rejeição a certos alimentos etc.).

Durante a gravidez

A homeopatia – que tem a vantagem de não apresentar nenhum risco tóxico para o feto – pode aliviar facilmente vários pequenos distúrbios freqüentes, como enjôo, cansaço, dores nas pernas, hemorróidas, prisão de ventre etc. Apenas como exemplo, vale referir **Collinsonia canadensis, Aesculus hippocastanum** ou **Lachesis mutus**, para tratar hemorróidas, ou **Colchicum autumnale**, um dos muitos medicamentos indicados contra o enjôo, prescrito quando o cheiro ou a mera lembrança dos alimentos provoca náusea, se ao menor movimento essa sensação se agrava e se a paciente tem desejo por vários alimentos, que se transforma em repugnância ao prová-los.

As contrações prematuras também podem ser objeto de tratamento homeopático, paralelamente ao acompanhamento obstétrico, com tratamento alopático.

ATENÇÃO
Algumas manifestações que podem ocorrer na gravidez (sangramentos, aumento acelerado de peso, retenção de líquido, dor de cabeça, contrações etc.) são sinais de problemas graves que podem pôr em risco a vida da criança que está para nascer e, em alguns casos, a da própria mãe. Diante de qualquer manifestação anormal deve-se consultar o obstetra sem demora. Para cuidar de ocorrências graves durante a gravidez, a homeopatia pode ser indicada em associação com o tratamento prescrito pelo ginecologista.

O pré-natal e o trabalho de parto

Um bom acompanhamento durante a gravidez permitirá que a mulher encare o parto de forma tranqüila. Do ponto de vista da homeopatia, o ideal é prescrever, preventivamente, o medicamento de fundo da paciente um pouco antes do parto, durante o nascimento do bebê, se for necessário, e no pós-parto.

O quadro abaixo mostra alguns medicamentos que podem ser úteis durante o parto, caso os sintomas indicados se apresentem, mesmo que tenha sido prescrito um medicamento de fundo correspondente. O medicamento de fundo é o"remédio homeopático da pessoa", aquele que corresponde à personalidade do paciente. Ele pode mudar, ou não, ao longo dos anos, de acordo com as circunstâncias da vida da pessoa.

O pós-parto e a amamentação

A homeopatia pode acompanhar a jovem mãe durante o período, muitas vezes delicado, do pós-parto, auxiliando a superar a depressão passageira que muitas vezes ocorre logo após o nascimento do bebê ou a recuperar o equilíbrio do organismo após o parto. No que se refere à amamentação, vários medicamentos favorecem a produção de leite (**Lac caninum**, **Urtica urens**, **Zincum metallicum**), enquanto outros podem auxiliar o tratamento de certas ocorrências como rachaduras nos mamilos (**Graphites,** por exemplo) e dores no afluxo de leite.

Cuidados com o bebê que vai nascer

As perturbações emocionais que a mulher grávida enfrenta são sentidas pelo bebê. É possível, portanto, cuidar de um bebê que está para nascer, prescrevendo um medicamento homeopático à mãe. Aliás, quando se trata de um recém-nascido, sempre se pergunta aos pais sobre como se deu a gravidez para identificar o medicamento adequado para a criança.

PREPARAÇÃO DO TRABALHO DE PARTO

Sintomas	Medicamentos
"Falso trabalho de parto": as contrações são ineficazes para a dilatação do colo, muito rígido. A paciente fica fraca e com sede.	**Caulophyllum thalictroides**
"Falso trabalho de parto", com tremores nervosos e grande fraqueza muscular. A paciente não tem sede e seu rosto fica muito vermelho.	**Gelsemium sempervirens**
Dores muito violentas nas costas, com cãibras nas barrigas das pernas, vontade de urinar e de evacuar, às vezes com desmaios. Estado de muita irritação da paciente.	**Nux vomica**
Dores nas costas que se irradiam em direção às nádegas. A paciente precisa que lhe pressionem as costas, pois tem a sensação de que seu corpo é oco. Arrotos freqüentes.	**Kalium carbonicum**
(Medicamento pouco específico, indicado eventualmente como preventivo no início do trabalho de parto, para auxiliar o esforço muscular na hora do parto, ou para facilitar a expulsão e uma posterior boa recuperação.)	**Arnica montana**
Contrações com cãibras, calafrios nervosos, grande excitação e dilatação irregular do colo uterino. O medicamento facilita o trabalho caso existam dores reumáticas (principalmente nos quadris e debaixo do seio esquerdo) no fim da gravidez ou durante as contrações.	**Cimicifuga racemosa**

Consulte o seu médico homeopata para saber a posologia adequada. Para ajudar a definir melhor a relação entre medicamentos e sintomas veja a parte 3 deste livro, "Os medicamentos".

A medicina esportiva

A homeopatia tem se mostrado bastante eficaz no tratamento das diferentes doenças decorrentes da prática de esportes, e pode também melhorar o estado psicológico do esportista.

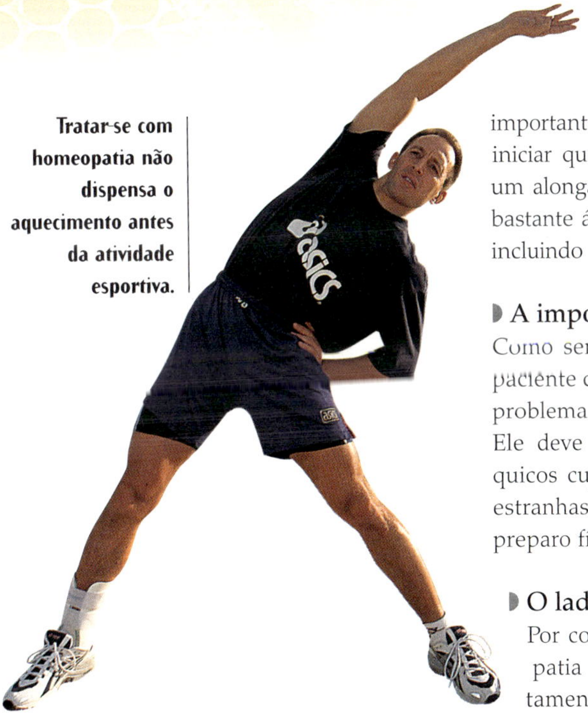

Tratar-se com homeopatia não dispensa o aquecimento antes da atividade esportiva.

A homeopatia tem reunido conhecimento prático e teórico suficiente sobre a atividade física para ter um bom entendimento do "meio" esportivo, isto é, dos comportamentos físicos, psicomotores, sociais e afetivos próprios dos esportistas.

A avaliação homeopática

A homeopatia é adequada para todo tipo de esportista: crianças e adolescentes que estudam, pessoas que praticam esporte como recreação ou atletas.

As condições da eficácia

O tratamento homeopático não dispensa certos cuidados elementares, que devem ser tomados para evitar problemas futuros. É importante fazer um aquecimento antes de iniciar qualquer atividade física, assim como um alongamento ao final. Além disso, tomar bastante água e ter uma alimentação variada, incluindo legumes, verduras, frutas e cereais.

A importância da visão integral

Como sempre, o médico deve considerar o paciente como um todo, ainda que focando o problema médico que motivou a consulta. Ele deve reter os sintomas físicos ou psíquicos cujas características sejam anormais, estranhas, e que ocorram apesar de um bom preparo físico.

O lado psicológico

Por conta de sua visão global, a homeopatia é particularmente indicada no tratamento dos distúrbios psicológicos conseqüentes da prática esportiva, sejam eles problemas de resistência ou decorrentes de um estado mental, como, por exemplo, a fixação numa derrota (recente ou antiga). Sempre graças a essa visão global, a homeopatia pode ajudar o paciente a "escutar melhor seu corpo", ajudando a evitar acidentes e derrotas.

A consulta homeopática

Como em toda consulta homeopática, o médico fará uma série de perguntas ao paciente e um exame clínico, seguido de exames complementares, se for necessário (ultra-sonografia, exames de sangue etc.).

A análise do paciente

O homeopata fará uma série de perguntas a

HOMEOPATIA E *DOPING*

Certas substâncias, que aparentemente melhoram o desempenho esportivo, são proibidas durante as competições. Por lei, são vedadas todas as substâncias que alteram artificialmente a capacidade do organismo e os procedimentos que mascaram o emprego de substâncias com tais propriedades. Os medicamentos homeopáticos não se incluem nesse caso e podem ser receitados a qualquer momento, inclusive durante competições.

Dois exemplos de tratamento

Um paciente de 38 anos se prepara para participar de uma maratona. Depois de algumas semanas de treino, sente uma dor no lado interno da tíbia direita, abaixo do joelho; a radiografia mostra o início de calcificação de um tendão muscular. A prescrição de **Phosphoricum acidum**, medicamento indicado no tratamento de certas tendinites nos esportistas, resolve o problema em poucos dias.

Um lutador de boxe de 31 anos vai se consultar alegando uma forte dor na panturrilha direita, depois de sua primeira semana de treino. O exame clínico indica uma contratura. O paciente havia retomado a ativa depois de um período de indefinição e dúvidas devido à derrota pelo título de campeão de seu país, pelo qual ainda anseia secretamente. A prescrição de **Ignatia amara**, indicada entre outras coisas no tratamento de traumatismo físico provocado num contexto de emoções reprimidas, faz que a dor desapareça depois da segunda dose.

fim de individualizar os sintomas "homeopáticos", que permitem determinar o medicamento adequado. As perguntas não se limitarão à prática esportiva atual do paciente, mas irão recuperar seus antecedentes patológicos, sejam quais forem, ainda que não tenham relação aparente com o motivo da consulta.

É freqüente encontrar num paciente a associação de diversas enfermidades, relacionadas ou não à sua atividade, sendo que uma pode explicar a outra ou permite antever uma vulnerabilidade particular e global do esportista.

Os limites da automedicação

Em certos casos, é possível automedicar-se com homeopatia para tratar uma lesão provocada pela prática de um esporte (hematoma ou distensão, por exemplo).

Porém, é preciso considerar que um tratamento desse tipo tem apenas resultado pontual, de menor precisão.

A cura duradoura e profunda pressupõe uma abordagem mais profissional da metodologia, que só um tratamento médico pode dar.

O quadro abaixo indica os principais distúrbios que afetam atletas e esportistas e os medicamentos que costumam ser prescritos pela medicina homeopática esportiva.

PROBLEMAS DO ESPORTISTA

Distúrbios/lesões	Medicamentos
Hematoma, forte traumatismo, esgotamento por competição.	**Arnica montana**
Grande e repentino pânico, decorrente de um acidente ocorrido durante um esporte, sejam quais forem as conseqüências.	**Aconitum napellus**
Torção, distensão muscular, torções devidas a esforço durante um treinamento excessivo.	**Rhus toxicodendron**
Cãibras.	**Arnica montana** **Cuprum metallicum**

Consulte o seu médico homeopata para saber a posologia adequada. Para ajudar a definir melhor a relação entre medicamentos e sintomas veja a parte 3 deste livro, "Os medicamentos".

Imprevistos em viagem

Sempre que viajar, não deixe de incluir na bagagem um estojo de medicamentos homeopáticos para eventuais emergências. Assim, você poderá partir mais tranqüilo.

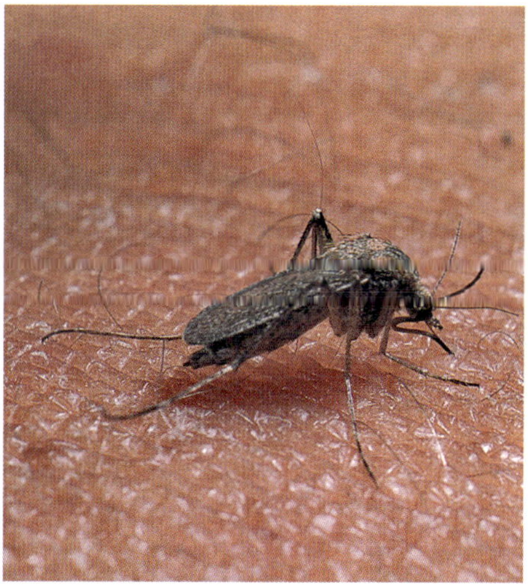

As picadas de insetos (na foto, um pernilongo) podem ser aliviadas pela homeopatia.

Como utilizar seu estojo de primeiros socorros

No caso de uma crise aguda, a administração do medicamento homeopático deve ser logo repetida; porém, desde que haja melhora, ela deve ser mais espaçada. Se essa melhora não for suficiente, repita a dose com o medicamento mais diluído (por exemplo em 12CH em lugar de 6CH). O espaçamento das doses depende da gravidade dos sintomas. Normalmente, a pessoa melhora logo – nas horas seguintes à primeira administração. Caso isso não ocorra, informe seu médico.

O estojo de medicamentos homeopáticos deve estar de acordo com o tipo de viagem que você vai fazer. Seu homeopata poderá indicar os medicamentos, dependendo de para onde você for.

Raios solares e insolação

Quando uma pessoa fica exposta durante longo tempo ao sol, podem acontecer queimaduras de primeiro ou segundo grau. Há casos de insolação, que podem provocar febre e dor de cabeça.

O tratamento alopático contra os efeitos dos raios solares consiste na aplicação de pomadas para queimaduras. Em caso de insolação, recomenda-se tomar bebidas frescas, repousar e, às vezes, a internação.

O tratamento homeopático

Entre os medicamentos recomendados para aliviar os efeitos dos raios do sol, podemos citar **Cantharis vesicatoria** (para pessoa agitada, com bolhas que pioram ao menor contato) e **Arsenicum album** (se a dor não melhorar logo). Contra a insolação, recomenda-se sobretudo **Belladonna** (pessoa abatida, prostrada, com dor de cabeça latejante, pele vermelha especialmente no rosto, sensação de calor que se espalha) ou **Glonoinum** (pessoa com o rosto corado, vasos sangüíneos visíveis, dores de cabeça violentas e latejantes). Esses medicamentos devem ser tomados na potência 6CH, duas gotas, três vezes ao dia. Além disso, pode-se passar na região afetada a pomada de **Calendula officinalis** ou a tintura-mãe do mesmo medicamento diluída (uma parte de tintura-mãe para cinco de água).

A prevenção

Para evitar uma insolação, exponha-se ao sol progressivamente, um pouco por dia. É fundamental passar protetor solar, com fator de

MEDICAMENTOS ALOPÁTICOS INDISPENSÁVEIS
Além dos medicamentos homeopáticos recomendados neste capítulo, é aconselhável levar no seu estojo protetor solar, aspirina, um anti-séptico local para pequenos ferimentos, alguns curativos, tesoura, gaze, algodão e, se for para outro país tropical, algum produto contra diarréia.

proteção adequado à sua pele, renovando a aplicação a cada duas horas e ao sair da água. Além disso, é aconselhável o uso de óculos escuros e, sobretudo para as crianças, chapéu ou boné e uma camiseta de algodão.

As picadas de insetos

O quadro abaixo indica medicamentos que podem aliviar picadas de insetos. Contudo, em casos graves, não deixe de consultar o médico.

Enjôo

O enjôo, com náusea e/ou vômitos, afeta algumas pessoas quando viajam, sobretudo de automóvel. Contra esse tipo de enjôo, a alopatia recomenda remédios anti-histamínicos e antieméticos (que combatem o vômito).

O tratamento homeopático

A homeopatia pode prevenir ou aliviar os enjôos provocados por meios de transporte. O quadro abaixo indica alguns medicamentos adequados.

Mal-estar na montanha

As regiões montanhosas provocam um conjunto de problemas (dor de cabeça, zumbido

PICADAS DE INSETOS

Sintomas	Fatores de melhora e de agravamento	Medicamentos
Edema rosa-claro e dor de picada.	Os sintomas melhoram com aplicação de compressa fria no local.	**Apis mellifica**
Edema com sensação de queimadura e coceira como de picadas de urtigas.	Os sintomas aumentam com o banho e o calor.	**Urtica urens**
Ferida "fria", com aparência de mármore; dor aguda por muito tempo.	A dor pode parar fazendo compressas frias, mas aumenta com calor no local.	**Ledum palustre**

Consulte o seu médico homeopata para saber a posologia adequada.

ENJÔO EM MEIOS DE TRANSPORTE

Sintomas	Fatores de melhora e de agravamento	Medicamentos
Vertigens e náuseas acompanhadas de suor frio e de salivação excessiva; às vezes, vômitos.	A pessoa melhora quando inclina o corpo para a frente e piora quando olha para o alto.	**Petroleum**
Vertigens e náuseas próximas do desmaio; às vezes, vômitos.	A pessoa fica imóvel, sem falar. O enjôo piora com movimento, cheiro de tabaco e de comida.	**Cocculus indicus**
Vertigens e náuseas acompanhadas de suor frio e, às vezes, vômitos.	Melhora ao ar livre e quando a pessoa se descobre. Piora com movimentos.	**Tabacum**
Náuseas próximas do desmaio, salivação excessiva e ondas de calor.	A pessoa tem dificuldade para vomitar. Melhora ao deitar-se.	**Nux vomica**

Consulte o seu médico homeopata para saber a posologia adequada.

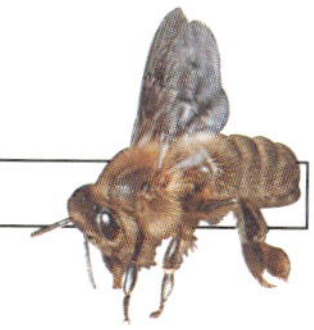

nos ouvidos, palpitações, falta de fôlego, insônia etc.) relacionados à dificuldade de adaptação do organismo à rarefação de oxigênio. Na grande maioria dos casos eles desaparecem após alguns dias de adaptação.

O tratamento homeopático

Como um tratamento de emergência, você pode tomar o medicamento *Erythroxylon coca* dinamizado.

A "turista"

É uma diarréia passageira que ocorre em viagens a lugares distantes. Basicamente é causada por uma infecção microbiana. Inúmeros medicamentos homeopáticos podem ser indicados para aliviá-la; o quadro abaixo indica alguns deles. Além disso, é aconselhável beber muito líquido para evitar a desidratação.

• **A prevenção.** Em geral, seguir algumas regras de higiene é suficiente para prevenir a maior parte dos casos: comer alimentos cozidos, frutas sem casca, consumir apenas bebidas engarrafadas e ingerir comidas leves, evitando saladas cruas.

Outros distúrbios

Entre os inúmeros outros problemas que podem ocorrer numa viagem, e que é possível prevenir ou aliviar com um medicamento homeopático, destacam-se:

Medo de avião

Mencionamos **Aconitum napellus**, **Argentum nitricum**, **Borax veneta**, **Calcarea carbonica**, **Phosphorus** dentre os possíveis medicamentos homeopáticos. Consulte a parte 3 deste livro, "Os medicamentos", para saber qual o mais adequado.

Febre ou resfriado

Resfriado ou febre durante uma viagem podem ocorrer com a mudança de temperatura, em particular com a passagem de um ambiente quente para outro frio e seco, como o ar climatizado de um avião ou ônibus de turismo, e podem estar associados a uma laringite repentina e a certa agitação. A homeopatia aconselha o uso de **Aconitum napellus**.

O *jet-lag*

É o cansaço associado a insônia que surge depois de uma longa viagem de avião, em conseqüência da diferença de fuso horário. Para prevenir o *jet-lag*, a homeopatia recomenda o uso da **Nux vomica** no momento em que o avião estiver descendo.

A DIARRÉIA "TURISTA"

Sintomas	Fatores de melhora e de agravamento	Medicamentos
Diarréia, vômitos repentinos, fezes abundantes em jatos e sem odor, espasmos após os vômitos, acompanhados de calafrios por todo o corpo e suor frio; às vezes, grande fraqueza.	Sede de água fresca. Vômito depois de beber ou comer.	**Veratrum album**
Diarréia com ardência, corrosiva, acompanhada de uma grande sede, muita fraqueza, ânsias e suores frios.	A diarréia tende a desaparecer quando a pessoa se agasalha, e se intensifica depois da meia-noite.	**Arsenicum album**
Diarréia abundante, com odor forte, em jatos, não dolorosa, precedida de ruídos no intestino.	Fezes que mudam de aparência segundo o momento, piorando o quadro.	**Podophyllum peltatum**

Consulte o seu médico homeopata para saber a posologia adequada.

Traumatismos

Em geral, a homeopatia pode aliviar rapidamente os efeitos de pequenos traumatismos que fazem parte da vida cotidiana (choques, queimaduras, picadas etc.).

QUANDO CONSULTAR
O tratamento homeopático não dispensa a consulta a um médico especializado (ginecologista, por exemplo), quando necessário. Caso tenha havido automedicação, é desaconselhável repetir a dose do medicamento quando a pessoa melhora. Da mesma forma, se não houver melhora depois de três ou quatro doses, é sinal de que o medicamento não é adequado. Consulte sempre seu médico.

Na homeopatia, os cuidados com traumatismos são particulares. De fato, a causa inicial de cada um deles é perfeitamente conhecida e quase sempre provoca os mesmos sintomas em todos os indivíduos. O princípio da semelhança se aplica às características da lesão, em função do tipo de traumatismo, sem que seja necessário ao homeopata fazer perguntas detalhadas à pessoa. Num segundo momento, o médico pode analisar a reação do paciente para escolher um medicamento mais específico.

O tratamento homeopático

O quadro da página à direita sugere algumas orientações para o tratamento homeopático de certos traumatismos mais comuns.

Alguns conselhos

– Ferimentos: a primeira medida é desinfetar o machucado para evitar infecções como o tétano (para preveni-lo, se necessário, tome soro antitetânico).

– Pancadas nos olhos: mesmo que o medicamento homeopático seja eficaz, é indispensável consultar o oftalmologista para saber se a pancada foi grave ou não.

– Queimaduras: as de primeiro grau podem ser aliviadas pela homeopatia. Uma queimadura mais grave requer tratamento hospitalar; nesse caso, o tratamento homeopático pode ser feito paralelamente aos cuidados alopáticos.

Às vezes é indicado fazer uso de medicamentos homeopáticos alternadamente, exercendo cada um deles uma ação específica: **Arnica montana** reabsorve os hematomas; **Rhus toxicodendron** atua sobre os tendões e as articulações; **Ruta graveolens** age sobre a dor óssea; **Calendula officinalis** cicatriza os ferimentos etc.

– Picadas de insetos: certas reações alérgicas, como edema generalizado, constituem uma emergência médica, podendo implicar internação hospitalar especializada.

Os traumatismos psíquicos

O campo dos traumatismos engloba tanto os físicos quanto os psíquicos. **Arnica montana** ou **Natrum sulfuricum**, por exemplo, que são medicamentos utilizados após um choque físico, são também prescritos pelos homeopatas em certos casos de traumatismos psicológicos e para tratar as suas conseqüências.

Assim, **Arnica montana** poderá ser recomendada em casos de pós-operatório ou quando a pessoa passou por experiências traumáticas que lhe deixaram "marcas".

O alívio de uma fratura no pé

Uma paciente teve o dedo do pé esmagado, enquanto dançava, fraturando-o. Ela amarga uma dor aguda, localizada, com sensação de queimadura. O dedo ficou roxo e ela anda com dificuldades.

Em geral, ao cuidar de fraturas, deve-se enfaixar bem o dedo quebrado. Contudo, a dor impede que a pessoa ande normalmente durante um ou dois meses. No caso da paciente do exemplo, foi prescrito **Hypericum perforatum 30CH**, duas gotas a cada 4 horas, espaçando as doses a partir dos primeiros sinais de melhora, que ocorreram em 24 horas. A dosagem de duas gotas foi repetida todas as vezes que as dores voltaram, e a paciente pôde andar em dois dias.

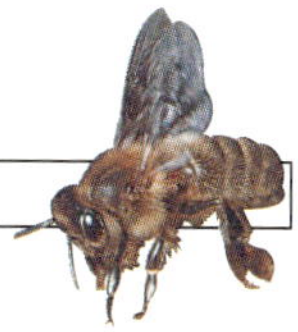

TRAUMATISMOS

Tipo de traumatismo/sintomas	Medicamentos
Queimadura de primeiro grau.	**Cantharis vesicatoria** por via oral e aplicação externa. **Arsenicum album** se a dor não melhorar rapidamente.
Queda sobre o cóccix.	**Hypericum perforatum** e, eventualmente, **Silicea.**
Pancada, queda sem ferimento exposto.	**Arnica montana,** pomada ou compressa de solução diluída de 1/10 da tintura-mãe.
Pancada, queda com ferimento leve.	Compressas de **Calendula officinalis**, solução diluída de 1/10 da tintura-mãe.
Pancada, queda com hematoma e sensação de contusão.	**Arnica montana**
Corte com faca ou tesoura, ou após uma intervenção cirúrgica.	**Staphysagria**
Dores do pós-operatório de cirurgia abdominal.	**Hamamelis virginiana**
Entorse ou torção.	**Arnica montana** alternadamente com **Rhus toxicodendron**; depois, eventualmente, **Calcarea carbonica.**
Ferida com crosta.	**Calendula officinalis**
Ferimento com objeto pontiagudo (prego, seringa etc.).	**Ledum palustre**
Tendinite nos pequenos tendões das mãos, dos punhos e pés.	**Ruta graveolens**
Traumatismo de órgãos e partes internas do corpo (vísceras, região genital etc.).	**Bellis perennis**
Traumatismo de regiões ricas em terminações nervosas. Dores agudas.	**Hypericum perforatum**
Traumatismo ocular, com olho "roxo" e inchado devido à pancada. A dor aumenta com compressas quentes e melhora com as frias.	**Ledum palustre** Consulte um oculista quanto à gravidade do problema.
Traumatismo ocular sem hematoma (provocado por uma bolada, por exemplo). Dor que aumenta quando a região é tocada.	**Symphytum officinale** Consulte um oculista quanto à gravidade do problema.
Traumatismo dos ossos e do periósteo (membrana conjuntiva que reveste externamente os ossos).	**Ruta graveolens** e **Symphytum officinale,** ou **Calcarea phosphorica** em caso de fratura.
Sangramento.	**China officinalis**

Consulte o seu médico homeopata para saber a posologia adequada. Para ajudar a definir melhor a relação entre medicamentos e sintomas veja a parte 3 deste livro, "Os medicamentos".

Emergências médicas

Seja qual for nossa concepção de saúde, pode acontecer de um dia termos de prestar socorro à vítima de algum tipo de acidente. Apontamos aqui alguns conselhos.

O QUE É UMA EMERGÊNCIA?
Define-se emergência médica como a situação na qual o tratamento não pode ser adiado. Entre as emergências, distinguem-se as que põem a vida em perigo ("emergências vitais") e as que colocam em risco uma função, como a visão, a locomoção ou o uso da mão ("emergências funcionais").

Para prestar os primeiros socorros, o mais importante é você acreditar que está procedendo corretamente, demonstrar segurança e fazer tudo com muita calma. A maneira de abordar uma emergência pode contribuir para a sobrevivência da vítima.

Muitas vezes, medidas simples ajudam a afastar o perigo. Para situações de primeiros socorros, não é recomendável o uso de medicamentos homeopáticos.

Noções básicas

Três noções são fundamentais em situações de emergência:

• **Proteger.** Siga este plano: primeiramente, cuide de sua própria segurança; em seguida, proteja os que estão no local, sobretudo a vítima, livrando-a da causa do acidente, caso seja identificada claramente.

Tais medidas, por exemplo, podem evitar uma eletrocussão em cadeia.

• **Alertar.** Desde que o grau de urgência da afecção seja diagnosticado, peça socorro ao serviço especializado mais próximo do local (médico, clínico-geral, hospital, bombeiros etc.). Não demore para pedir auxílio.

• **Socorrer.** Dê prioridade às medidas indispensáveis, usando o bom senso.

Algumas noções úteis

• **A posição.** Verifique se a vítima está consciente. Se estiver, deixe que ela diga que tipo de movimento pode fazer. Em caso de bebês ou vítimas inconscientes, é preferível, exceto em situações particulares, deixar a vítima deitada de lado, para impedir que ela sufoque com o próprio vômito. Além disso, faça sentar-se um cardíaco consciente ou uma pessoa com problemas respiratórios. Em caso de vítima de incêndio, é melhor que permaneça deitada.

• **Alimentação.** Geralmente, não é aconselhável dar de comer ou beber à vítima, a não ser nos casos em que a própria pessoa diga de que tipo de doença sofre, como, por exemplo, a hipoglicemia.

• **Queimaduras.** Recomenda-se resfriar o local atingido pela queimadura, borrifando-o com água fria durante dez minutos, sem tirar a roupa da pessoa.

• **Sufocamento.** É indispensável acalmar a pessoa com dificuldade respiratória, dirigindo-lhe palavras tranqüilizadoras; o consumo de oxigênio aumenta com os movimentos agitados, deixando-a com pouco dele no sangue. Em caso de engasgos, ajudar a vítima somente se ela estiver asfixiada (remova a obstrução, utilizando a manobra de Heimlich, que consiste em uma forte pressão abdominal, o que provoca uma subida brusca do diafragma). Caso a pessoa respire com dificuldade, movendo-se o mínimo possível, conduza-a sem tardar a um pronto-socorro.

• **Mal-estar.** É o sintoma que mais leva as pessoas a buscarem serviços de emergência. Convém reconhecer:

– Crise de espasmofilia, que resulta de mudança da contração muscular, acontecendo mais freqüentemente por excesso de ventilação. A espasmofilia se manifesta por uma sensação de cabeça rodando e por contrações musculares.

– Mal-estar hipoglicêmico. Se a pessoa é diabética, deve ingerir açúcar até a chegada do médico.

• **Epilepsia.** Evite que a pessoa se debata no chão ou se machuque com os movimentos violentos que tanto caracterizam os surtos epilépticos.

Doenças graves

É possível tratar doenças graves com homeopatia? A resposta a essa questão complexa merece ser mais bem analisada em função da causa da doença.

A homeopatia considera os sintomas de uma doença como a manifestação externa da tentativa da força vital de compensar o desequilíbrio e restabelecer a ordem. Assim, a doença é considerada a exacerbação aguda de um estado de desarmonia interna profunda. De certa forma, é a única maneira que um organismo encontra para reagir a uma modificação de sua energia vital.

O objetivo do tratamento

O homeopata procura o medicamento capaz de ajudar o organismo a restabelecer uma situação de equilíbrio que lhe permita repor suas defesas diante das agressões exteriores. Em se tratando de doenças crônicas complicadas (poliartrite reumatóide, asma etc.), a homeopatia acena com várias possibilidades. No entanto, no caso de doenças graves cujas vítimas têm relativamente menos tempo de vida (câncer, aids etc.), o papel da homeopatia é mais difícil de definir.

O câncer

Um complemento terapêutico

A medicação homeopática, na maioria das vezes, é associada ao tratamento alopático. Os medicamentos homeopáticos podem agir sobre certos sintomas causados pelo tumor, como a dor, ou sobre os efeitos colaterais dos medicamentos alopáticos (náuseas provocadas pela quimioterapia etc.).

Um tratamento exclusivo

A possibilidade de tratar o câncer pela homeopatia existe, mas praticamente não surte efeito em conjunto com outro método terapêutico. Um paciente que receba aplicações quimioterápicas, por exemplo, tem poucas perspectivas de melhorar com um medicamento homeopático de fundo. Isso porque essas aplicações têm ação avassaladora sobre a energia vital do indivíduo.

- **Uma escolha excepcional.** De fato, pouquíssimas pessoas e homeopatas confiam totalmente na homeopatia para a cura do câncer. A alopatia ainda não encontrou a cura para a maioria dos tipos de câncer, mas a pessoa que se submete a seus tratamentos está convicta de agir com bom senso e tem esperanças de se curar. Além disso, certos tratamentos alopáticos são totalmente eficazes nos dias de hoje.
- **Prevenir-se das recidivas.** Se graças aos tratamentos alopáticos alguém consegue curar um tumor cancerígeno, o seu organismo corre o risco, segundo a concepção homeopática, de reproduzir uma lesão cancerígena, a causa a partir da qual o organismo produziu o câncer. A homeopatia pode tratar esse desequilíbrio interno, evitando, assim, as recidivas.

A AIDS

Na homeopatia, o tratamento para a aids segue os mesmos princípios utilizados em qualquer outra enfermidade. A medicina alopática tem progredido muito nesse campo, o que traz esperanças para os aidéticos. A homeopatia pode ser utilizada paralelamente a ela.

Descobrir o medicamento correto

A aids provoca uma deficiência do sistema imunológico e é causada pelo vírus HIV. A preocupação da homeopatia não é destruir o vírus, mas prescrever um medicamento que estimule as defesas do organismo, de modo a recuperar um certo equilíbrio.

UMA MEDICINA PREVENTIVA

O objetivo do médico homeopata é encontrar o medicamento apropriado para aliviar os sintomas da doença, assim como prescrever um medicamento de fundo, que ajudará o paciente a prevenir futuros desequilíbrios. Quanto mais o homeopata conhecer o tipo constitucional da pessoa, mais adequado será o medicamento e melhor a pessoa reagirá a ele. Nesse caso, a homeopatia funciona como uma verdadeira medicina preventiva.

Os

MODO DE USAR

Nesta parte da obra são apresentados 24 medicamentos freqüentemente receitados pelos homeopatas, além de um índice descritivo com 156 medicamentos que também são muito prescritos. A apresentação de cada medicamento vem acompanhada por uma descrição esquemática da pessoa à qual ele corresponde: a personalidade, o comportamento, as doenças etc. É evidente que nenhuma pessoa apresenta todos os sintomas mencionados; trata-se apenas de tendências e peculiaridades individuais.

medicamentos

Depois de experimentar quinina, Hahnemann e seus discípulos continuaram pesquisando muitas outras substâncias e descrevendo as doenças por elas provocadas e, de acordo com o princípio da semelhança, aquelas que cada uma poderia curar. Foi assim que surgiu a *Matéria médica homeopática*, referência para todos os médicos homeopatas. Parte desse resultado, ainda que de forma simplificada, é apresentado aqui com o objetivo de facilitar o entendimento de como essa forma de medicina se desenvolveu.

Algumas noções fundamentais

Na prática diária, os homeopatas utilizam compilações chamadas *Matérias médicas,* elaboradas a partir de observações experimentais bem específicas. Nesta parte é apresentada uma versão simplificada e resumida dos 180 medicamentos receitados com maior freqüência, dentre os quais 24 são os "Medicamentos principais", seguida pela seção de "Outros medicamentos".

As experiências ou patogenesias

A homeopatia se baseia em experiências realizadas em indivíduos saudáveis, feitas com substâncias de origem mineral, vegetal e animal, com a finalidade de determinar os diferentes sintomas que elas podem provocar.

A primeira experiência

Em 1790, Samuel Hahnemann realizou a primeira grande experimentação (ou patogenesia) testando, ele próprio, os efeitos da quinina. Com isso, estabeleceu os princípios fundamentais da homeopatia. Nos anos seguintes, auxiliado por seus discípulos, ampliou suas experiências por meio de um número cada vez maior de substâncias, trabalho que continua e se enriquece até os dias atuais.

Pesquisa para informações complementares

Para conhecer mais sobre o assunto, é interessante consultar algumas das obras clássicas utilizadas pelos homeopatas:

Estudos de Matéria médica homeopática, de J. A. Lathoud, Editora Organon, 2001, São Paulo, SP; *Tratado da Matéria médica homeopática,* de Léon Vannier et Jean Poirier, Editora Andrei, 1987, São Paulo, SP; *Homeopatia pediátrica,* de J. Lamothe, Editora Andrei, 1999, São Paulo, SP; *Matière médicale du praticien homéopathe,* do doutor Henri Voisin, Maloine, 1989; *Matière médicale,* de William Boericke, Éd. Similia; *Symptômes clés et traits principaux de la Matière médicale,* de A. Von Lippe, Éd. E.L.H. (Bélgica).

Os métodos atuais

A partir do século XIX, as técnicas de experimentação adquirem maior rigor científico. Seu princípio consiste em dar, seguindo um procedimento rigoroso, uma substância diluída e dinamizada à pessoa cujo estado de saúde foi previamente observado. Todos os sintomas de cada experimentador são observados e registrados em detalhes (novas doenças e suas características, novas sensações, cura de sintomas existentes, estados mentais, sonhos etc.). No fim do estudo, estas observações são publicadas numa compilação completa chamada *Matéria médica.*

As *Matérias médicas*

O homeopata consulta diariamente essas compilações para procurar, entre mais de 3.000 medicamentos experimentados, o mais apropriado aos sintomas do seu paciente.

Verdadeiras somas

As *Matérias médicas* trazem descrições muito detalhadas de cada medicamento: a mais completa, de Timothy F. Allen, tem mais de 7.000 páginas, sendo que só a descrição do medicamento *Sulfur* chega a 140!

Para tornar as *Matérias* acessíveis a todos e facilitar o seu uso generalizado foi necessário fazer um resumo bem sintético.

A medicação

A partir de seu conhecimento das *Matérias médicas,* o homeopata utiliza, dependendo do caso, um dos diferentes níveis de semelhança recíproca existentes entre um paciente e uma substância.

Do superficial ao profundo

O médico homeopata considera a doença local (uma gastrite, por exemplo) num plano superficial, pois num grau de profundidade maior ele trata do terreno afetado (digestivo, por exemplo). De um modo mais profundo ainda, ele procura um medicamento de fundo para fazer o tratamento constitucional, visando a pessoa como um todo. Esse medicamento engloba as doenças localizadas, o terreno afetado, as características psicológicas e emocionais da pessoa etc., obtendo uma ação muito mais profunda e eficaz do que aquela que resulta de um medicamento semelhante, mas superficial.

Medicamento
principais

Matéria Médica:
Animais: Lachesis, Sepia officinalis, Calcarea
Sulph, Phosp, Sil, Hepar sulf, Arsenic, Merc. solubilis (minerais)

De *Argentum nitricum* a *Sulfur*, os aspectos gerais dos 24 medicamentos homeopáticos mais conhecidos e prescritos com maior freqüência são apresentados a seguir.

Vegetais
- Lycopodium, Veratrum album, Veratrum verde
Aconitum, Pulsatilla

A

C ... utilizados pelos homeopatas com maior freqüência, será de grande utilidade para o leitor, pois trata-se de substâncias já bastante testadas e, portanto, bem conhecidas. A apresentação de cada medicamento vem acompanhada de uma descrição geral e de uma ilustração que representa a pessoa a que cada um corresponde. Todavia, esta seleção não significa que os outros medicamentos não sejam igualmente importantes.

...tos"

Esta parte ... objetivo d... compreen... feita pelo ... auxiliá-lo ... certas doe...

As infor...
A apresent... medicame... contém:
- Informações gerais (principais características ou ações, nome comum, origem).
- Principais usos (empregos comuns ou muito específicos, cujo conhecimento é mais importante).
- Os traços característicos da pessoa para quem o medicamento é indicado (nos ítens "Personalidade e

...s ... ios ...). ... como tratar uma moléstia benigna (na parte 2, "O tratamento homeopático", e na parte 4, "Dos sintomas ao tratamento"), é importante certificar-se, consultando a descrição, de que o medicamento escolhido é adequado. Para uma finalidade mais específica (indicada nos quadros e no item "Principais usos" da descrição dos medicamentos), é possível que essa imagem não corresponda, principalmente no caso de doenças agudas.

Aprendendo a escolher
O conjunto de sintomas e doenças descritos em um medicamento nunca corresponde (felizmente!) a ninguém em particular: certamente você poderá identificar-se com alguns sintomas mas, com certeza, nunca com todos. São tendências e predisposições gerais. Além disso, no resumo da descrição, pode acontecer que um medicamento não corresponda a seu tipo constitucional, apesar de ter sido prescrito pelo médico homeopata.

[arg.-n.]

Argentum nitricum

Este medicamento corresponde a pessoas impulsivas, sempre apressadas, que vivem numa eterna fuga e são inseguras sobre o seu sucesso.

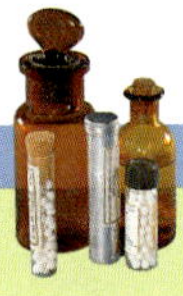

FICHA TÉCNICA

NOME COMUM

Nitrato de prata.

ORIGEM

O nitrato de prata não existe em estado natural. É um preparado que resulta da reação provocada pelo ácido nítrico sobre a prata. A preparação do remédio se dá por diluição.

PRINCIPAIS USOS

Este medicamento é prescrito nos casos de ansiedade diante de algo que pode acontecer (medo), antes de um exame, de uma prova, de um encontro ou de algum acontecimento importante. Também é indicado para casos de diarréia de origem emocional. Pode ser comparado a *Gelsemium sempervirens*, *Lycopodium clavatum*, *Phosphoricum acidum* e *Aethusa cynapium*.

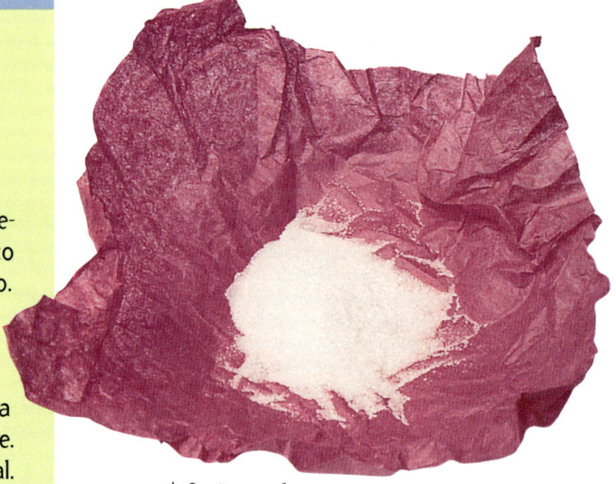

O nitrato de prata se apresenta sob a forma de cristais transparentes.

PARA QUEM É INDICADO

Personalidade e comportamento

Precipitação. A pessoa tem a sensação de que o tempo passa muito devagar. Impulsiva e freqüentemente agitada, deseja que as coisas ocorram depressa. Ela corre, não anda; apressa os outros; é apressada, ansiosa para chegar na hora a um encontro, para pegar a condução, ainda que deixe sempre mil coisas para fazer à última hora.

Ansiedade. Ela se angustia por causa da saúde. Sofre por antecipação e sente muito medo antes de fazer um exame ou uma entrevista. Tem medo do fracasso.

Medos. Com freqüência sente-se abandonada, desamparada. Então, procura alguém com quem falar; tem medo de ficar só ou, ao contrário, torna-se indiferente a qualquer companhia. Tem medo, às vezes, de perder a presença de espírito. Sente tonturas, principalmente nas montanhas, e algumas vezes, no alto de uma escada ou olhando de uma janela, pode sentir o impulso irracional de pular, ou de se atirar nos trilhos de um trem. Ao passar na frente de edifícios altos ou em ruas estreitas, pode ter a sensação de que tudo vai desabar sobre sua cabeça. Pode sentir-se mal dentro de túneis, elevadores, estacionamentos subterrâneos (claustrofobia), ou em grandes espaços abertos e lugares públicos (agorafobia).

Distúrbios gerais

- Fraqueza com tremores.
- Diferentes sensações de inchaço.
- Dores lancinantes, violentas, como de um espinho ou de uma explosão interna.
- Sintomas que afetam o lado esquerdo.

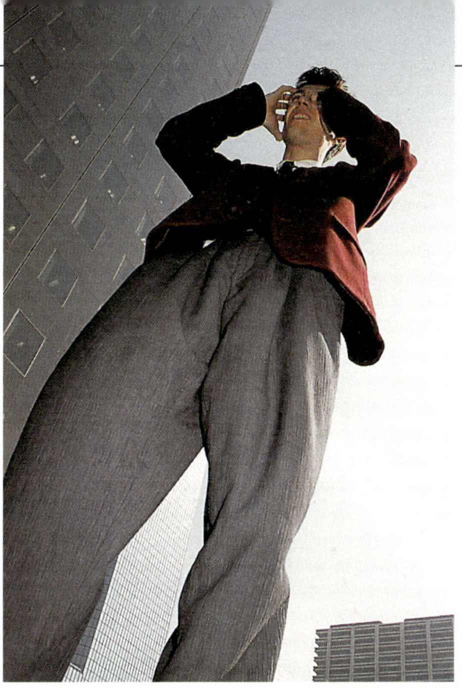

A pessoa pode sentir-se esmagada ao andar entre edifícios altos ou em ruas estreitas.

Variação dos sintomas

Fatores de agravamento: a ansiedade, a emoção, o pânico, os lugares fechados, a pressão externa, a multidão, qualquer tipo de calor, roupas apertadas, doces antes da meia-noite, no começo da menstruação ou durante esse período.

Fatores de melhora: o ar fresco, o ar livre, mexer-se, arrotos, um banho frio.

Preferências alimentares

Desejo intenso de doces ou de açúcar puro, bebidas frescas, sal, queijo – mesmo forte – ou, ao contrário, aversão por doces e queijos.

Distúrbios localizados

Cabeça • Impressão de inchaço, de cabeça congestionada, acompanhada de latejamentos que obrigam a pessoa a desabotoar o colarinho e abrir a camisa (ou blusa) • As dores de cabeça melhoram com uma faixa apertada em torno dela.

Rosto • Magro, com aparência envelhecida.

Olhos • Conjuntivite purulenta, principalmente em crianças.

Garganta • Dor na hora de engolir, como se houvesse espinhos • Impressão de aperto • Dor forte no esôfago • Rouquidão crônica • Laringite crônica • Perda da voz.

Aparelho respiratório • Tosse sufocante, como se houvesse um pelinho na garganta • Tosse que piora ao dar risada, ao se abaixar, ao subir escadas e antes da menstruação • Grande necessidade de ar fresco.

Coração • Palpitações que pioram quando se deita do lado direito • Ansiedade acompanhada de palpitações e pulsações por todo o corpo.

Estômago • Muitos distúrbios gástricos com refluxos • Distensão dolorida, com a sensação de que o estômago está vazio, e muita ansiedade • Úlcera de estômago, com dor que se irradia em direção ao peito, ombros e abdômen • Vontade de arrotar, mas dificuldade de fazê-lo.

Intestino • Cólicas acompanhadas de inchaço e gases, com sensação de que o abdômen vai explodir • A pessoa não agüenta usar nenhuma roupa apertada • Diarréia crônica, provocada com freqüência por distúrbios emocionais • Diarréia devido a algo que ainda não ocorreu (antes de um exame, de uma entrevista etc.).

Aparelho urinário • Dores e ardência ao urinar e logo depois; uretra muito sensível, dificultando a saída das últimas gotas de urina, como se houvesse um espinho.

Aparelho genital feminino • Sangramentos fora do ciclo devidos a distúrbios emocionais em conseqüência de alguma mudança na vida • Menstruação irregular, muito freqüente, atrasada ou que dura apenas um dia.

Coluna • Dores nas vértebras à noite • Sensação de peso na região sacra, que se irradia em direção aos quadris, como um estiramento • Vontade de alongar-se e de andar.

Membros • Tremor e fraqueza geral • Tremor nas mãos que impede de escrever.

Sono • Insônia provocada por excesso de idéias imaginárias.

Febre • Calafrios com enjôo • Calafrios quando não está coberto, sufocamento quando está coberto • Febre sem sede.

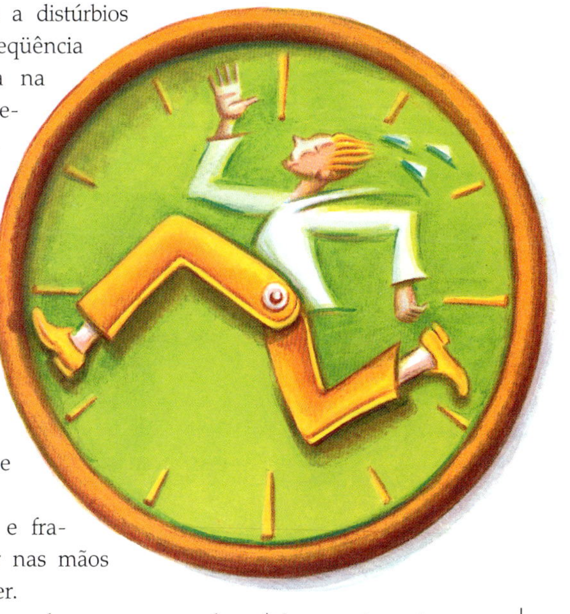

A pessoa *Argentum nitricum* está sempre correndo, com medo de chegar atrasada.

[arn.]

Arnica montana

Muitas vezes indicado para tratar traumatismos, este medicamento também pode ser constitucional (ou de fundo).

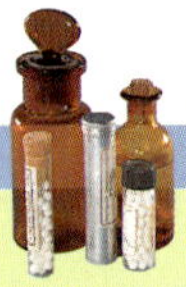

FICHA TÉCNICA

NOMES COMUNS
Arnica-das-montanhas, arnica.

ORIGEM
A *Arnica montana* é uma planta herbácea da família das compostas ou asteráceas. A tintura-mãe é preparada com a planta inteira, colhida durante a floração de verão.

PRINCIPAIS USOS
Este medicamento é prescrito para manchas roxas, hematomas ou equimoses, provocadas por traumatismos e torções decorrentes de esforço muscular excessivo. É indicado também em casos de infecções acompanhadas por sensação de hematomas e por distúrbios mentais específicos, assim como após situações de medo e de raiva.

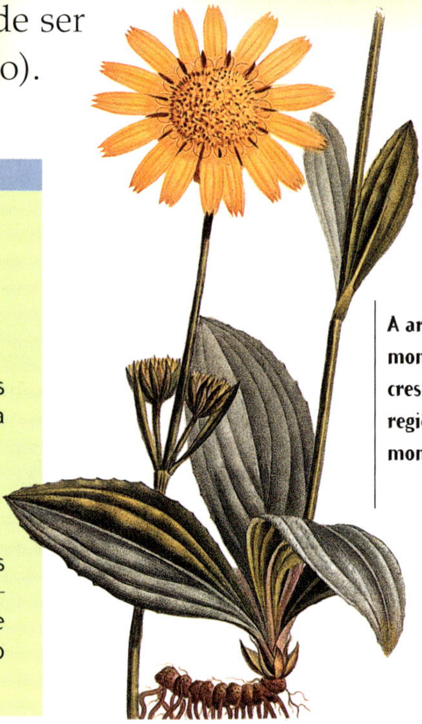

A arnica-das-montanhas cresce nas regiões montanhosas.

PARA QUEM É INDICADO

Personalidade e comportamento

Ansiedade. A pessoa sente diferentes medos, chegando a temer uma morte repentina. Às vezes, acorda no meio da noite sentindo uma angústia tal como se fosse ter um infarto, mesmo que seu estado físico seja bom. Tem propensão a falar dormindo.

Relações com os outros e com o meio. Não gosta muito de falar mas pode, às vezes, se mostrar muito falante. Tem receio de ser tocada, de que se aproximem, quando está doente. Chega a ser uma "ditadora doméstica", impedindo os outros de agir e fazendo tudo para eles. Muito trabalhadora, a pessoa *Arnica montana* tem necessidade de se sentir útil, indispensável. Às vezes tem fobia de espaços abertos.

Reações à doença. Depois de um traumatismo físico ou ao longo de uma doença aguda, a pessoa fica triste e pessimista. Indiferente, só responde ao que lhe perguntam e tenta se fechar em si mesma. Às vezes demonstra uma agitação física que contrasta com essa apatia. Nos delírios provocados por febre, visões de cemitérios e pessoas mortas são freqüentes. Mesmo quando não está bem, recusa-se a ir ao médico ou a receber ajuda, argumentando que não precisa de ninguém.

Distúrbios gerais

- Cansaço após um traumatismo ou alguma infecção.
- Agitação física, pois não se sente confortável em nenhuma posição.
- Os arrotos, o hálito e os gases podem ter cheiro de ovo podre.

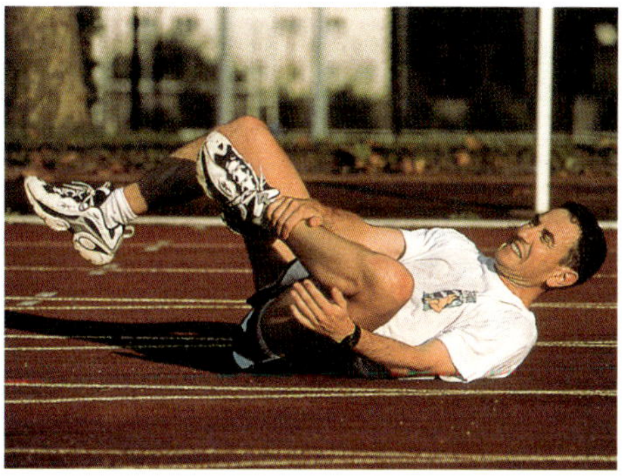

A arnica é prescrita freqüentemente no tratamento de traumatismos musculares.

• Os distúrbios se manifestam quase sempre de modo bilateral e simétrico.
• Cabeça quente e corpo e membros frios.
• Tendência a sangrar facilmente e a apresentar manchas roxas (hematomas).

Variação dos sintomas

Fatores de agravamento: ser tocado, falar, deitar-se sobre o lado esquerdo.
Fatores de melhora: à noite, um banho frio, deitar-se com a cabeça mais baixa.

Preferências alimentares

Desejo de cerveja, uísque, alimentos ácidos. Aversão por carne, sopa, leite e cigarro (inclusive entre os fumantes).

Distúrbios localizados

Rosto • Corado, congestionado, avermelhado de um só lado.
Nariz • Ponta do nariz fria • Sangramentos depois de um acesso de tosse.
Boca • Mau hálito.
Garganta • Queimação • Rouquidão depois de falar muito e ficar exposto ao frio úmido.
Aparelho respiratório • Tosse seca que provoca irritação • A criança chora antes e depois da tosse. Segura o peito ao tossir, tosse à noite dormindo.
Coração e circulação • Impressão de que os batimentos cardíacos sacodem o corpo • Dor repentina, com aperto no coração.
Estômago • Sensação de aperto no estômago • Dores ao comer • Vômitos malcheirosos e arrotos com gosto de ovo podre • Fome incontrolável à noite • Sede constante, sem vontade de beber nenhuma bebida em especial.
Intestino • Evacuações que provocam irritação, muitas vezes involuntárias • Inflamação do intestino (enterite) no verão, acompanhada de problemas urinários • Vontade contínua, e sem resultado, de ir ao banheiro durante uma diarréia • Necessidade de deitar-se depois de cada evacuação.
Aparelho genital feminino • Menstruação adiantada e abundante.
Gravidez • Os movimentos do feto a acordam, provocando enjôos • Trabalho de parto fraco, pouco eficaz • Dores genitais antes do parto.
Membros • Dores depois de algum exercício intenso ou com tempo úmido, que começam na parte inferior do corpo e vão subindo • Impressão de entorse ou de luxação nas articulações • A cama parece dura.
Pele • Hematomas ao menor golpe.
Sono • Bocejos freqüentes à noite, com falta de sono • Insônia agitada quando se está muito cansado • Pesadelos.
Febre • Calafrios como se água fria percorresse o corpo • Rosto corado e quente, corpo e extremidades frios • Sensação de calor interno • Transpiração forte à noite.

A pessoa *Arnica montana* sente-se inútil.

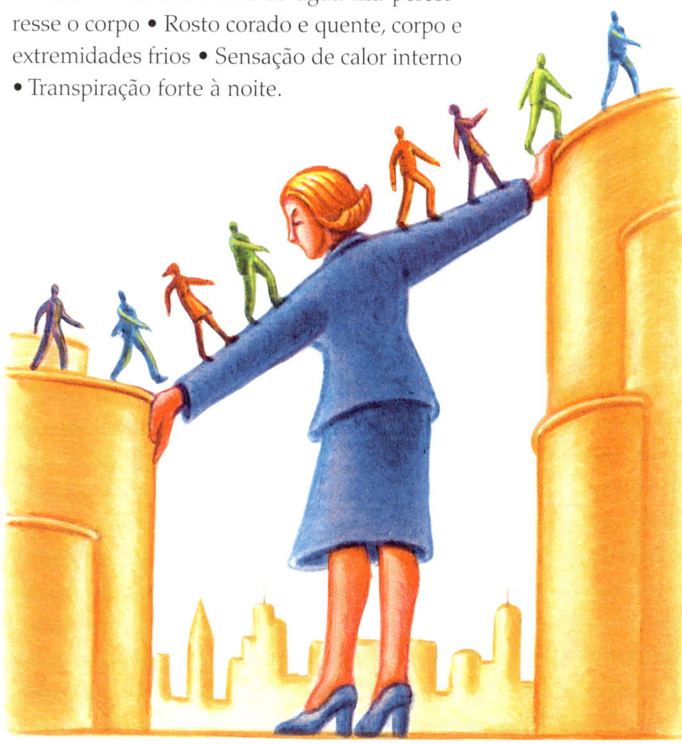

[ars.]

Arsenicum album

Este remédio corresponde a pessoas ansiosas e um pouco maníacas, que querem controlar tudo. São friorentas e frágeis no plano digestivo.

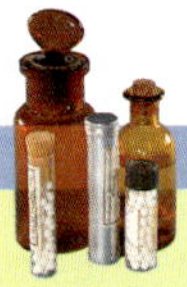

FICHA TÉCNICA

NOMES COMUNS
Arsênio branco, trióxido de diarsênio.

ORIGEM
O trióxido de diarsênio é preparado a partir de um minério. Ele tem a forma de um pó cristalizado branco e é muito tóxico.

PRINCIPAIS USOS
Este medicamento é prescrito em casos de ferida lacerada com perigo de gangrena, no tratamento de queimaduras provocadas pelo frio, depois de uma intoxicação alimentar ou para tratar de uma gastroenterite aguda com fraqueza geral e sintomas característicos. Também é utilizado em certos casos de ansiedade e no tratamento de algumas infecções.

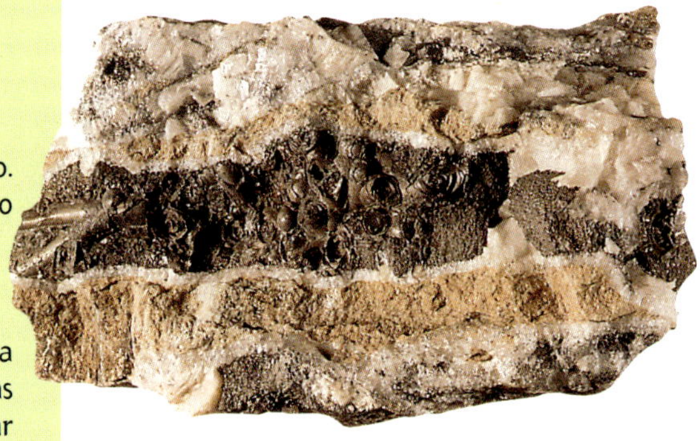

O trióxido de diarsênio não existe na natureza, e é preparado a partir de um minério arsenífero.

PARA QUEM É INDICADO

Personalidade e comportamento

Agitação ansiosa. A pessoa não fica parada; só consegue descansar quando tudo está pronto e arrumado. Possui um apurado senso de organização. Tem medo da morte.

Medos. A pessoa não gosta de ficar sozinha, se angustia por tudo e por nada. Lava as mãos com freqüência. Preocupa-se com a sua saúde e a do próximo. Seu pessimismo a deixa freqüentemente triste e explica certa avareza.

Sentimento de culpa. A pessoa se sente rapidamente em falta com os outros ou culpada por eles.

Distúrbios gerais

- Muita fraqueza depois de fazer um pequeno esforço ou após uma diarréia.
- Tendência à queda rápida da temperatura do corpo (hipotermia).
- Sensação de frio ou calor nos vasos sanguíneos.
- Inchaço das partes inflamadas.
- Tremores e contrações musculares.
- Secreções ácidas e ardentes, às vezes acompanhadas de pus.
- Dores ardentes e pungentes.
- Muitas vezes os sintomas são acompanhados de agitação e muita sede.
- Os sintomas podem aparecer de maneira periódica.

Variação dos sintomas

Fatores de agravamento: o frio e o clima úmido, o mar, a lua cheia, entre 1 e 2 horas da madrugada e entre 13 e 14 horas, ao acordar, a raiva, a ansiedade, o cigarro, beber (principalmente bebidas alcoólicas), comer rápido, deitar-se do lado dolorido, esticar-se, abaixar a cabeça depois de fazer esforço e movimento, subir; ao evacuar, depois de transpirar.

Fatores de melhora: o calor, movimentos rápidos e violentos, levantar-se, ficar deitado com a cabeça levantada, sentar-se com a cabeça e os braços sobre os joelhos, descer, comer à saciedade.

Preferências alimentares

Desejo de bebidas quentes, mostarda, alimentos picantes, frutas ácidas. Aversão por doces, frutas, bebidas geladas. Os sintomas se agravam ao comer queijo, frutas, sorvete, alimentos gordurosos, comida fria.

Distúrbios localizados

Cabeça • Dores de cabeça, com muito frio, que diminuem quando a pessoa esfria a cabeça e aquece o corpo.

Rosto • Expressão de ansiedade e aparência de doente, olheiras azuladas e lábios pálidos • Transpiração fria.

Olhos • Lágrimas ácidas que queimam • Pálpebras inchadas • Olhos sensíveis ao excesso de luminosidade.

Nariz • Ponta do nariz fria • Narinas dilatadas • Resfria-se ao primeiro sinal de frio, melhora ao se agasalhar • Rinite, dificuldade em respirar • Mucosas ressecadas (com crostas e nariz irritado) ou secreção nasal ácida • Sensibilidade ao cheiro dos alimentos.

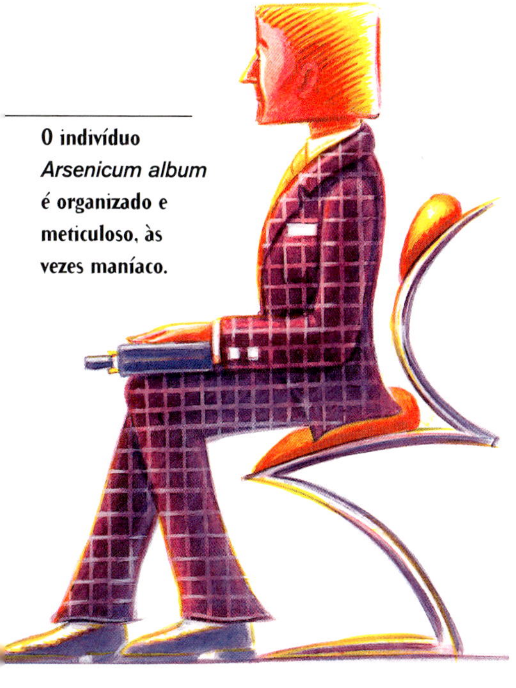

O indivíduo *Arsenicum album* é organizado e meticuloso, às vezes maníaco.

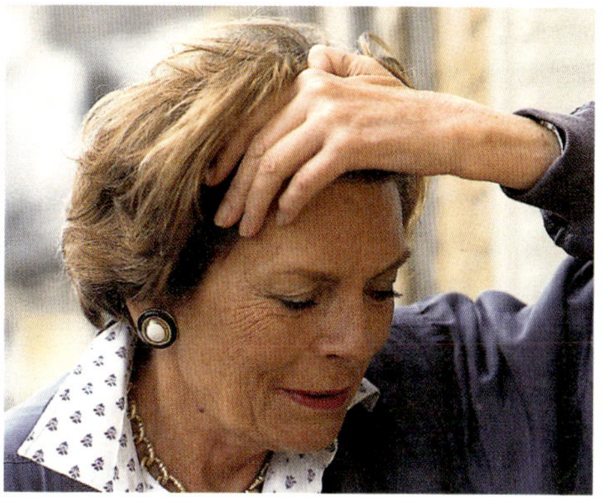

A pessoa teme os acontecimentos que estão por vir e se torna ansiosa no momento em que se espera algo dela.

Boca • Ardência na língua ou na boca toda • A pessoa range os dentes dormindo.

Garganta • Irritação aliviada por bebidas quentes.

Aparelho respiratório • Respiração difícil que melhora curvando-se para a frente • Dificuldade para respirar, principalmente depois da meia-noite • Tosse noturna que obriga a pessoa a se sentar na cama e que se alivia ao tomar algo quente.

Coração e circulação • Palpitação depois das 3 horas da madrugada, após evacuar ou quando há febre.

Estômago • Nó no estômago e náuseas à noite • Arrotos com queimação e refluxos ácidos • Sede intensa saciada com pequenos goles • Aumento de apetite ou enjôo diante da comida.

Intestino • Dores ao deitar-se de barriga para cima • Diarréia com fezes ácidas.

Coluna • Sensação de ar quente subindo pelas vértebras • Queimações.

Membros • Unhas rachadas • Pele grossa, principalmente na planta dos pés • Dor no nervo ciático, especialmente à noite, que piora com o frio e melhora com o calor e dobrando a perna.

Pele • Tendência a ter abscessos, úlceras e eczemas • Pruridos constantes.

Sono • Insônia provocada por ansiedade • Pesadelos com acidentes, pessoas desaparecidas, água.

Febre • Fraqueza • Calor forte e seco, com muito frio e ansiedade durante a noite.

[bry.]

Bryonia alba

Este medicamento corresponde a pessoas ocupadíssimas, que precisam de muita segurança e de referências estáveis para manter o equilíbrio.

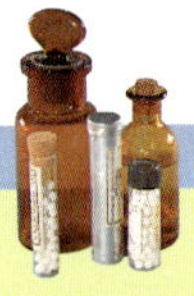

FICHA TÉCNICA

NOME COMUM
Briônia-branca.

ORIGEM
Também conhecida como serpente ou nabo-do-diabo, a briônia-branca é uma trepadeira da família das cucurbitáceas. O medicamento é preparado a partir da raiz fresca.

PRINCIPAIS USOS
Este medicamento é indicado no tratamento de estados gripais, em que os sintomas característicos da briônia estão presentes, principalmente a sede e o agravamento das afecções ao menor movimento. Também é prescrito no caso de diversas inflamações, principalmente dos pulmões e da pleura.

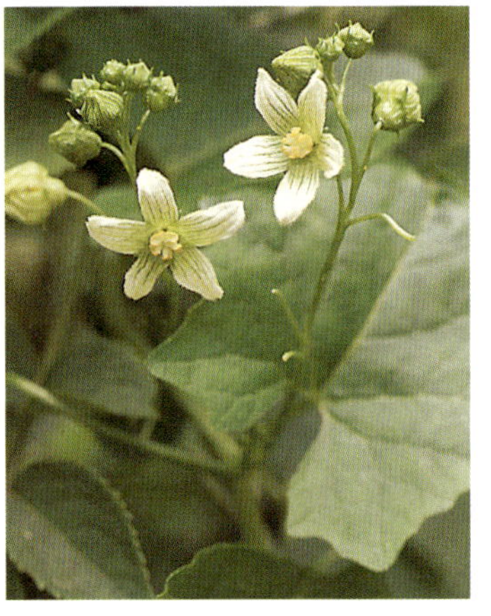

Originária da Europa meridional, a briônia-branca cresce principalmente nas sebes e nos bosques.

PARA QUEM É INDICADO

Personalidade e comportamento

Ansiedade. O indivíduo *Bryonia* sofre de insegurança permanente provocada por medo do futuro. Ele se preocupa com os negócios, não pára de falar de trabalho e precisa estar sempre ativo. Quando fica doente, acha que nunca mais vai melhorar.

Medo de passar necessidade. Tem medo da pobreza. Muito apegada aos bens materiais, a pessoa tem tendência a acumulá-los, com medo de que venham a faltar. Sonha sempre que está ocupada. Doente, pode ter a impressão de estar longe de casa e de querer voltar.

Irritabilidade. A pessoa *Bryonia alba* é facilmente irritável, a ponto de suas raivas, de tão fortes, fazerem-na tremer. Também odeia ser tocada.

Distúrbios gerais

- Incapacidade ou recusa a fazer o mínimo movimento.
- Dores que parecem picadas ou de estilhaços.

Variação dos sintomas

Fatores de agravamento: o calor (tempo quente, lugar quente), o menor movimento, o exercício físico, o toque.

Fatores de melhora: ar fresco, tempo nublado, pressão nos lugares doloridos, deitar-se sobre o lado afetado, fazer as refeições, transpirar.

Preferências alimentares

Muita sede de água gelada ou de líquido quente a grandes intervalos. Vontade de tomar café forte, comer ostras, alimentos diferentes.

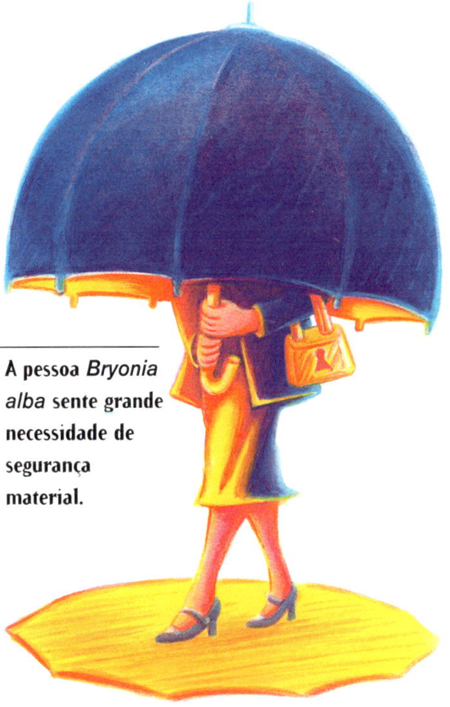

A pessoa *Bryonia alba* sente grande necessidade de segurança material.

Distúrbios localizados

Cabeça • Dor logo de manhã, desde que a pessoa acorda • Depois das refeições ou após movimentos bruscos, dores de cabeça com estalos e pontadas agudas • Dores de cabeça que se irradiam em direção à nuca, ou por todo o corpo • Couro cabeludo sensível.

Rosto • Quente, corado e algumas vezes inchado.

Olhos • Sensíveis ao toque e a movimentos • Dores atrás dos globos oculares.

Ouvidos • Intolerância ao ruído.

Nariz • Nas mulheres, sangramento do nariz em lugar da menstruação.

Boca • Boca, língua e garganta secas, com sede. Dor nos dentes, que se irradia pelo pescoço e se alivia com água fria.

A garganta • Garganta seca que dá a impressão de se fechar ao engolir • Sensação de inchaço no fundo da garganta: a pessoa sente dificuldade em engolir alimentos sólidos • Dores na laringe que pioram ao falar.

Aparelho respiratório • Tosse seca e dolorosa à noite, provocada por inflamação na traquéia, que obriga a pessoa a sentar-se • Aperto no lado direito do peito e respiração acelerada • Dores como pontadas, que se agravam com a tosse e ao mínimo movimento respiratório.

Abdômen • Dores fortes que queimam e pioram ao respirar profundamente e em reação a qualquer toque • Tensão dos músculos abdominais.

Estômago • Enjôo ao acordar, ao menor movimento e depois de beber • Dores de estômago, sensação de "pedra no estômago" depois das refeições • Fome exagerada e muita sede de água depois de longos intervalos.

Intestino • Sensação de começo de diarréia • Prisão de ventre com fezes duras, principalmente no calor • Diarréia de cheiro forte que provoca uma dor aguda no ânus.

Aparelho genital feminino • Menstruação adiantada e abundante, com dores nas pernas • Ausência de menstruação no alto verão • Seios duros durante o período pré-menstrual.

Amamentação • Seios duros, doloridos e quentes durante a amamentação.

Coluna • Distensões dolorosas na nuca e na região lombar, que pioram quando a pessoa se mexe.

Membros • Articulações vermelhas, inchadas e quentes, com dor ao menor movimento • Peso, fraqueza e tensão de todos os membros • Dores no ciático aliviadas quando a pessoa se deita sobre o lado dolorido • Fadiga muscular agravada com o movimento.

Pele • Quente e sensível • Cabelos oleosos • Nas febres em que normalmente aparecem erupções, como na rubéola, a erupção não ocorre.

Sono • Acorda bruscamente com vontade de evacuar • Insônia com agitação, ondas de calor e sede • Sonha com trabalho.

Febre • Calafrios que começam nos lábios e nos dedos • Calor seco seguido de transpiração • Sede intensa • Estado de prostração.

Tonturas • Tonturas ao se levantar (da cama, da cadeira) e ao menor movimento, com enjôo e sensação de que vai desmaiar.

O indivíduo tem sede intensa.

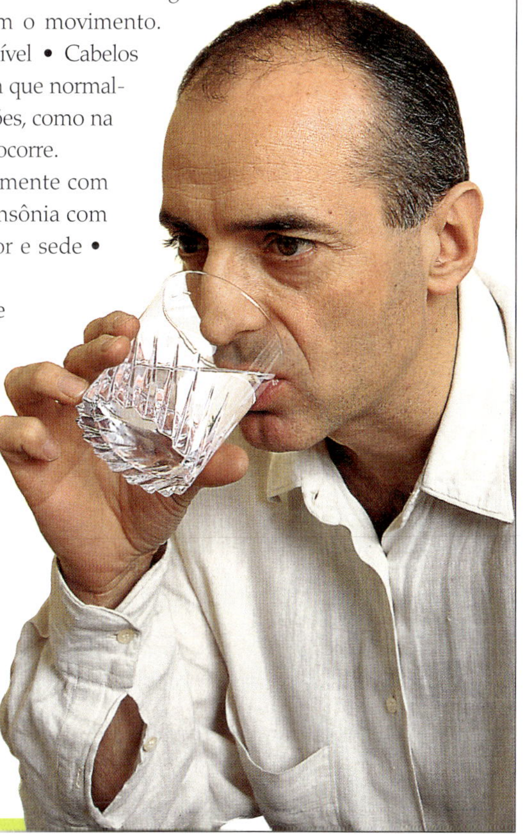

[calc.]

Calcarea carbonica

Este medicamento corresponde a pessoas com uma grande insegurança, de comportamento lento, introvertido e caseiro.

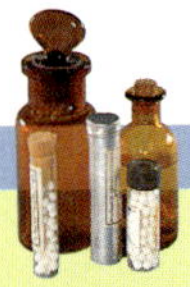

FICHA TÉCNICA

NOME COMUM
Carbonato de cálcio.

ORIGEM
Este medicamento homeopático é extraído da camada média da concha da ostra. As três primeiras dinamizações são produzidas à base de trituração.

PRINCIPAIS USOS
Calcarea carbonica é recomendado no caso de entorse se a articulação fica fraca; durante a amamentação, quando há pouco leite ou, ao contrário, leite em excesso (nesses casos comparar com *Zincum metallicum*, *Bryonia alba* e *Belladonna*). É indicado para o atraso no crescimento e a propensão a infecções na infância.

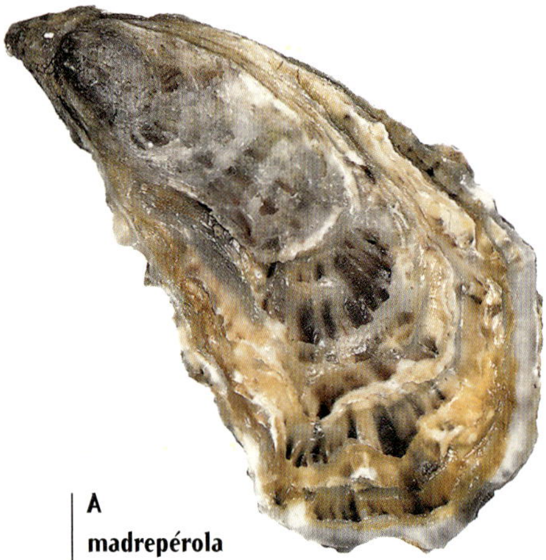

A madrepérola da ostra é a matéria-prima deste medicamento.

PARA QUEM É INDICADO

Personalidade e comportamento

Lentidão e timidez. A pessoa age lenta e calmamente. Com freqüência é uma trabalhadora fanática, apesar de o esforço intelectual provocar-lhe esgotamento. Desconfia da ironia e teme que os outros percebam que não está bem. É presa à sua casa e a seus hábitos.

Medos. São inúmeros: medo da falência, de privações (daí a necessidade de economizar), de doenças, da morte, de perder a razão, do escuro.

Trabalho. Disciplinado e perseverante, chegando mesmo à obstinação, o indivíduo tem grande capacidade de trabalho.

Distúrbios gerais

- Excesso de peso ou magreza quando criança.
- Inchaço dos gânglios.
- Demora a andar e a desenvolver os dentes.
- Distúrbios de alimentação, crescimento e estrutura óssea.
- Sensibilidade ao frio.

Variação dos sintomas

Fatores de agravamento: o frio, a mudança de tempo, o esforço físico (subir escadas, por exemplo), acordar, o banho, roupas apertadas, o leite, depois das refeições, depois das relações sexuais, puberdade e a menopausa.

Fatores de melhora: o clima seco, o calor, ficar deitada, principalmente sobre o lado dolorido, com roupas folgadas.

Preferências alimentares

Desejo de bebidas geladas, sorvetes, guloseimas, alimentos salgados, ácidos ou farinhentos, ovos, ostras. Dificuldade em digerir feijão e outras leguminosas, alimentos secos, ovos, comidas muito quentes, leite, saladas. Detesta café, pão, carne e cigarro. A criança rejeita o leite materno.

Distúrbios localizados

Cabeça • Sensação de peso • Dor de cabeça com náuseas depois de um esforço intelectual • Transpira muito, mesmo à noite.

Rosto • Palidez • Transpiração.

Ouvidos • Secreções associadas a inflamação nos gânglios • Dor ao espirrar ou tossir.

Nariz • Entupido, ressecado, com secreção amarelada • Respiração ruidosa • Resfria-se com a mudança de tempo.

Boca • Dentes frágeis e sensíveis ao frio, principalmente nas mulheres grávidas ou durante a amamentação • A pessoa range os dentes • Cáries desde a primeira infância.

Garganta • Inflamação dos gânglios e das amídalas • Dores que se irradiam em direção aos ouvidos.

Aparelho respiratório • Falta de ar ao subir escadas não muito altas • Necessidade de grandes inspirações.

Abdômen • Sensível à menor pressão • Inchaço considerável • Inflamação dos gânglios • Hérnia umbilical.

Estômago • Falta de apetite quando há cansaço • A fome aumenta depois de comer • Queimações no estômago que se irradiam até a garganta.

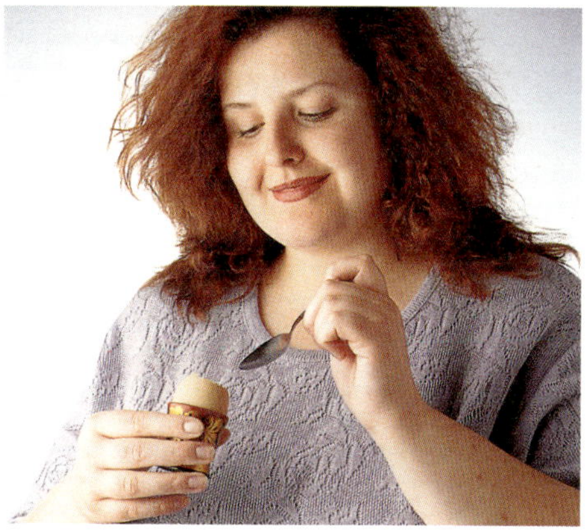

Dentre as preferências alimentares, é visível uma predileção especial por ovos.

Intestinos • Prisão de ventre, com as primeiras fezes duras seguidas de fezes líquidas • Fezes com alimentos não digeridos • Diarréia provocada pelo frio • Presença freqüente de parasitas • Nas crianças, diarréia durante a dentição.

Aparelho genital feminino • Menstruação precoce, muito abundante e longa, com muita dor no primeiro dia.

Amamentação • Ausência de leite, leite espesso e insuficiente, ou em excesso.

Coluna • Deformação da coluna vertebral.

Membros • Dores reumáticas que pioram com a umidade • Pés frios e úmidos • Câibras nas panturrilhas à noite • Freqüentes torções dos tornozelos • Quedas constantes e cansaço ao fazer pequenas caminhadas • Mãos úmidas e moles.

Pele • Delicada: dificuldade de pequenas feridas para sarar • Fria, principalmente na nuca e na cabeça, nas mãos, joelhos, pés e partes doentes.

Sono • Pensamentos constantes que impedem de pegar no sono • Terror noturno.

Febre • Calafrios que chegam ao estômago às 14 horas • Sensação de frio gélido em diferentes partes do corpo. Calor por dentro e frio externo com transpiração.

Tonturas • Com altura e ao virar bruscamente a cabeça.

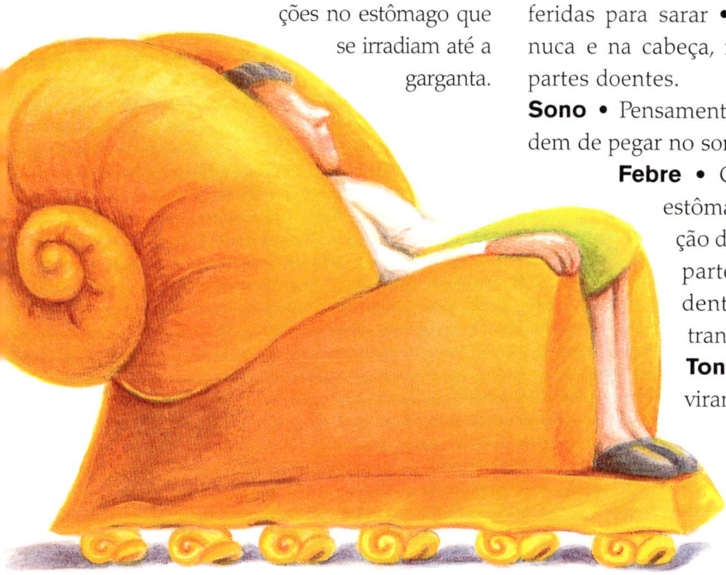

Apesar da preguiça e de um modo de vida caseiro, a pessoa *Calcarea carbonica* pode voltar-se integralmente ao trabalho.

[calc-p.]

Calcarea phosphorica

Este medicamento corresponde a pessoas de constituição longilínea e frágil. São ativas, dinâmicas e em geral simpáticas.

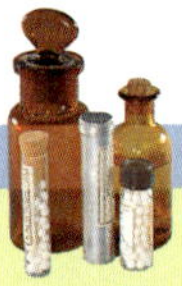

FICHA TÉCNICA

NOMES COMUNS

Fosfato de cálcio, fosfato tricálcico.

ORIGEM

Muito encontrado na natureza, este sal compõe alguns dos nossos tecidos, particularmente os ossos. É usado em medicina, especialmente como medicamento remineralizador. Hering foi o primeiro a experimentá-lo na homeopatia. As três primeiras dinamizações são feitas por trituração.

PRINCIPAIS USOS

Calcarea phosphorica é freqüentemente receitado no caso de problemas relacionados à nutrição e ao crescimento de crianças e adolescentes. Mas também é prescrito para auxiliar a recuperação de certas fraturas.

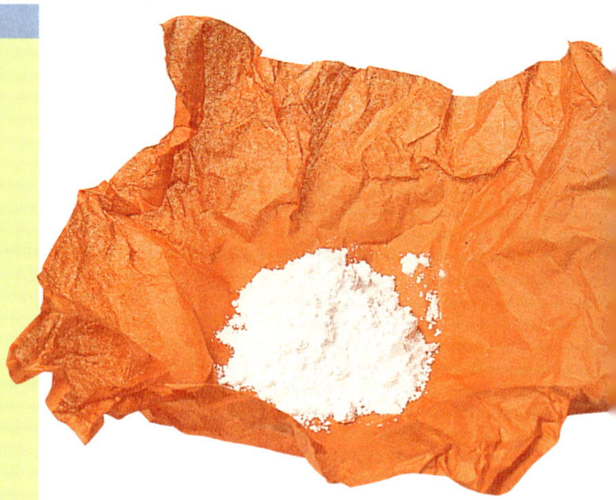

Purificado, o fosfato de cálcio torna-se um pó branco.

PARA QUEM É INDICADO

Personalidade e comportamento

Necessidade de mudança. Muitas vezes insatisfeita onde está, a pessoa quer viajar e em seguida voltar para casa, para poder viajar novamente.

Dificuldade de aprendizado. As crianças costumam ter dificuldades na escola: esquecem rapidamente o que foi ensinado, cometem erros ao repetir as palavras e apresentam lentidão na fala, na leitura e na escrita.

Tristeza. É causada por más notícias e piora com o consolo. É comum alguma ocorrência triste na infância.

Indignação e irritabilidade. A pessoa se indigna facilmente e se mostra muito sensível ao sofrimento alheio (altruísmo). Irrita-se ao menor dissabor, principalmente quando se tenta consolá-la. Por vezes desconfia das pessoas próximas.

Distúrbios gerais

- Atraso no desenvolvimento ósseo (a moleira permanece aberta por muito tempo no bebê); aprende a andar tarde; dificuldades no crescimento (pode ser precoce e muito rápido, com dores, ou, ao contrário, o crescimento pode ficar estacionado); os ossos podem apresentar diferentes patologias etc.
- Fraqueza com sensação de cansaço, perda de peso apesar de grande apetite, enfraquecimento devido à perda de líquidos orgânicos, como, por exemplo, na menstruação ou na amamentação.
- Entorpecimento, tremores e contrações musculares.
- Dores em partes bem delimitadas.

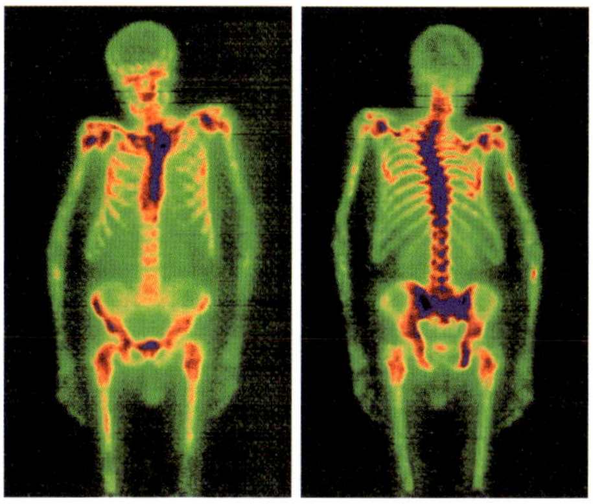

O crescimento muito rápido pode provocar escoliose.

Variação dos sintomas

Fatores de agravamento: a noite, o frio, a mudança de tempo, a umidade, movimentar-se, exercícios físicos, de manhã ao levantar-se e depois de comer, a tristeza e contrariedades, antes da menstruação e durante a amamentação.

Fatores de melhora: clima quente e seco, o calor da cama.

Preferências alimentares

Desejo de alimentos gordurosos e indigestos (*bacon*, gordura do presunto, lingüiças etc.), carnes defumadas, salsichas, batatas, alimentos refrescantes, cigarro. Os bebês têm aversão pelo gosto salgado do leite materno.

Distúrbios localizados

Cabeça • Transpiração do couro cabeludo durante o sono • Dores de cabeça com mudança de tempo, com o frio, e nas mulheres durante a menstruação • Os recém-nascidos têm os ossos da cabeça moles e finos • Dores de cabeça na idade escolar ou na puberdade.

Olhos • Sensação de frio nos olhos • Sensibilidade à luz artificial.

Ouvidos • Sensação de frio nos ouvidos. Zumbido nos ouvidos depois de evacuar.

Nariz • Ponta do nariz frio • Tumores benignos (pólipos) e ulcerações nas mucosas • Nariz que escorre no inverno e fica entupido no verão.

Boca • Dentes frágeis (muitas cáries) • Na criança, nascimento dos dentes atrasado.

Garganta • Inflamação e dor nas amídalas • Resfriados freqüentes; a pessoa precisa pigarrear antes de falar.

Aparelho respiratório • Sensível às correntes de ar • Suspiros involuntários • Respiração difícil à noite; a pessoa sente melhora na posição deitada e piora ao levantar • Nos bebês, tosse quando os dentes estão nascendo, que diminui quando estão deitados.

Estômago • Fome voraz e sede, principalmente no meio da tarde • Estômago inchado com sensação de vazio e fraqueza • Na criança em idade escolar, dor de barriga com ou sem diarréia.

Intestino • Dores ao chupar sorvete, comer frutas ou beber água gelada, aliviadas ao expelir os gases • Diarréia depois de beber sucos de fruta • Abscessos e furúnculos ao redor do ânus • Hemorróidas • Na criança, diarréia durante o nascimento dos dentes.

Aparelho genital feminino • Fragilidade dos órgãos genitais, com tendência ao prolapso • Menstruação precoce, abundante e clara, ou atrasada e escura • Cólica e dor de cabeça durante a menstruação • Distúrbios na puberdade.

Gravidez e amamentação • Muita fraqueza.

Coluna • Pescoço fino e frágil • Coluna vertebral curvada para a esquerda • Dores sob as omoplatas • Dores cervicais à menor friagem.

Membros • Pernas frias e dormentes que obrigam a se mexer constantemente • Câibras nas panturrilhas ao andar • Tremores nas mãos e nas pernas • Dores nos ossos, nas articulações e nos tendões • Reumatismo com frio e umidade • Dor na raiz das unhas • As crianças têm ossos fracos e demoram a andar.

Sono • Necessidade de se espreguiçar e bocejar • Choro • Dificuldade de acordar cedo.

Febre • Necessidade de ficar deitado e espreguiçar-se.

Tonturas • Quando há prisão de ventre e, nas mulheres, antes da menstruação.

A pessoa *Calcarea phosphorica* é ativa e gosta de viajar para descobrir o mundo ao seu redor.

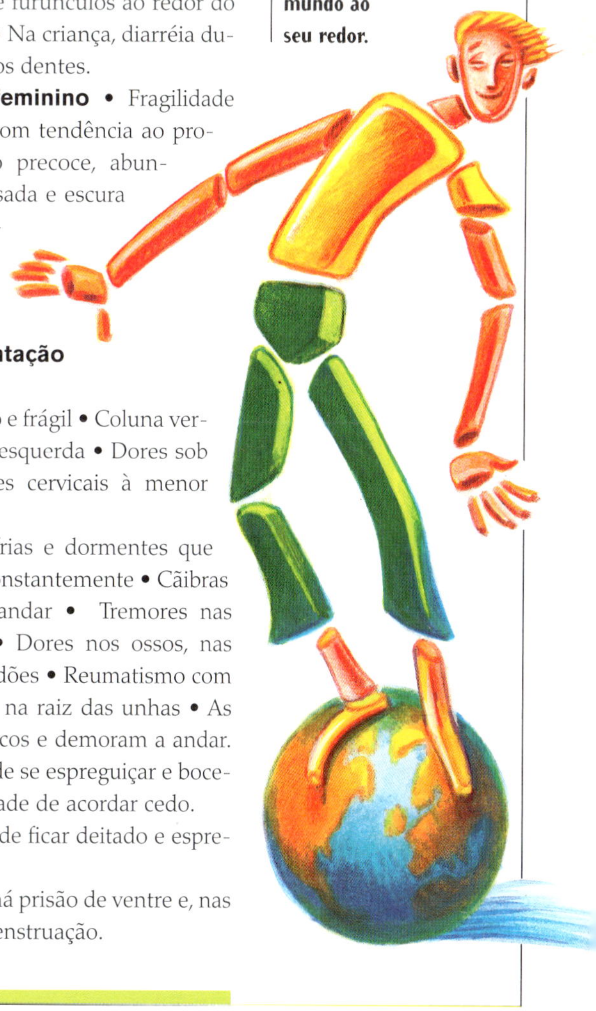

[cham.]

Chamomilla vulgaris

Este medicamento corresponde a pessoas que reagem exageradamente às dificuldades da vida, assim como diante de qualquer distúrbio físico.

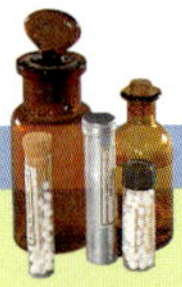

FICHA TÉCNICA

NOMES COMUNS
Camomila comum, matricária, camomila-dos-alemães.

ORIGEM
Esta planta anual da família das compostas, ou asteráceas, cresce em lugares secos e arenosos. A tintura-mãe é preparada com a planta inteira fresca, colhida durante a floração.

PRINCIPAIS USOS
Este medicamento é prescrito num quadro de dor intolerável, seja qual for a causa, quando distúrbios de caráter e de comportamento se manifestam. Também é indicado para as crianças no tratamento dos distúrbios provocados pela dentição, muitas vezes com febre, diarréia ou bronquite.

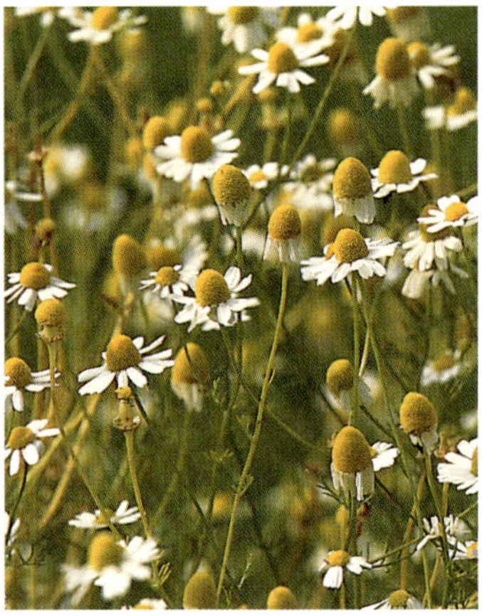

A camomila é uma flor amarela e branca, com perfume agradável, que lembra uma pequena margarida.

PARA QUEM É INDICADO

Personalidade e comportamento

Impaciente e irritado. Às vezes, muito autoritário, o indivíduo reage a tudo com irritação. Reclama muito. Pode ser rude, e até grosseiro, por coisas sem importância, como ser interrompido, por exemplo. Mesmo conhecendo seus defeitos, não consegue se controlar. A criança *Chamomilla* é caprichosa, pede as coisas e as larga assim que as tem. Seus gritos e choros param somente quando está no colo ou sendo levada a passear, também no colo.

Grande sensibilidade à dor. O indivíduo se queixa constantemente e de forma desproporcional aos motivos que tem para isso. Sente de forma exagerada e sofrida tanto as doenças físicas como as dificuldades e vicissitudes da vida.

Distúrbios gerais

- Dores com crispação, pontadas ou câibras, acompanhadas ou seguidas por entorpecimento.
- Sensação de frio numa parte do corpo e de calor na outra.
- Tendência a desmaiar (depois de um ataque de cólera ou após um golpe físico, por exemplo).

Variação dos sintomas

Fatores de agravamento: o calor (somente nas dores de dente, pois, de modo geral, a pessoa *Chamomilla* é do tipo friorento, que se sente melhor no verão), o ar livre, o vento, o café, o período entre 21 horas e meia-noite, um ataque colérico.

Fatores de melhora: o calor e a umidade, transpirar, jejuar. As crianças pequenas melhoram passeando no colo ou de carro.

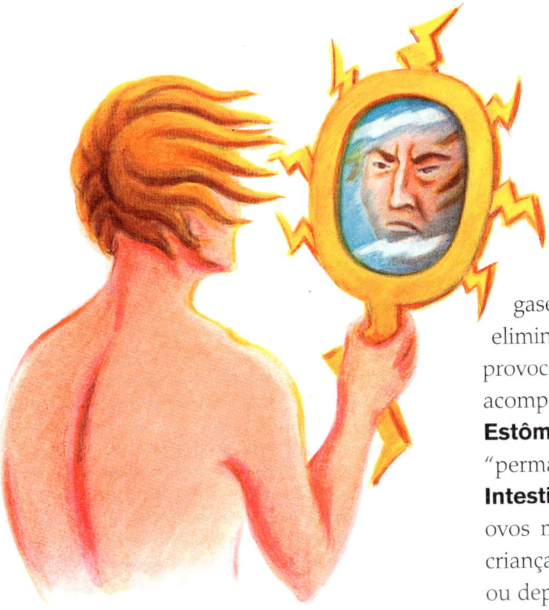

Diante da menor contrariedade, o indivíduo *Chamomilla vulgaris* se irrita e fica encolerizado.

Preferências alimentares

Vontade de muita água gelada e bebidas ácidas. Aversão por bebidas quentes, como sopas. Aversão ou muito gosto por café.

Distúrbios localizados

Cabeça • Suores quentes na testa e no couro cabeludo • Dores como de batidas, estalos ou pressão na cabeça • Às vezes, enxaqueca lateral, com a bochecha corada do mesmo lado.

Olhos • Sensação de calor na altura dos globos oculares.

Ouvidos • Dores lancinantes com acessos de tosse • Zumbidos como se os ouvidos estivessem tapados.

Nariz • Secreção líquida com sensação de nariz entupido.

Boca • Boca e língua secas, sede • Dores lancinantes nos dentes, que se agravam com comidas e bebidas quentes e são aliviadas com bebidas geladas.

Garganta • Sensação de dor e aperto na garganta, com muita dificuldade de engolir alimentos sólidos • Inflamação e inchaço das glândulas salivares • Rouquidão • Sensação de prurido na garganta, responsável por uma tosse seca que causa irritação.

Aparelho respiratório • Predisposição à bronquite.

Coração e circulação • Palpitações e ansiedade, tremores e dores como se o coração estivesse sendo esmagado.

Abdômen • Abdômen inchado. Cólicas com ruídos no estômago e com gases; nem mesmo depois que estes são eliminados ocorre o alívio da dor. Às vezes provocadas pela raiva, as crises dolorosas são acompanhadas por ansiedade e náuseas.

Estômago • Dores muito fortes (os alimentos "permanecem no estômago").

Intestino • Diarréia com fezes que parecem ovos mexidos com espinafre, freqüentes nas crianças quando os dentes começam a nascer ou depois de um resfriado.

Aparelho genital feminino • Menstruação adiantada e muito abundante, com sangue escuro e coágulos • Menstruação muitas vezes acompanhada de dores abdominais violentas e de surtos de irritação e raiva.

Parto • Partos difíceis: colo rígido, dores fortíssimas na hora do parto, começando nas costas e se irradiando para o lado interno das coxas.

Coluna • Dores violentas nas costas: a pessoa fica agitada e irritada ao extremo.

Sono • Sonolência durante o dia e insônia à noite, ou sono agitado com gritos, gemidos, despertar em meio a sobressaltos angustiantes • Pesadelos pavorosos • A criança dorme freqüentemente com os olhos meio abertos.

Febre • Calor e calafrios se alternam: os calafrios pioram quando a pessoa se descobre • Durante os períodos de calor, uma bochecha fica corada e quente, enquanto a outra permanece pálida e fria.

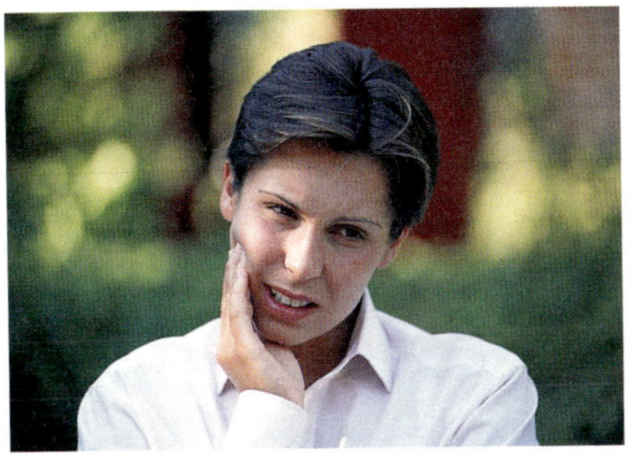

Para tratar dores de dente, uma das prescrições mais freqüentes é *Chamomilla vulgaris*.

[chin.]

China officinalis

Indicada para o tratamento das doenças decorrentes de perda de líquidos orgânicos (sangramentos, diarréia etc.), *China officinalis* é um excelente medicamento de fundo.

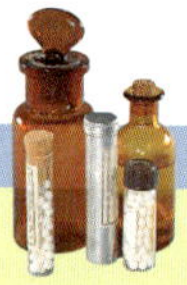

FICHA TÉCNICA

NOME COMUM
Quinina, quinino.

ORIGEM
A quinina é produzida a partir da casca de uma árvore da família das rubiáceas, a quina-amarela, nativa da América do Sul. A tintura-mãe pode ser obtida por maceração ou trituração.

PRINCIPAIS USOS
China officinalis é principalmente indicado para os casos de doenças debilitantes decorrentes de perda de líquido orgânico (em especial depois de fortes sangramentos), ou quando uma afecção aparece periodicamente.

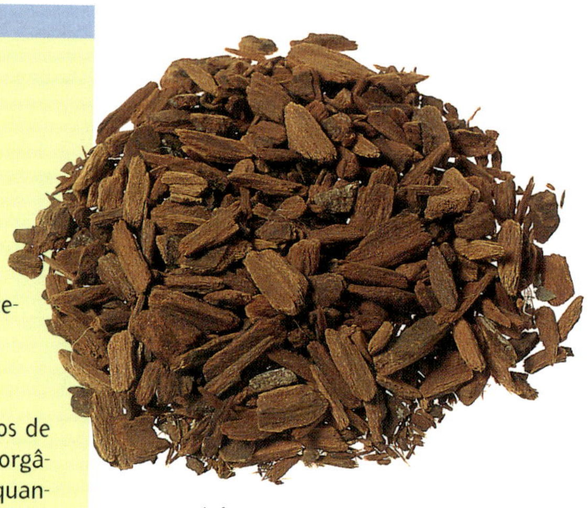

Apenas a casca da quina é aproveitada para fabricar *China officinalis*.

PARA QUEM É INDICADO

Personalidade e comportamento

Humor inconstante. A personalidade *China* caracteriza-se pela alternância entre períodos de euforia e depressão.

Euforia. A pessoa fica muito sensível, com os nervos à flor da pele. O menor estímulo externo é entendido como agressão. Os cheiros, os ruídos, as solicitações visuais, os contatos físicos, ainda que leves (toques, carícias), o frio etc. são sentidos de modo exagerado. Esta fase de exaltação é acompanhada de uma imaginação e de uma atividade mental transbordantes, principalmente à noite, quando o indivíduo fica fazendo mil projetos.

Estado depressivo. A pessoa *China* tem a sensação constante de estar sendo perseguida, de não poder agir, de ser infeliz. Comete erros ao escrever e ao ler. Esse estado depressivo muitas vezes conduz a uma ansiedade efetiva e a pensamentos suicidas.

Dificuldade de se comunicar. Apesar de uma vida interior muito rica, o indivíduo *China* tem dificuldade de expressar seus pensamentos ou sentimentos, o que lhe dá uma aparência de introversão. Durante a fase de depressão, as dificuldades de comunicação pioram; quando fala, é apenas para criticar.

Medos. Seu sentimento de agressividade para com o mundo exterior vem acompanhado do medo de animais, principalmente cachorros e gatos.

Distúrbios gerais

- Muito cansaço e fraqueza devido à perda de líquidos orgânicos (sangramentos, amamentação longa, diarréias, transpiração, vômitos).

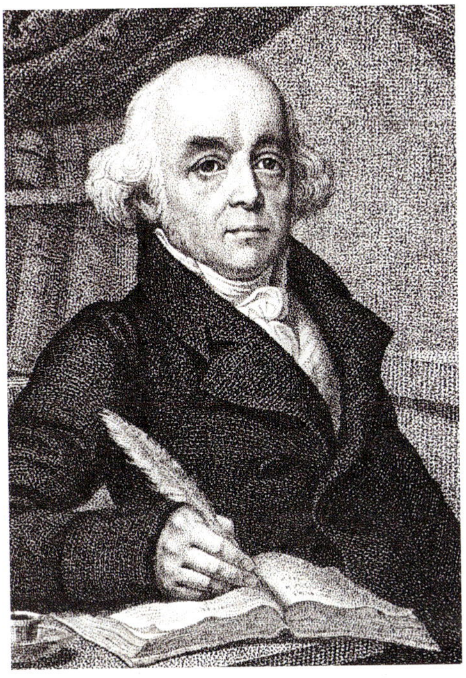

A quina foi a primeira substância experimentada por Samuel Hahnemann.

- Tendência a sangrar com facilidade e ter anemia.
- Paludismo crônico.
- Distúrbios (dor de cabeça, febre, insônia etc.) que se manifestam periodicamente na mesma hora, a cada 2, 7 ou 14 dias.
- Apetite descontrolado, sobretudo à noite, ou falta de apetite. Às vezes, o apetite só ocorre quando a pessoa começa a comer.

Variação dos sintomas

Fatores de agravamento: o frio, as correntes de ar, o toque suave, os abalos, depois de comer, depois de transpirar.

Fatores de melhora: o calor, uma pressão forte.

Preferências alimentares

Desejo de doces, alimentos ácidos, temperos, vinhos e bebidas geladas. Aversão a comidas quentes, café, cerveja, pão, manteiga. O consumo de frutas agrava os sintomas.

Distúrbios localizados

Cabeça • Sensibilidade no couro cabeludo • A dor de cabeça (sensação de que "o crânio vai explodir") melhora com movimentos de subir ou descer.

Rosto • Face quente, sobretudo quando a pessoa passa do ar livre para um ambiente fechado • Em caso de fraqueza causada por perda de líquidos do organismo, o rosto fica muito pálido ou amarelado e com olheiras – com exceção das bochechas e dos lóbulos das orelhas, que ficam corados.

Nariz • Sangramentos freqüentes.

Abdômen • Sensação de estufamento devido a acúmulo de gases, sobretudo após consumo exagerado de frutas ou chás • Dores abdominais antes de expelir gases.

Estômago • Os vômitos tendem a ser abundantes e freqüentes.

Intestino • Diarréias, às vezes desencadeadas pelo consumo de certos alimentos e bebidas (leite, frutas, cerveja, por exemplo).

Aparelho genital feminino • Fluxo menstrual muito abundante e/ou menstruações bastante próximas.

Amamentação • Quantidade grande de leite, ou impossibilidade de amamentar por muito tempo.

Coluna • Dores musculares que obrigam a pessoa a mudar constantemente de posição.

Membros • Sensação de entorpecimento, como se as pernas estivessem apertadas por um elástico • Articulações inchadas e sensíveis ao frio e ao toque.

Sono • Sonolência durante o dia, sobretudo à tarde • Dificuldade para dormir à noite e insônia depois das 3 horas da manhã, freqüentemente acompanhada de uma sensação de fome.

Febre • Geralmente o estado febril passa por quatro estágios sucessivos: os sinais anunciadores (palpitações, espirros, agitação, sede, apetite insaciável); uma fase de intensos calafrios com bater de dentes, tremores do corpo e falta de sede; outra, de muito calor, em que a pessoa se sente quente e com o rosto corado, mas começa a tremer de frio se ficar descoberta; e o estágio final da febre, que dá muita sede e provoca suores frios, deixando a pessoa esgotada.

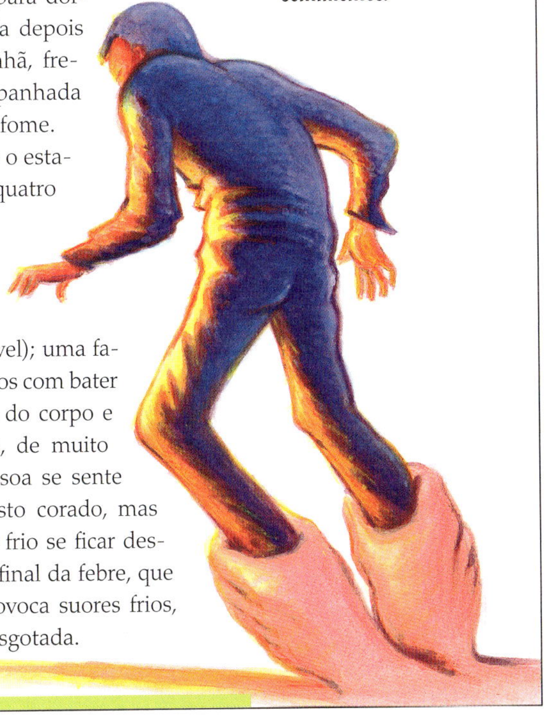

A pessoa *China officinalis* se ofende com facilidade e acha difícil expressar seus sentimentos.

[gels.]

Gelsemium sempervirens

Este medicamento corresponde a pessoas inquietas que, diante de emoções fortes (medo, uma notícia ruim, exames etc.), podem tremer e até sofrer de paralisia passageira.

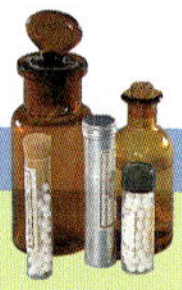

FICHA TÉCNICA

NOMES COMUNS
Jasmim-amarelo, gelsêmio, jasmim-da-virgínia.

ORIGEM
O jasmim-amarelo, ou gelsêmio, é uma trepadeira da família das loganiáceas. A tintura-mãe é preparada a partir da raiz fresca ou com a raiz seca triturada.

PRINCIPAIS USOS
Gelsemium sempervirens é aconselhável antes de situações estressantes, como um exame ou uma prova, quando a pessoa fica apavorada com a proximidade do evento, sobretudo se não está devidamente preparada e sente que poderá fracassar. Ele é igualmente prescrito contra gripe, quando os sintomas da pessoa correspondem ao tipo constitutivo *Gelsemium*.

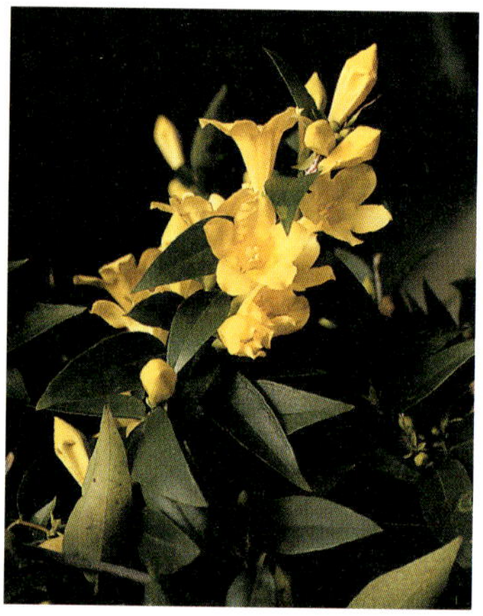

O jasmim-amarelo é uma planta vigorosa que dá flores amarelas e perfumadas na primavera e no verão.

PARA QUEM É INDICADO

Personalidade e comportamento

Medo do futuro. A pessoa está sempre de sobreaviso. Teme ser surpreendida por um acontecimento e não ser capaz de se adaptar a esse imprevisto. Seu mecanismo de defesa a estimula a tentar antecipar o futuro, mas, se ocorre algum incidente, fica inerte, incapaz de reagir.

Medos. A vida cotidiana é marcada por múltiplos medos decorrentes de preocupações permanentes: ansiedade antes de um encontro ou uma obrigação qualquer, temor de aparecer em público ou mesmo de ter alguém a seu lado, fobia de lugares grandes (agorafobia), vertigem, medo de tempestade. As situações mais anódinas provocam ansiedades que acabam inibindo ou paralisando o indivíduo.

Distúrbios gerais

- Fraqueza psicológica e física acompanhada de tremores e de incapacidade de movimentar-se.
- Sensação de peso e de entorpecimento.
- Fraqueza muscular que dificulta a coordenação das pernas.

Variação dos sintomas

Fatores de agravamento: tempo úmido, neblina, o momento que antecede uma tempestade, o horário das 10 horas da manhã, emoções fortes e más notícias.

Fatores de melhora: depois de transpirar e de urinar abundantemente, após movimentos contínuos.

Preferências alimentares

Nenhuma particularidade.

Distúrbios localizados

Cabeça • Dores freqüentes e variadas, sendo a mais típica a que provoca uma sensação de peso, sobretudo atrás da cabeça, ou a impressão de que a cabeça foi amarrada com uma faixa • As dores melhoram depois de urinar bastante.

Rosto • Em caso de febre intensa, rosto corado e sem expressão, tremedeira no queixo ou nos lábios.

Olhos • Pálpebras pesadas, com dificuldade de abri-las • Visão embaçada, como se a pessoa estivesse vendo através da névoa • Dor nevrálgica nos globos oculares.

Nariz • Resfriado que aparece progressivamente, acompanhado de dor de cabeça • Rinite com a mudança do tempo.

Boca • Língua entorpecida e trêmula.

Garganta • Deglutição difícil e sensação de ter um bolo impossível de ser engolido • A deglutição provoca dor de ouvido • Perda de voz após um grande susto.

Aparelho respiratório • Tosse • Dificuldade respiratória ou mesmo crise de asma depois de uma emoção.

Coração e circulação • Pulso bastante lento, mas que se acelera quando o indivíduo se movimenta. Sensação de que é melhor ficar se movimentando para manter o pulso normal. Opressão no peito pelo simples fato de pensar no coração.

Estômago • Dores muito intensas que são aliviadas quando a pessoa anda de automóvel.

Intestino • Diarréias causadas por preocupação com algum acontecimento, por emoção forte, um grande susto ou uma má notícia.

O *Gelsemium sempervirens* é utilizado no tratamento de resfriados e gripes.

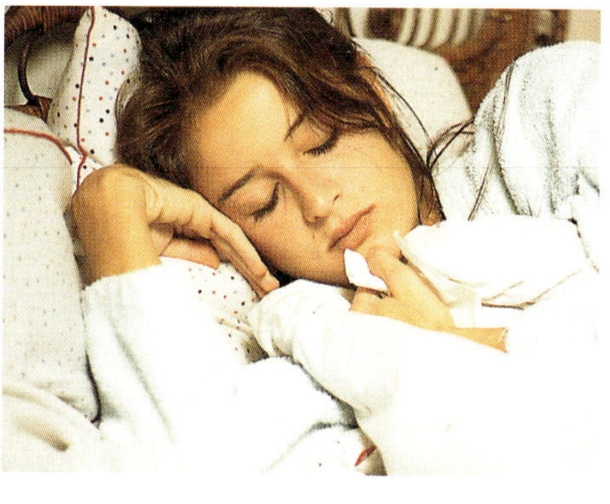

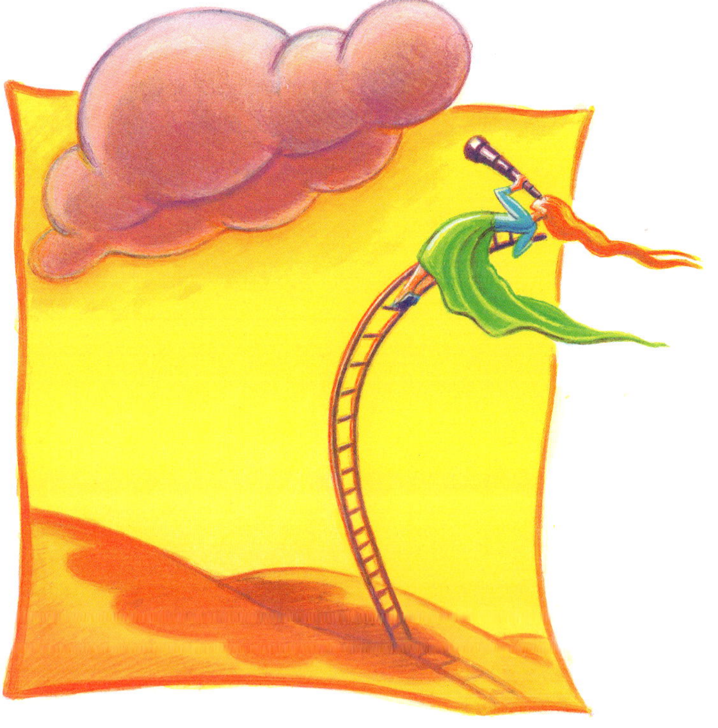

A pessoa *Gelsemium sempervirens* está sempre tentando prever o que poderia acontecer.

Aparelho urinário • Micção abundante e urina clara • Tendência à retenção urinária, ou a expelir urina lentamente, devido a fraqueza da bexiga • Micção involuntária.

Aparelho genital feminino • Devido a um grande susto a menstruação desaparece e, entre as grávidas, há possibilidade de aborto espontâneo.

Parto • Rigidez do colo do útero ou fraqueza completa do útero no momento da dilatação total.

Coluna • Dores cervicais que se irradiam por toda a cabeça.

Membros • Tremores e fraqueza • Perda do controle muscular.

Sono • Insônia decorrente de forte cansaço ou de esforço mental • Pensamentos loucos no momento de dormir.

Febre • Geralmente aparece aos poucos, com clima úmido • É acompanhada de dores musculares, dores de cabeça típicas do remédio (*Gelsemium*) e de um estado de grande abatimento • A pessoa não sente sede nem transpira • A cabeça pode ficar quente e os pés, gelados.

Vertigens • Surgem com o movimento rápido da cabeça • Durante a gravidez • O bebê se agarra à mãe quando ela o carrega.

[graph.]

Graphites

Os tipos *Graphites* correspondem a pessoas ansiosas, indecisas e lentas para reagir a estímulos externos. Em geral, sofrem de problemas crônicos de pele.

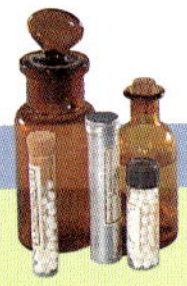

FICHA TÉCNICA

NOMES COMUNS

Grafite, carbono mineral.

ORIGEM

Constituído essencialmente de carbono, o grafite contém também um pouco de ferro. As três primeiras dinamizações do mineral são obtidas por trituração.

PRINCIPAIS USOS

Graphites é de fundamental importância para problemas crônicos de pele, principalmente o eczema, quando o tipo constitucional corresponde ao medicamento. É igualmente aconselhável no tratamento de uma convalescença difícil após um parto, por exemplo, ou para cuidar de quelóides.

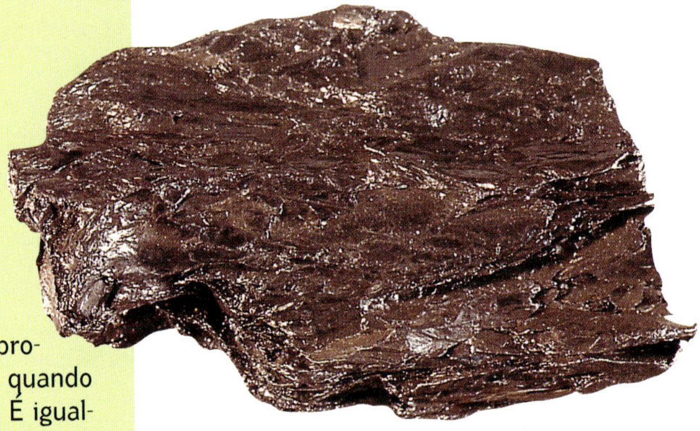

Mineral de cor escura, brilhante e com reflexos metálicos, o grafite parece gorduroso ao ser tocado.

PARA QUEM É INDICADO

Personalidade e comportamento

Lentidão. Apresenta-se em diferentes escalas e não se manifesta em todos os aspectos da personalidade. Certas pessoas são lentas para reagir a estímulos externos ou para enfrentar as mudanças: têm dificuldades de começar o dia, desanimam diante de uma nova atividade, não se adaptam facilmente a um ambiente desconhecido. Em outras pessoas, a lentidão pode ser um estado permanente: costumam ser letárgicas e até mesmo inertes.

Dúvida e hesitação. O tipo *Graphites* é complicado e costuma justificar sua lentidão. Minucioso, tem tendência a se perder em detalhes, discorda de coisas sem a menor importância, é indeciso e tergiversa antes de tomar decisões.

Passividade. Presa a seus hábitos e incapaz de abrir mão deles com facilidade, a pessoa pode se fechar no seu próprio mundo, acomodar-se passivamente a uma rotina de vida, deixando para os outros (instituições, família etc.) a tarefa de decidir por ela.

Divertida e sensível. Desde que estimulada e confiante, a pessoa *Graphites* encontra um equilíbrio que lhe permite abrir-se aos outros. Além disso, exterioriza sua alegria e grande sensibilidade, revelando as melhores qualidades do seu caráter.

Distúrbios gerais

- Enfraquecimento das partes afetadas.
- Enrijecimento das glândulas e dos gânglios.
- Sintomas que se manifestam principalmente do lado esquerdo ou de forma cruzada (regiões superior direita e inferior esquerda).
- A fome estimula o surgimento dos sintomas.

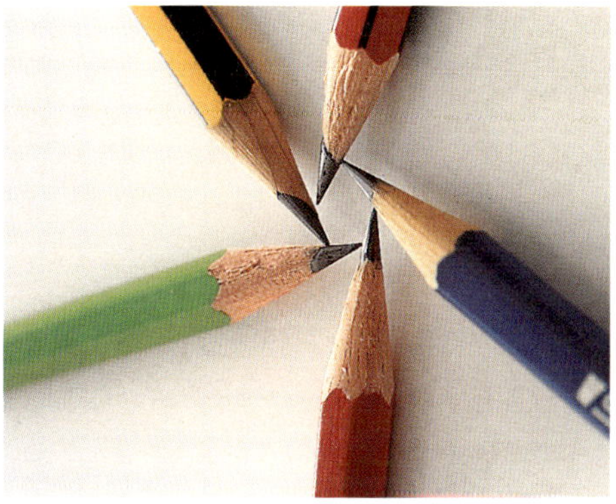

O grafite é utilizado na fabricação de lápis. O nome "grafite" vem do radical grego "*graphein*", que quer dizer "escrever".

Variação dos sintomas

Fatores de agravamento: de manhã e à noite, o calor, o frio, o vento, o movimento e o esforço físico; nas mulheres: durante e após a menstruação, no outono.

Fatores de melhora: deitar-se e pressionar a região dolorida.

Preferências alimentares

Aversão a peixe, sal e doces.

Distúrbios localizados

Cabeça • Erupções, crosta e escamação • Pele seca e quebradiça (caspa) • Cistos (nódulos) no couro cabeludo • Dor de cabeça que arde no alto da cabeça • Tensão atrás da cabeça.

Rosto • Erupções secas ou úmidas no canto ou em volta da boca, no nariz e no queixo (eczema, herpes, impetigo, acne etc.) • Rachaduras nos lábios.

Ouvidos • Erupções com secreção pegajosa atrás das orelhas • Rachaduras no interior e atrás das orelhas • Predisposição a otites purulentas.

Nariz • Crostas e rachaduras dentro das narinas • Olfato muito sensível.

Boca • Salivação intensa de manhã, ou quando a pessoa se inclina para a frente • Feridas sob a língua.

Garganta • Rouquidão permanente; nas mulheres, rouquidão durante a menstruação.

Aparelho respiratório • Dificuldade respiratória à noite (depois da meia-noite), melhorando, às vezes, ao comer.

Estômago • Sensação de queimação e de aperto, que provoca fome • A dor é atenuada de maneira transitória quando a pessoa come ou consome bebidas frias.

Intestino • Sensação de estufamento a ponto de a pessoa desabotoar (ou abrir) as roupas • Parasitas intestinais (tênia) com freqüência • Prisão de ventre, com fezes duras e grossas, que se agrava durante a menstruação • Diarréia líquida, de cor marrom, com substâncias não digeridas • Problemas anais (fissuras, hemorróidas).

Aparelho genital masculino • Erupções cutâneas no pênis ou sobre os testículos.

Aparelho genital feminino • Resfriados (com tosse e rouquidão) antes da menstruação • Rachaduras nos mamilos.

Coluna • Tendência a lumbago • Coluna vertebral sensível ao menor abalo.

Membros • Sensação de constrição dos ossos e das articulações • Calosidades nas mãos e nos pés • Tendência a varizes • Unhas grossas, rachadas e deformadas; unhas encravadas.

Pele • Seca, áspera e quebradiça, geralmente com mau aspecto • Erupções secas, com rachaduras e crostas, sobretudo na região das dobras do corpo, com secreção pegajosa que lembra mel • Verrugas, rachaduras, fissuras e cistos sebáceos surgem com freqüência • Predisposição a impetigo, eczema e psoríase.

Sono • Insônias freqüentes quando a pessoa tem pensamentos obsessivos.

A dificuldade de agir que caracteriza a pessoa *Graphites* pode se traduzir por uma preocupação excessiva ao detalhe.

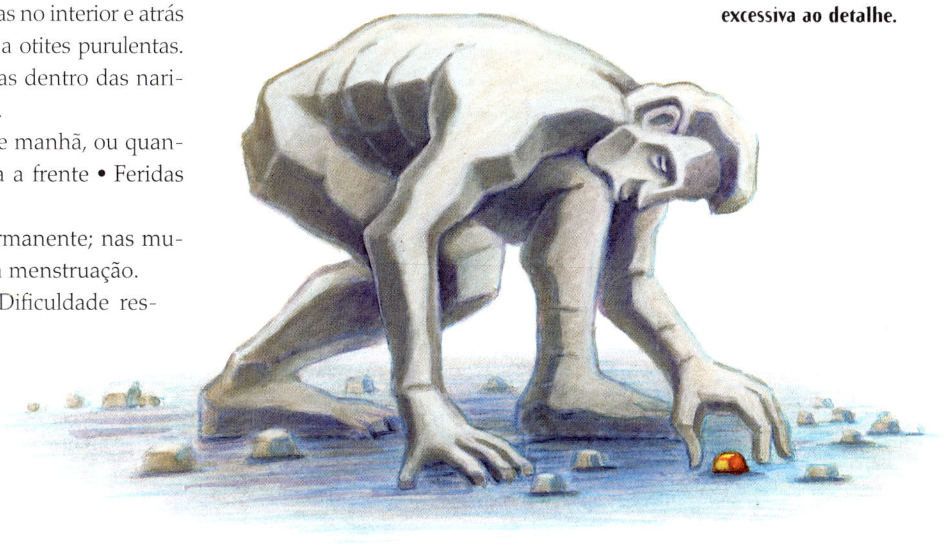

[hep.]

Hepar sulfur

É um medicamento que corresponde a indivíduos sensíveis tanto no plano físico (suscetibilidade à dor, ao frio etc.) como no plano psicológico (vulnerabilidade, irritabilidade).

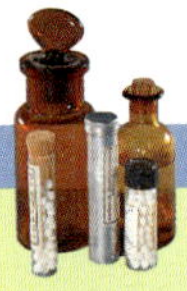

FICHA TÉCNICA

NOME COMUM
Sulfeto de cálcio.

ORIGEM
Hepar sulfur (ou *Hepar sulfuris calcareum*) é preparado com igual quantidade de conchas de ostras trituradas e flor-de-enxofre.

PRINCIPAIS USOS
Hepar sulfur é utilizado para expelir um corpo estranho da pele (espinho, por exemplo). Também é indicado no tratamento de certas laringites e na drenagem de pus de furúnculos (sob cuidados médicos). Atenção: nunca utilize *Hepar sulfur* quando a eliminação do pus for difícil (em caso de suspeita de abscesso interno, por exemplo).

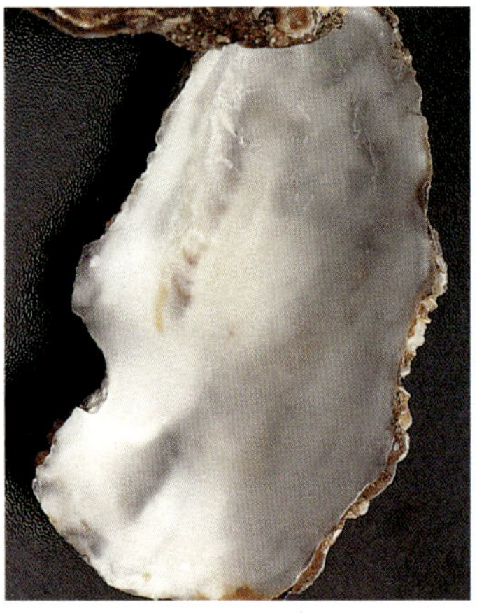

O pó de ostra é misturado com flor-de-enxofre no preparo do medicamento.

PARA QUEM É INDICADO

Personalidade e comportamento

Hipersensibilidade. Pessoa muito suscetível à irritação, vulnerável e sempre inconformada consigo mesma e com os outros. Sofre à menor contrariedade.

Cólera e impulsividade. Seu comportamento geral demonstra falta de habilidade: a pessoa se encoleriza com a menor ofensa. É do tipo para o que der e vier, fala rápido, sem refletir, e procura sempre contradizer seus interlocutores. Não é fácil compreendê-la.

Depressão e ansiedade. Tendência à depressão em situações de tristeza e abatimento. Angustiada, sobretudo ao entardecer e à noite, a pessoa muitas vezes tem pensamentos suicidas. Preocupa-se muito com a própria saúde (hipocondria) e a dos parentes mais próximos.

Distúrbios gerais

- Hipersensibilidade à dor.
- Extremamente friorenta, tem necessidade de ficar bem agasalhada, mesmo no verão.
- Dores agudas, com sensação de espinho entrando na carne.
- Transpiração freqüente e abundante.
- Secreções corporais abundantes, de odor forte.
- Tendência marcante à supuração.

Variação dos sintomas

Fatores de agravamento: o inverno, o ar frio e seco, o vento frio, tirar a roupa, correntes de ar, ao tocar partes afetadas, ao deitar-se sobre a região dolorida, com barulho, esforços físicos, à noite, alimentos ou líquidos frios. Os sintomas se agravam periodicamente (à mesma hora, a cada 4 semanas ou a cada 4 meses, por exemplo).

Fatores de melhora: o calor, o clima úmido, o ato de agasalhar-se (sobretudo na cabeça) e de alimentar-se.

Preferências alimentares

Desejo por sabores ácidos, vinagre, vinho, alimentos condimentados e estimulantes. Atração e repulsa, ao mesmo tempo, por pratos gordurosos.

Distúrbios localizados

Cabeça • De manhã, dores na região da têmpora direita e na base do nariz, como se um prego estivesse sendo enfiado na pele; as dores são aliviadas colocando uma faixa apertada ao redor da cabeça • Couro cabeludo sensível e dolorido.

Rosto • Nevralgia originada por vento frio no lado direito do rosto, irradiando-se para o ouvido, a testa e a boca.

Olhos • Olheiras arroxeadas • Inflamação (conjuntivite) que deixa pálpebras e olhos vermelhos, lacrimejamento excessivo, sensibilidade ao toque • Ulceração da córnea • Dor provocada pela luminosidade do dia e ao mexer os olhos.

Ouvidos • Em caso de otite, a dor se irradia de um ouvido para o outro, mas melhora quando a pessoa se agasalha.

Nariz • Resfriado após exposição ao frio • Os ossos e a base do nariz ficam doloridos.

Boca • Abscesso na raiz de dentes tratados.

Garganta • Dor ao engolir: sensação de ter uma espinha de peixe na garganta • Sensibilidade ao resfriamento • Predisposição a inflamação da garganta • Perda da voz após exposição ao vento frio • Laringite com tosse seca e voz rouca de manhã e à noite, que pode se agravar no meio da manhã ou pouco antes de dormir.

Aparelho respiratório • A asma piora no frio seco e melhora no tempo úmido.

Abdômen • Sensação de pontadas na região do fígado.

Estômago • A pessoa come e bebe vorazmente • Acidez e refluxo.

Intestino • Fezes com aspecto de argila • Dificuldade de evacuar, mesmo que as fezes estejam amolecidas • Diarréia após ter bebido água gelada.

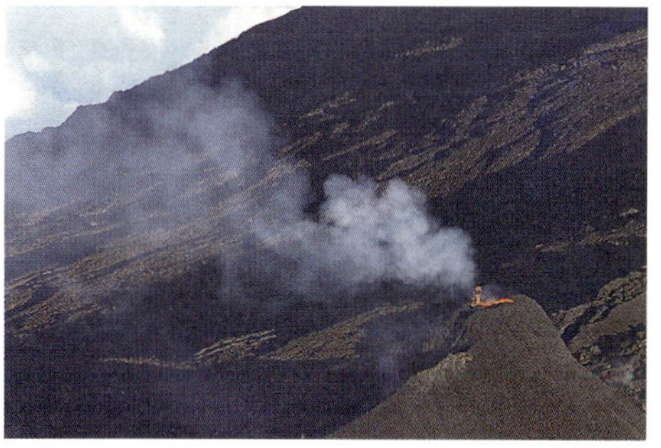

Aparelho urinário • Emissão lenta e fraca de urina, com sensação de que a bexiga não se esvazia • Inflamação na uretra acompanhada de ardência.

Aparelho genital feminino • Menstruações atrasadas e com pouco fluxo • Corrimento vaginal branco (leucorréia) abundante • Sangramento entre as menstruações • Tendência a sofrer de prolapso • Às vezes, dores durante a relação sexual.

Membros • Inchaço nas articulações dos dedos, joelhos, tornozelos e pés • Luxação freqüente nos dedos.

Pele • Sensível (supuração ao menor ferimento) • Fendas profundas nas mãos e nos pés • Tendência a herpes • Abscessos, furúnculos e panarícios (unheiros) • Urticária crônica, eczema, erupções com secreção nas dobras do corpo • Feridas que sangram com facilidade.

Sono • Insônia devida ao afluxo de pensamentos, sobretudo depois da meia-noite • Sobressaltos ao adormecer ou despertar repentinamente, com sensação de sufocamento. • Pesadelos com incêndios.

Febre • Calafrios acompanhados de dores e vontade de se agasalhar • Transpiração ácida e abundante, à noite.

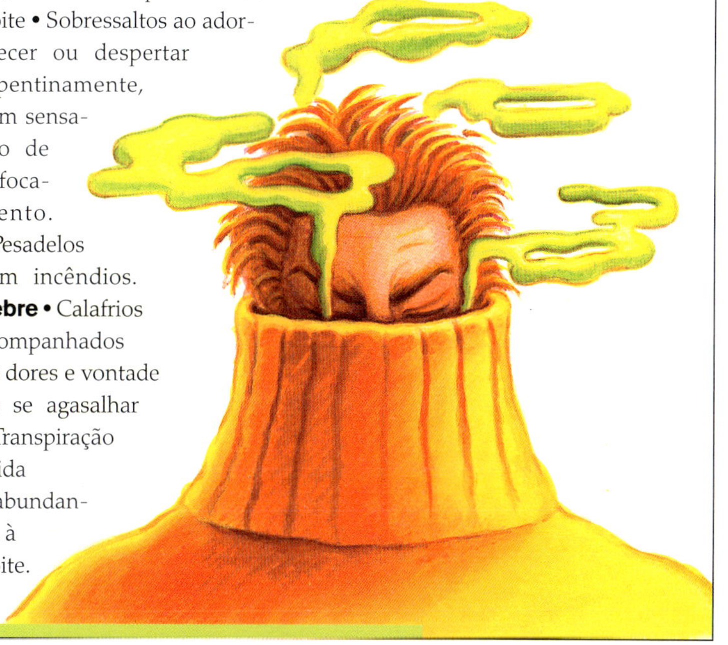

O indivíduo *Hepar sulfur* tem temperamento explosivo.

A pessoa *Hepar sulfur* não controla seus impulsos: estoura de raiva com a menor contrariedade.

[ign.]

Ignatia amara

Este medicamento corresponde a pessoas que se comportam de maneira contraditória, nervosas, emotivas, com dificuldade para expressar emoções e humor instável.

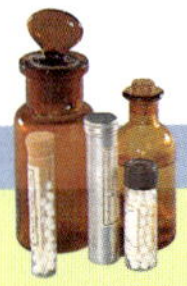

FICHA TÉCNICA

NOMES COMUNS
Inácia, fava-de-santo-inácio.

ORIGEM
Ignatia amara é a semente dos frutos de *Strychnos ignatii*, arbusto da família das loganiáceas que cresce nas ilhas Filipinas e em todo o Extremo Oriente.

PRINCIPAIS USOS
A inácia é empregada nos casos de transtornos psicossomáticos decorrentes de fortes emoções, apreensões, decepções amorosas, perda de um ente querido ou raiva não exprimida. Também é indicada no tratamento de certos tipos de inflamação da garganta.

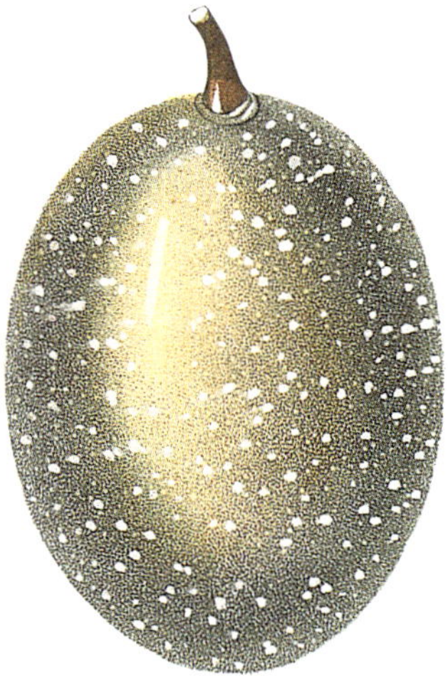

Este medicamento é preparado com as sementes de um fruto, a fava-de-santo-inácio.

PARA QUEM É INDICADO

Personalidade e comportamento

Alterações do humor. Doce, gentil e amável quando se sente bem, o tipo *Ignatia amara* pode, rapidamente, se tornar outra pessoa, diante de qualquer emoção ou contrariedade. Tem dificuldade de expressar as emoções e reprime os seus sentimentos. Costuma chorar em silêncio. Suas reações são imprevisíveis: explode de rir fora de hora, mas é capaz de ficar calado logo em seguida. Ao ser consolado, os sintomas pioram.

Nervosismo. Cheia de energia e agitada, é uma pessoa que não suporta ser observada ou contrariada. Muitas vezes comporta-se de maneira caprichosa.

Escrúpulos. É uma pessoa que costuma ter dificuldade para escolher ou tomar decisões definitivas. Tem a impressão de ter agido incorretamente e assume a culpa pelos fracassos. Autocrítica, é propensa à insônia.

Medos. Morre de medo de ladrões e de assaltantes. Além disso, não gosta do contato com os outros e teme nunca mais poder dormir.

Distúrbios gerais

- Sintomas que mudam com freqüência.
- Sintomas contraditórios, como sensação de fome, mesmo comendo; dor de garganta que melhora ao consumir alimentos sólidos etc.
- Transtorno decorrente de emoções.
- Hipersensibilidade dos órgãos dos sentidos; dificuldade de suportar dores.
- Espasmos, sobressaltos, tremores.
- Tendência a desmaiar facilmente, como, por exemplo, no meio de uma multidão.

Variação dos sintomas

Fatores de agravamento: de manhã, ao acordar; à noite ao deitar-se; ao andar; em pé, parado; inclinando o corpo para a frente; com leve toque na parte afetada; com emoções, preocupações, odores, café e cigarro.

Fatores de melhora: o calor, uma pressão forte, mudar de posição, comer, respirar profundamente e distrair-se.

Preferências alimentares

Desejo por alimentos indigestos, ácidos, frios ou crus, queijos, uma comida que não se sabe exatamente o que é. Aversão a pratos quentes, leite, frutas, bebidas alcoólicas e tabaco.

Distúrbios localizados

Cabeça • Dor localizada em um ponto, e que dá a sensação de que um prego está sendo enfiado na cabeça • A dor estimula vômitos e bocejos.

Rosto • Tremor muscular das pálpebras e dos lábios • Rubor no rosto após alguma emoção • Transpiração ao comer.

Olhos • Dor ao redor dos olhos.

Nariz • Acesso de espirros • Resfriado com coceira dentro das narinas • Nariz frio.

Boca • Tendência a morder o interior das bochechas ou a língua quando fala ou mastiga • Lábios secos e rachados.

Garganta • Sensação de bolo na garganta • Tendência a engasgar • Dor aguda que melhora após ter deglutido • Tendência a falar muito baixo, como se estivesse cochichando.

Aparelho respiratório • Acesso de tosse seca; quanto mais a pessoa tosse, mais tem vontade de tossir • Dificuldade respiratória • Tendência a suspirar e a respirar profundamente.

Estômago • Sensação de vazio que se atenua ao respirar profundamente • Náuseas e vômitos que melhoram, paradoxalmente, depois de comer alimentos indigestos • Dores fortíssimas no estômago que pioram ao mais leve toque • Soluços.

Intestino • Dores e contrações fortes • Diarréia depois de emoções (medo, desgosto) • Hemorróidas.

Aparelho genital feminino • Fluxo menstrual com coágulos • Suspensão da menstruação em caso de transtorno emocional: medos, preocupações fortes, desgostos, perdas.

Coluna • Rigidez e tensão na nuca.

Membros • Tremores musculares, formigamento, entorpecimento • Tremor geral.

Pele • Urticária por todo o corpo • Prurido que muda de lugar quando a pessoa se coça.

Sono • Sobressaltos nos braços e nas pernas ao pegar no sono • Insônia provocada por desgostos e preocupações • Bocejos profundos.

Febre • Durante a fase de calafrios os sintomas são sede e rosto vermelho, que não melhoram ao aquecer-se • Durante a fase do calor, são falta de sede, urticária, recusa em se descobrir.

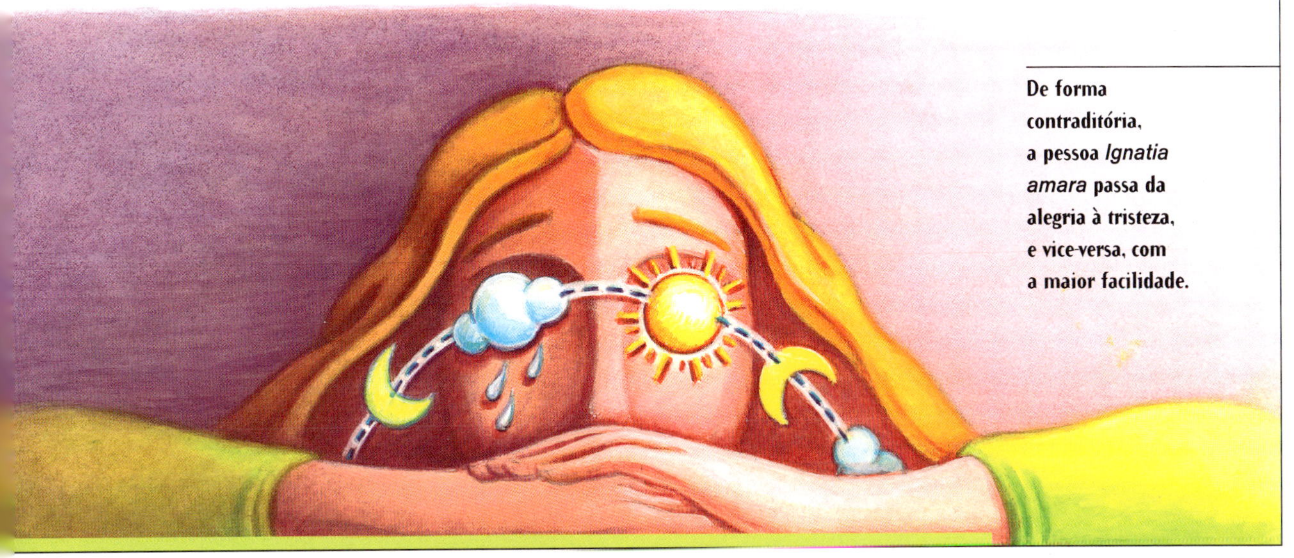

De forma contraditória, a pessoa *Ignatia amara* passa da alegria à tristeza, e vice-versa, com a maior facilidade.

[lach.]

Lachesis mutus

Este medicamento corresponde a pessoas com muito amor-próprio, que precisam ser admiradas pelos outros. Geralmente são tagarelas e extrovertidas.

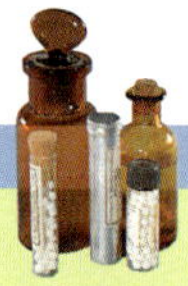

FICHA TÉCNICA

NOME COMUM

Surucucu.

ORIGEM

Lachesis mutus é feito com o veneno de uma cobra perigosíssima da América do Sul, a *Lachesis trigonocephalus* ou surucucu.

PRINCIPAIS USOS

Este medicamento é indicado no tratamento de ferimentos que sangram muito e deixam a região arroxeada ou escura (feridas abertas nos dedos, mordidas de cachorro etc.). Também é usado para tratar inflamações da garganta e problemas emocionais depois de uma situação de humilhação, abandono ou ciúme.

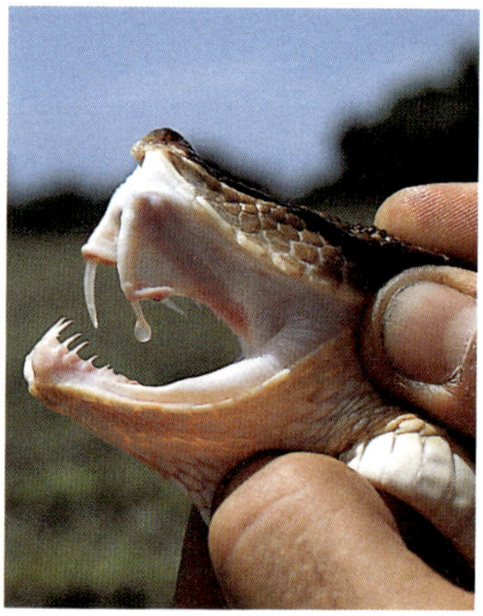

A cobra surucucu pode atingir até dois metros e meio de comprimento. Seu veneno é extremamente tóxico.

PARA QUEM É INDICADO

Personalidade e comportamento

Egocentrismo. O indivíduo sente necessidade de ser amado e admirado a todo momento. Parece sentir-se à vontade em sociedade, onde é considerado brilhante e carismático, mesmo que no íntimo a ansiedade o atormente. Adora falar muito, não dando chances ao outro de exprimir suas opiniões. Enquanto conversa, passa de um assunto a outro sem nenhuma explicação. Apesar de egocêntrico, é perceptivo e intuitivo.

Ciúme. Invejosa, a pessoa *Lachesis mutus* pode se tornar muito ciumenta em certas circunstâncias. Tende a criticar os outros e a desconfiar dos que lhe são próximos. Muitas vezes esse comportamento irracional é acompanhado de pensamentos místicos.

Melancolia. Conseqüência previsível do egocentrismo, a tristeza e a melancolia dominam a pessoa quando ela se julga mal-amada, rejeitada ou abandonada. Com facilidade, fica perturbada pelos acontecimentos exteriores.

Distúrbios gerais

- As sensações são aumentadas.
- Os problemas gerais sempre se manifestam do lado esquerdo do corpo.

Variação dos sintomas

Fatores de agravamento: na primavera; no calor; de manhã, ao levantar-se; com roupas apertadas, sobretudo no pescoço; com uma pressão leve; ao tomar bebidas quentes, especialmente café; com emoções e ofensas; durante a menopausa.

Fatores de melhora: com eliminação de secreções corporais (fezes, urina e fluxo menstrual), ao ar livre, com pressão forte.

Preferências alimentares

Alimentos indigestos e ácidos, bebidas alcoólicas, ostras.

Distúrbios localizados

Cabeça • Dor com sensação de que a cabeça vai explodir, latejando em várias partes; o couro cabeludo fica muito sensível ao menor toque; por outro lado, é agradável pressionar a cabeça com força.

Rosto • Pode ficar inchado, corado, com veias aparentes.

Olhos • Hipersensibilidade à luz e ao toque.

Ouvidos • Excesso de sensibilidade auditiva.

Nariz • Sangramentos freqüentes • Hipersensibilidade a odores, sobretudo a perfumes • Espirros constantes; predisposição à rinite de origem alérgica.

Boca • Gengivas que sangram facilmente.

Garganta • A inflamação costuma se iniciar no lado esquerdo e depois passar para o direito • Dor intensa (mesmo que a garganta pareça normal), que piora com o consumo de bebidas quentes • Presença de aftas.

Aparelho respiratório • Necessidade de inspirar profundamente • Tosse seca e irregular, sobretudo ao acordar, desencadeada quando o pescoço ou os ouvidos são tocados • Necessidade de se abanar com um leque, mas de longe • Dificuldades respiratórias (asma, por exemplo) que melhoram quando a pessoa fica sentada e se inclina para a frente.

Coração • Palpitações • Sensação de aperto (constrição), sobretudo quando a pessoa fica num lugar quente, e que provoca palpitações e ansiedade.

Estômago • Queimação depois de ingerir alimentos ou bebidas quentes • Sensação de pressão que melhora temporariamente ao comer • A pessoa não suporta roupas apertadas na altura do estômago.

Intestino • Inchaço causado por gases e que provoca muito incômodo (a pessoa não suporta o contato com os lençóis, por exemplo) • Prisão de ventre • Hemorróidas grandes e azuladas • Diarréia depois de comer frutas

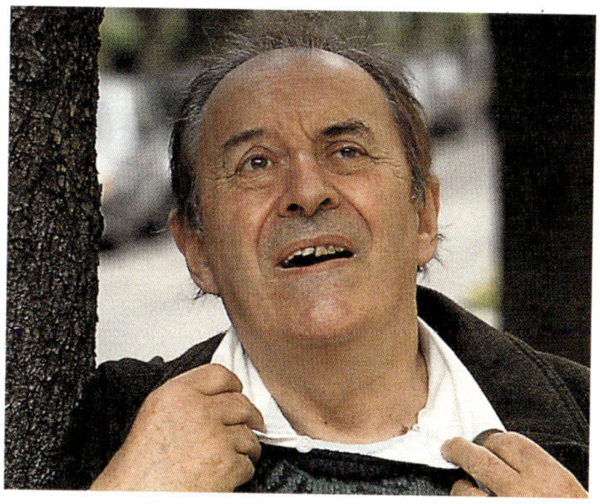

Geralmente a pessoa *Lachesis mutus* tem a sensação de que vai sufocar.

ácidas e, nas mulheres, antes da menstruação ou durante a menopausa.

Aparelho urinário • Vontade freqüente e ineficaz de urinar (sensação de impossibilidade de esvaziar a bexiga).

Aparelho genital masculino • Desejo sexual intenso com falta de ejaculação, na maioria das vezes.

Aparelho genital feminino • Menstruações irregulares, de curta duração ou de pouco fluxo menstrual • O conjunto dos sintomas melhora com o início ou o fim das menstruações • Na menopausa, ondas de calor acompanhadas ou não de transpiração • Libido acentuada.

Coluna • Dores nevrálgicas na altura do cóccix e do osso sacro que se agravam quando a pessoa se levanta de uma cadeira.

Membros • Pernas inchadas • Inflamações nas varizes que provocam feridas.

Pele • Cútis com aspecto azulado, com veias aparentes • Transpiração quente.

Sono • Insônias freqüentes • Sonhos angustiantes com assassinatos • A pessoa desperta assustada com ruídos.

Febre • Calafrios que começam na parte inferior da coluna • Ondas de transpiração quente • Calor intenso nas extremidades.

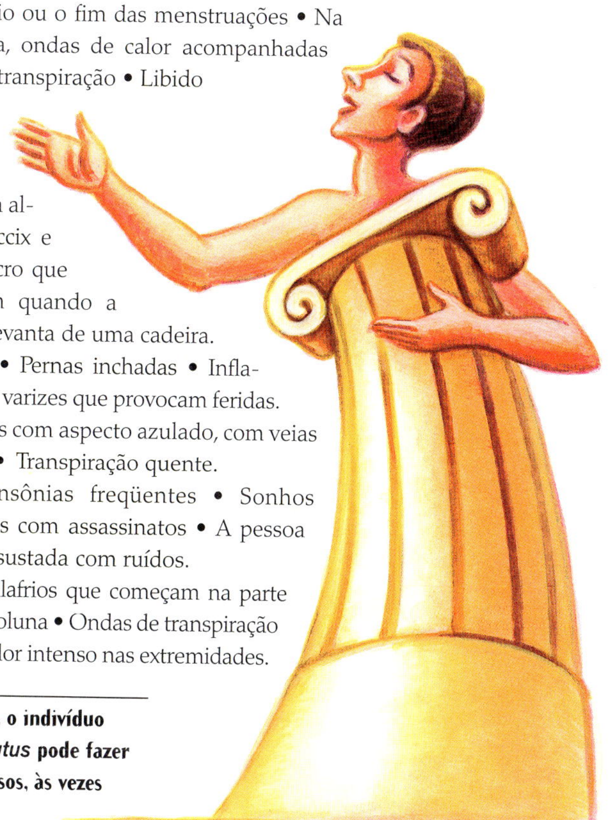

Muito loquaz, o indivíduo *Lachesis mutus* pode fazer longos discursos, às vezes confusos.

[lyc.]

Lycopodium clavatum

Este medicamento corresponde ao tipo de pessoa que gosta de ter um cargo importante, aconselhar os outros ou assumir responsabilidades.

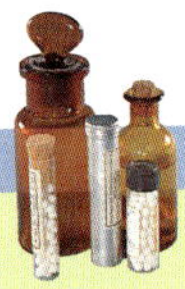

FICHA TÉCNICA

NOMES COMUNS
Licopódio oficinal, pé-de-lobo.

ORIGEM
Planta da família das licopodiáceas, desenvolve-se nas regiões temperadas e frias do hemisfério norte. A tintura-mãe é preparada por maceração ou trituração do pó amarelo das sementes da planta.

PRINCIPAIS USOS
Este medicamento é usado nos casos de intoxicação por ostras. Se os sintomas digestivos se assemelharem, ele também pode aliviar dores de estômago provocadas pelo excesso de comida, pelo consumo de frutas ou de leite. É igualmente aconselhável para pessoas com estafa intelectual.

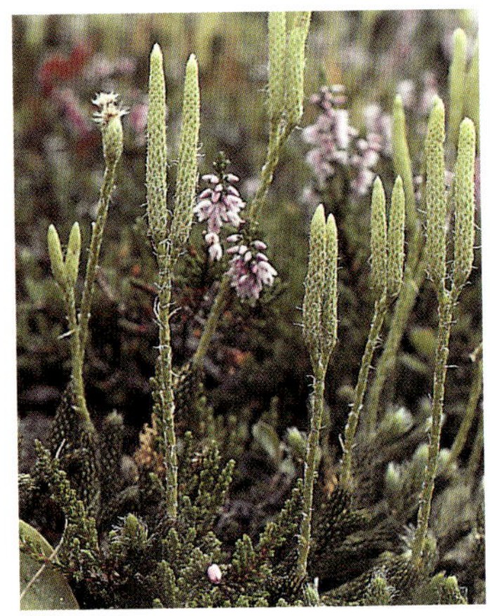

O pé-de-lobo é uma planta vivaz, com hastes rasteiras de onde brotam espigas.

PARA QUEM É INDICADO

Personalidade e comportamento

Autoridade e autoconfiança. A pessoa tende a querer mandar nos outros e a lidar mal com contestações. Quando está insegura, sabe disfarçar muito bem esse sentimento, devido à grande força de vontade para superar as dificuldades.

Confusão mental. Na vida cotidiana, manifesta-se por problemas de expressão oral ou escrita (inversão de sílabas, palavras impróprias etc.) e por lapso de memória, o que contrasta com o lado responsável da pessoa e seu domínio intelectual.

Tristeza e seriedade. A pessoa tende a acordar triste, sobretudo a mulher no período pré-menstrual. A criança *Lycopodium* pode chorar quando é repreendida, mas o faz mais por orgulho do que pelo fato de ter sido corrigida.

Irritabilidade. Freqüentemente a pessoa acorda muito nervosa e impaciente sem razão aparente. A criança costuma chutar pessoas e coisas ao acordar.

Distúrbios gerais

- Fragilidade física com sinais de envelhecimento precoce.
- Sensibilidade a odores, ruídos e dores.
- Os sintomas se manifestam de forma periódica, ou alternadamente, afetando primeiro o lado direito do corpo e em seguida irradiando-se para a esquerda, e de baixo para cima.

Variação dos sintomas

Fatores de agravamento: com o calor, a umidade e durante uma tempestade; de manhã, ao levantar-se, e à tarde, a partir das 16 horas; com roupas justas; depois de comer pouco; nas mulheres, antes da menstruação.

Fatores de melhora: à noite e de madrugada; com movimentos; ao ar fresco; com aplicações frias e bebidas quentes; ao arrotar e urinar.

Preferências alimentares

Desejo por ostras, doces, alimentos quentes e bebidas alcoólicas. Aversão a pão, alimentos frios, café e cigarro. Problemas digestivos ao comer feijão-branco, couve ou cenoura.

Distúrbios localizados

Cabeça • Queda de cabelos; tendência a ter cabelos brancos muito cedo • Erupções no couro cabeludo e atrás das orelhas.

Rosto • Linhas de expressão bem marcadas na testa, e tendência a franzi-la • Dores ósseas • Sensibilidade nos gânglios maxilares.

Olhos • Inflamação na conjuntiva (conjuntivite), pálpebras grudadas ao acordar • Por outro lado, os olhos podem ficar muito secos e com lágrimas ácidas pela manhã.

Ouvidos • Tendência ao aparecimento de eczemas.

Nariz • No caso de distúrbio respiratório, ocorre tremor nas narinas • Secreção que escorre, mas as narinas ficam secas.

Boca • Herpes no canto dos lábios • Paladar hipersensível • Dentes que amarelam.

Garganta • Dores de garganta, sobretudo do lado direito, que melhoram com bebidas quentes • Amidalites freqüentes.

Aparelho respiratório • Sensação de opressão, que melhora ao arrotar • Respiração curta • Nas crianças e pessoas idosas, tendência a bronquites ou pneumonias do lado direito.

Coração • Palpitações à noite, agravadas por má digestão • Pulso acelerado depois das refeições; rosto e pés frios.

Estômago • Muito apetite ou, ao contrário, a pessoa se sacia rápido • Fome durante a noite • Arrotos incômodos • Náusea antes do café da manhã • Dores estomacais que aliviam ao ar fresco, com arrotos e massagens no abdômen.

Intestino • Abdômen estufado e gases depois das refeições • Diarréia que se agrava com bebida gelada e leite • Prisão de ventre em viagens, na puberdade ou no fim da gravidez • Nos bebês, cólicas à noite.

Aparelho genital masculino • Próstata dilatada (hipertrofia) • Tendência ao aparecimento de lesões de origem viral (condilomas) • Desejo sexual instável.

Aparelho genital feminino • Dores no ovário direito • Menstruação tardia na puberdade • Menstruações dolorosas, abundantes e prolongadas • Pouco interesse por sexo.

Gravidez • O feto se mexe muito.

Coluna • Sensação de queimação nas omoplatas, especialmente no verão • Ondas de calor que sobem pelo corpo • Dores lombares ao se sentar com a coluna reta, de manhã ao se levantar e durante o período menstrual.

Membros • Articulações inchadas (principalmente dos dedos) • Dores ósseas • Dor ciática no lado direito que melhora ao andar • Palmas das mãos ressecadas • Calos doloridos na planta dos pés • Rachaduras no calcanhar.

Pele • Abscessos que pioram com o calor • Acne e furúnculos periódicos • Manchas escuras no corpo • Transpiração excessiva nos pés e nas axilas.

Sono • Dificuldade de encontrar uma posição confortável, sonhos freqüentes com fome voraz, sobressaltos enquanto dorme, sonhos angustiosos • A pessoa acorda mal-humorada.

Febre • Calafrios à tarde e depois do primeiro sono • Fadiga, dores nas pernas, ondas de calor e rubor no rosto.

Vertigens • Tonturas, como se a pessoa fosse cair.

A pessoa *Lycopodium clavatum* costuma ser autoritária e, em geral, age com muito paternalismo.

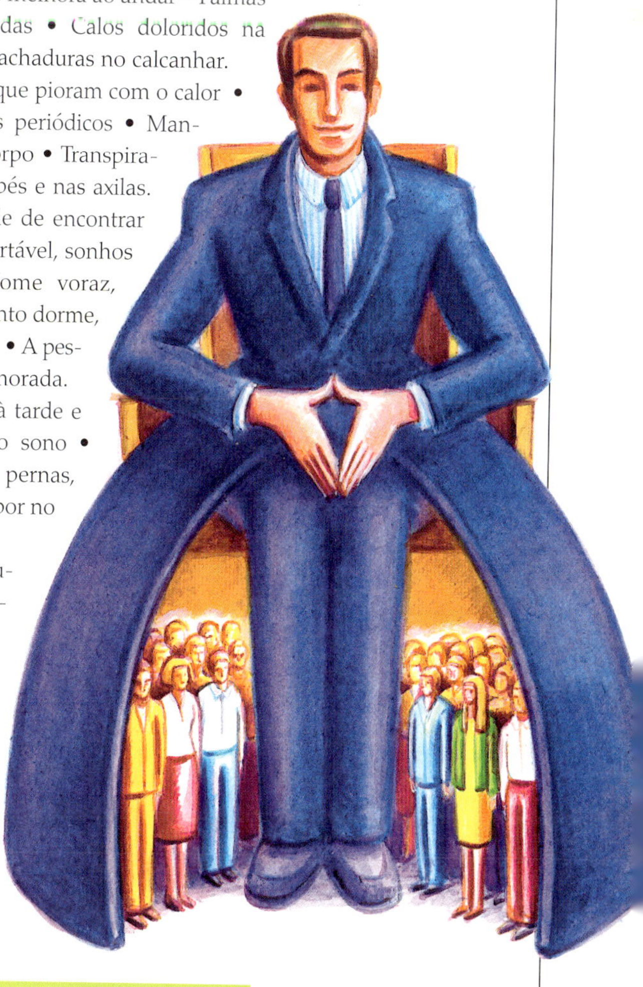

[merc.]

Mercurius solubilis

Este medicamento corresponde a pessoas angustiadas, inseguras e inquietas. São individualistas tanto no aspecto positivo quanto no negativo.

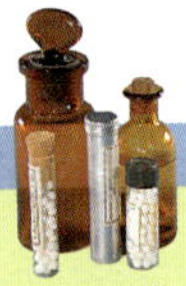

FICHA TÉCNICA

NOME COMUM
Mercúrio solúvel de Hahnemann.

ORIGEM
Foi Hahnemann que estabeleceu o modo original, relativamente complexo, de elaboração deste medicamento. Uma vez preparado, *Mercurius solubilis* é um pó preto-azulado de gosto metálico. As três primeiras dinamizações são obtidas por trituração.

PRINCIPAIS USOS
Esse medicamento é muito empregado no tratamento inicial de abscessos. Também é utilizado para tratar de problemas na gengiva e nos dentes, assim como de distúrbios relacionados ao frio.

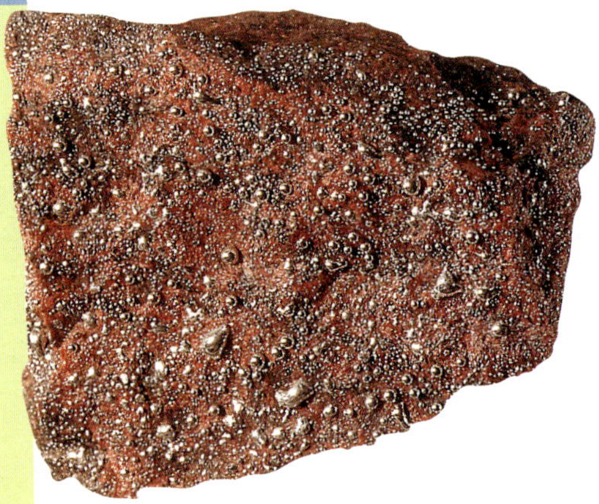

O mercúrio é encontrado, sob a forma de sulfeto de mercúrio, próximo a vulcões e fontes de água quente.

PARA QUEM É INDICADO

Personalidade e comportamento

Angústia. A pessoa *Mercurius solubilis* é excessivamente angustiada e está sempre apreensiva: tem a sensação de que pode ficar mal-humorada a qualquer momento, teme perder a razão e facilmente se sente culpada sem motivo. Tal angústia a leva a temer a solidão e a sair de casa.

Agressividade. Sempre de mau humor, a pessoa é muito rabugenta. Desconfiada e briguenta, dá a impressão de que está cercada de inimigos. É impulsiva, irascível e até violenta; comporta-se como ditadora com a família e os amigos.

Instabilidade. A pessoa *Mercurius solubilis* tanto pode ser apressada e agitada como abatida e sem ânimo. Na vida profissional, pode envolver-se em projetos complexos, ou, ao contrário, tornar-se preguiçosa, dispersiva e instável no plano físico e intelectual. É suscetível à necessidade inconsciente de destruir para depois reconstruir. Essa tendência provoca atitudes autodestrutivas não somente no campo da saúde como também no plano da vida familiar e profissional.

Distúrbios gerais

- Predisposição a afecções inflamatórias de regiões profundas, como os ossos.
- Tendência a ulcerações (feridas abertas, com pus, na pele e nas mucosas).
- Abundância de secreções (ácidas e com ardência) e de salivação, transpiração, formação de pus etc.
- Agitação motriz com tremores diversos, principalmente nas extremidades.

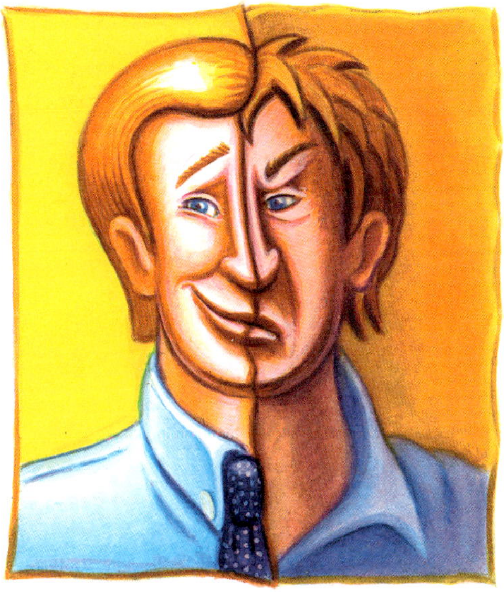

A pessoa *Mercurius solubilis* pode ser simpática, ou dura e autoritária.

Variação dos sintomas

Fatores de agravamento: temperaturas extremas (tanto o calor como o frio), umidade e chuva; a noite, com o calor da cama; ao deitar-se sobre o lado direito; quando transpira.

Fatores de melhora: temperaturas moderadas e secas; o repouso na cama.

Preferências alimentares

Desejo por leite, pão com manteiga, doces (que no entanto são desaconselháveis) e muita sede. Aversão à carne, à gordura e ao vinho.

Distúrbios localizados

Cabeça • Transpiração oleosa no couro cabeludo • Na criança: eczema úmido, erupções em carne viva.

Olhos • Inflamações nas pálpebras (blefarite).

Ouvidos • Ocorrência freqüente de otites com dores sobretudo à noite, com o calor da cama • Furúnculos no ouvido.

Nariz • Resfriados com muitos espirros, febre e muco abundante, corrosivo ou purulento.

Boca • Mau hálito • Dentes moles, gengivas infeccionadas • Salivação excessiva, que escorre da boca • Costuma babar durante o sono • Abscessos e sangramentos nas gengivas • Retração da gengiva.

Garganta • Inflamações freqüentes: a friagem atinge a pessoa na garganta • As amídalas inflamam sobretudo do lado direito • A inflamação costuma se agravar à noite, quando a pessoa se deita, irradiando-se então para os ouvidos.

Aparelho respiratório • Tosse com expectoração, ou tosse seca e rouca.

Coração e circulação • Palpitações ao fazer o menor movimento, ou ao anoitecer • Também ocorrem com a pessoa dormindo, chegando a acordá-la.

Abdômen • Dores (cólicas) violentas na região abdominal • Sensação de frio na barriga.

Estômago • Fome voraz ou, ao contrário, falta de apetite • Sede de bebidas geladas. Sensação de ter uma pedra no estômago • Refluxos constantes acompanhados de náusea.

Intestino • Tendência ao aparecimento de hemorróidas • Necessidade freqüente e intensa de evacuar, com dores na região do colo e do ânus e a sensação de que a vontade não passou.

Aparelho genital feminino • Suscetibilidade a inflamações e feridas • Prurido e sensação de queimação • Fluxo menstrual abundante, com sangue escuro e grandes coágulos.

Membros • Tremores nas extremidades, principalmente nas mãos • Reumatismo articular inflamatório • As dores costumam se agravar à noite e com movimento.

Pele • Suor abundante, viscoso e de cheiro desagradável, sobretudo à noite • Irritação da pele, que se torna vermelha e sensível ao frio e ao calor • Coceira e pruridos que pioram com o calor da cama.

Sono • Sonolência durante o dia e dificuldade de pegar no sono à noite; suor abundante • Sono agitado, com sobressaltos e sonhos terríveis que podem acordar a pessoa.

Febre • Os calafrios costumam ser o primeiro sintoma de uma gripe, inflamação da garganta, bronquite ou pneumonia • Suores excessivos por todo o corpo • Alternância de calafrios e ondas de calor.

Geralmente indicado para o tratamento de amidalites, *Mercurius* só é eficaz nos casos em que os distúrbios localizados característicos desse medicamento estão presentes.

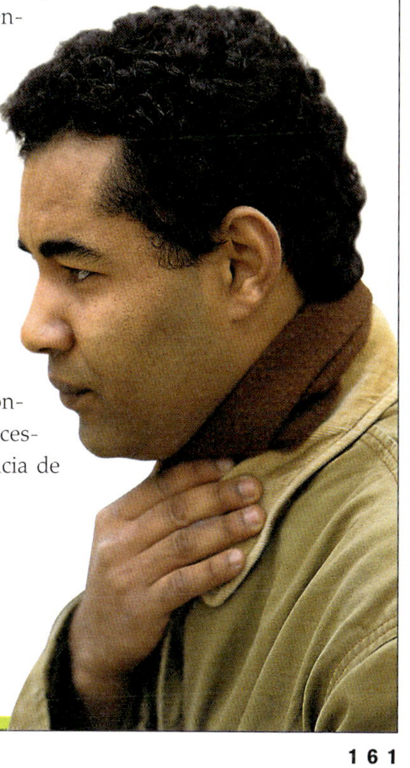

[nat-m.]

Natrum muriaticum

É um medicamento adequado para pessoas magras, introvertidas, pudicas e com grande necessidade de independência e autonomia.

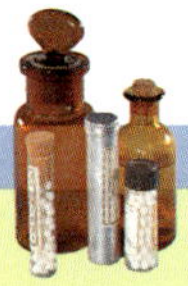

FICHA TÉCNICA

NOMES COMUNS
Cloreto de sódio, sal de cozinha.

ORIGEM
O cloreto de sódio é abundante na natureza. Encontra-se no mar (muito diluído na água) ou na forma de rocha (sal-gema). As três primeiras dinamizações são obtidas por trituração.

PRINCIPAIS USOS
Natrum muriaticum é utilizado no tratamento de certas anemias e ferimentos crônicos, ou cicatrizes que não fecham. Também é usado em casos de depressão após um choque emocional, mesmo que tenha ocorrido há muito tempo. Pode ser comparado a *Ignatia amara* no que diz respeito aos sintomas apresentados pelo paciente.

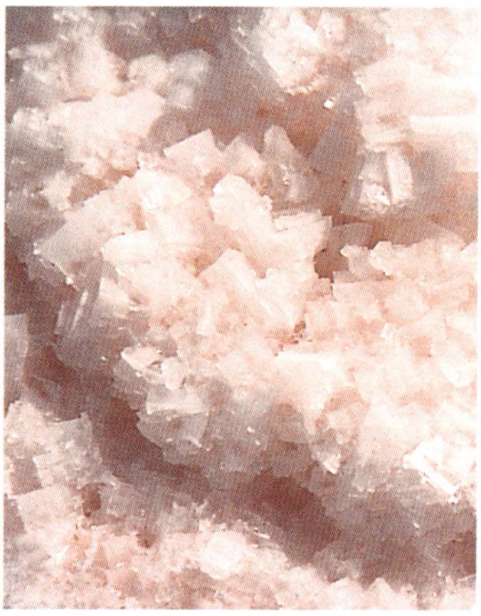

O medicamento *Natrum muriaticum* é preparado com cristais de sal (cloreto de sódio).

PARA QUEM É INDICADO

Personalidade e comportamento

Introversão. Muito reservada, a pessoa *Natrum muriaticum* esconde seus sentimentos e emoções e tenta, na medida do possível, aparentar sempre autocontrole. Indisposta, tem a tendência de recusar a solidariedade dos outros. É sensível ao barulho e não suporta a grosseria das outras pessoas. As crianças podem demorar a falar.

Emotividade. Muito vulnerável, a pessoa se abala profundamente com as más notícias, refletindo muito sobre elas. Chora por acontecimentos que fizeram sofrer no passado, tendendo à autocompaixão. O afluxo de pensamentos desagradáveis a impede de pegar no sono com facilidade. Desgostos, medo, raiva ou decepções amorosas a perturbam a ponto de fazê-la adoecer. Inflexível, não perdoa facilmente. É propensa a amar pessoas inacessíveis, o que lhe causa muito sofrimento. Altamente sensível à música.

Necessidade de independência. Tendo extrema necessidade de autonomia, a pessoa sofre quando se sente afetivamente dependente de outra.

Medo. A criança *Natrum muriaticum* tem medo de ladrões (costuma olhar debaixo da cama para verificar se não há ninguém escondido).

Distúrbios gerais

- Emagrecimento apesar do bom apetite.
- Sede de grande quantidade de água.
- Tendência a ser friorenta e a resfriar-se com facilidade.
- Ressecamento geral (pele, mucosas etc.).

Variação dos sintomas

Fatores de agravamento: o calor do sol, o

verão, a umidade, o sal, o ar marinho (que também pode ser um fator de melhora), o horário das 9 às 11 horas da manhã, esforço intelectual, alimentos gordurosos e ácidos, pão, a puberdade, os períodos pré e pós-menstrual.
Fatores de melhora: o ar livre e o ar marinho, banhos frios, fazer refeições, depois de suar e ao inspirar profundamente.

Preferências alimentares

Desejo por sal, farinhas, alimentos ácidos ou amargos, ostras. Aversão a pão, alimentos viscosos e comidas pesadas.

Distúrbios localizados

Cabeça • Dores desencadeadas por cólera, ar frio, início de gripe • Erupções na raiz dos cabelos.

Olhos • Sensação de areia nos olhos, sobretudo de manhã • Lágrimas nos olhos ao tossir; espirros quando a pessoa ri • Na criança, fadiga ocular devido ao esforço nos estudos.

Nariz • Resfriados frequentes com secreção abundante, espirros, perda do paladar e do olfato • Narinas em carne viva.

Boca • Herpes em volta da boca e inflamação no canto dos lábios (quilite) • Lábio superior rachado ou com fenda.

Garganta • Rouquidão de manhã devido ao acúmulo de muco.

Aparelho respiratório • Tosse que dá a sensação de o crânio explodir e palpitar • Acesso de tosse violenta, acompanhado de lágrimas involuntárias.

Coração • Palpitações causadas por emoções, esforço físico (subir escadas, por exemplo) • Nos casos de estafa, sensação de frio no coração.

Abdômen • Estufamento e dor • Fraqueza nos músculos abdominais.

Intestino • Prisão de ventre; pequenas porções de fezes duras que machucam a região anal • A inatividade agrava a prisão de ventre.

Aparelho urinário • Micção involuntária ao caminhar, ao tossir, espirrar, rir ou sentar; jato de urina abundante.

Aparelho genital masculino • Depois da relação sexual, fraqueza nas pernas, dores nas costas, estado depressivo.

Aparelho genital feminino • Menstruações irregulares ou abundantes com sensação de peso nos órgãos genitais • Vagina ressecada e dolorida, que atrapalha o desempenho sexual.

Coluna • As dores são aliviadas quando a pessoa se deita em superfície dura.

Pele • Brilhante e gordurosa, ou muito seca.

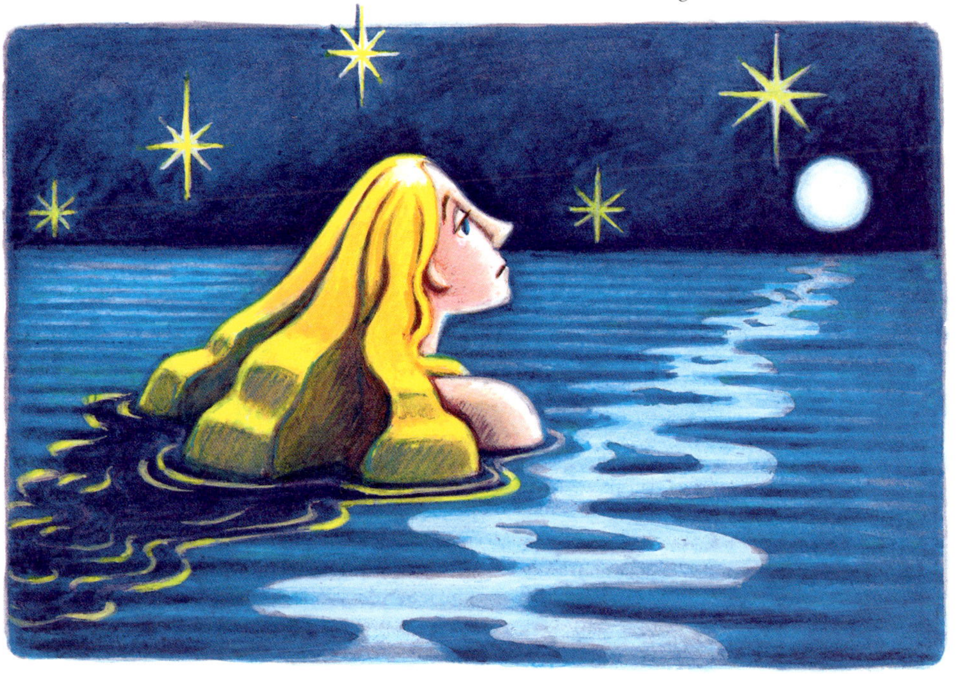

A pessoa *Natrum muriaticum* é emotiva e gosta da solidão.

[nux-v.]

Nux vomica

As pessoas *Nux vomica* reagem com facilidade ao mundo exterior, tanto no plano físico quanto no psicológico.

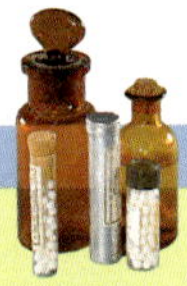

FICHA TÉCNICA

NOME COMUM
Noz-vômica.

ORIGEM
Nux vomica provém da semente raspada de uma árvore da família das loganiáceas, originária da Índia e do Ceilão, que contém diversos alcalóides (entre eles a brucina e a estricnina). O medicamento é preparado não somente a partir da tintura-mãe, mas também por trituração.

PRINCIPAIS USOS
Este medicamento pode ser administrado no tratamento de distúrbios digestivos provocados pelo estresse, pela repressão das emoções ou pelo excesso de comida. Também é usado para diminuir os efeitos da mudança de fuso horário.

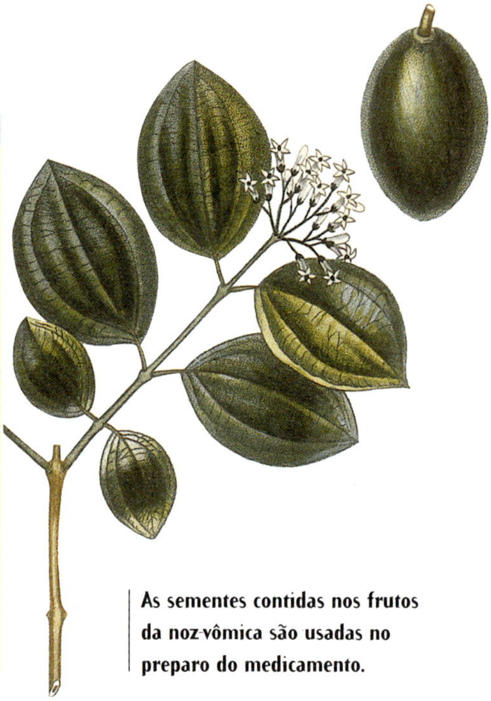

As sementes contidas nos frutos da noz-vômica são usadas no preparo do medicamento.

PARA QUEM É INDICADO

Personalidade e comportamento

Dinamismo. Muito ativa, rápida e geralmente impaciente, a pessoa *Nux vomica* adora desafios e competir com os outros (os que lhe são próximos poderão até achar que ela não sabe descansar). Autônoma e audaciosa, não se incomoda em correr riscos para realizar seus projetos. Freqüentemente convidada para exercer cargos executivos ou de chefia (em empresas, associações, sindicatos etc.), sabe impor autoridade (muito mais do que um aparente autoritarismo), valendo-se de seu espírito empreendedor. É sensível às injustiças e sujeita a indignações, o que a leva a pensar que pode mudar o mundo. Adora agir com clareza, mas às vezes podem faltar sutileza e flexibilidade em suas opiniões (é branco no branco, preto no preto), ou seja, para ela não há meio termo.

Excesso de exigência. Por ser tão eficaz, o indivíduo *Nux vomica* costuma ser muito exigente. Acredita que todo problema tem solução, desde que haja esforços suficientes para superá-lo. Tem muita dificuldade em aceitar as suas limitações e as das pessoas com quem convive. Para obter mais tempo, pode apelar para estimulantes (café, cigarro) e tranqüilizantes (álcool, soníferos), mesmo sabendo que não lhe fazem bem. Não gosta de seguir as orientações do seu médico no que diz respeito à qualidade de vida.

Irritabilidade. É propenso a acessos de cólera, sobretudo se estiver cansado.

Distúrbios gerais

• Hipersensibilidade a todo tipo de barulho, a

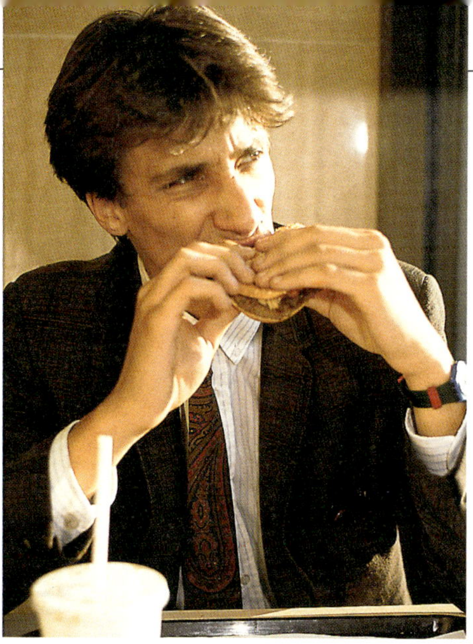

Nux vomica é um ótimo medicamento para casos de digestão difícil decorrente de uma refeição apressada.

odores, à luminosidade, ao toque e à dor.

• Sensível ao frio e às correntes de ar.

• Os sintomas aparecem a cada 28 dias.

Variação dos sintomas

Fatores de agravamento: o ar livre, o frio e o inverno, qualquer tipo de excesso.

Fatores de melhora: tirar uma soneca, o calor (menos se estiver resfriado), estar tranqüilo e em um lugar quente.

Preferências alimentares

Desejo por alimentos temperados e gordurosos e bebida alcoólica. Aversão a pão e água. Distúrbios relacionados com o consumo de chá, café, leite, vinho e cerveja.

Distúrbios localizados

Cabeça • Hipersensibilidade ao frio • Dores de cabeça provocadas por desequilíbrio alimentar, problemas emocionais ou mudança de tempo.

Rosto • Nevralgias que pioram com correntes de ar ou barulho.

Ouvidos • Percepção exacerbada dos sons.

Nariz • Resfriado de origem infecciosa ou alérgica, com ou sem coriza • Às vezes, à noite, o nariz fica entupido • Crises violentas de espirros • Olfato hipersensível (ao aroma das flores, ao cigarro etc.).

Garganta • Ao engolir, dor forte que se irradia até os ouvidos • Rouquidão periódica.

Aparelho respiratório • Tosse espasmódica, sufocante, provocada por coceira na laringe ou na traquéia • Ansiedade que se manifesta no peito.

Coração • Palpitações depois de fumar, tomar café e vinho, após emoções fortes ou preocupações e quando está deitado.

Estômago • Acidez no estômago com sensação de inchaço, como se houvesse uma bola descendo pelo estômago • Dores muito intensas • Enjôo ao andar de carro e barco, ao fumar e durante a gravidez • Predisposição a úlceras.

Intestino • Sensação de peso • Cólicas muito fortes • Tendência ao surgimento de hérnias inguinais ou umbilicais • Prisão de ventre freqüente; falta de vontade de evacuar • Diarréia depois de comer muito • Às vezes, hemorróidas.

Aparelho genital masculino • Acúmulo de líquido nos testículos (hidrocele).

Aparelho genital feminino • Cólicas muito fortes durante a menstruação • Menstruação adiantada, abundante e longa.

Parto • Dores com vontade de evacuar • Colo do útero rígido.

Coluna • Dores na coluna lombar que pioram entre 3 e 4 horas da madrugada, obrigando a pessoa a se sentar para mudar de posição na cama.

Pele • Erupções diversas: acne, urticária ou furúnculos, por exemplo.

Sono • Insônia depois das 3 horas da madrugada provocada por excesso de pensamentos.

Febre • Calafrios fortes • A pessoa tem necessidade de se cobrir.

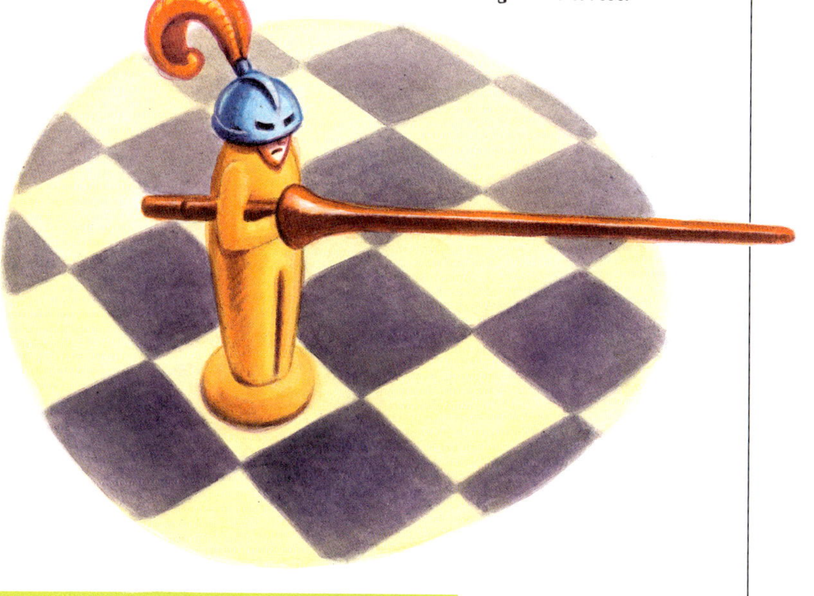

O indivíduo *Nux vomica* não reluta em se armar para defender grandes causas.

[phos.]

Phosphorus

Este medicamento corresponde a pessoas preocupadas com os outros, que possuem um ideal de amor universal. Com freqüência, envolvem-se inteiramente em uma causa.

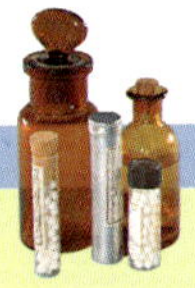

FICHA TÉCNICA

NOME COMUM
Fósforo branco.

ORIGEM
Este metalóide, encontrado na natureza em fosfatos, tem a propriedade de brilhar no escuro. Também pode ser encontrado em tecidos vivos (principalmente nos ossos e nos dentes). A preparação do medicamento é feita por diluição em glicerina e álcool.

PRINCIPAIS USOS
Phosphorus é administrado no caso de diferentes distúrbios em que ocorre sangramento, na ocorrência de vômito depois de uma intervenção cirúrgica ou no tratamento de afecções respiratórias de natureza diversa.

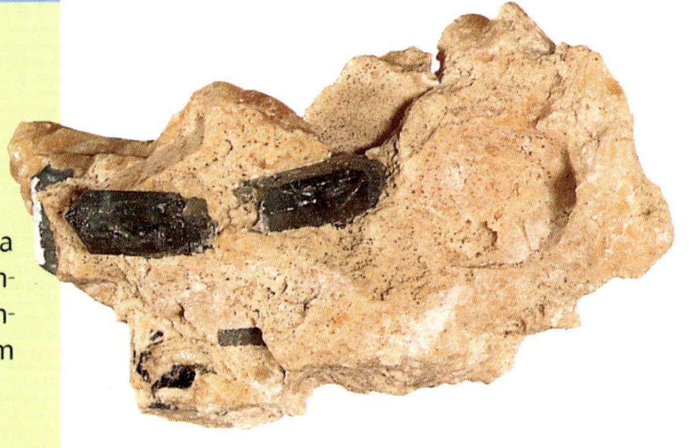

O fósforo (do grego *phôs*, "luz", e *phoros*, "que leva") tem esse nome devido à luz que emite no escuro, à temperatura ambiente (ao lado, uma espécie de apatita).

PARA QUEM É INDICADO

Personalidade e comportamento

Afetividade. A pessoa *Phosphorus* tem necessidade de ser amada. Apega-se rapidamente aos outros e se emociona com o sofrimento alheio. Muito intuitiva, tem uma forte percepção do ambiente, positivo ou negativo, próprio de um determinado grupo. Adora se relacionar e não suporta a solidão. Em termos profissionais, prefere trabalhar em equipe.

Energia. O indivíduo *Phosphorus* tem muita energia, a ponto de usar suas forças até o esgotamento, quando então se torna apático, indiferente e sem disposição para trabalhar. Mas, depois de descansar, recupera o vigor e o entusiasmo.

Medo. Fica ansioso quando está sozinho, tem medo de que algo grave lhe aconteça. Com muita imaginação, às vezes inventa histórias horríveis. No fundo, receia que a chama que o anima se apague, o que se traduz em um grande temor da morte, freqüentemente expresso no medo de ficar doente.

Distúrbios gerais

- Fraqueza que pode chegar ao esgotamento, manifestada por tremores e por vários distúrbios funcionais.
- Cansaço mental.
- Sangramentos freqüentes de natureza diversa.
- Em qualquer parte do corpo em que se manifestem, as dores costumam provocar uma sensação de queimadura.

Variação dos sintomas

Fatores de agravamento: calor na altura da cabeça e frio no resto do corpo; tempestade; solidão.

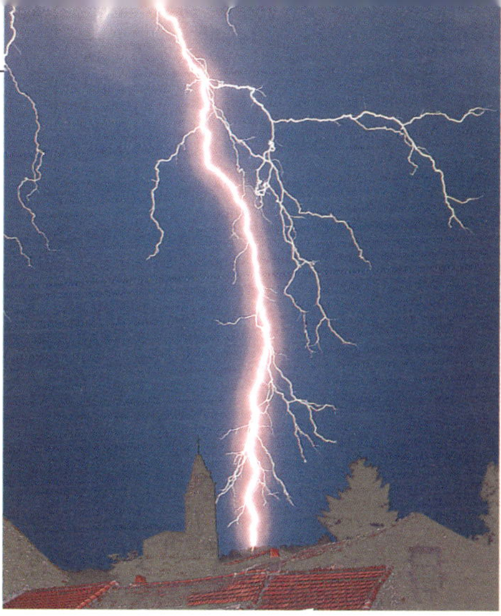

O indivíduo *Phosphorus* detesta tempestades e trovoadas.

Fatores de melhora: frio na altura da cabeça e calor no resto do corpo; bebidas geladas; massagem.

Preferências alimentares

Desejo por bebidas geladas, alimentos apimentados, salgados ou refrescantes. Aversão a doces, leite quente, cerveja, chá e café.

Distúrbios localizados

Cabeça • Dores com sensação de batidas e queimaduras que pioram com calor, barulho e luz • Queda de cabelos aos tufos.

Rosto • Tez pálida e terrosa, com aparência doentia.

Olhos • Dores que parecem queimaduras • O inchaço dos olhos melhora com aplicações frias.

Ouvidos • Distúrbios auditivos, sobretudo na percepção de vozes humanas.

Nariz • Inflamação das mucosas • Sangramentos freqüentes.

Garganta • Inflamação, com dificuldade para engolir qualquer alimento sólido ou líquidos que provoquem sensação de aperto no esôfago • Irritação que causa rouquidão, principalmente se a pessoa usar muito a voz.

Aparelho respiratório • Fragilidade respiratória e sensação de sufocamento • Tosse seca provocada por frio e cansaço das cordas vocais • Vários distúrbios nos pulmões.

Abdômen • Sensibilidade no abdômen • Predisposição a hepatite.

Estômago • Muita fome, mesmo pouco tempo depois de ter comido; às vezes, a pessoa acorda de madrugada para comer • Sede intensa de bebidas geladas • Inflamação da mucosa do estômago (gastrite), que melhora com bebidas frias • Depois de uma gastroenterite, muita sede e vômitos assim que a água fica quente no estômago • Refluxo dos alimentos.

Intestino • Dores intensas • Evacuações freqüentes e abundantes • Queimação no reto durante a evacuação • Tendência a apresentar hemorróidas que sangram facilmente.

Aparelho urinário • Cálculos renais.

Aparelho genital masculino • Desejo sexual intenso, com ereções freqüentes.

Aparelho genital feminino • Fluxo menstrual abundante, com sangue vermelho-vivo ou coágulos, principalmente depois de um parto ou no início da menopausa • Forte desejo sexual.

Pele • Erupções escamosas • Psoríase perto das sobrancelhas, nos cotovelos e nos joelhos • As feridas sangram facilmente e são de difícil cicatrização • Manchas avermelhadas na pele.

Sono • Sobressaltos durante o sono • Sonambulismo.

Vertigens • Vertigens provocadas por vista cansada, perda de líquidos orgânicos (muita transpiração, por exemplo), ambiente muito perfumado (cheiro de flores, principalmente) ou quente (local aquecido).

Idealista e afetuosa, a pessoa *Phosphorus* se desdobra em atenções para com os outros.

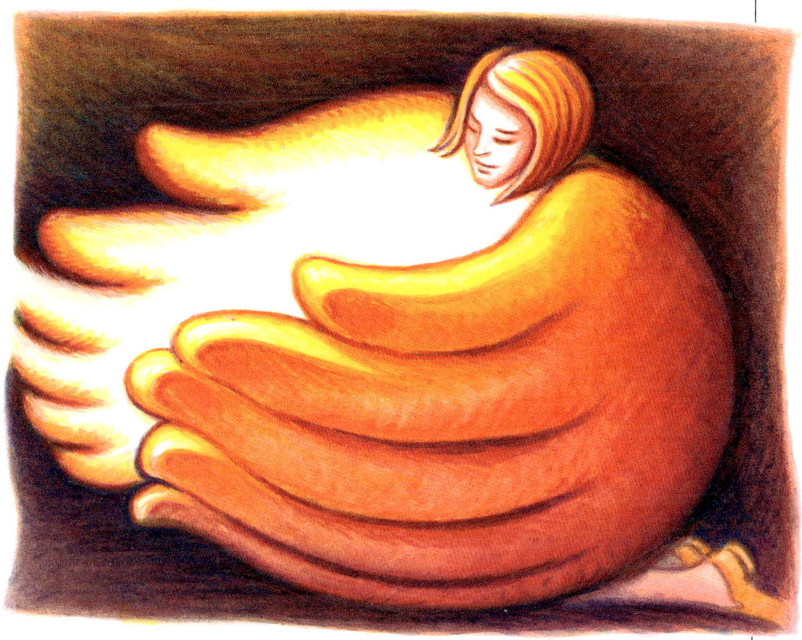

[puls.]

Pulsatilla

Este medicamento é indicado para pessoas de temperamento doce e afetivo, cujo comportamento, muito oscilante e por vezes contraditório, obedece a uma forte emotividade.

FICHA TÉCNICA

NOMES COMUNS
Anêmona pulsatila ou simplesmente pulsatila.

ORIGEM
A planta inteira, da família das ranunculáceas, colhida na floração, é utilizada para preparar o medicamento.

PRINCIPAIS USOS
Indispensável na farmácia da família, este medicamento é indicado nos casos de febre ou afecções nos ouvidos, no nariz ou na garganta das crianças com sintomas do tipo *Pulsatilla*: falta de sede, melhora do estado geral ao ar fresco, piora no calor, suspiros e vontade de ficar no colo. Também é prescrito no tratamento de certos distúrbios de origem vascular.

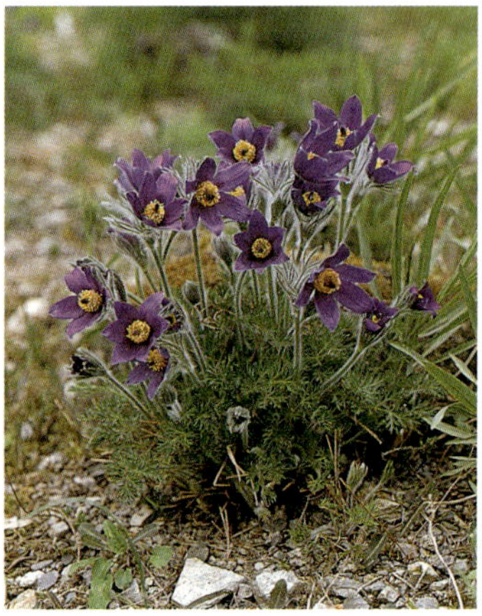

A pulsatila se dá bem nas colinas ensolaradas.

PARA QUEM É INDICADO

Personalidade e comportamento

Humor inconstante. A pessoa *Pulsatilla* é emotiva; pode passar rapidamente do riso às lágrimas e vice-versa. Mesmo sendo extrovertida, assusta-se e intimida-se com facilidade (a criança procura, por exemplo, esconder-se na presença de estranhos).

Afetividade. Muito afetuosa, tem necessidade de se relacionar. Gosta de ser ouvida, reconfortada e protegida – e também é protetora –, porém tem medo do sexo oposto (receia o casamento). Teme as separações e pode se mostrar ciumenta e suscetível em relação ao parceiro e a seu círculo de amizades.

Ansiedade. Fica ansiosa, principalmente à noite, e quando está sem companhia, pois se sente abandonada, sozinha no mundo. Tem medo do escuro. Seu profundo senso do dever a faz reprovar-se por não ter feito o suficiente.

Distúrbios gerais

Os sintomas são variados – a pessoa raramente sente duas vezes a mesma dor – e muito contraditórios.

Variação dos sintomas

Fatores de agravamento: o calor (do ar, de um lugar, da cama, das roupas), depois de comer, ao crepúsculo, na puberdade, durante a menstruação ou na gravidez.

Fatores de melhora: o frio, o ar fresco, andar ao ar livre, no campo, fazer movimentos lentos, depois de chorar.

Preferências alimentares

Aversão a alimentos gordurosos, bebidas e

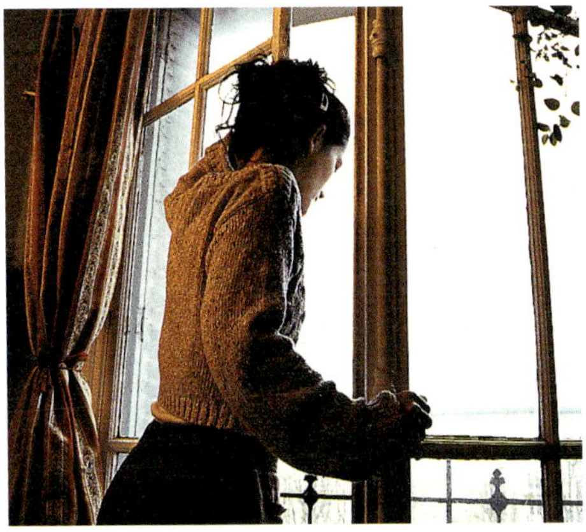

O ar fresco é fundamental para a pessoa *Pulsatilla*.

pratos quentes, água e leite, que não lhe caem bem. Não sente sede. Vontade de comer alimentos frios (peixes defumados, saladas) e beber chá.

Distúrbios localizados

Cabeça • Dores de cabeça provocadas por muito trabalho ou por uma refeição muito pesada • Na adolescência, as dores são aliviadas caminhando ao ar livre.

Rosto • Dores do lado direito do rosto com lacrimejamento e tremores.

Olhos • Sensação de véu diante dos olhos (a pessoa esfrega muito os olhos) • Abscesso (calázio) na pálpebra superior • Coceira e sensação de queimação nas pálpebras.

Ouvidos • Dor, principalmente à noite, que se irradia por todo o rosto; melhora com aplicações frias • Secreção espessa e com cheiro • Vermelhidão e inchaço no lóbulo da orelha • Sensação de ouvido entupido.

Nariz • Coriza transparente e depois amarelada, com espirros, irritação das narinas, calafrios, dores de cabeça que se localizam na testa e diminuição do olfato.

Boca • Gosto ruim na boca, que deixa os alimentos amargos.

Garganta • Seca e em carne viva • Coceira na laringe que provoca tosse e lacrimejamento.

Aparelho respiratório • Tosse seca à noite que melhora ao sentar • Tosse intensa de manhã, com expectoração de catarro espesso e amarelo • Depois de ter passado muito calor: falta de fôlego, tosse seca e vias respiratórias ressecadas • Na criança, tosse depois da rubéola.

Coração • Palpitações provocadas por emoção, que se agravam quando a pessoa se deita do lado esquerdo • Sensação de opressão que melhora ao andar.

Estômago • Sensação de muita fome; depois de uma refeição leve, impressão de ter comido muito • Enjôos persistentes acompanham diversos sintomas.

Intestino • Dores lancinantes com calafrios. Sensação de peso no intestino • Nunca as evacuações são parecidas.

Aparelho urinário • Micção involuntária ao tossir, espirrar, dar risada ou depois de forte emoção.

Aparelho genital masculino • Predisposição a infecções da próstata (prostatite) e dos testículos (orquite).

Aparelho genital feminino • Interrupção da menstruação quando a mulher está muito nervosa • Na adolescente, puberdade tardia, menstruação irregular com calafrios e enjôos.

Amamentação • Falta de leite, ou leite em excesso mesmo depois de desmamar.

Coluna • Sensação de água fria.

Membros • Mãos e pés frios • Tendência a frieiras • A pessoa gosta de andar descalça; à noite, põe os pés para fora da cama • Varizes nas pernas e nos pés.

Pele • Coceira provocada pela exposição ao sol.

Sono • Agitado, com sensação de calor • Pesadelos assustadores que fazem a pessoa falar, gemer ou chorar.

Febre • Calafrios seguidos de muito calor por todo o corpo, que obrigam a pessoa a se refrescar • Enjôos • Dores de cabeça • Sensação de opressão • Falta de sede • Gemidos.

Muito afetuosa, a pessoa *Pulsatilla* gosta das manifestações de ternura.

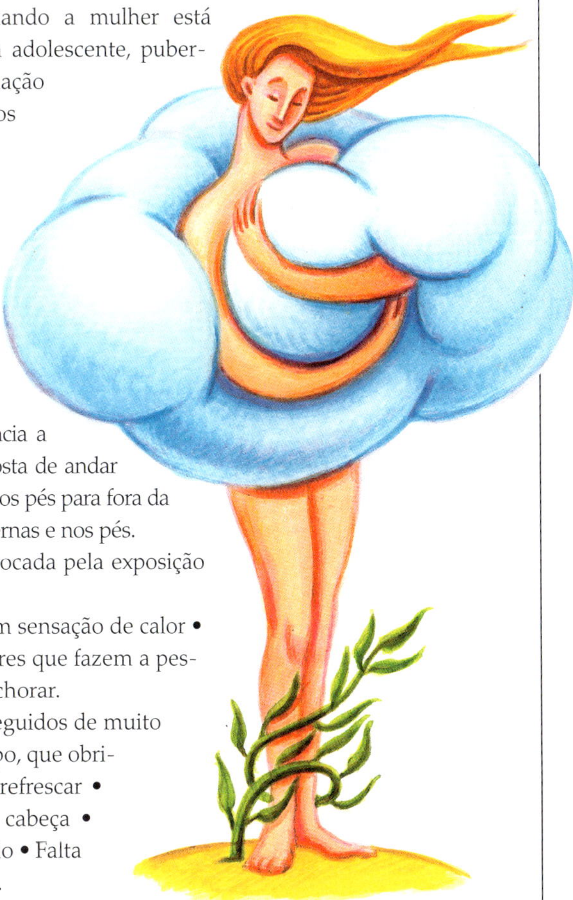

[rhus-t.]

Rhus toxicodendron

Este medicamento corresponde a pessoas sempre ativas, sensíveis ao frio úmido, que sofrem de problemas musculares, dos tendões ou das articulações.

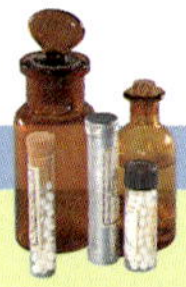

FICHA TÉCNICA

NOME COMUM
Sumagre-venenoso.

ORIGEM
Este medicamento é produzido a partir das folhas de um arbusto da família das anacardiáceas, nativo da América do Norte. No Brasil, as anacardiáceas são representadas pelo cajueiro e pela aroeira.

PRINCIPAIS USOS
Rhus toxicodendron é prescrito em casos de epidemia de gripe, quando se constatam as suas principais características. É aconselhável no tratamento de doenças reumáticas, doenças da pele, como herpes e urticária e na aceleração da cura de entorses e outros problemas de ligamentos.

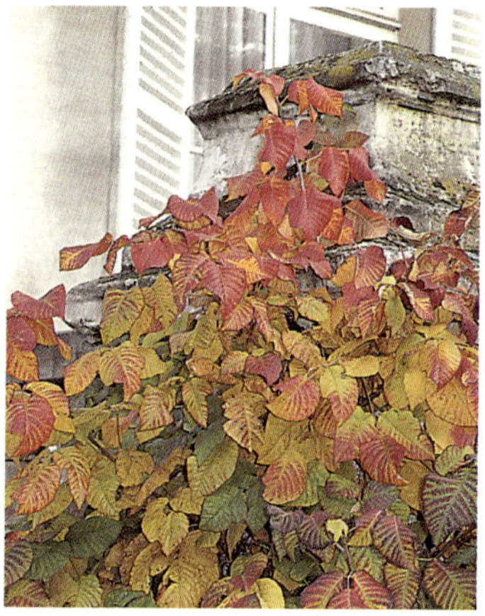

O sumagre-venenoso contém um líquido amarelado, de cheiro forte e que agride a pele.

PARA QUEM É INDICADO

Personalidade e comportamento

Extrema agitação. A pessoa tem necessidade de se movimentar e estar em permanente atividade, ainda que seja para mudar de posição ou ficar andando ao ar livre. Não consegue ficar em casa durante muito tempo, pois fica rapidamente triste e irritada se é obrigada a ficar parada.

Idéias mórbidas. O tipo *Rhus toxicodendron* identifica a noite com falta de vida e de movimento. Não suporta ficar na cama, pois idéias mórbidas (pensamentos suicidas, de envenenamento etc.) o impedem de descansar.

Distúrbios gerais

- Freqüentes erupções na pele e nas mucosas (vesículas) com inchaço, ardência, irritação e formigamento. Às vezes, essas erupções acompanham outras afecções.
- Rigidez e dor nos tendões, ligamentos e músculos.
- Distúrbios depois de se molhar, de se refrescar quando está muito suado, após beber água gelada ou praticar muito esporte.

Variação dos sintomas

Fatores de agravamento: o repouso (ao contrário de *Bryonia*) e o movimento, depois do repouso; o clima frio e úmido; a noite; deitar-se sobre o lado dolorido.

Fatores de melhora: movimentar-se, clima seco e quente, aplicações quentes.

Preferências alimentares

Desejo por ostras, leite (principalmente frio). Aversão a carne e bebidas alcoólicas.

Distúrbios localizados

Cabeça • Erupções com secreção (como as crostas de leite) e coceira no couro cabeludo. Cabeça pesada • Dor de cabeça como se o cérebro estivesse sendo agitado.

Olhos • Inflamação freqüente da conjuntiva (conjuntivite).

Nariz • Herpes ao redor das narinas, com prurido e irritação • Resfriados com muita coriza, que provoca irritação.

Boca • Língua seca coberta por muco, exceto a ponta • Rachaduras doloridas.

Garganta • Inflamação que dificulta engolir alimentos sólidos • Sensação de calor, ardência e escoriação na região da laringe • Rouquidão depois de ter forçado a voz, principalmente quando a pessoa começa a falar; a voz volta ao tom normal aos poucos.

Aparelho respiratório • Tosse provocada por sensação de coceira, principalmente se a pessoa sente frio ou se descobre.

Abdômen • Inchaço com dores agudas e cortantes que melhoram na posição deitado de costas e com as pernas para cima.

Estômago • Muita sede e boca muito seca • Falta de apetite ou, ao contrário, muito apetite e tendência a apresentar refluxo • Náusea e dor depois de beber líquido muito gelado.

Intestino • Diarréia com evacuação muitas vezes sem controle, de consistência viscosa • Sensação de queimação no reto antes de evacuar.

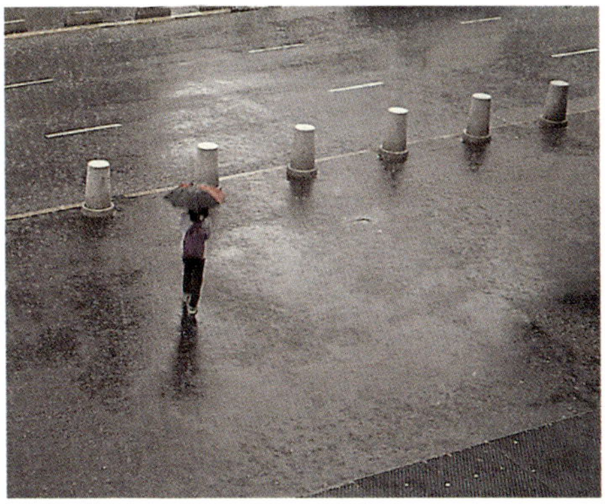

As pessoas *Rhus toxicodendron* não suportam o frio e a umidade.

Aparelho urinário • Fraqueza da bexiga que se traduz por lentidão na emissão da urina • Nos homens, micção da urina acompanhada de dor na região da próstata, provocando vontade de evacuar.

Aparelho genital masculino • Inflamação dos testículos e prurido.

Aparelho genital feminino • Inflamação e muita coceira nos órgãos genitais externos • Menstruação adiantada, abundante e longa.

Membros • Sensação de rigidez muscular dolorosa que melhora com o movimento • Torções freqüentes.

Pele • Erupções de vesículas herpéticas com inchaço, edema, ardência e prurido intenso, que não melhora ao coçar • Urticária.

Sono • Insônia no começo da noite, com sono agitado e pouco reparador • A pessoa sonha que está fazendo grandes esforços físicos ou trabalhando.

Febre • Abatimento com agitação e tremores • A língua fica seca, com a ponta vermelho-viva • Muita sede, principalmente de leite frio • Calafrios com sensação de estar sendo regado com água fria.

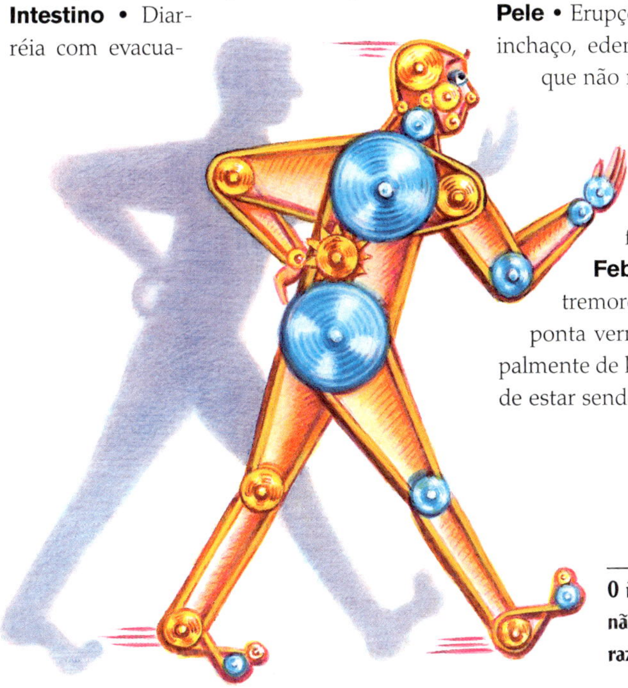

O indivíduo *Rhus toxicodendron* não consegue ficar parado, por razões físicas e psicológicas.

[sep.]

Sepia succus

Este medicamento corresponde a pessoas muito ativas física e intelectualmente, com muita dificuldade de manifestar suas emoções.

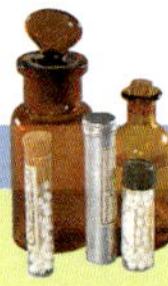

FICHA TÉCNICA

NOME COMUM
Tinta da siba.

ORIGEM
Este medicamento é produzido a partir de um líquido negro-acastanhado (a tinta) expelido pela siba, um molusco cefalópode, parente da lula. O preparo é feito por maceração ou trituração.

PRINCIPAIS USOS
Quando os sintomas característicos existem, *Sepia succus* é muitas vezes prescrito em fases delicadas da vida: gravidez e menopausa, na mulher, excesso de trabalho e outras dificuldades. Também é indicado para certos casos de depressão.

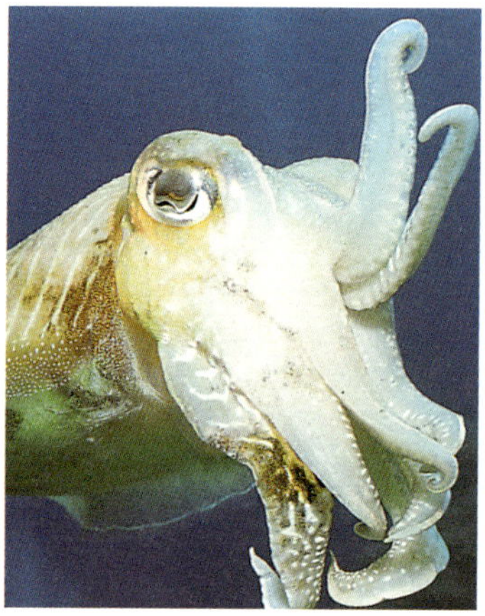

A siba expele sua tinta para deixar a água escura e poder pegar sua presa ou se esconder de um predador.

PARA QUEM É INDICADO

Personalidade e comportamento

Gosto pelo esforço e curiosidade intelectual. A pessoa necessita de muitas atividades variadas e tem muita vontade de adquirir conhecimento.

Caráter oscilante e contraditório. Com dificuldades de expressar suas muitas emoções, a pessoa pode irritar-se quando está contrariada e ficar impaciente. Avessa a falar muito, se aborrece rapidamente com uma companhia, mas ao mesmo tempo não gosta de ficar sozinha. Suas contradições ficam evidentes nas suas atitudes e palavras: ela faz ou afirma, às vezes, coisas que se opõem a suas verdadeiras intenções.

Depressão. Quando seu redobrado esforço no trabalho ou no esporte chega ao limite, a pessoa *Sepia succus* pode cair em profunda depressão. Começa a ficar indiferente a tudo e, principalmente, a todos, mesmo às pessoas mais próximas, e acaba chorando sem motivo e recusando qualquer consolo.

Distúrbios gerais

- Sensação repentina de fraqueza geral e de vazio ou "oco" em diferentes órgãos.
- Sensação de peso em certos órgãos.
- Predisposição a ter síncopes e sentir ondas de calor.
- Distúrbios que se manifestam periodicamente.

Variação dos sintomas

Fatores de agravamento: o frio, a umidade, de manhã e à noite, depois do primeiro sono, ficar em pé, de joelhos ou debruçada; nas mulheres o período que antecede a menstruação ou durante a gravidez.

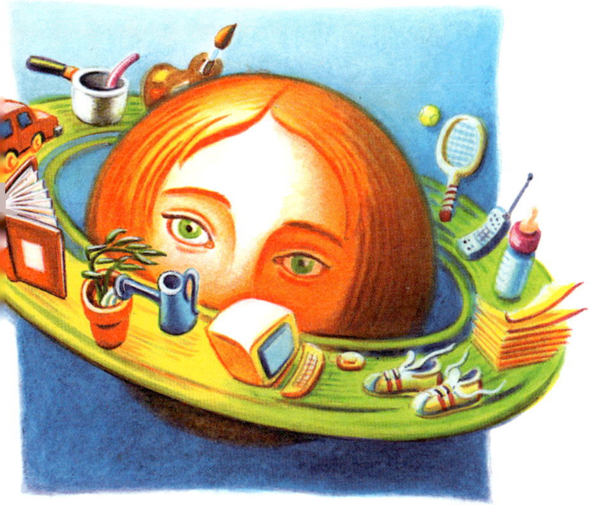

O tipo *Sepia succus* se interessa por muitas coisas e aproveita todo o tempo que tem.

Fatores de melhora: o calor ou o ar fresco, aplicações quentes, pressão, exercício físico intenso, ocupar o tempo disponível.

Preferências alimentares

Desejo por alimentos ácidos (pepino em conserva, limão, vinagre etc.), sal, queijo. Aversão a carne, leite e alimentos gordurosos.

Distúrbios localizados

Cabeça • Dores semelhantes a picadas ou pontadas • Durante a dor, náusea e estado depressivo • Diminuição da dor depois de comer, ao ar livre e com pressão • Raízes dos cabelos sensíveis • Queda de cabelo na mulher, depois da gravidez ou na menopausa • Na criança, a moleira demora a fechar.

Rosto • Palidez • Manchas amarelas nas bochechas.

Olhos • Olheiras cinzentas • Irritação com vento frio, que provoca a sensação de ter areia nos olhos • Tendência a apresentar pequenas lesões nas pálpebras (terçóis, calázios, verrugas).

Nariz • Inflamação crônica das mucosas (catarro) com mucosidades que escorrem pela garganta • Sensibilidade desagradável aos cheiros.

Boca • Lábio inferior rachado • Gosto ruim na boca • Cáries freqüentes e dor de dente durante a gravidez.

Garganta • Dor como se a garganta estivesse em carne viva • Expulsão de muco espesso pela manhã.

Aparelho respiratório • Tosse seca como se viesse do estômago, principalmente quando a temperatura muda • Sensação de vazio no peito.

Coração e circulação • Palpitações na cama, à noite ou ao acordar.

Abdômen • Sensação de peso ou de vazio • Dores que melhoram ao caminhar ou cruzar as pernas.

Estômago • Enjôo ao ver ou pensar em comida • Enjôos no carro.

Intestino • Sensação de presença de fezes no reto mesmo depois da evacuação, provocada por um início de prolapso.

Aparelho urinário • Descontrole da urina ao tossir, espirrar, rir, escutar um barulho forte, sentir medo.

Aparelho genital masculino • Esgotamento depois das relações sexuais.

Aparelho genital feminino • Sensação de peso e descida dos órgãos genitais. Menstruação precoce e abundante, ou tardia e fraca • Ressecamento vaginal • Ondas de calor com transpiração, sensação de fraqueza e ansiedade.

Coluna • Dores entre as omoplatas ou na região lombar com estiramento que melhora ao andar • Necessidade de pressão na região dolorida.

Membros • Impaciência nas pernas à noite • Transpiração fria nas extremidades.

Pele • Pele marmórea, áspera, espessa e rachada • Erupções herpéticas em vários lugares • Verrugas e excrescências diversas.

Sono • Agitado.

Febre • Sensação de frio em certas partes, como nos pés ou entre as omoplatas, seguida de sensação de calor (como se tivessem jogado água quente no corpo) • Ondas de calor à altura da cabeça • Transpiração de manhã ao acordar.

Quando não está em grande atividade, a pessoa pode se tornar depressiva.

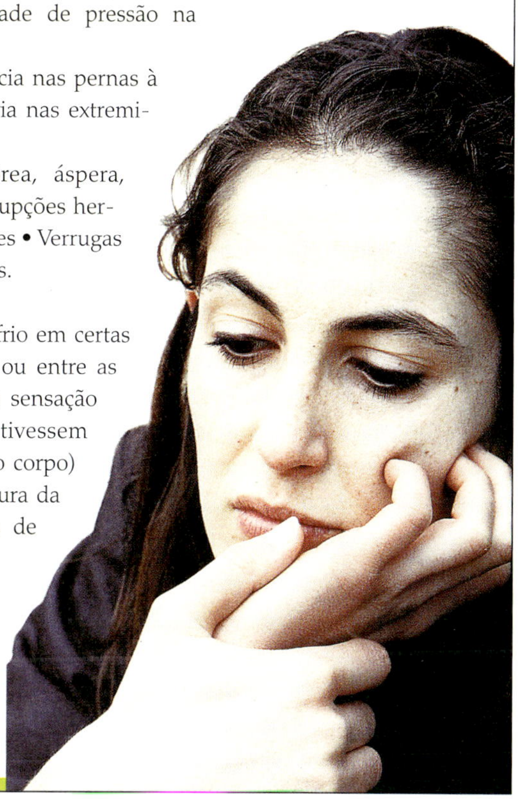

[sil.]

Silicea

Este medicamento corresponde a pessoas que não têm confiança em si mesmas, receiam o olhar alheio e se sentem frágeis.

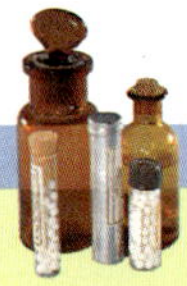

FICHA TÉCNICA

NOME COMUM
Silícia.

ORIGEM
Silicea é um composto oxigenado do silício. As três primeiras dinamizações são feitas por trituração.

PRINCIPAIS USOS
Este medicamento pode auxiliar o organismo a expulsar um corpo estranho que tenha entrado na pele (lasca, espinho etc.). Em caso de ferida com pus, é freqüentemente receitado, em seguida a *Hepar* ou *Calcarea sulfurica* (que aceleram a drenagem do pus), na medida em que ajuda a cicatrização. Também é aconselhado no tratamento de algumas doenças infecciosas recorrentes e certos distúrbios femininos durante a amamentação.

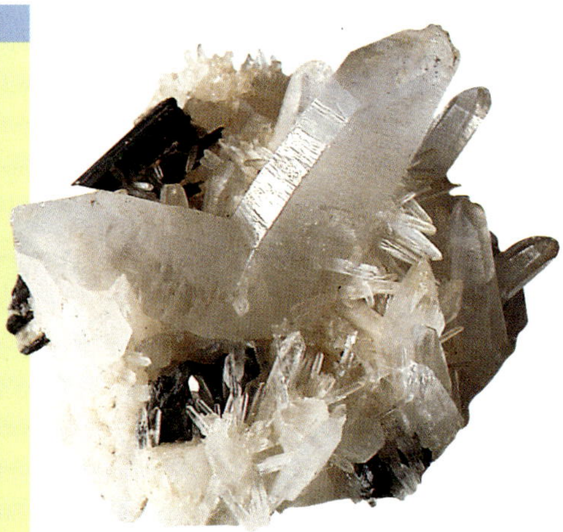

A silícia é encontrada em diversos minerais, como no quartzo (foto).

PARA QUEM É INDICADO

Vulnerabilidade. A personalidade e o comportamento das pessoas *Silicea* se explicam em grande parte por uma profunda sensação, muitas vezes inconsciente, de falta de energia e de solidez física e intelectual. No âmbito social, isso se traduz por intensa sensibilidade nos relacionamentos, grande timidez e falta de confiança em si mesmo. Toda situação nova pode desestabilizar a pessoa, revelando sua fragilidade. A exemplo dos dois materiais que o silício contém, as pessoas se sentem "areia", mas gostariam de ser "pedra".

Doçura. No dia-a-dia, essas pessoas são em geral educadas, discretas, conquistando assim o carinho e a proteção dos outros. Às vezes têm dificuldade em defender suas opiniões e impor suas idéias. Porém, em certas circunstâncias, são obstinadas, e no trabalho, por exemplo, são quase sempre meticulosas, perfeccionistas.

Introspecção. A falta de confiança em si mesma ou o receio de sofrer podem levar a pessoa a se fechar numa atitude introspectiva e agir de forma passiva e submissa. Na criança, isso pode provocar atraso no desenvolvimento físico e psicoafetivo.

Distúrbios gerais

- Ossos frágeis e predisposição às afecções ósseas.
- Distúrbios de assimilação.
- Distúrbios de dentição.
- Tendência a apresentar fístulas.
- Tendência a resfriados.

Variação dos sintomas

Fatores de agravamento: o inverno, o frio,

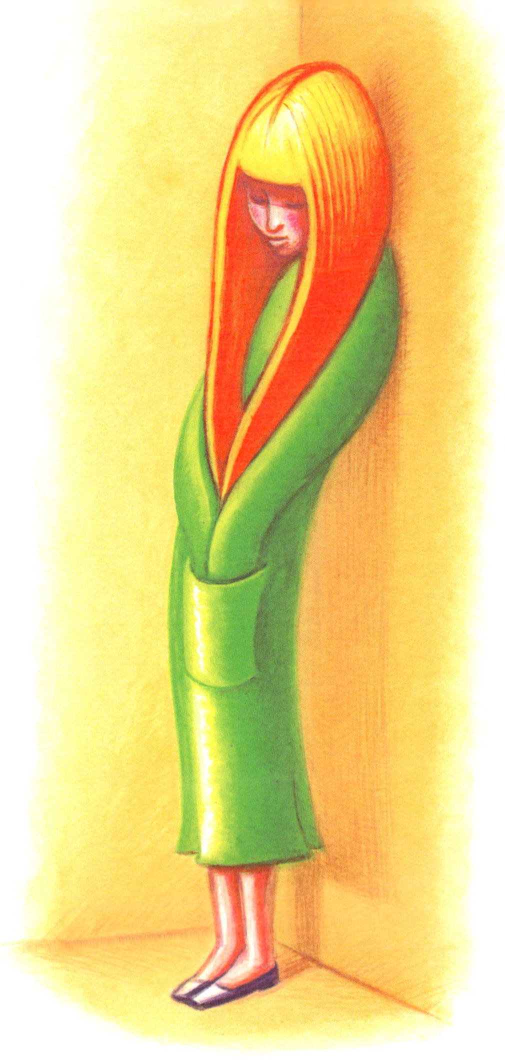

Discreta e reservada, a pessoa *Silicea* não tem confiança em si mesma.

a umidade, as correntes de ar, os pés molhados, o frio na cabeça, durante a menstruação nas mulheres e durante a dentição nas crianças.

Fatores de melhora: o verão, agasalhando-se bem, principalmente a cabeça.

Preferências alimentares

Desejo por creme de leite, *chantilly*, alimentos gordurosos. Aversão a queijo e alimentos quentes.

Distúrbios localizados

Cabeça • Erupções úmidas, eczemas • Transpiração na cabeça, principalmente quando dorme • Dores na parte posterior da cabeça que pressionam, como um capacete, até a altura dos olhos; dores que melhoram com a cabeça coberta.

Rosto • Transpiração na face • Expressão de sofrimento.

Ouvidos • Secreção (otorréia) espessa, áspera e malcheirosa.

Nariz • Coriza com mau cheiro • Pólipos nas fossas nasais • Tendência à sinusite.

Boca • Lábios rachados • Alteração no esmalte dos dentes • Na criança, dentição difícil e cáries muito cedo.

Garganta • Inflamações de garganta recorrentes • Inflamação dos gânglios cervicais e das amídalas.

Aparelho respiratório • Bronquites freqüentes, principalmente com tempo úmido, geadas ou quando a pessoa se refresca depois de ter passado muito calor.

Estômago • Aversão à comida depois das primeiras garfadas • Vômito depois de tomar leite • No recém-nascido, aversão ao leite materno.

Intestino • Gastroenterite depois de exposição ao frio • Evacuações difíceis • Diarréia crônica, má absorção dos alimentos, perda de peso e intolerância ao leite • Situação favorável aos vermes intestinais.

Aparelho genital masculino • Puberdade atrasada.

Aparelho genital feminino • Prisão de ventre durante a menstruação • Corrimento branco (leucorréia) intenso, de aspecto leitoso.

Coluna • A pessoa pode ficar arqueada • Escoliose dorsal, muitas vezes dolorida • Na criança, crescimento retardado.

Membros • Tremores ao usar as mãos • Transpiração nas palmas das mãos • Suor frio nos pés • Manchas brancas embaixo das unhas • Unhas encravadas.

Pele • Cicatrização lenta • Predisposição a infecções (principalmente impetigo, furúnculo e panarício) • Abscessos freqüentes.

Sono • Insônia depois de esforço físico ou mental.

A pessoa *Silicea* tem dificuldade em suportar o frio.

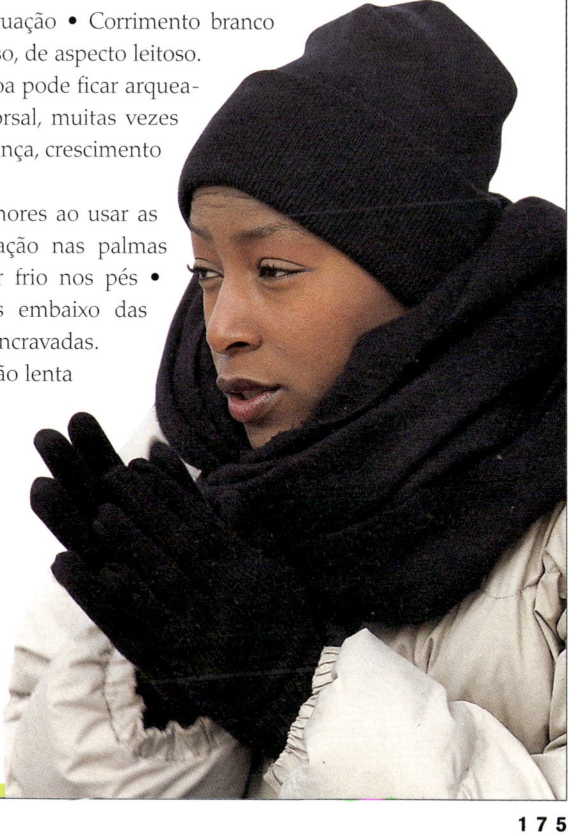

[staph.]

Staphysagria

Este medicamento corresponde a pessoas suscetíveis e coléricas, que ficam indignadas com facilidade e possuem um senso de honra e amor-próprio muito fortes.

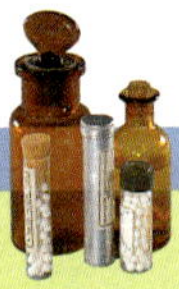

FICHA TÉCNICA

NOMES COMUNS
Piolheira, paparraz.

ORIGEM
Esta planta pertence à família das ranunculáceas. O medicamento é preparado a partir da trituração da planta ou da tintura-mãe feita com as sementes secas.

PRINCIPAIS USOS
Recomenda-se *Staphysagria* em caso de ferida provocada por algum instrumento de corte e para aliviar as dores da cicatrização após uma cirurgia. Também pode ser útil para eliminar nódulos nas pálpebras (calázios), no tratamento de problemas dentários e de diversos distúrbios psicossomáticos, depois de a pessoa ter sido humilhada ou ter ficado com raiva.

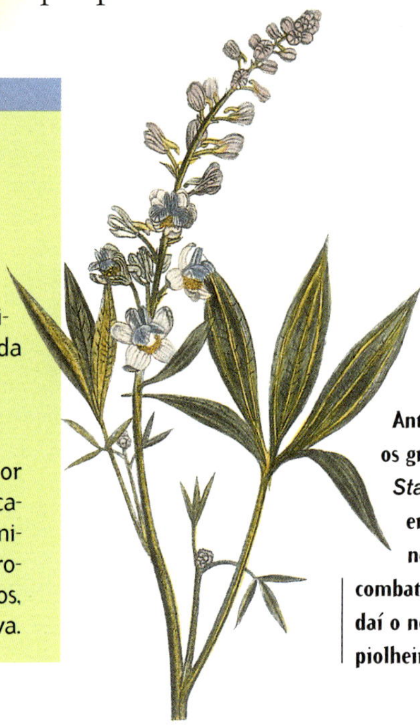

Antigamente, os grãos de *Staphysagria* eram utilizados no cabelo para combater os piolhos, daí o nome de piolheira.

PARA QUEM É INDICADO

Personalidade e comportamento

Cólera, indignação. Impulsiva e facilmente irritável, a pessoa pode ter violentos acessos de cólera, até como reação a seus próprios erros. Indigna-se com facilidade e é muito sensível às injustiças, com ela e com os outros. Mas se esforça para manter a dignidade e controlar as emoções.

Suscetibilidade. A pessoa se preocupa com a opinião dos outros: qualquer reprovação a ofende e é suficiente para que ela se feche.

Ansiedade. O indivíduo tem medo de perder o autocontrole, mas, na medida em que não dá vazão a seus sentimentos, acaba adquirindo diversos problemas psicossomáticos (tremores etc.). O futuro o preocupa, tanto no plano profissional (teme perder seu posto) como sentimental (teme uma separação). Seu senso de responsabilidade é aguçado. É propenso a vertigens.

Distúrbios gerais

- Hipersensibilidade à dor, ao toque, aos cheiros, ao barulho, aos sabores: às vezes, tudo é percebido como dor.
- Fraqueza geral e sensação de cansaço nas articulações e nos músculos.
- Dores agudas e pungentes como cortes.
- Diversas afecções depois de um acesso de raiva reprimido.

Variação dos sintomas

Fatores de agravamento: o tempo nublado, estar em jejum, depois de dormir à tarde, o movimento, o toque, o cigarro, a perda de líquidos orgânicos, a contrariedade, a humilhação, a indignação, uma briga.

Fatores de melhora: o calor, o descanso, o café da manhã, as relações sexuais.

Preferências alimentares

Desejo por comidas estimulantes, arroz, açúcar, carne, leite frio e cigarro. Aversão a queijo, alimentos sólidos, água.

Distúrbios localizados

Cabeça • Coceira e sensibilidade do couro cabeludo • Dores de cabeça depois de uma emoção ou um acesso de cólera • Sensação de ter uma bala de chumbo no meio da testa • Queda de cabelo atrás das orelhas e no alto da cabeça.

Rosto • Aparência doentia, com olheiras azuis • Nevralgias que melhoram à noite.

Olhos • Terçóis, calázios.

Boca • Dentes escuros e moles, com tendência a se quebrar • Cáries depois da gravidez e, na criança, assim que os dentes nascem • Dor de dente durante a menstruação • Gengivas inflamadas que sangram facilmente.

Garganta • Endurecimento e aumento de volume das amídalas • Propensão a engolir ar, principalmente ao falar.

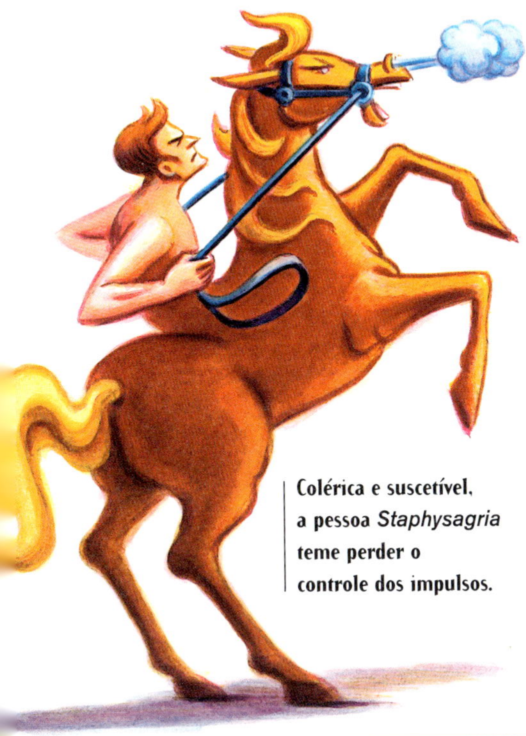

Colérica e suscetível, a pessoa *Staphysagria* teme perder o controle dos impulsos.

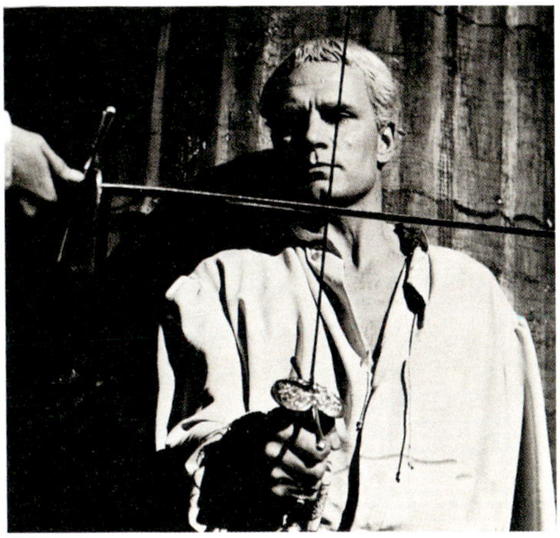

Para a pessoa *Staphysagria*, o orgulho ferido exige reparação.

Aparelho respiratório • Tendência a tossir depois de ficar com raiva.

Coração e circulação • Palpitações provocadas por um grande esforço mental ou por alguma emoção.

Abdômen • Sensação de diarréia.

Estômago • Fome intensa, mesmo depois das refeições • Sensação de diminuição da atividade estomacal.

Intestino • Cólicas fortes depois de ficar com raiva • Diarréia após tristeza ou indignação.

Aparelho urinário • Sensação de ter sempre uma gota de urina escorrendo pela uretra • Nas mulheres, cistite depois das primeiras relações sexuais e durante a gravidez.

Aparelho genital masculino • Predisposição a infecções na próstata e nos testículos • Forte desejo sexual.

Aparelho genital feminino • Prurido nos órgãos genitais • Menstruação que recomeça depois de ter acabado • Ausência dela após alguma contrariedade • Forte desejo sexual.

Membros • Nódulos de origem artrítica nas articulações dos dedos • Entorpecimento na ponta dos dedos.

Pele • Aspecto doentio, cicatrização difícil • Eczema seco ou úmido na cabeça, nas orelhas e ao redor dos olhos, com prurido; depois do alívio, ao coçar, o prurido recomeça em outra parte do corpo.

O sono • Sonolência durante o dia e insônia à noite • Sonhos com lutas.

Febre • Calafrios sem sede, precedidos por uma fome incomum, seguida de calor com sede, suor (ou não) e necessidade de se descobrir.

[sulph.]

Sulfur

A pessoa sofre periodicamente de problemas da pele e das mucosas. De acordo com as dificuldades da vida, passa por fases de criatividade positiva e de abatimento.

FICHA TÉCNICA

NOME COMUM
Enxofre.

ORIGEM
O enxofre é um elemento simples, da família dos metalóides, muito comum na natureza. Tem a forma de um corpo sólido de cor amarelo-limão, com odor característico. As duas primeiras dinamizações são feitas por trituração do enxofre lavado.

PRINCIPAIS USOS
Sulfur é prescrito para afecções crônicas de origem constitucional, como eczemas, asma e estados alérgicos.
Não pode ser tomado sem aval médico.

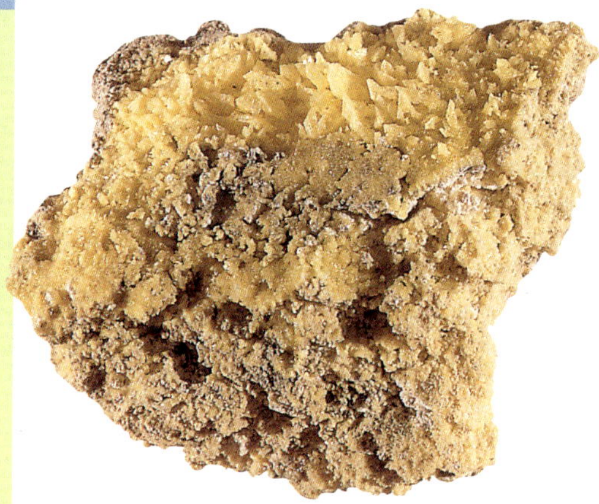

O enxofre é muito comum na natureza, principalmente perto de alguns vulcões.

PARA QUEM É INDICADO

Personalidade e comportamento

Auto-imagem. A pessoa passa facilmente de momentos de extrema valorização de si mesma para momentos de forte depreciação. No primeiro caso, ela se lança de boa vontade a grandes teorizações filosóficas ou científicas, daí o seu apelido de "filósofo esfarrapado", pois é totalmente negligente no vestir. No segundo caso, ao tomar consciência da realidade, faz um julgamento extremamente negativo de si mesma.

Egocentrismo. Essa visão de si mesma é acompanhada de um egoísmo natural. Assim como enxerga mal suas próprias capacidades, também se engana ao avaliar os outros, o que a impede de considerar suas necessidades e seus sentimentos.

Fraca resistência. Ativa e otimista, fica triste, abatida, indecisa, irritada e briguenta quando está cansada ou doente.

Distúrbios gerais

- Afecções na pele e nas mucosas, com sensação de muito calor, ardência e pruridos, alternados com manifestações internas ou psíquicas.
- Distúrbios periódicos: por exemplo, às 11 horas ou ao meio-dia, a cada 8 ou 15 dias, nas mulheres, em certos momentos do ciclo menstrual.
- Secreções e excreções irritantes e com odor desagradável. Vermelhidão em torno dos orifícios.

Variação dos sintomas

Fatores de agravamento: as mudanças atmosféricas (tempo encoberto, nublado), a lua cheia, a noite, a água, o banho, ao acordar, ficar em pé, no calor da cama e do quarto, com atividade física.

Fatores de melhora: o clima seco, o ar livre, o frio, o movimento, o suor, as eliminações e secreções diversas.

Distúrbios localizados

Cabeça • Sensibilidade e prurido no couro cabeludo • Cabelos secos, que caem • Cabeça quente e pés frios • Enxaquecas periódicas, a cada 8 ou 15 dias.

Ouvidos • Predisposição a otite.

Nariz • Resfriados freqüentes • Inflamação crônica das mucosas (catarro).

Garganta • Rouquidão e afonia.

Aparelho respiratório • Sensação de opressão: a pessoa dorme sempre com a janela aberta.

Coração e circulação • Peito e cabeça congestionados • Vermelhidão em todos os orifícios do corpo (lábios, ânus etc.)

Abdômen • Inchaço e dor • Arrotos e gases.

Estômago • Dificuldade em digerir, mesmo os alimentos mais simples • Fome insaciável, ou pouco apetite e muita sede.

Intestino • Inflamação do ânus com sensação de pontadas e ardência • Forte diarréia matinal (a pessoa tem que se levantar rapidamente) • Prisão de ventre • Hemorróidas.

Aparelho urinário • Cistites com freqüência, especialmente ao tomar friagem.

Aparelho genital masculino • Vermelhidão, ardência e prurido na uretra • Inflamação do pênis e da glande • Herpes.

Aparelho genital feminino • Prurido, erupções, sensação de queimação e ardência.

Membros • Dores reumáticas e articulares • Pés queimando de calor à noite, a ponto de a pessoa colocá-los para fora da cama.

Pele • Enrugada, sem viço, de aspecto doentio • Acne e cravos • Ardência e coceira • Transpiração forte • Eczema.

Sono • Dificuldade em adormecer • Sono agitado, sonhos e pesadelos angustiantes (a pessoa grita dormindo), sono pesado mas não repousante, ou sono leve, que o menor ruído atrapalha • Insônia a partir das 3 ou 4 horas da madrugada • O melhor descanso é no período da manhã.

Febre • A febre se manifesta por meio de fortes ondas de calor no rosto e, ao mesmo tempo, com calafrios pelo corpo todo; transpiração abundante e muito mal-estar.

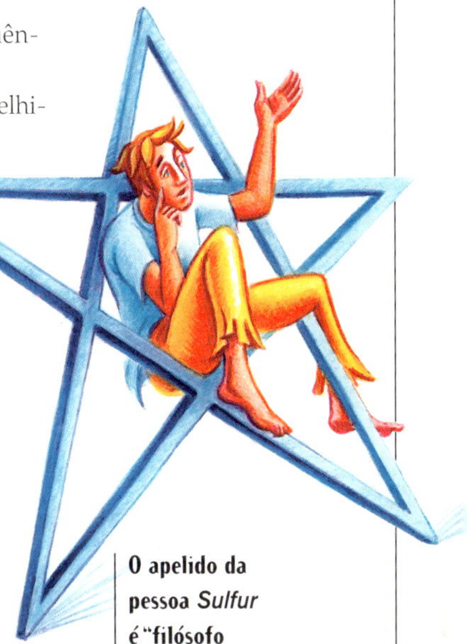

O apelido da pessoa *Sulfur* é "filósofo estarrapado".

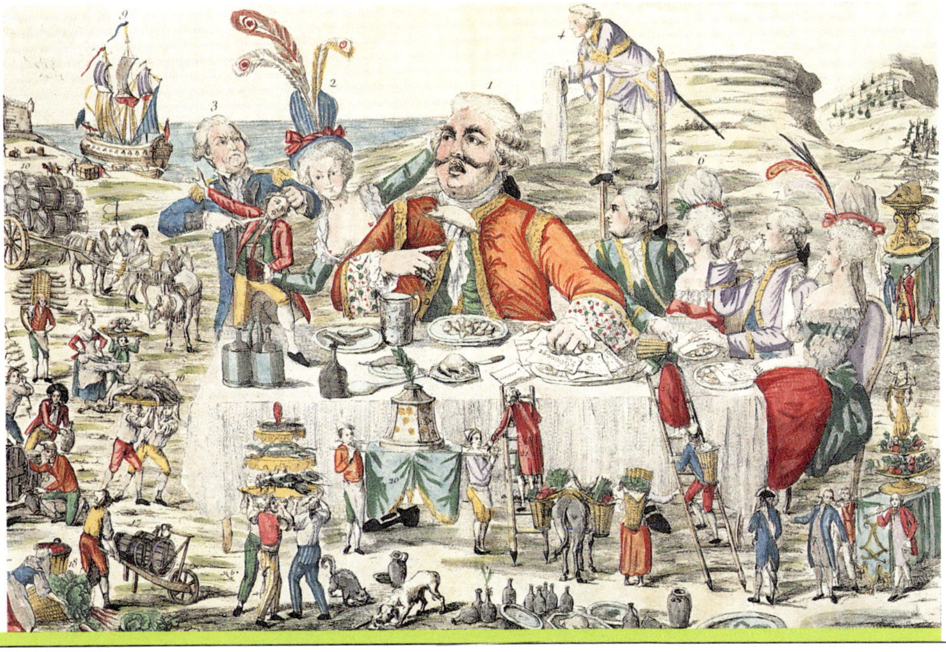

A gulodice é uma das características "vilãs" da pessoa *Sulfur*.

Outros medicamentos

a

Abrotanum
(Abrot.)

É um medicamento que age principalmente no aparelho digestivo e nos pequenos vasos sanguíneos (capilares). Mostra-se também eficaz contra certos distúrbios de comportamento.

Nome comum:
Abrótano macho.

Origem:
Originário da Ásia, o abrótano macho é um arbusto da família das asteráceas ou compostas. A tintura-mãe é preparada com as folhas frescas, colhidas no verão.

Empregos comuns:
Prescreve-se *Abrotanum* para tratar alguns estados de desnutrição e certos distúrbios capilares (angiomas, acne rosácea, frieiras etc.)

PARA QUEM É INDICADO

Distúrbios gerais
Alternância de distúrbios, como diarréia e reumatismo, dor de cabeça e hemorróidas etc. Alternância de distúrbios psicológicos e físicos. Apesar do apetite voraz, há emagrecimento significativo devido a um problema ligado à assimilação dos alimentos. Estado de fraqueza acompanhado de tremores e torpor.

Aceticum acidum
(Acet-ac.)

Este medicamento adapta-se a certos estados ou a certas afecções que enfraquecem consideravelmente o organismo.

Nome comum:
Ácido acético.

Origem:
Na natureza, este ácido orgânico está presente na seiva das plantas e no sangue e suor dos seres vivos. É um líquido incolor e volátil, de odor forte e penetrante.

Empregos comuns:
Aceticum acidum é útil, às vezes, para a mulher após uma amamentação prolongada ou pode auxiliar em alguns casos de diabete.

PARA QUEM É INDICADO

Personalidade e comportamento
A pessoa torna-se irritável quando está com dor de cabeça, tem distúrbios intestinais ou hepáticos. Procura desgraças e é muito ansiosa com a família.

Distúrbios gerais
Anemia freqüente. Desmaios constantes. Fluxo abundante de líquidos: urina, transpiração, saliva, diarréia, expectoração. Sede intensa ou insaciável, às vezes durante a febre. Vômitos em alguns bebês em fase de amamentação. Diarréia na época do nascimento dos dentes das crianças.

Aconitum napellus
(Acon.)

Este medicamento corresponde a pessoas que vivem em estado de grande ansiedade, nas quais os sintomas se manifestam bruscamente e com muita intensidade e depois desaparecem depressa, como uma forte tempestade que se acalma.

Nomes comuns:
Acônito, napelo.
Origem:
O acônito é uma planta herbácea vivaz, da família das ranunculáceas. O medicamento é preparado com a planta inteira, colhida no verão, no final da floração.
Empregos comuns:
Prescreve-se este medicamento em caso de resfriado com febre intensa, que aparece de repente, numa insolação e após vivenciar uma situação de medo que não se consegue esquecer.

PARA QUEM É INDICADO

Personalidade e comportamento

Quando está enferma, a pessoa vive em intenso estado de agitação física ou mental: qualquer perturbação ou temor a angustiam de maneira desproporcional e podem esgotá-la ou fazê-la entrar em pânico. Às vezes, tem pressentimentos de morte e teme o futuro. Seus contatos com os outros são em geral difíceis: sente-se humilhada com facilidade, não gosta de falar e detesta contato físico (evita multidões). Se empreende muitas coisas, em nada persevera. À noite, a criança *Aconitum* sente suas dores de modo intolerável e geme de uma maneira que provoca compaixão.

Distúrbios gerais

Febres fortes com sede intensa. Sensação de frio, formigamento e torpor nos membros. Às vezes, pressão arterial alta. Dores dilacerantes. Tonturas ou vertigens freqüentes ao se levantar, acompanhadas de náusea. Sensibilidade à luz e aos ruídos (inclusive à música).

Variação dos sintomas

- **Fatores de agravamento:** o calor do sol, o vento frio e seco, a noite, os ruídos, as emoções violentas.
- **Fatores de melhora:** o ar livre, o repouso.

Distúrbios localizados

- **Cabeça.** Pesada, como sob pressão e queimando. Latejamento na cabeça e nos dentes.
- **Rosto.** Expressão ansiosa. Em caso de febre, o rosto fica corado quando a pessoa está deitada e pálido quando se levanta.
- **Olhos.** Inflamações fortes. Lacrimejamento sob luz forte. Ardor, ressecamento e sensibilidade ao ar.
- **Nariz.** Olfato particularmente aguçado. Nariz muitas vezes entupido e seco. Resfriados com pouca coriza.
- **Garganta.** Vermelha e seca. Predisposição a laringite aguda, principalmente à noite.
- **Aparelho respiratório.** Respiração curta e difícil. Tosse rouca, principalmente após a meia-noite.
- **Coração e circulação.** Palpitações em caso de ansiedade e febre.
- **Estômago.** Vômitos com transpiração intensa.
- **Intestino.** Queimação intestinal com sensibilidade ao toque. Gases. Evacuação freqüente e dolorosa de fezes pequenas e esverdeadas.
- **Aparelho genital feminino.** Ausência de menstruação depois de passar medo ou devido ao frio.
- **Coluna.** Sensação de dilaceramento na altura da nuca.
- **Membros.** Torpor e formigamento dos membros. Mãos muito quentes com manchas vermelhas e pés gelados.
- **Pele.** Brilhante.
- **Febre.** Sede e agitação. Cabeça muito quente e dolorida, com as faces coradas. Calafrios, sobretudo à tarde. Transpiração devido à ansiedade.

Aesculus hippocastanum (Aesc.)

Este medicamento é prescrito sobretudo às pessoas que sofrem de distúrbios biliares e gástricos e de forte inflamação nas hemorróidas.

Nome comum:
Castanheiro-da-índia.
Origem:
O fruto do castanheiro-da-índia, árvore da família das hipocastanáceas, originária da Ásia, encerra uma semente grande chamada castanha-da-índia, que se macera no álcool a 90°, depois de ter sido reduzida a uma pasta para preparar o medicamento.
Empregos comuns:
Este medicamento é indicado às pessoas que apresentam crises agudas de hemorróidas.

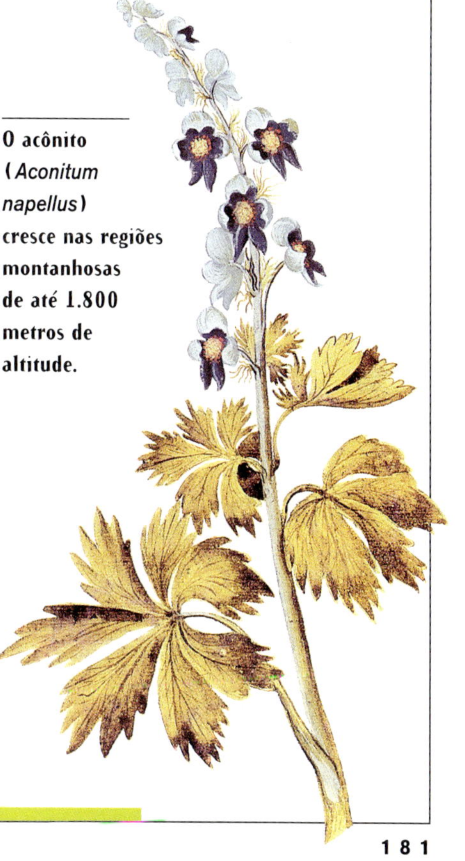

O acônito (*Aconitum napellus*) cresce nas regiões montanhosas de até 1.800 metros de altitude.

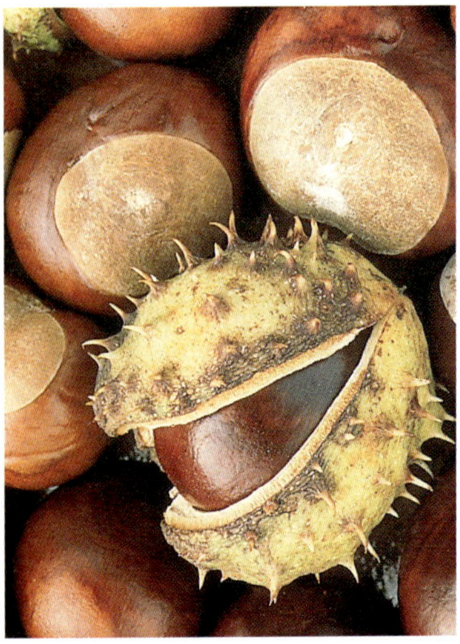

A cápsula espinhosa do castanheiro-da-índia encerra uma semente chamada castanha-da-índia, com a qual é preparado *Aesculus hippocastanum*.

PARA QUEM É INDICADO

Distúrbios gerais

Desaceleração e congestão do aparelho digestivo. Ressecamento e inchaço das mucosas da garganta, do nariz e do ânus. Dores intensas no corpo todo. Fraqueza e falta de controle muscular.

Variação dos sintomas

- **Fatores de agravamento:** o inverno, o horário da manhã, o fato de ter comido, caminhar.
- **Fatores de melhora:** o verão, o ambiente fresco.

Distúrbios localizados

- **Cabeça.** Dores penetrantes com náuseas e ondas de calor. Couro cabeludo sensível.
- **Olhos.** Sensação de ardência ou de pontada na altura dos olhos. Pupilas dilatadas. Tremor nervoso nas pálpebras.
- **Nariz.** Sensibilidade ao ar, com coriza abundante.
- **Boca.** Boca seca com salivação espessa amarelada e gosto metálico. Língua como que entorpecida.
- **Garganta.** Tendência a engolir com freqüência, com a sensação de ardência ou pontadas.
- **Estômago.** Arrotos. Vontade constante de vomitar.
- **Intestino.** Dificuldade de evacuar marcada por esforços inúteis, como se um corpo estranho e sólido tivesse de ser evacuado. Hemorróidas externas doloridas, com sensação de bola de espinhos.
- **Aparelho genital feminino.** Dor aguda no nível do púbis. Distúrbio no útero acompanhado de dor nas costas (particularmente durante a gravidez).
- **Membros.** Pernas pesadas, com a possibilidade de contratura muscular.

Aethusa cynapium (Aeth.)

Este medicamento convém às pessoas cujos sintomas (vômitos, dores, convulsões etc.) se manifestam com violência e são acompanhados por um estado de prostração (ausência de reações e até sonolência).

Nome comum:
Cicuta-pequena. Não se deve confundi-la com a cicuta-grande ou a cicuta-venenosa, nem com a salsa ou o cerefólio.

Origem:
O medicamento é preparado com os cimos floridos desta planta da família das umbelíferas.

Empregos comuns:
Prescreve-se freqüentemente este medicamento a bebês com intolerância ao leite, que regurgitam devido ao calor, durante a diarréia da fase de nascimento dos dentes e nos distúrbios provocados pelo calor. É igualmente indicado para pessoas idosas que apresentam inflamação da mucosa intestinal (enterite).

PARA QUEM É INDICADO

Personalidade e comportamento

Doente, a pessoa fica agitada, sente dificuldade de fixar a atenção, principalmente após esforço intelectual. Pode ter acessos de fúria e alucinações. Ou pode ter medo de adormecer por temor de não acordar. Sente-se diferente dos outros e tende a isolar-se, mesmo que a solidão a faça sofrer. Manifesta um amor irracional pelos animais.

Distúrbios gerais

Distúrbios gastrointestinais e nervosos, em geral concomitantes. Pouca resistência física e mental às enfermidades.

Variação dos sintomas

- **Fatores de agravamento:** o clima quente, o estresse, o leite.
- **Fatores de melhora:** o ar fresco, a companhia, a conversa.

Preferências alimentares

Intolerância ao leite sob todas as formas.

Distúrbios localizados

- **Cabeça.** Dores na parte posterior da cabeça, com a impressão de que lhe puxam os cabelos.
- **Rosto.** Traços inchados. Rubor e lábios pálidos.
- **Ouvidos.** Impressão de que os ouvidos estão obstruídos.
- **Nariz.** Erupção de herpes na ponta do nariz.
- **Boca.** Dificuldade de engolir. Problemas de dicção.
- **Estômago.** Azia e vômitos, com transpiração e muita fraqueza.

Fome após vomitar. Refluxo mais ou menos uma hora após as refeições, ou imediatamente após, se a pessoa tomou leite.

- **Intestino.** Vontade de evacuar enganadora. Fezes esverdeadas ou brancas com material parcialmente digerido. Cólicas antes de evacuar, esgotamento e sonolência depois.
- **Aparelho urinário.** Enurese.
- **Membros.** Frios.
- **Sono.** Sobressaltos durante o sono.
- **Febre.** Sensação de calor sem sede. Corpo frio e úmido. Necessidade de se cobrir durante a transpiração, que ocorre ao menor esforço físico.

Agaricus muscarius
(Agar.)

Fabricado a partir de um cogumelo venenoso, este medicamento era utilizado no século XIX sobretudo para tratar uma afecção neurológica chamada coréia. Hoje é prescrito para tratar certos distúrbios neurológicos.

Nomes comuns:
Amanita mata-moscas, cogumelo-de-chapéu.

Origem:
Algumas lendas fazem da amanita mata-moscas uma planta diabólica, apelidada de "cogumelo de louco". O medicamento é fabricado com esse cogumelo, que pertence à família das agaricáceas.

Empregos comuns:
O cogumelo-de-chapéu é indicado para tratar certas doenças espasmódicas. Pode ser benéfico para resolver certos tipos de retardamento da fala.

PARA QUEM É INDICADO

Personalidade e comportamento

A pessoa pode ser exagerada, exuberante e às vezes cai logo em estado depressivo. As crianças são hiperativas e temerárias.

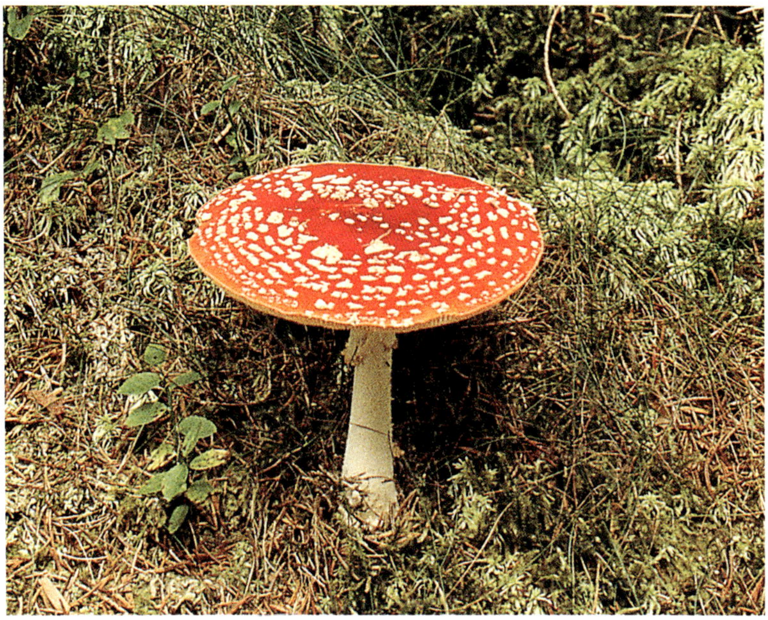

Muito venenosa, a amanita mata-moscas exala um odor desagradável. É utilizada para fabricar *Agaricus muscarius*.

Distúrbios gerais

Movimentos convulsivos, tremores, falta de coordenação muscular. Dores violentas com sensação de ser perfurado por agulhas de gelo. Sensibilidade ao ar frio.

Variação dos sintomas

- **Fatores de agravamento:** o ar fresco, o tempo sujeito a tempestades, o álcool, pressão sobre a parte doente.
- **Fatores de melhora:** a cama quente, caminhar lentamente.

Distúrbios localizados

- **Cabeça.** Dores dos dois lados da fronte, estendendo-se até a base do nariz.
- **Rosto.** Tiques.
- **Olhos.** Sensibilidade à luz. Lacrimejamento devido à tosse e a certos odores.
- **Nariz.** Rinite. Sangramentos freqüentes do nariz em pessoas idosas.
- **Aparelho respiratório.** Crises de tosse que acabam em espirros.
- **Estômago.** Impressão de massa no estômago. Muita sede e fome contínua, mas sem prazer de comer.
- **Coluna.** Sensível ao toque e a certos movimentos (inclinar-se). Crispação dos músculos do pescoço.
- **Membros.** Dificuldade de se mexer, cãibras, tremores e entorpecimento. Comichões nas mãos e nos pés, como se estivessem gelados.
- **Sono.** Crises de bocejos. Sobressaltos que despertam.

Agraphis nutans
(Agra.)

É um medicamento muito eficaz para tratar certos casos de inchaço (hipertrofia) como o das amídalas.

Nome comum:
Endimão mutante.
Origem:
Esta planta com bulbo e flores campanuladas pertence à família das liliáceas.
Empregos comuns:
Prescreve-se *Agraphis nutans* para combater a diarréia provocada pelo frio, pela ingestão de líquido gelado ou, ainda, depois de um resfriado brutalmente interrompido por tratamento alopático.

Allium cepa
(All-c.)

Este medicamento é precioso para tratar certos resfriados e a ocorrência ocasional de tosses.

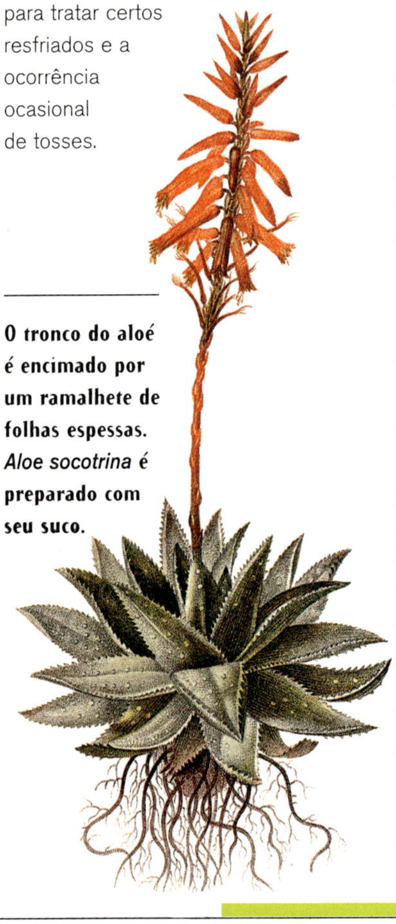

O tronco do aloé é encimado por um ramalhete de folhas espessas. *Aloe socotrina* é preparado com seu suco.

Nome comum:
Cebola.
Origem:
Esta planta vivaz e bulbosa é muito comum nas hortas. Originária da Ásia, pertence à família das liliáceas.
Empregos comuns:
Allium cepa trata tosse e resfriados ocasionados por friagem e umidade, assim como certas rinites que se manifestam no outono.

PARA QUEM É INDICADO

Distúrbios gerais
Distúrbios freqüentes das mucosas do nariz, dos olhos, da laringe e do intestino devido a um aumento de suas secreções. Sensação de calor significativa nas diferentes partes do corpo. Dores que evoluem do lado esquerdo para o lado direito.

Variação dos sintomas
- **Fatores de agravamento:** o tempo úmido e frio, o vento frio, um cômodo quente, a noite, pés úmidos.
- **Fatores de melhora:** o ar fresco, o movimento.

Preferências alimentares
Desejo por cebola crua. Aversão por pepino.

Distúrbios localizados
- **Cabeça.** Impressão de cabeça pesada e atravessada por impulsos elétricos. Dores que se agravam fechando os olhos.
- **Olhos.** Sensibilidade à luz. Ardência e lacrimejamento com comichão como se houvesse fumaça. Olhos vermelhos. Visão flutuante.
- **Ouvidos.** Sensação de ouvidos entupidos (inflamação das tubas auditivas).
- **Nariz.** Corrimento nasal líquido, abundante e contínuo, que irrita o nariz e o lábio superior, com espirros fortes, principalmente pela manhã. Sensação de ardência no nariz. A narina esquerda é particularmente afetada. Evolução rápida dos resfriados em inflamação da laringe (laringite) ou dos brônquios (bronquite).
- **Boca.** Ressecamento da boca com sensação de queimação. Dentes amarelados.
- **Garganta.** Sensação de ardor. Tendência às inflamações. Tosse entrecortada e dolorida ao inspirar ar frio. Quando do acesso de tosse, impressão de que a laringe vai rasgar-se (a pessoa põe as mãos para segurar a garganta quando tosse). Rouquidão em virtude de inflamação contínua da laringe.
- **Aparelho respiratório.** Respiração oprimida, com sensação de peso no peito. Secreção abundante de muco.
- **Estômago.** Fome e sede intensas. Náuseas, soluços e arrotos.
- **Membros.** Predisposição às infecções dos dedos (panariz).
- **Pele.** Sensação de queimação.

Aloe socotrina
(Aloe)

Prescreve-se este medicamento sobretudo para tratar os distúrbios da região retal e anal. Corresponde a personalidades difíceis de satisfazer, que têm problemas para encontrar seu lugar na sociedade.

Nome comum:
Aloé, babosa.
Origem:
O aloé é uma planta da família das liliáceas, que cresce nas regiões quentes e desérticas. A tintura-mãe é preparada com seu suco espesso.

Empregos comuns:
Prescreve-se *Aloe socotrina* para tratar as gastroenterites agudas em que os sintomas correspondentes a este medicamento estão presentes. É eficaz particularmente para as pessoas sedentárias que não têm boa qualidade de vida.

PARA QUEM É INDICADO

Personalidade e comportamento

Quando adoece, a pessoa fica descontente consigo mesma e sente a vida como um fardo. Apresenta, então, mau humor, rejeita a companhia e não suporta que a contradigam. Abandona qualquer trabalho intelectual, sente-se cansada e abatida.

Distúrbios gerais

Má circulação venosa que se traduz por acúmulo de sangue (congestão) no reto, no fígado e no cólon, o que provoca uma sensação de peso em toda a bacia. Estado de abatimento acompanhado de muita transpiração. Impressão de calor interno e externo.

Variações dos sintomas

- **Fatores de agravamento:** o clima quente e úmido, o verão, após beber ou comer.
- **Fatores de melhora:** o ar fresco, a aplicação de água fria, fechar os olhos, tomar chá ou estimulantes.

Preferências alimentares

Desejo por sucos de frutas e por frutas (principalmente maçã). Aversão a carne.

Distúrbios localizados

- **Nariz.** Sangramentos pela manhã, ao despertar.
- **Boca.** Lábios ressecados e rachados, que sangram facilmente.
- **Garganta.** Comichões na laringe. Rouquidão.
- **Abdômen.** Impressão de inchaço e peso no abdômen. Dores abdominais que se aliviam ao soltar gases. Sensação de mal-estar na região do fígado.
- **Estômago.** Estômago dilatado e vontade de vomitar. Diarréia seguida de fome.
- **Intestino.** Sentimento de insegurança permanente, ligado ao mau funcionamento do esfíncter anal. Impressão de fraqueza, como a que antecede uma diarréia. Desejo urgente de evacuar pela manhã, ao despertar, e após beber ou comer, sem saber se são gases ou fezes. Micção sempre associada à evacuação. Sensação de que o reto não se esvazia completamente. Ardência na região do ânus e do reto. Estado de fraqueza e abatimento após evacuar. Hemorróidas salientes, que tendem a sangrar.
- **Aparelho urinário.** Vontade súbita e premente de urinar.
- **Pele.** Comichões com a aproximação do inverno.

Alumina
(Alum.)

Este medicamento corresponde a pessoas a quem falta energia vital e que têm dificuldade de sentir a unidade do corpo e do espírito. Trata-se portanto de um medicamento para uma afecção crônica.

Nome comum:
Alumina.
Origem:
A alumina é um óxido de alumínio presente na natureza. É um pó branco, fino, sem odor nem sabor, insolúvel em água.
Empregos comuns:
Prescreve-se a alumina em certos casos de convalescença difícil.

PARA QUEM É INDICADO

Personalidade e comportamento

Pouco ativo, o indivíduo sente-se com freqüência fraco, a ponto de precisar deitar-se um pouco. Revela muita lentidão nos gestos e nas ações, assim como nas reações. Acorda em geral deprimido e irritado – tudo lhe parece insuperável –, depois seu humor melhora no decorrer do dia. Comete diversos erros ao falar e ao escrever. Às vezes questiona-se sobre sua identidade, pois se sente despersonalizado: vê-se agindo ou falando como se fosse outra pessoa.

Distúrbios gerais

Problemas de coordenação. Fraqueza muscular com sensação de esgotamento ao menor esforço. Tremores e movimentos espasmódicos. Pele e mucosas ressecadas. Sintomas que se manifestam em geral de maneira periódica (um a cada dois dias, geralmente), com vagas melhoras seguidas de recaída sem causa aparente. Impressão geral de compressão dos órgãos. Tendência à hipoglicemia.

Variação dos sintomas

- **Fatores de agravamento:** o calor, o clima seco, de manhã ao despertar, ao falar.
- **Fatores de melhora:** a noite, o ar fresco, o exercício moderado ao ar livre.

Preferências alimentares

Desejo por alimentos secos, como o arroz, e por café. Sede o dia todo.

Distúrbios localizados

- **Cabeça.** Impressão de que estão lhe puxando os cabelos ou de ter uma carapaça no crânio.

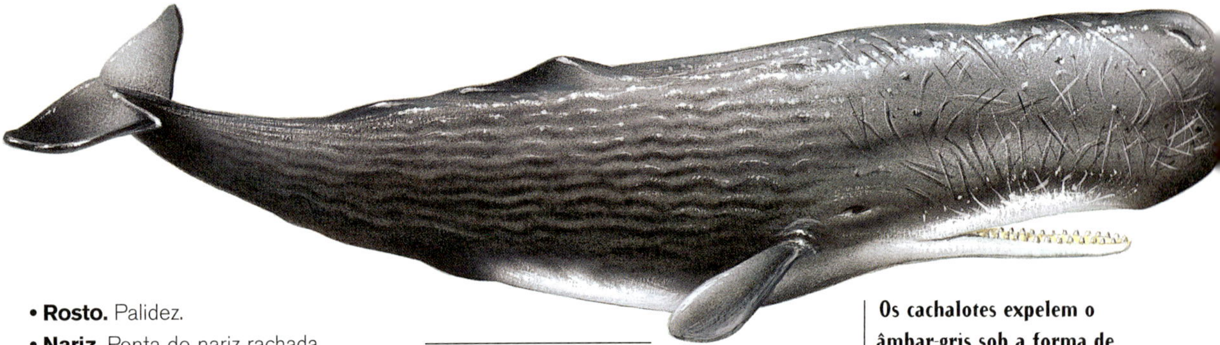

Os cachalotes expelem o âmbar-gris sob a forma de massas porosas que flutuam na superfície do mar. Ele é utilizado no preparo de *Ambra grisea*.

- **Rosto.** Palidez.
- **Nariz.** Ponta do nariz rachada. Narinas inflamadas, doloridas e vermelhas, com crostas espessas.
- **Garganta.** Seca, com a impressão de haver nela uma rolha que só permite engolir pequenas quantidades por vez. A passagem dos alimentos é sentida no esôfago. Muito pigarro à noite.
- **Aparelho respiratório.** Dificuldades de respiração devido à tosse seca contínua, associada à vontade de vomitar.
- **Intestino.** Dificuldade de evacuar: as fezes em geral são pequenas e duras. Prisão de ventre na mulher, sobretudo se for sedentária demais. Predisposição a fissuras anais.
- **Aparelho genital feminino.** Corrimento branco significativo.
- **Membros.** Braços e pernas entorpecidos. Formigamento nas pernas. Andar lento e vacilante. Unhas quebradiças.
- **Pele.** Rachada e seca. Forte comichão no calor da cama.

Ambra grisea
(Ambr.)

Este medicamento corresponde a pessoas reservadas ou até tímidas. É prescrito sobretudo nos dois períodos extremos da vida, que são a infância e a idade avançada, mas também revela-se eficaz para as pessoas estressadas.

Nome comum:
Âmbar-gris.
Origem:
O âmbar-gris é uma solidificação que se forma no intestino do cachalote e se recolhe na superfície do mar.
Empregos comuns:
O âmbar-gris é prescrito especialmente a pessoas idosas debilitadas, sensíveis ao frio, cujas funções estão desaceleradas. Também é útil após fracassos profissionais ou problemas pessoais, como a morte de uma pessoa.

PARA QUEM É INDICADO

Personalidade e comportamento

Biliosa e impressionável, a pessoa costuma sentir-se pouco à vontade em companhia, tendo logo a impressão de ser julgada. A conversa a deixa agitada, ela perde o fio de suas idéias e tende a pular de um assunto a outro. Às vezes, sua compreensão pode tornar-se lenta. Sonhadora, também é emotiva: a música pode fazê-la chorar.

Distúrbios gerais

Entorpecimento do corpo todo. Fraqueza pela manhã, ao despertar. Variação súbita da localização dos sintomas.

Variação dos sintomas

- **Fatores de agravamento:** o calor, a agitação, a presença de outra pessoa, a idade avançada, a música.
- **Fatores de melhora:** o ar fresco, o exercício leve ao ar livre, deitar sobre a parte afetada.

Distúrbios localizados

- **Cabeça.** Dor dilacerante na metade superior da cabeça, sobretudo ao despertar.
- **Olhos.** Visão reduzida, como através de um nevoeiro.
- **Ouvidos.** Redução da audição.
- **Boca.** Gosto amargo ao despertar. Fisgadas nos dentes.
- **Garganta.** Dificuldade de engolir devido à sensação de que a garganta está esfolada e obstruída. Rouquidão devido ao acúmulo de muco.
- **Aparelho respiratório.** Sensação de opressão. Tosse nervosa e espasmódica vinda da parte de baixo do peito e que corta o fôlego.
- **Abdômen.** Sensação de frio.
- **Estômago.** Acidez. Arrotos acompanhados de tosse violenta e espasmódica.
- **Intestino.** A criança tem prisão de ventre quando não pode se isolar.
- **Membros.** Braços pesados e entorpecidos. Os objetos caem das mãos. Câibras nas mãos.
- **Pele.** Comichões na região lombar e perto dos órgãos genitais.
- **Vertigens.** Particularmente em pessoas idosas.

Ammonium carbonicum
(Am-c.)

Este medicamento corresponde a pessoas muito reservadas no plano das manifestações físicas e psíquicas.

Nomes comuns:
Carbonato de amônio, álcali volátil, sal volátil da Inglaterra.
Origem:
Este carbonato é preparado aquecendo-se sulfato de amoníaco e greda.
Empregos comuns:
Medicamento útil em certos casos de distúrbios circulatórios ligados a uma queda da vitalidade em geral.

PARA QUEM É INDICADO

Personalidade e comportamento
O indivíduo é melancólico, triste, muitas vezes mal-humorado e irritável. Tende a repetir críticas às pessoas que o cercam e não gosta de falar. Se for mais do tipo ativo, logo se esgota e revela-se muito precipitado (comete erros ao falar, escrever, fazer cálculos). Todos os seus sentidos são hipersensíveis e detesta água. A criança *Ammonium carbonicum* é bem desobediente e recusa-se a se lavar.

Distúrbios gerais
Períodos de grande fraqueza com ausência de reação geral. Sensação de peso de todos os órgãos. O coração e a circulação tornam-se mais lentos. Sensibilidade ao ar frio.

Variação dos sintomas
- **Fatores de agravamento:** o frio e a umidade, entre 3 e 4 horas da manhã, durante a menstruação.
- **Fatores de melhora:** a pressão, deitar-se sobre a área dolorida.

Distúrbios localizados
- **Rosto.** Muito pálido. Faces inchadas.
- **Ouvidos.** Hipersensibilidade a barulhos fortes, mas dificuldade para ouvir os ruídos normais.
- **Nariz.** Resfriado crônico, com nariz entupido à noite. Sangramento freqüente do nariz após as refeições ou após o banho.
- **Boca.** Lábios rachados e que ardem.
- **Coração e circulação.** Palpitações ao despertar, como se o coração fosse estourar.
- **Abdômen.** Contrações súbitas e doloridas.
- **Estômago.** Acidez estomacal. Grande apetite e sede constante.
- **Pele.** Inflamação da pele nas pessoas idosas. Eczema nas dobras do corpo.
- **Sono.** Sonolência durante o dia. Pesadelos à noite.
- **Febre.** Frio e transpiração.
- **Vertigens.** Vertigens freqüentes, com sensação de que o ambiente gira em um círculo.

Anacardium orientale
(Anac.)

Este medicamento corresponde a pessoas constantemente divididas entre duas vontades opostas: delas se diz que carregam um anjo em um ombro e o diabo no outro!

Nome comum:
Anacárdio-do-oriente.
Origem:
O anacárdio-do-oriente, da família das terebintáceas, é uma árvore das florestas antigas da Índia. Prepara-se o remédio com o fruto em forma de coração.
Empregos comuns:
Prescreve-se o *Anacardium orientale* para tratar traumatismos nos tendões. Também é precioso em caso de estafa mental, se os outros sintomas corresponderem bem aos que caracterizam este medicamento.

PARA QUEM É INDICADO

Personalidade e comportamento
A pessoa tem a impressão de abrigar duas individualidades que se opõem, uma querendo o que a outra recusa. Essa dualidade acarreta impulsos contrários que se manifestam por indecisão, falta de confiança em si, distração e esgotamento psíquico. O indivíduo às vezes é irritável e colérico; a menor ofensa pode provocar uma forte discussão.

Distúrbios gerais
Sintomas intermitentes, com intervalo de alguns dias, que evoluem da direita para a esquerda e de dentro para fora. Às vezes, sensação de uma rolha bloqueando diferentes partes do corpo. Tremores ao menor esforço, sobretudo dos braços e joelhos. Fraqueza que obriga a sentar ou deitar, ou, ao contrário, grande agitação, com impossibilidade de parar no lugar. Sensibilidade a correntes de ar.

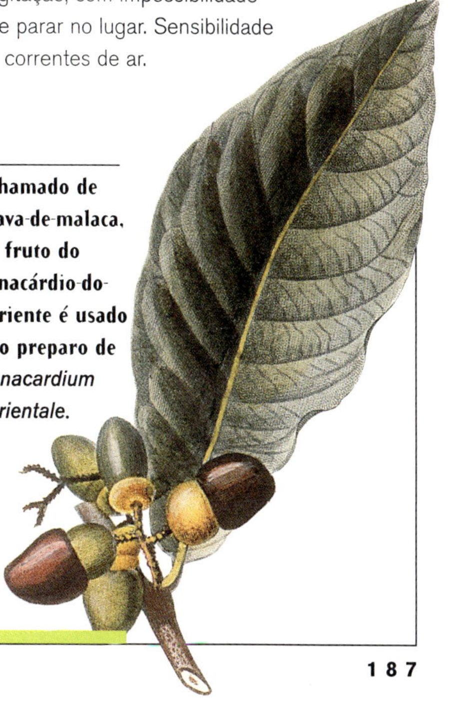

Chamado de fava-de-malaca, o fruto do anacárdio-do-oriente é usado no preparo de *Anacardium orientale*.

Variação dos sintomas

- **Fatores de agravamento:** o frio, as correntes de ar, o trabalho intelectual, a raiva, as emoções, o medo, o movimento.
- **Fatores de melhora:** o calor, o fato de comer.

Distúrbios localizados

- **Cabeça.** Dores de cabeça de origem gástrica ou nervosa.
- **Rosto.** Palidez, olhos fundos e olheiras azuladas.
- **Ouvidos.** Pressão contra o tímpano. Audição ruim.
- **Nariz.** Olfato perturbado por ilusões olfativas.
- **Boca.** Língua branca e inchada, o que atrapalha a fala. Muita salivação. Mau hálito.
- **Aparelho respiratório.** Crises de asma. Tosse provocada por raiva.
- **Coração.** Percepção dos batimentos nos vasos sanguíneos.
- **Estômago.** Sensação de vazio no estômago. Digestão penosa, com arrotos, náuseas, vômitos ou soluços.
- **Intestino.** Desejo enganador de evacuar. Impressão de ter uma rolha no reto. Comichão e corrimento anal.
- **Pele.** Eczema, sobretudo no rosto. Às vezes, pele insensível.
- **Febre.** Sensação de calor interno na parte superior do corpo e pés frios.

Antimonium crudum (Ant-c.)

Este medicamento corresponde a pessoas que apresentam ao mesmo tempo uma perturbação psicológica, problemas de pele e distúrbios digestivos.

Nomes comuns:
Antimônio cru, sulfeto negro de antimônio.

Origem:
Trata-se do hidrato de antimônio ou estibina. É utilizado como medicamento desde a Antiguidade, mas foi principalmente Paracelso que o colocou em evidência.

Empregos comuns:
Antimonium crudum pode ser tomado para facilitar a digestão após uma lauta refeição.

PARA QUEM É INDICADO

Personalidade e comportamento

Este indivíduo é um grande sentimental, que sonha com o amor ideal. Seu futuro o angustia, a ponto de às vezes pensar em suicídio. Não gosta de ser tocado ou olhado. É desconfiado, irrita-se com facilidade e magoa-se sem motivo.

Distúrbios gerais

Tendência a comer muito e qualquer coisa, o que acarreta problemas digestivos e excesso de peso. Dificuldade para suportar o calor radiante do sol ou de um aquecedor. Sonolência. Mucosas delicadas, com tendência a fissuras nos cantos dos olhos, da boca ou nas narinas. Muita facilidade para produzir calos nas mãos e nos pés.

Variação dos sintomas

- **Fatores de agravamento:** o frio e a umidade fria, o calor excessivo, o exagero nas refeições, o abuso de álcool.
- **Fatores de melhora:** banho quente, o ar livre, o repouso.

Preferências alimentares

Desejo por alimentos ácidos (vinagre, picles etc.) e pepino.

Distúrbios localizados

- **Cabeça.** Dores de cabeça violentas.
- **Rosto.** Faces congestionadas após comer.
- **Nariz.** Narinas rachadas e com crostas. Sangramentos no nariz. Eczema nas narinas.
- **Boca.** Rachaduras nos cantos dos lábios. Língua com uma camada branca.
- **Garganta.** Muco espesso e amarelo. Inflamação da laringe, provocando rouquidão e voz congestionada. Espasmos como se a garganta abrigasse uma tampa que encolhe e aumenta alternadamente.
- **Aparelho respiratório.** Respiração profunda com suspiros. Tosse ao entrar em um cômodo quente demais.
- **Coração e circulação.** Palpitações violentas.
- **Abdômen.** Dores cortantes e impressão de inchaço no abdômen.
- **Estômago.** Dores espasmódicas e queimação. Refluxo, náusea, vômito de muco e de bile. Sensação de opressão vinda do estômago. Digestão perturbada por refeições copiosas demais.
- **Intestino.** Alternância de diarréia e constipação. Dificuldade de eliminar os gases. Corrimento anal.
- **Membros.** Artrose nos dedos. Pés muito sensíveis. Unhas quebradiças e descoloridas.

Em seu estado natural, o antimônio cru é negro e não tem cheiro nem sabor.

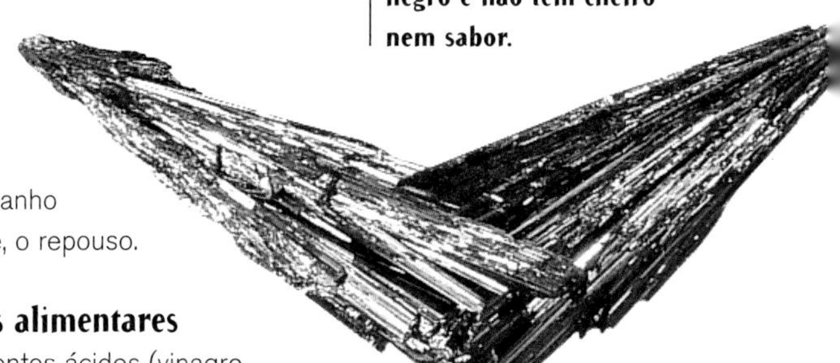

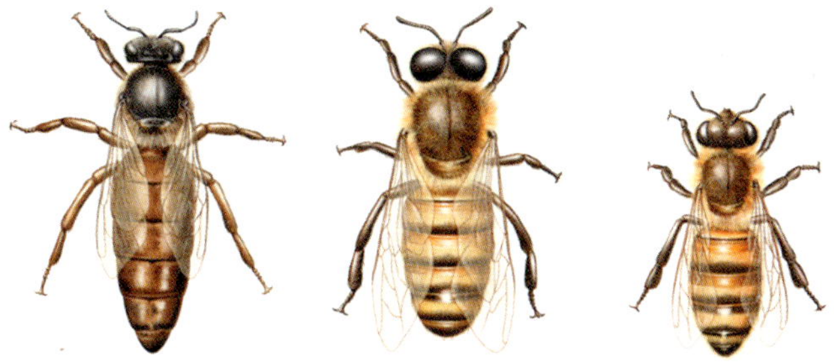

Apis mellifica é preparada com a abelha inteira, enquanto Apisinum ou *Apium virus* é feito apenas com o veneno.

• **Pele.** Lesões freqüentes, como eczema, urticária, rachaduras, verrugas etc. Formação de calosidades espessas nos pés e nas mãos.
• **Febre.** Calafrios mesmo num cômodo quente.

Antimonium tartaricum (Ant-t.)

Este medicamento é indicado principalmente para tratar certos problemas respiratórios acompanhados de importante acúmulo de muco.

Nome comum:
Emético.
Origem:
Trata-se de um tártaro de antimônio e de potássio que se apresenta sob a forma de cristais incolores, transparentes, sem cheiro e de sabor acre muito desagradável.
Empregos comuns:
Este medicamento trata alguns distúrbios respiratórios com acúmulo de muco nos brônquios e nos pulmões. Esse tipo de sintoma afeta principalmente os bebês e os idosos.

PARA QUEM É INDICADO

Personalidade e comportamento
Quando doente, a pessoa fica muito abatida, até sonolenta e irritável. Queixa-se bastante e não aceita ser examinada ou tocada. A criança se recusa a ficar só.

Distúrbios gerais
Infecções freqüentes das vias respiratórias com pouca expectoração. Contraturas musculares. Calafrios. Tremores sobretudo na cabeça e nas mãos. Coloração azulada da pele (cianose).

Variação dos sintomas
• **Fatores de agravamento:** o calor sob todas as formas, a raiva, a posição deitada.
• **Fatores de melhora:** o ar frio, a expectoração, a posição em pé.

Preferências alimentares
Desejo por alimentos ácidos, frutas e água fresca em golinhos.

Distúrbios localizados
• **Cabeça.** Dores de cabeça violentas que sobrevêm em acessos sucessivos.
• **Rosto.** Palidez. Pele úmida e fria. Tremor do maxilar e do queixo. Expressão desesperada.
• **Nariz.** Narinas dilatadas ou batimento das asas do nariz.
• **Aparelho respiratório.** Assobios e estertores provenientes da laringe e dos brônquios. Ronco ao respirar ou ao tossir. Respiração rápida e curta, ofegante, com sufocação. Dificuldade de expectorar o muco. Sensação de opressão. Tosse rouca, com catarro, seguida de bocejos ou vômitos. Pneumopatias freqüentes. Na criança, tosse devido à raiva.
• **Estômago.** Náuseas, enjôos e vômitos após as refeições ou ao tossir. Sonolência e sensação de desmaio depois de vomitar bastante.
• **Membros.** Pernas inchadas.

Apis mellifica (Apis)

Este medicamento é prescrito para tratar certos edemas da pele ou das mucosas se as manifestações características descritas aqui estiverem presentes.

Nome comum:
Abelha.
Origem:
Existem dois medicamentos extraídos da abelha, entre eles *Apis mellifica*, preparado com a abelha inteira.
Empregos comuns:
Quando os sintomas característicos deste medicamento estão bem presentes, *Apis mellifica* é prescrito para tratar as lesões provocadas por picadas de insetos, ferimentos por objetos pontiagudos (faca, espinho etc.) e certos traumatismos nos dedos. Muito útil no caso de edema de Quincke (enquanto se aguarda o médico).

PARA QUEM É INDICADO

Personalidade e comportamento
A pessoa pode ser apática ou agitada e muito ativa. É desajeitada, distraída, incapaz de se concentrar e muda o tempo todo de ocupação. Pode sentir

ciúme com facilidade. Tende a dizer que está bem quando está muito doente.

Distúrbios gerais

Edemas na pele e nas mucosas. As dores queimam e lembram picadas violentas. Dificuldade em suportar o calor. Sensibilidade ao menor roçar, com sensação de contusão. Tremores e entorpecimento. Os sintomas evoluem rapidamente e atingem principalmente o lado direito.

Variação dos sintomas

- **Fatores de agravamento:** o calor, a manhã e a noite, cômodos fechados, ser tocado, as bebidas quentes.
- **Fatores de melhora:** o ar frio, o fato de estar descoberto, a pressão sobre a área dolorida.

Preferências alimentares

Desejo por leite. Ausência de sede, mesmo com o calor ou em caso de febre.

Distúrbios localizados

- **Rosto.** Traços inchados.
- **Olhos.** Dores agudas súbitas. Inflamação das conjuntivas (conjuntivite) e das pálpebras, que incham. Lacrimejamento ardente e abundante. Terçol. Sensibilidade à luz.
- **Ouvidos.** Dores com vermelhidão e inchaço.
- **Nariz.** Vermelhidão e inchaço dolorido ao se resfriar.
- **Garganta.** Garganta inchada, fechada e dolorida ao engolir, como se um espinho entalado perturbasse a deglutição. Amídalas inchadas e vermelhas. Laringe dolorida.
- **Aparelho respiratório.** Respiração oprimida e arquejante, com a impressão de sufocamento.
- **Coração e circulação.** Palpitações violentas.
- **Abdômen.** Sensibilidade ao toque.
- **Estômago.** Queimação e acidez. Dores estomacais intensas, seguidas de vômitos e diarréia.
- **Intestino.** Ânus em carne viva e impressão de que permanece aberto. Diarréias involuntárias com odor forte.
- **Aparelho urinário.** Ardência durante a micção.
- **Aparelho genital feminino.** Ardor com aguilhoadas na região dos ovários. Predisposição a cistos ovarianos do lado direito.
- **Coluna.** Fraqueza e dor na parte inferior da coluna dorsal.
- **Membros.** Entorpecimento geral.
- **Pele.** Ressecamento e sensação de contusão. Urticária semelhante à picada de abelha (com edema, pele brilhante e rosada) e prurido forte à noite.
- **Sono.** Bocejos freqüentes. Tendência a dormir muito, mas com sono agitado.
- **Febre.** Febre intermitente. A pessoa pode estar muito quente de um lado e fria do outro.

Argentum metallicum
(Arg-m.)

Este medicamento é particularmente apropriado para tratar certos problemas das articulações e dos ligamentos. Além disso, é útil nas inflamações das cordas vocais.

Nome comum:
Prata.
Origem:
Disseminada por toda a superfície do globo, a prata é um metal muito branco, brilhante, inalterável e bastante dúctil, raramente presente em estado puro.
Empregos comuns:
Argentum metallicum age sobre as articulações, os ossos, as cartilagens e os ligamentos fragilizados por distúrbios da microcirculação. É igualmente eficaz em algumas laringites e afonias (por exemplo em cantores e professores).

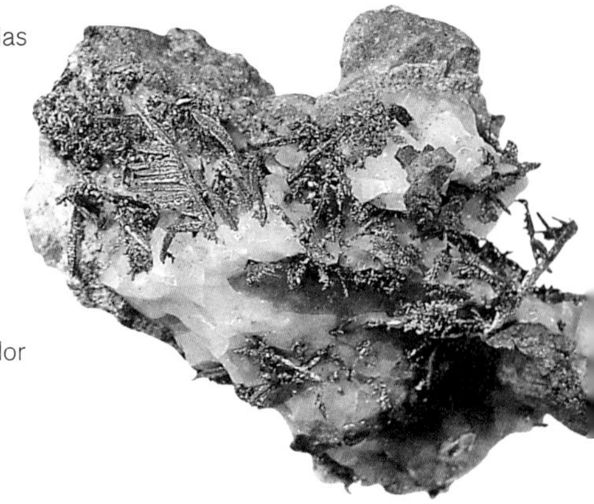

Com o ouro e o cobre, a prata é um dos metais que se conhece há mais tempo. É utilizada no preparo de *Argentum metallicum*.

PARA QUEM É INDICADO

A pessoa *Argentum metallicum* tem muitas vezes a impressão de ser obrigada a se apressar e agitar, enquanto aspira a um ideal de serenidade e paz. Mais para alegre, é de bom grado tagarela, mas também pode ser distraída e ter pouca concentração.

Distúrbios gerais

Secreções espessas das mucosas. Endurecimento dos tecidos, particularmente das cartilagens. Contrações musculares. Dificuldades respiratórias. Situadas mais do lado esquerdo, as dores manifestam-se bruscamente, agravam-se progressivamente, depois cessam brutalmente. Impressão de esfolamento dolorido.

Variação dos sintomas

- **Fatores de agravamento:** um cômodo quente, o esgotamento vocal, o esforço intelectual, das 12 às 13 horas.
- **Fatores de melhora:** o ar livre, o movimento, o café.

Distúrbios localizados

- **Rosto.** Pele pálida ou amarelada.
- **Olhos.** Conjuntivite purulenta. Redução fugaz da visão.
- **Nariz.** Resfriados extenuantes, caracterizados por espirros.
- **Garganta.** Muco abundante. Ao tossir, dor na altura da laringe. Alteração do timbre de voz, às vezes afonia. Inflamação das cordas vocais nos cantores.
- **Aparelho respiratório.** O riso provoca o surgimento de muco e desencadeia a tosse.
- **Estômago.** Queimação e acidez estomacal. Apetite excessivo, mesmo quando o estômago está cheio.
- **Aparelho genital masculino.** Predisposição a certas infecções da uretra.
- **Aparelho genital feminino.** Predisposição ao prolapso.

Arum triphyllum
(Arum-t.)

Este medicamento age principalmente sobre as mucosas da boca, da garganta e da laringe, quando secreções acres são a origem de dores com ardência semelhantes a esfoladuras.

Nome comum:
Nabo indiano.
Origem:
Esta planta herbácea vivaz pertence à família das aráceas. A tintura-mãe é preparada com as raízes frescas.
Empregos comuns:
Arum triphyllum é prescrito em caso de inflamação aguda da mucosa bucal (estomatite) ou da língua (glossite).

PARA QUEM É INDICADO

Personalidade e comportamento

A pessoa caracteriza-se por um extremo nervosismo que se traduz por manias (mastigação dos lábios e dos dedos, unhas roídas etc.) e por sono agitado. As crianças tendem a limpar o nariz continuamente.

Distúrbios gerais

Inflamação dolorosa, ardência e irritação das mucosas, com destruição dos tecidos. Dores muito fortes e intermitentes. Pruridos violentos, que obrigam o paciente a se coçar apesar da irritação e da dor. Nas crianças, períodos de perda de apetite e convulsões durante a dentição.

Variação dos sintomas

- **Fatores de agravamento:** o frio úmido, o fato de falar ou forçar a voz.

Distúrbios localizados

- **Cabeça.** Dores na altura da fronte e das têmporas. A criança esconde a cabeça no travesseiro.
- **Rosto.** Pele e lábios inflamados, como que rachados pelo vento frio, sobretudo pela manhã. Cantos da boca rachados e doloridos.
- **Nariz.** Corrimento contínuo que irrita o nariz, principalmente do lado esquerdo. Nariz entupido, que obriga a respirar pela boca.
- **Boca.** Palato e mucosas em carne viva e inflamados. Língua vermelha e rachada como se tivesse sido queimada, com papilas salientes, que dificultam a fala. Aftas. Mau hálito. Recusa em comer ou beber devido a dores na boca e na garganta.
- **Garganta.** Garganta em carne viva, seca e inchada, com sensação de estreitamento.
- **Aparelho respiratório.** Tosse seca; o paciente teme tossir, tamanha é a dor.
- **Pele.** Muita descamação. Pele em carne viva, particularmente após doença eruptiva (sarampo, varicela etc.).

Arundo mauritanica
(Arund.)

Este medicamento é adequado ao tratamento de certos estados alérgicos, particularmente a rinite

---

Nome comum:
Cana-da-mauritânia.
Origem:
A cana-da-mauritânia é uma planta vivaz da família das gramíneas.
Empregos comuns:
Arundo mauritanica é indicado no caso do resfriado característico do medicamento.

As raízes do nabo indiano servem para fabricar *Arum triphyllum*.

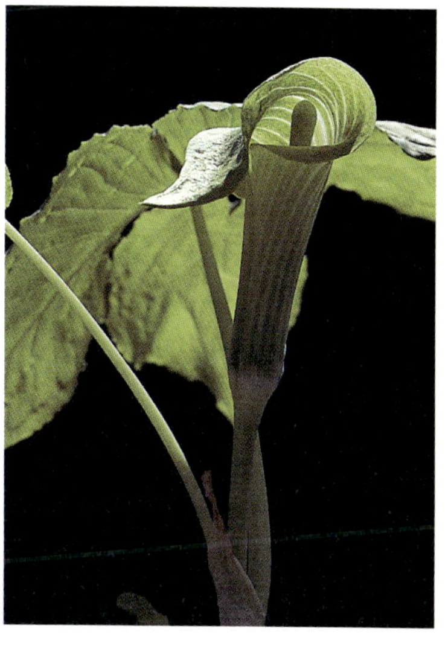

PARA QUEM É INDICADO

Distúrbios gerais

Pruridos e formigamentos em diversos pontos do corpo (cabeça e rosto, testa, em torno ou dentro dos olhos, narinas, interior do nariz, orelhas, palato, garganta, mamilos, clavículas, região lombar e vulva). Predisposição aos resfriados, que se caracterizam por uma coriza líquida seguida de muco compacto, por espirros e forte salivação. Diarréia constante em alguns bebês que mamam no seio ou cujos dentes estão nascendo.

Variação dos sintomas

- **Fatores de agravamento:** a noite, a posição sentada.
- **Fatores de melhora:** o movimento ao ar livre.

Distúrbios localizados

- **Coração e circulação.** Acessos de palpitação ligados a grande excitação psíquica.
- **Estômago.** Aerofagia significativa com contrações espasmódicas do estômago e do esôfago, acompanhadas de uma evolução dos alimentos de baixo para cima (peristaltismo invertido). Com isso, deglutições freqüentes por medo de que todo o conteúdo do estômago jorre pela boca.
- **Aleitamento.** Produção insuficiente de leite.

Asa foetida
(Asaf.)

Este medicamento é conhecido sobretudo por sua ação sobre certa forma de espasmo do estômago e do esôfago acompanhada de aerofagia significativa.

Nome comum:
Assa-fétida.
Origem:
A assa-fétida, cujo odor é nauseante, é produto da resina de uma planta das regiões desérticas da Ásia, *Ferula asa foetida*, da família das umbelíferas.
Empregos comuns:
Asa foetida é prescrito em casos de úlceras cutâneas características.

PARA QUEM É INDICADO

Distúrbios gerais

Ulcerações profundas da pele e às vezes dos ossos. Dores profundas que se irradiam para fora. Sensação de peso geral. Gânglios duros, inchados, quentes e latejantes, com pontadas dolorosas. Sensibilidade à dor.

Aurum metallicum
(Aur.)

Este medicamento corresponde a pessoas pouco seguras de seu valor, com tendência a sentirem-se culpadas e a se autodestruírem tanto no plano físico quanto psíquico.

Nome comum:
Ouro.
Origem:
Metal precioso, amplamente espalhado em estado natural, mas geralmente em proporções bastante pequenas. É o mais dúctil e maleável de todos os metais. Mantém-se inalterável em contato com o ar.
Empregos comuns:
Aurum metallicum pode ser indicado para pessoas que sofreram uma grande decepção – por exemplo, sentimental – que não conseguem superar.

PARA QUEM É INDICADO

Personalidade e comportamento

A pessoa não confia em si mesma: tem a impressão freqüente de fazer as coisas erradas e de ser inútil. Profundamente triste, sente-se muitas vezes abandonada, como se tivesse perdido a afeição dos amigos. Sorri ou ri nervosamente e revela-se agressiva à menor contestação. Altiva e suscetível, pode ser ambiciosa e trabalhadora. É muito sensível ao barulho e à dor, teme a morte mas às vezes pensa em suicídio.

Distúrbios gerais

Inflamação dos ossos, com dor à noite. Dores que evocam contusões e fisgadas.

Variação dos sintomas

- **Fatores de agravamento:** o frio, a noite, o repouso, o trabalho intelectual.
- **Fatores de melhora:** o ar fresco, a música.

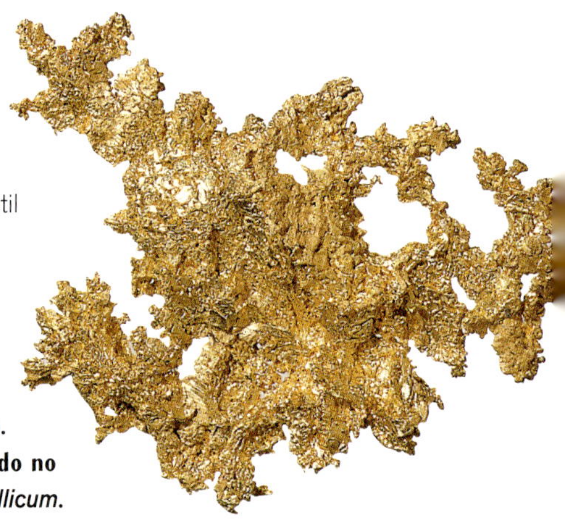

A África do Sul e a Rússia são os dois principais produtores de ouro. É o metal utilizado no preparo de *Aurum metallicum*.

Preferências alimentares

Desejo por pão, guloseimas, leite, café e bebidas alcoólicas. Aversão a carne.

Distúrbios localizados

- **Cabeça.** Sensação de calor com trabalho intelectual. Dores nos ossos do crânio, especialmente à noite.
- **Rosto.** Dores nos ossos da face.
- **Ouvidos.** Predisposição a inflamações mastóideas (mastoidites).
- **Nariz.** Inflamação da membrana nasal.
- **Boca.** Abscessos e feridas nas gengivas. Dores nos dentes agravadas pelo ar frio. Retração das gengivas.
- **Garganta.** Amídalas inchadas e vermelhas. Inflamação e dor das glândulas salivares (parotidites).
- **Aparelho respiratório.** Respiração penosa ao caminhar ao ar livre ou à noite. Crises de asma com clima úmido.
- **Coração e circulação.** Às vezes a pessoa tem problemas cardíacos. Palpitações ansiosas que a obrigam a interromper suas atividades. Predisposição à hipertensão.
- **Estômago.** Náuseas associadas à sede e a um apetite intenso, ou a dores de cabeça que são aliviadas ao arrotar.
- **Intestino.** Diarréias que se alternam com constipação. Prolapso do reto durante a evacuação. Na criança, hérnia inguinal (saliência de uma parte do intestino pelo canal inguinal).
- **Pele.** Aspecto amarelado e manchas castanhas. Erupções com crostas secas. Verrugas e ulcerações.
- **Sono.** Sonolência logo depois do jantar, e despertar às 4 horas da manhã provocado por dores nos ossos.
- **Febre.** Pulso fraco e acelerado. Calafrios à noite na cama. Transpiração abundante pela manhã, principalmente na região genital.
- **Vertigens.** Vertigens com sensação de rodar, que melhoram quando o paciente fica de pé.

b

Badiaga
(Bad.)

Este medicamento age particularmente sobre as glândulas e gânglios, os músculos e a pele.

Nome comum:
Esponja-d'água doce.
Origem:
A esponja-d'água-doce é um animal aquático do ramo dos espongiários.
Empregos comuns:
Badiaga é útil para tratar cicatrizes em relevo (quelóides), muitas vezes avermelhadas ou azuladas.

PARA QUEM É INDICADO

Distúrbios gerais

Pele e músculos doloridos. Sensibilidade ao frio. Inflamação, inchaço e endurecimento dos gânglios e das glândulas: tireóide, seios, glândula de Meibonius (ocular). Pode ocorrer obesidade na criança. Distúrbios que aparecem muitas vezes de repente e que podem advir após alegria excessiva.

Distúrbios localizados

- **Aparelho respiratório.** Inflamação da traquéia e dos brônquios com febre, sede, vermelhidão do rosto, espirros, lacrimejamento. Tosse com expectorações.

Baptisia tinctoria
(Bapt.)

Prescreve-se este medicamento para combater certos estados infecciosos, quando o paciente está prostrado e apresenta dores musculares intensas. Era muito usado antigamente contra a febre tifóide.

Nome comum:
Variedade do índigo selvagem.
Origem:
O indigueiro é uma planta herbácea da família das leguminosas, cultivada há muito tempo na Índia e em países da África.
Empregos comuns:
Prescreve-se *Baptisia tinctoria* em certas epidemias de gripe e para crianças pequenas que sofrem de inflamação aguda das mucosas do intestino (enterite).

PARA QUEM É INDICADO

Personalidade e comportamento

Quando doente, a pessoa fica confusa, perdida, um pouco delirante, como depois de uma intoxicação. Tem a sensação de que seu corpo está sem vida, enquanto seu espírito permanece agitado. Vira-se constantemente na cama, como para se certificar de que seu corpo não está em pedaços.

Distúrbios gerais

Músculos doloridos e pesados: o paciente não suporta qualquer pressão (a cama ou o encosto de uma cadeira parecem duros demais); muda o tempo todo de posição. Secreções e excreções (fezes, urina, transpiração, arrotos) malcheirosos. Acessos muito fortes de vômito, diarréia e febre.

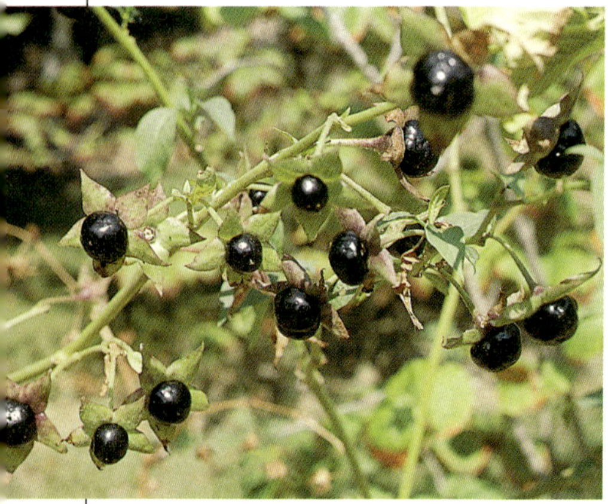

O medicamento *Belladona* é fabricado com uma planta, a beladona, cujas bagas são extremamente tóxicas.

Variação dos sintomas

- **Fatores de agravamento:** o calor úmido, o sono, o esforço intelectual.
- **Fatores de melhora:** o ar livre, o movimento, ao beber.

Distúrbios localizados

- **Cabeça.** Sensação dolorida, de peso e entorpecimento.
- **Rosto.** Na doença, rosto desfigurado.
- **Olhos.** Globos oculares doloridos.
- **Nariz.** Ilusão olfativa de couro queimado. Sensação de inchaço no nariz.
- **Boca.** Sensação de língua queimada. Mau hálito.
- **Garganta.** Inflamação da garganta sem dor. Sensação de laringite, com rouquidão ou afonia.
- **Aparelho respiratório.** Respiração difícil e asmática. Roncos.
- **Estômago.** Contração do esôfago junto ao estômago, com impressão de aspiração.
- **Intestino.** Cólicas muito fortes. Evacuações que esgotam.
- **Coluna.** Fadiga e dor nas costas.
- **Sono.** Medo de adormecer por receio de parar de respirar.
- **Febre.** Calor, às vezes associado a calafrios. Transpiração abundante.

Baryta carbonica
(Bar-c.)

Este medicamento é prescrito principalmente para crianças pequenas que apresentam atraso no desenvolvimento e forte sensibilidade ao frio. É igualmente indicado para pessoas de idade que sofrem de alguns distúrbios vasculares. De modo geral, *Baryta carbonica* é adequado para indivíduos que tendem a procurar a proteção de outros.

Nome comum:
Carbonato de bário.
Origem:
Este carbonato é obtido precipitando-se o cloreto ou o nitrato de bário em uma solução de carbonato alcalino.
Empregos comuns:
Baryta carbonica trata algumas infecções recorrentes das amídalas, acompanhadas de inchaço significativo dos gânglios.

PARA QUEM É INDICADO

Personalidade e comportamento

Em período de desequilíbrio, a pessoa é lenta e apresenta distúrbios de memória, de concentração e aprendizagem. É indecisa e tímida, e às vezes até se comporta como criança, dando importância demais a ninharias. Desconfiada, imagina com facilidade que a estão criticando. É por vezes triste e pode tornar-se melancólica quando se afasta de sua casa.

Distúrbios gerais

Sensibilidade ao frio: inflamação de garganta freqüente, às vezes acompanhada de rigidez do pescoço e diarréia. Grande fadiga nas pessoas idosas. Crescimento tardio na infância.

Variação dos sintomas

- **Fatores de agravamento:** o frio úmido, a companhia.
- **Fatores de melhora:** o calor, agasalhar-se, as caminhadas ao ar livre.

Distúrbios localizados

- **Cabeça.** Tensão na altura das têmporas e da fronte. Perda prematura de cabelos.
- **Rosto.** Palidez. Rosto frio.
- **Olhos.** Dificuldade de suportar a luz. Predisposição à catarata. Pálpebras granulosas e coladas, apresentando nódulos (calázios).
- **Ouvidos.** Predisposição a otites. Estalos e zumbidos nos ouvidos. Grande sensibilidade ao barulho.
- **Nariz.** Resfriado com nariz e lábio superior inchados.
- **Boca.** Língua entorpecida nas pessoas idosas, que atrapalha a fala.
- **Garganta.** Dores agudas ao engolir, junto às amídalas, à faringe e à laringe. Inflamações que se repetem. Afonia freqüente. Na criança, inchaço e dor nas amídalas e nos gânglios cervicais.
- **Aparelho respiratório.** Tosse seca, espasmódica e sufocante. Bronquite crônica.
- **Coração e circulação.** Fragilidade arterial.
- **Abdômen.** Tendência a ficar distendido e duro.
- **Estômago.** Fome, mas recusa em comer, pois a absorção dos alimentos provoca espasmos no esôfago e dores abdominais (a pessoa só consegue engolir líquidos).
- **Intestino.** Dores cortantes.
- **Aparelho genital masculino.** Aumento do volume da próstata.
- **Pele.** Verrugas, acne, tumores (lipomas, quistos). As pequenas feridas ulceram-se rapidamente.

Belladonna
(Bell.)

No século XVI, na Itália, as damas usavam o sumo dessa planta tóxica para conseguir um belo olhar, pois a beladona (do italiano "*bella donna*", "bela mulher") tem a propriedade de dilatar as pupilas. Prescreve-se freqüentemente este medicamento a crianças para combater estados inflamatórios agudos.

Nome comum:
Beladona.
Origem:
Esta planta vivaz pertence à família das solanáceas. É nativa de quase todos os países da Europa. Prepara-se a tintura mãe com a planta inteira, colhida em junho, na época da floração.
Empregos comuns:
Antes da descoberta dos antibióticos, a beladona era um dos remédios da escarlatina. Hoje, é prescrita para combater certas doenças agudas que provocam dores de cabeça violentas e febre alta.

PARA QUEM É INDICADO

Personalidade e comportamento

Quando doente, o indivíduo fica excitado, com os sentidos e a mente alertas. Pode passar por períodos de delírio, durante os quais ignora as pessoas que o cercam e tem a impressão de que sua cabeça vai estourar. Seu nervosismo se traduz por gestos violentos e bruscos (pontapés e ranger dos dentes durante o sono, agitação etc.), ainda mais impressionantes porque sua força se decuplica. Em geral tem fobia por cães.

Distúrbios gerais

Em qualquer afecção, constata-se sempre muito calor, vermelhidão, dor latejante e afluxo de sangue (estado congestivo), especialmente na cabeça. Sintomas que aparecem e desaparecem abruptamente. Olhos brilhantes. Secreções que ardem, pouco abundantes.

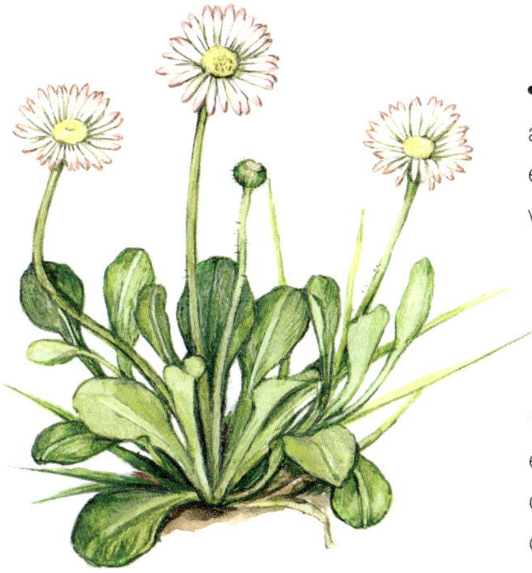

A bela-margarida, muito comum nos prados e gramados, serve para fabricar o *Bellis perennis*.

Variação dos sintomas

- **Fatores de agravamento:** as correntes de ar na altura da cabeça, ser tocado, o movimento, após as 15 horas e após a meia-noite.
- **Fatores de melhora:** inclinar-se para trás, estar levemente coberto, o repouso na cama.

Distúrbios localizados

- **Cabeça.** Dores de cabeça latejantes, agravadas pela luz, barulho, balanço e posição deitada, que melhoram com aplicações frias, escuridão ou apertando a cabeça. Dores intensas que advêm brutalmente e duram horas.
- **Rosto.** Vermelhidão e calor. Dor na altura dos maxilares.
- **Olhos.** Dores de dentro para fora. Olhar vago ou fixo. Pupilas dilatadas, olhos brilhantes. Pálpebras inchadas.
- **Ouvidos.** Dores dilacerantes. Inchaço e inflamação.
- **Nariz.** Sangramentos. Mau cheiro no nariz em caso de resfriado.
- **Garganta.** Deglutição difícil, como se a garganta fosse estreita demais e estivesse em carne viva. Garganta vermelha. Laringe inflamada, inchada e comprimida. Voz rouca e sibilante. Impressão de estrangulamento.
- **Aparelho respiratório.** Tosse seca. Gemido a cada inspiração.
- **Abdômen.** Dores dilacerantes que vêm e vão rapidamente, sendo aliviadas quando o paciente se inclina para a frente ou para trás, ou deita-se de bruços.
- **Aparelho genital feminino.** Menstruação adiantada e abundante.
- **Coluna.** Sensação de fratura na região lombar.
- **Membros.** Braços e pernas gelados.
- **Pele.** Vermelha e muito quente.
- **Sono.** Vontade de dormir sem conseguir. Sobressaltos à noite e sonhos de queda.
- **Febre.** Cabeça muito quente, rosto vermelho e membros frios. Transpiração ou não. Confusão. Pulso rápido.

Bellis perennis
(Bell-p.)

Este medicamento, que age nas paredes dos vasos sanguíneos, é recomendado em caso de ferimento dos tecidos profundos ou após uma cirurgia importante. É o remédio dos que fazem trabalhos pesados.

Nome comum:
Bela-margarida.
Origem:
É uma planta herbácea vivaz da família das asteráceas ou compostas.
Empregos comuns:
Como *Arnica, Bellis perennis* é um medicamento dos traumatismos com sangue. É indicado em casos de contusão, equimose ou após uma cirurgia.

PARA QUEM É INDICADO

Personalidade e comportamento
Quando está doente, a pessoa sente-se cansada e quer deitar-se. O ambiente parece-lhe confuso.

Distúrbios gerais
Estado de grande fadiga após esgotamento físico. Distúrbios desencadeados por resfriamento (banho frio, bebida gelada) depois que a pessoa sentiu calor demais. Congestão venosa localizada e sensação de dor são as palavras-chave deste medicamento.

Variação dos sintomas
- **Fatores de agravamento:** ser tocado, o banho frio, o resfriamento após sentir calor demais.
- **Fator de melhora:** o movimento contínuo.

Distúrbios localizados
- **Estômago.** Digestão dolorosa após absorver bebidas ou alimentos gelados depois de sentir muito calor.
- **Gravidez e parto.** Medicamento de acompanhamento de alguns partos difíceis.
- **Coluna.** Dores provocadas por viagens muito longas. Quedas sobre o cóccix.
- **Membros.** Dores musculares e articulares após esforço físico muito grande.
- **Pele.** Hematomas freqüentes acompanhados de inchaço.
- **Vertigem.** Vertigem em pessoas idosas.

Berberis vulgaris
(Berb.)

Prescreve-se este medicamento para tratar problemas ligados aos rins, ao aparelho urinário e à vesícula biliar. É igualmente recomendado para diversas afecções ligadas à artrite.

Nomes comuns:
Bérberis, uva-espim.

Origem:
É um arbusto espinhoso, comum nas regiões temperadas, pertencente à família das berberidáceas.

Empregos comuns:
Berberis vulgaris trata os sintomas de certos tipos de cólicas nefríticas.

PARA QUEM É INDICADO

Distúrbios gerais
Mudanças rápidas dos sintomas, tanto de suas características quanto de sua localização. Dores penetrantes e agudas que se irradiam a partir de um ponto, às vezes espalhando-se pelo corpo inteiro. Mucosas ressecadas.

Variação dos sintomas
- **Fatores de agravamento:** o movimento, o balanço, caminhar bem depressa, durante a micção.
- **Fatores de melhora:** o ar livre, após a micção.

Distúrbios localizados
- **Intestino.** Predisposição a fístulas anais com dor penetrante.
- **Aparelho urinário.** Dor nos rins que se estende pelos ureteres até a bexiga e a uretra, às vezes até as coxas. Dores violentas na altura dos rins (cólica nefrítica) do lado esquerdo.
- **Membros.** Afecção reumática com distúrbios urinários.

Bismuthum
(Bism.)

Este medicamento age essencialmente sobre o aparelho digestivo.

Nome comum:
Bismuto.

Origem:
Na homeopatia usa-se o subnitrato de bismuto pesado. É preparado com o bismuto metálico.

Empregos comuns:
Este medicamento é útil para tratar algumas formas de gastroenterite.

PARA QUEM É INDICADO

Distúrbios gerais
Dores dilacerantes, como beliscões, e ardentes na região dos olhos, da cabeça, do estômago, do abdômen e, no homem, dos testículos. Sensação de peso, prostração. Fluxo de calor para a cabeça e para o peito.

Variação dos sintomas
- **Fatores de agravamento:** ao comer.

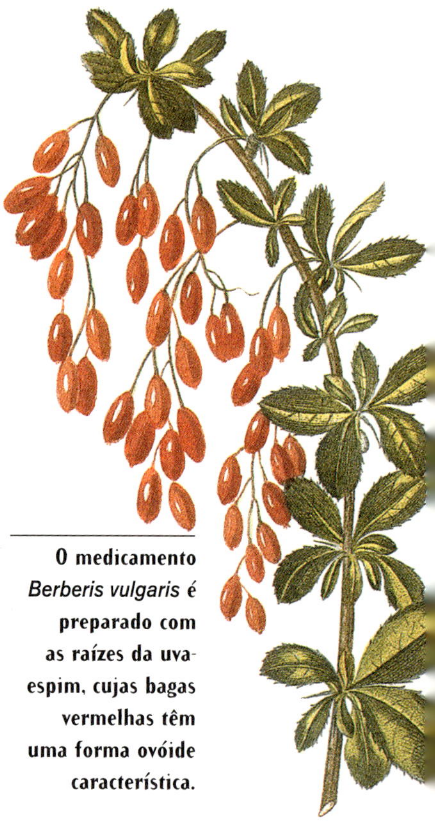

O medicamento *Berberis vulgaris* é preparado com as raízes da uva-espim, cujas bagas vermelhas têm uma forma ovóide característica.

Distúrbios localizados

- **Cabeça.** Enxaquecas acompanhadas de dores de estômago. Dor de cabeça que se estende até a base do nariz.
- **Estômago.** Queimação e sensação de peso e desconforto. Dores violentas e muita sede. Desejo intenso por bebidas frescas que são vomitadas assim que chegam ao estômago; a comida é retida por mais tempo. Arrotos malcheirosos freqüentes. Vômitos.
- **Intestino.** Gases no cólon que não são expelidos, mas diminuem quando a pessoa evacua. Diarréias indolores.

Borax veneta
(Bor.)

Este medicamento é tradicionalmente usado contra as afecções das mucosas, principalmente as da boca (como as aftas), mas tem igualmente uma ação global adaptada à personalidade aqui descrita.

Nome comum:
Borato de sódio.
Origem:
Este sal existe em estado natural, mas também é preparado pela ação do carbonato de soda sobre o ácido bórico.
Empregos comuns:
Borax veneta é prescrito aos bebês e às crianças pequenas em caso de problemas de nutrição e na fase da dentição.

PARA QUEM É INDICADO

Personalidade e comportamento

Em geral a pessoa é nervosa e ansiosa. Qualquer coisa a assusta ou provoca-lhe sobressaltos, como um ruído repentino, por exemplo. Tem fobia de escadarias e escadas-rolantes, pois detesta os movimentos para baixo (aliás, esses bebês não gostam de ser carregados em escadas, ninados ou colocados na cama). Muito agitada, passa o tempo todo de um cômodo a outro, de um trabalho a outro. Teme as infecções.

Distúrbios gerais

Mucosas frágeis (aftas freqüentes, secreções espessas, ardentes e irritantes). Dores penetrantes, como fisgadas, nos tecidos profundos ou entre as costelas. Agitação e tremores do corpo, sobretudo das mãos, acompanhados de náuseas e fraqueza dos joelhos.

Variação dos sintomas

- **Fatores de agravamento:** o movimento para baixo ou para cima, o ruído súbito.
- **Fatores de melhora:** após as 23 horas, a pressão.

Distúrbios localizados

- **Olhos.** Pálpebras inflamadas. Cílios que viram para dentro.
- **Boca.** Aftas na boca e na língua que sangram com facilidade. Herpes em torno da boca. No bebê, inflamação da boca na fase da amamentação (o bebê grita).
- **Aparelho respiratório.** Necessidade de fazer inspirações curtas, devido à impressão de estar sem fôlego o tempo todo.
- **Estômago.** Arrotos e náuseas. O bebê recusa o leite materno.
- **Intestino.** Diarréias provocadas por frutas. Na criança, fezes moles e com muito mau cheiro.
- **Aleitamento.** Dores no seio oposto ao que está amamentando.
- **Pele.** Feridas com tendência a supurar. Pele enrugada e seca.

Bovista gigantea
(Bov.)

Este medicamento exerce um efeito marcante sobre a pele e a circulação.

Nome comum:
Bufa-de-lobo.
Origem:
É um fungo que faz parte da classe dos basidiomicetes, da ordem dos gasteromicetos.
Empregos comuns:
Este medicamento é usado para tratar certas formas de urticária e de herpes.

PARA QUEM É INDICADO

Personalidade e comportamento

A pessoa tende a abandonar tudo, é desajeitada nos gestos e nas palavras.

Distúrbios gerais

Diversas sensações de inchaço (entre outras, da cabeça e do coração). Sensibilidade ao toque. Predisposição aos sangramentos. Inchaço generalizado da pele (a pressão na pele deixa uma pequena depressão). Afrouxamento das articulações.

Variação dos sintomas

- **Fatores de agravamento:** o excesso de calor, antes e durante a menstruação.

Distúrbios localizados

- **Rosto.** Tendência à acne, inchaço do lábio superior.
- **Nariz.** Secreções.
- **Abdômen.** Cólica que melhora ao comer.
- **Intestino.** Diarréia, sobretudo antes e durante a menstruação.
- **Pele.** Urticária ao ter uma emoção

ou excitação muito fortes. Diversas erupções com comichão, secreção e crostas espessas. Transpiração das axilas com cheiro de cebola. Erupções de herpes, eczema.

Bromium
(Brom.)

Este medicamento age particularmente sobre as afecções da laringe e da traquéia e em certos distúrbios glandulares.

Nome comum:
Bromo.
Origem:
O bromo é um metalóide que se apresenta sob a forma de um líquido vermelho-amarronzado muito volátil, de odor e sabor muito desagradáveis.
Empregos comuns:
Prescreve-se *Bromium* para tratar certas afecções da laringe e da traquéia acompanhadas de distúrbios respiratórios (impressão de sufocamento). É igualmente usado em caso de inchaço e endurecimento anormais das parótidas (as principais glândulas salivares), da tireóide, dos ovários, seios e testículos. Finalmente, com *Lycopodium* e *Podophyllum*, é um dos medicamentos indicados com maior freqüência contra as intoxicações por ingestão de ostras.

PARA QUEM É INDICADO

Personalidade e comportamento
A pessoa em geral não se sente bem sem saber por quê. Desinteressa-se do cotidiano, das contingências domésticas e gosta de ficar sozinha, sentada sem fazer nem pensar nada. É briguenta.

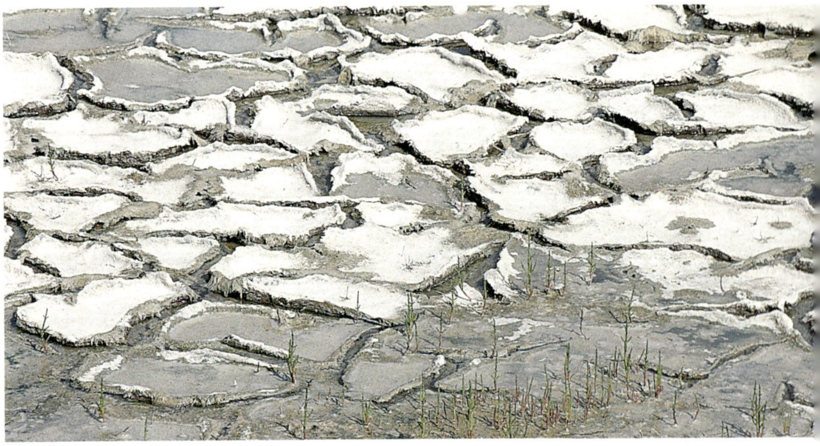

Distúrbios gerais
Sensibilidade às correntes de ar. Os distúrbios podem ocorrer à noite após um dia de calor ou depois de ficar confinado em um lugar aquecido demais. Febre rara. Secreções irritantes. Transpiração abundante. Endurecimento dos tecidos das glândulas (salivares, tireóide e sobretudo ovários).

Variação dos sintomas
- **Fatores de agravamento:** o calor úmido, o ar frio, as correntes de ar, o banho frio, a poeira.
- **Fatores de melhora:** os sangramentos do nariz, estar à beira-mar (que pode ser também fator de agravamento).

Distúrbios localizados
- **Rosto.** Impressão de teia de aranha pousada no rosto.
- **Nariz.** Narinas irritadas. Movimentos das asas do nariz. Nariz entupido.
- **Boca.** Lábio superior irritado.
- **Garganta.** Predisposição a inflamações, sobretudo do lado esquerdo, com inchaço dos gânglios e dor como se houvesse uma ferida. Laringe em carne viva que provoca tosse seca. Sensação de sufocamento devido à presença de muco na laringe e à dificuldade de expectorar. Voz rouca e profunda, afonia. Enrijecimento dos gânglios. Glândula salivar (parótida) inflamada do lado esquerdo.
- **Aparelho respiratório.** Impressão de frio ao inspirar. Tosse em caso de inspiração profunda ou contato com a poeira.

O bromo utilizado no preparo de *Bromium* encontra-se na forma de brometos metálicos na água do mar, em certas fontes salgadas e nos sargaços.

C

Cactus grandiflorus
(Cact.)

Este medicamento tem uma ação específica sobre o coração e as artérias.

Nome comum:
Cacto-de-grandes-flores.
Origem:
Colhidos em julho, as flores e os caules jovens desta planta suculenta da família das cactáceas servem para preparar o medicamento.
Empregos comuns:
Prescrevia-se em outros tempos *Cactus grandiflorus* para as pessoas que sofriam de angina de peito quando se apresentavam os sintomas característicos.

PARA QUEM É INDICADO

Personalidade e comportamento

O indivíduo é taciturno e irritável. Às vezes não suporta ouvir os outros e não gosta de ser consolado. É ansioso e triste, sobretudo pela manhã, ao acordar. Está sempre atrasado. Tem medo de vir a sofrer de doença cardíaca.

Distúrbios gerais

Sensações localizadas de constrição e de inchaço nos órgãos devido ao afluxo de sangue (congestão).

Variação dos sintomas

- Fatores de agravamento: a posição deitada sobre o lado esquerdo, às 11 e às 23 horas, o movimento.
- Fatores de melhora: o ar livre, o repouso.

Distúrbios localizados

- **Cabeça.** Latejamento e dor pela manhã, que aumentam no decorrer do dia, com vômitos e intolerância à luz. Impressão de peso no topo do crânio.
- **Rosto.** Traços inchados e rosto vermelho.
- **Garganta.** Dores e sensação de estreitamento.
- **Aparelho respiratório.** Peito opresso, que obriga o paciente a repousar na cama, sentado. Predisposição à asma. Tosse espasmódica.
- **Coração e circulação.** Dores na região cardíaca aliviadas quando o paciente está deitado de costas com o peito um pouco erguido. Sensação de constrição, como se os movimentos do coração estivessem entravados.
- **Intestino.** Sensação de compressão.
- **Aparelho genital feminino.** Menstruações dolorosas com coágulos. Palpitações com a aproximação da menstruação. Tristeza antes e durante a menstruação.
- **Membros.** Mãos e pés inchados.
- **Febre.** Variação da temperatura com elevação às 11 e às 23 horas. Temperatura abaixo do normal.

O cacto de flores grandes é usado na preparação de *Cactus grandiflorus*.

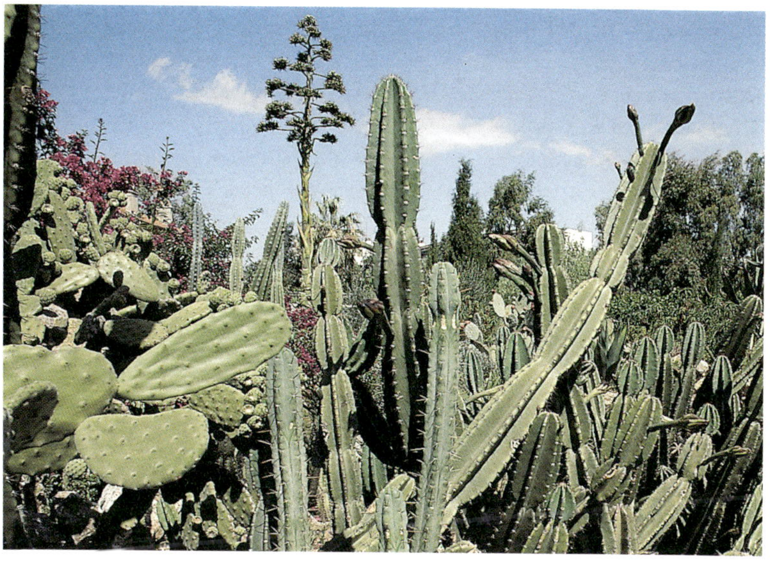

Cadmium sulfuratum (Cadm-s.)

Este medicamento age particularmente sobre distúrbios do aparelho digestivo.

Nome comum:
Sulfureto de cádmio.

Origem:
Uma das principais fontes de cádmio, a *greenockita* é amarela, cor de laranja ou castanho-clara. Pode-se também preparar o sulfureto de cádmio, que então se apresenta como um produto cristalino, amarelo-ouro ou cor de laranja.

Empregos comuns:
Cadmium sulfuratum é usado para tratar algumas formas severas de gastroenterites que os antibióticos não conseguem curar. Em outros tempos, era prescrito para tratar a febre amarela e o cólera.

PARA QUEM É INDICADO

Distúrbios gerais

Esgotamento, prostração extrema, desmaio ao se levantar. Frio e calafrios mesmo perto do fogo. Piora ao menor movimento.

Distúrbios localizados

- **Rosto.** Fisionomia cansada. Suores frios durante as dores.
- **Olhos.** Inflamação das pálpebras e da conjuntiva precedendo o surgimento dos distúrbios digestivos.
- **Nariz.** Tendência a pólipos.
- **Estômago.** Intensa queimação do estômago e do esôfago. Náuseas violentas. Vômitos enegrecidos de matérias ácidas. Arrotos de gosto salgado e rançoso.
- **Intestino.** Dores dilacerantes.

Calcarea fluorica
(Calc-f.)

É um medicamento que age sobre os tecidos profundos do corpo, no caso de múltiplas afecções, principalmente ósseas.

Nome comum:
Fluoreto de cálcio.
Origem:
É um sal que existe na natureza sob a forma de cristais chamados fluorina ou espatoflúor. No corpo humano, é encontrado nos ossos e no esmalte dos dentes.
Empregos comuns:
Calcarea fluorica é indicado para diversas afecções ósseas, inclusive em caso de fratura, para acelerar a reconstrução dos ossos.

PARA QUEM É INDICADO

Personalidade e comportamento
O indivíduo tende a só considerar o lado negativo das coisas. Teme a pobreza.

Distúrbios gerais
Endurecimento das glândulas com tendência à supuração. Enrijecimento das paredes venosas (varizes). Predisposição a arteriosclerose e doenças ósseas. Rigidez geral e sentimento de fadiga o dia inteiro.

Variação dos sintomas
- **Fatores de agravamento:** o frio, as correntes de ar, a umidade, o início dos movimentos.
- **Fatores de melhora:** as aplicações quentes, o movimento contínuo.

Distúrbios localizados
- **Ouvidos.** Depósitos calcáreos nos tímpanos. Esclerose dos ossículos. Predisposição a otites.
- **Boca.** Inflamação do osso do maxilar inferior. Afecções dentárias freqüentes: retração da gengiva, dentes que se quebram ou esmigalham, esmalte deficiente.
- **Coração e circulação.** Distúrbios cardiovasculares.
- **Aparelho genital masculino.** Acúmulo de líquido nos testículos (hidrocele). Testículos duros.
- **Aparelho genital feminino.** Cistos nos seios.
- **Coluna.** Lumbago crônico.
- **Membros.** Ossos frágeis. Endurecimento dos ligamentos, articulações e tendões. Cistos em algumas articulações. Infecção nos dedos e artelhos (panarício).
- **Pele.** Branca, com fissuras, seca e dura. Verrugas.

Calcarea sulfurica
(Calc-s.)

Este medicamento é conhecido por sua ação sobre as mucosas e a pele quando existe tendência marcante à supuração.

Nome comum:
Sulfato de cálcio.
Origem:
Trata-se do gesso (forma hidratada do sulfato de cálcio) ou do gipso (sulfato hidratado natural de cálcio).
Empregos comuns:
Utilizado para tratar abscessos ou úlceras de longa duração.

PARA QUEM É INDICADO

Personalidade e comportamento
Às vezes, a pessoa é irritável e

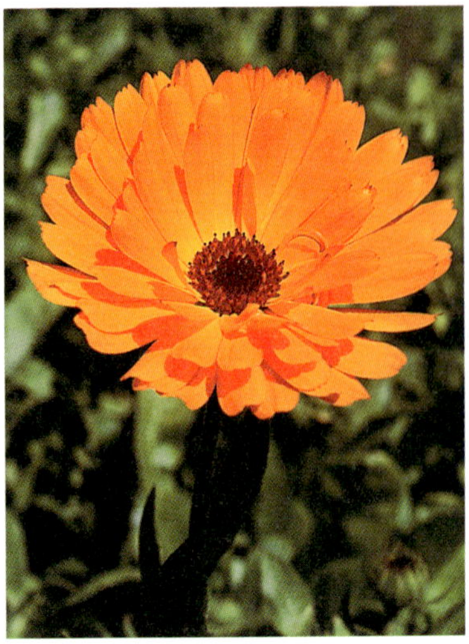

O medicamento *Calendula officinalis* é fabricado com as flores do malmequer.

ansiosa, em particular à tarde e à noite. Tende a queixar-se de não ser realmente compreendida e apreciada pelos outros e em geral é ciumenta.

Distúrbios gerais
Afecções acompanhadas de supuração crônica. Tendência a abscessos, furúnculos, fístulas, úlceras, eczemas, com inflamação dos gânglios. As feridas tendem a supurar e não cicatrizam. O paciente resfria-se facilmente, mas deseja ar fresco.

Variação dos sintomas
- **Fatores de agravamento:** as correntes de ar.
- **Fatores de melhora:** o ar livre, tomar banho.

Preferências alimentares
Desejo por alimentos ao mesmo tempo ácidos e salgados, e por frutos verdes.

Distúrbios localizados
- **Rosto.** Tendência à acne purulenta.
- **Olhos.** Inflamados, com secreção de pus amarelo e espesso.

• **Ouvidos.** Otite crônica com secreção.
• **Nariz.** Secreções amareladas purulentas do lado direito.
• **Aparelho respiratório.** Bronquite crônica, às vezes acompanhada de asma.
• **Intestino.** Abscesso doloroso no ânus.
• **Membros.** Reumatismo que acompanha uma afecção crônica da pele. Coceira e ardência na planta dos pés.

Calendula officinalis (Calen.)

Esta planta tem inúmeras propriedades, principalmente anti-sépticas, antiinflamatórias e cicatrizantes.

Nome comum:
Malmequer.
Origem:
O malmequer pertence à família das asteráceas ou compostas. Floresce o tempo todo, do verão até o outono, em magníficos capítulos laranja-vivos. O medicamento é preparado com as extremidades floridas.
Empregos comuns:
Calendula officinalis contribui para frear ou deter os sangramentos (propriedade hemostática) e favorece a reconstituição da pele, do tecido conjuntivo e dos ossos. Ajuda portanto a curar as lesões abertas, profundas ou superficiais: fraturas, lacerações, queimaduras, fístulas, úlceras varicosas, intervenções cirúrgicas. Além disso, *Calendula* ajuda a combater as infecções e a febre e é útil em caso de estado de choque após traumatismo.

PARA QUEM É INDICADO

Distúrbios gerais
As lesões caracterizam-se por inflamação, produção abundante de pus, secreções fortes, perda de substância (ulceração), escurecimento. São dolorosas a ponto de tornar a pessoa agitada e irritável. Os sintomas gerais que as acompanham são: palidez, febre sem sede, calafrios, estado de choque, tetania, sensação de fadiga dolorosa, náuseas. As dores são particularmente fortes ao se fazer um curativo e quando a pessoa se mexe.

Camphora officinalis (Camph.)

Além de sua ação sobre certas doenças crônicas, este medicamento às vezes também é prescrito pelo médico em situações de emergência (estado de choque etc.).

Nome comum:
Cânfora natural.
Origem:
Substância aromática obtida pela destilação de lascas do tronco de duas árvores da família das lauráceas: *Laurus camphora* e *Cinnamonum camphora*. Seu odor é forte e penetrante.
Empregos comuns:
Prescreve-se *Camphora officinalis* bem no início de um resfriado com calafrios e espirros.

PARA QUEM É INDICADO

Personalidade e comportamento
Às vezes a pessoa sente-se isolada e abandonada por todos em um mundo que julga frio e sem esperança. Muito ansiosa e agitada, tende a agarrar-se aos outros por medo de ficar sozinha. Quando está doente, todos os sentidos podem ficar embotados. Para manter o contato com o que a cerca, tende a concentrar-se na doença.

Distúrbios gerais
Reações físicas vivas em caso de traumatismo: pele fria, palidez e lábios lívidos, diarréia, pulso fraco, estado de prostração, ansiedade e esgotamento. Corpo gelado, mas sensação de intenso calor interior, o que faz o paciente recusar-se a ser coberto. Secreções difíceis, erupções que não saem. Predisposição à espasmofilia.

***Camphora officinalis* é feita a partir de lascas do tronco das árvores *Laurus camphora* e *Cinnamonum camphora*.**

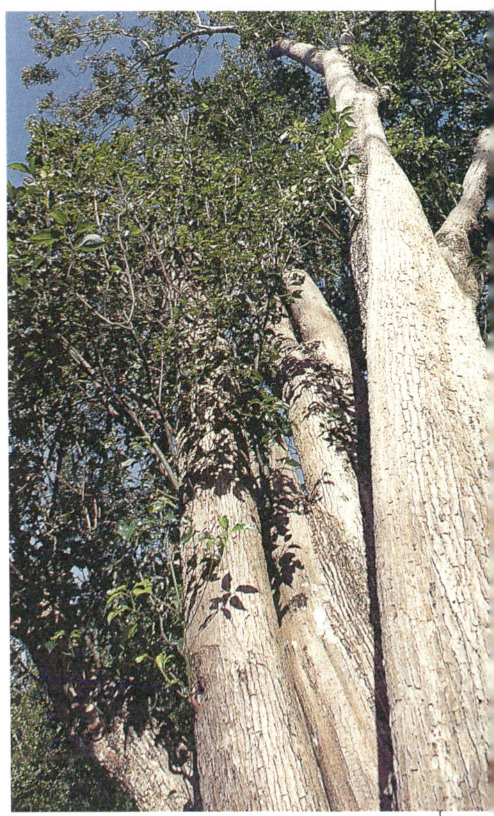

Variação dos sintomas

• **Fatores de agravamento:** o frio, as correntes de ar, a supressão de um corrimento ou erupção.

• **Fatores de melhora:** as excreções, a transpiração.

Distúrbios localizados

• **Cabeça.** Dores fortíssimas.

• **Rosto.** Expressão desvairada e ansiosa. Tiques nervosos. Alternância de palidez e rubor.

• **Olhos.** Olhar fixo, pupilas dilatadas ou contraídas.

• **Nariz.** Sangramentos persistentes. O ar inalado parece frio.

• **Boca.** Impressão de hálito gelado.

• **Aparelho respiratório.** Impressão de sufocamento. Sensação de frio e opressão no peito.

• **Estômago.** Sensação de frio seguida de queimação. Dores intensas no estômago, vômitos, arrotos.

• **Coluna.** Impressão de estar gelado.

• **Membros.** Membros frios e entorpecidos. Tremores ao se movimentar.

• **Pele.** Sensibilidade ao toque. Pele fria, lívida e seca.

• **Sono.** Insônia, com membros gelados.

• **Febre.** Alternância rápida de calor e frio, seguida de prostração. Pele arrepiada e frio intenso. Palidez. Sensibilidade a correntes de ar.

• **Vertigens.** Tendência a desmaiar.

• ***Observação:*** *A cânfora e o seu cheiro anulam o efeito dos outros medicamentos homeopáticos.*

Cantharis vesicatoria (Canth.)

Medicamento prescrito para tratar inflamações agudas da bexiga (cistites), mas também indicado para outros casos.

Nome comum:
Cantárida.

Origem:
No final da primavera, encontra-se este inseto coleóptero nos freixos, nas alfenas, nos lilases ou nas madressilvas, no sul da França, na Espanha e na Itália. O inseto inteiro é usado na fabricação do medicamento. Hipócrates já o prescrevia para tratar certas afecções.

Empregos comuns:
Além de atuar contra a cistite, *Cantharis vesicatoria* é indicado para queimaduras (de água fervente, por exemplo). Sua ação é quase imediata, e evita cicatrizes na pele.

PARA QUEM É INDICADO

Personalidade e comportamento

Doente, a pessoa fica muito agitada, grita e pode até delirar.

Distúrbios gerais

Inflamações agudas e violentas de localização variável. Dores ardentes e dilacerantes. Abscesso nos órgãos internos. Sede intensa e medo de beber.

Variação dos sintomas

• **Fatores de agravamento:** o frio, urinar, beber, o café, o barulho, ver água.

• **Fatores de melhora:** o calor, as massagens.

Distúrbios localizados

• **Cabeça.** Sensação de fervura.

• **Rosto.** Rosto quente e vermelho. Em caso de dor, expressão desesperada, olhar fixo e brilhante.

• **Boca.** Queimação na boca. Feridas na língua, que fica inchada e em carne viva dos lados.

• **Garganta.** Muco persistente. Garganta inchada e em fogo. Aftas. Deglutição difícil. Amidalite.

• **Estômago.** Azia, enjôo, vômito de bile e de muco. Inflamação crônica da mucosa do estômago (gastrite).

• **Intestino.** Calafrios e tremores após a evacuação. Ardor anal e vontade enganosa de evacuar.

• **Aparelho urinário.** Dores violentas e ardentes na área dos rins e da bexiga. Necessidade permanente de urinar, mas micções muito fracas (gota a gota) ou vontade enganosa de urinar.

• **Aparelho genital masculino.** Desejo sexual forte.

• **Aparelho genital feminino.** Sensação de ardência na altura dos ovários. Menstruação dolorosa, às vezes acompanhada de incontinência urinária. Menstruação adiantada, com sensibilidade nos seios.

• **Coluna.** Contraturas que obrigam a pessoa a dobrar-se para a frente ou para trás.

• **Pele.** Erupção de feridas doloridas ao tato. Diversas lesões freqüentes (úlceras, eczemas, antraz, pitiríase, erisipela).

Capsicum annuum (Caps.)

Este medicamento trata inflamações (com pus) das mucosas, que afetam especialmente pessoas com a energia vital debilitada.

Nome comum:
Pimenta vermelha.

Origem:
Esta planta herbácea anual, originária da Índia, pertence à família das solanáceas. Já era conhecida na época dos romanos: Plínio a mencionou. O medicamento é

preparado com as cápsulas e as sementes da pimenta madura.

Empregos comuns:

Capsicum annuum é útil para tratar otites agudas na infância.

PARA QUEM É INDICADO

Personalidade e comportamento

O indivíduo considera-se uma referência moral. Gosta de sua terra e dos valores do passado. Leva uma vida bastante rotineira, evitando afastar-se de casa, pois logo tem saudades de sua região natal. De humor instável, irrita-se muitas vezes sem motivo.

Distúrbios gerais

Inflamação das mucosas, vermelhidão e secreções às vezes sanguinolentas ou malcheirosas. Sensação de calor na garganta, como após ingerir pimenta. Predisposição a resfriados.

Variação dos sintomas

- **Fatores de agravamento:** o frio, as correntes de ar (inclusive quentes), beber.
- **Fatores de melhora:** o calor, o movimento contínuo.

Preferências alimentares

Desejo por pimenta e café. Muita sede, mas beber provoca calafrios.

Distúrbios localizados

- **Cabeça.** Dores como se o cérebro fosse estourar. Quando tosse, a criança chora e segura a cabeça, tamanha a dor que sente.
- **Rosto.** Pele corada, mas rosto às vezes frio.
- **Ouvidos.** Inflamação do osso situado atrás da orelha (mastoidite). Otites agudas (podendo ocorrer perfuração do tímpano) ou crônicas.

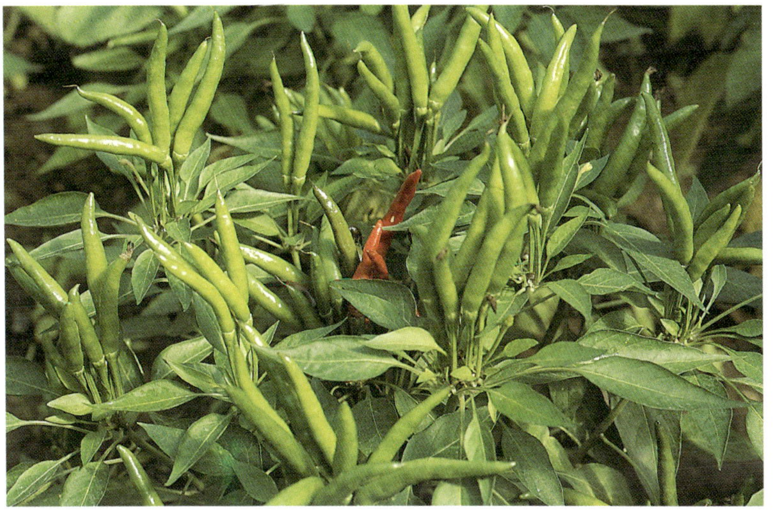

A princípio verdes, as pimentas adquirem uma coloração vermelho-brilhante quando maduras. Servem para fabricar o medicamento *Capsicum annuum*.

- **Nariz.** Pela manhã, muco no final das narinas, sendo preciso limpá-las.
- **Boca.** Sensação de queimadura na ponta da língua. Inflamação das mucosas da boca (estomatite).
- **Garganta.** Inflamação dolorosa e seca, com sensação de calor. Dor ao tossir, com pontadas na bexiga. Queimações mais fortes entre duas deglutições.
- **Aparelho respiratório.** Tosse explosiva, com expulsão de ar quente e malcheiroso. Ao tossir, dores em diferentes partes do corpo.
- **Abdômen.** Dores que obrigam a pessoa a se dobrar.
- **Estômago.** Sensação de frio, ou de aspiração do estômago para baixo. Vômitos espasmódicos.
- **Intestino.** Hemorróidas dolorosas, ardência e vontade enganadora de evacuar e de urinar.
- **Aparelho urinário.** Sensação de ardor ao longo da uretra. Desejo repetido, mas malsucedido, de urinar.
- **Membros.** Rigidez dolorosa das articulações ao começar a se mexer
- **Febre.** Calafrios que começam entre as omoplatas e sede intensa, mas o fato de beber provoca mais calafrios. Febre depois de excitação.

Carbo animalis
(Carb-an.)

Este medicamento age sobretudo no sistema linfático e em certas mucosas, como as do estômago e do útero.

Nome comum:

Carvão animal.

Origem:

Hahnemann foi o primeiro a estudar este medicamento. Preparava-o assando um pedaço grosso de couro de boi não-curtido sobre carvão em brasa. Resfriado, o carvão animal era reduzido a pó e usado no preparo das três primeiras dinamizações (por trituração do pó).

Empregos comuns:

Carbo animalis é útil para combater o esgotamento excessivo após certos esforços físicos, como carregar fardos pesados, ou após a amamentação.

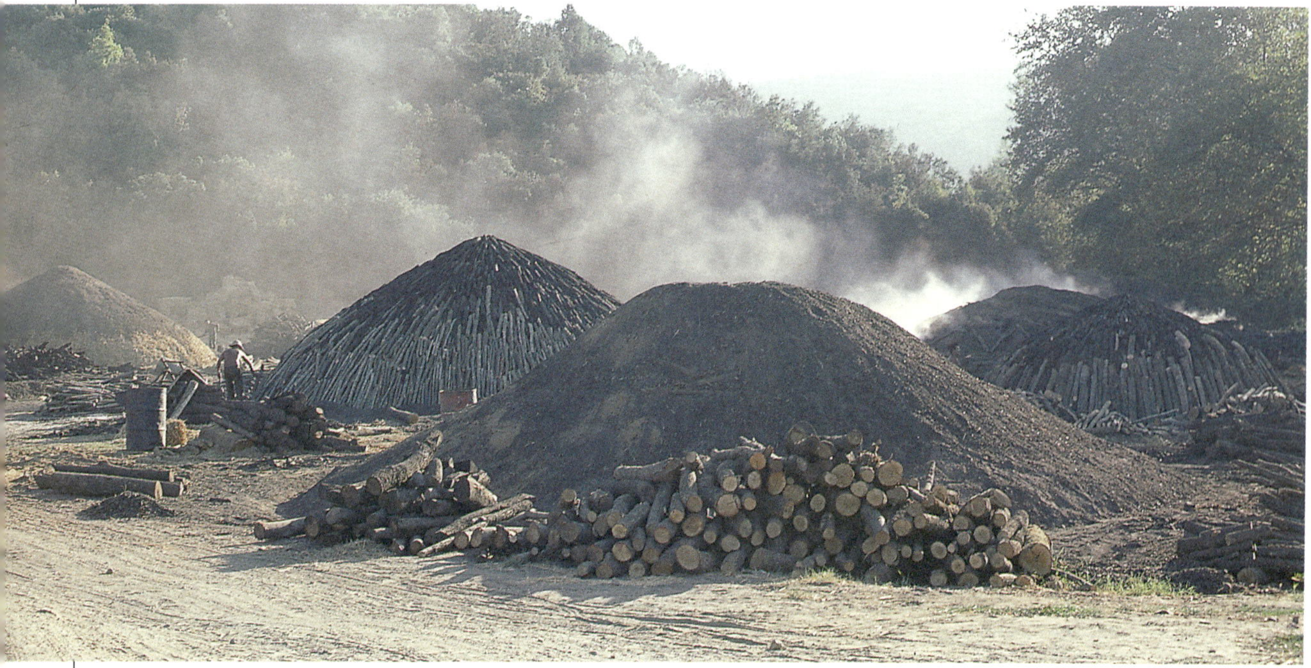

PARA QUEM É INDICADO

Personalidade e comportamento

O indivíduo tende a não suportar companhia e a querer ficar só para meditar ou refletir. É um grande nostálgico.

Distúrbios gerais

Gânglios inchados, endurecidos e doloridos. Grande falta de energia vital. Estado de muita fraqueza, após a menor perda de líquidos orgânicos, como menstruação, amamentação etc. Afecções em geral internas e de longo prazo. Predisposição a resfriados e a entorses. Partes afetadas muitas vezes entorpecidas, como adormecidas. Veias inchadas.

Variação dos sintomas

- **Fatores de agravamento:** o ar frio e seco, ao comer.

Distúrbios localizados

- **Cabeça.** Dores semelhantes a um tornado na cabeça, com sensação de que está despedaçada e é preciso segurá-la.
- **Ouvidos.** Dificuldade de perceber de onde vem o som.
- **Nariz.** Sangramentos pela manhã, precedidos de vertigem.
- **Aparelho genital feminino.** Afecções nos seios. Menstruações muito longas e freqüentes, acompanhadas de esgotamento.
- **Coluna.** Dores ardentes.
- **Pele.** Azulada. Transpiração com odor forte à noite, que deixa manchas amarelas nas roupas.

Carbo vegetabilis
(Carb-v.)

Este medicamento corresponde a pessoas cheias de boa vontade, mas um pouco lentas: precisam de motivação ou estímulo para passar à ação.

Nomes comuns:
Carvão vegetal oficinal, carvão vegetal.

Origem:
O carvão vegetal é preparado com madeiras moles (salgueiro, bétula, álamo e sobretudo faia), que são queimadas devagar em recipientes cobertos e sob uma boa camada de terra com grama.

O carvão vegetal serve para fabricar *Carbo vegetabilis*.

Empregos comuns:
Prescreve-se *Carbo vegetabilis* após uma doença como sarampo ou gripe, quando a recuperação do paciente é difícil. Também é indicado em caso de esgotamento consecutivo à perda de líquidos vitais (hemorragia, parto difícil). Além disso, pode ser prescrito para tratar gases intestinais e aerofagia.

PARA QUEM É INDICADO

Personalidade e comportamento

O ritmo da pessoa é um tanto lento, e ela perde o estímulo com facilidade. Responde lentamente às perguntas, parece tímida, principalmente em grupo. Mas um estímulo externo pode fazê-la sair desse torpor, suscitando uma energia surpreendente. Tem dificuldade em despertar pela manhã, sente-se pesada e confusa. Receia deitar-se à noite e ficar só na cama. O indivíduo assusta-se com facilidade, como na hora do crepúsculo ou no escuro. Sua ansiedade se traduz por agitação, tremores ou sensação de opressão.

Distúrbios gerais
Fraqueza e esgotamento permanentes. Frio e falta de ar a ponto de precisar que o abanem. Obstrução no sistema venoso.

Variação dos sintomas
- **Fatores de agravamento:** o calor, principalmente em um cômodo, a umidade, o frio glacial, os alimentos gordurosos, o vinho, as roupas muito justas.
- **Fatores de melhora:** o ar livre, a posição com os pés mais altos que o resto do corpo, arrotar.

Preferências alimentares
Desejo por bebidas ou alimentos estimulantes (café, vinho, comidas ácidas ou salgadas). Aversão por leite, carne e alimentos gordurosos.

Distúrbios localizados
- **Rosto.** Traços inchados, com nariz vermelho e faces marmóreas ou, ao contrário, pele lívida.
- **Ouvidos.** Predisposição a otites, principalmente no ouvido direito.
- **Nariz**. Sangramentos de nariz freqüentes, principalmente em caso de esgotamento.
- **Boca.** Lábios rachados. Camada branca na língua e mau hálito. Sangramento das gengivas.
- **Garganta.** Rouquidão à noite.
- **Aparelho respiratório.** Sensação de opressão no peito, com necessidade de ser abanado. Pouco fôlego e respiração sibilante. Dificuldades respiratórias devido a dilatações abdominais, aliviadas por arrotos.
- **Coração e circulação.** Palpitações acompanhadas de ansiedade. Impressão de pulsação em todo o corpo.
- **Abdômen.** Grande inchaço do abdômen, aliviado por emissão de gases.
- **Estômago.** Aerofagia, sobretudo após ingestão de leite ou alimentos gordurosos. Refluxo ácido e arrotos que aliviam. Digestão lenta, com queimação na altura do estômago.
- **Intestino.** Dores causadas por gases. Sensação de opressão ligada ao uso de roupas justas.
- **Aparelho urinário.** Retenção da urina após ficar de pé no chão frio.
- **Aparelho genital feminino.** Menstruação adiantada e abundante. Corrimento branco irritante antes da menstruação.
- **Amamentação.** Muito cansaço. Risco de abscesso no seio.
- **Membros.** Falta de energia e sensação de fadiga dolorosa nas pernas.
- **Pele.** Aspecto marmóreo e azulado. Pele fria e úmida. Varizes que ulceram com facilidade. As feridas cicatrizam mal.
- **Febre.** Suores que esgotam e sede. Pele gelada, mas sensação de calor interno intenso.

Carboneum sulfuratum
(Carb.-s)

Este medicamento age sobre o sistema nervoso central e periférico.

Nome comum:
Sulfureto de carbono.
Origem:
Volátil e muito inflamável, o sulfureto de carbono é obtido pela ação do enxofre sobre o carbono em brasa. Em caso de intoxicação crônica, provoca distúrbios psíquicos; absorvido em grande quantidade, pode ser mortal.
Empregos comuns:
Independentemente de sua ação geral, *Carboneum sulfuratum* é tradicionalmente usado para ajudar as pessoas debilitadas pelo álcool.

PARA QUEM É INDICADO

Distúrbios gerais
Distúrbios da sensibilidade geral do corpo, especialmente das mãos e dos pés. Distúrbios da motricidade. Ciática. Neurite dos nervos periféricos. Tremores. Certas formas de reumatismo crônico. Grande fraqueza. O corpo inteiro parece inchado.

Distúrbios localizados
- **Olhos.** Tendência a terçol.
- **Ouvidos.** Zumbidos. Doença de Ménière associada a forte debilitação geral.
- **Garganta.** Predisposição ao bócio.
- **Pele.** Erupções com secreção viscosa e coceira.

Caulophyllum thalictroides
(Caul.)

Este remédio tem duas indicações principais: problemas no útero e reumatismo das pequenas articulações.

Nome comum:
Cohosh-azul.
Origem:
Esta planta herbácea vivaz pertence à família das berberidáceas. A tintura-mãe é preparada com a raiz seca.
Empregos comuns:
Prescreve-se *Caulophyllum thalictroides* para facilitar o trabalho de parto caso os sintomas característicos deste medicamento estejam presentes.

PARA QUEM É INDICADO

Distúrbios gerais
Tremores internos. Esgotamento e falta de calor vital. Dores que vão e vêm

nas pequenas articulações. Na mulher, atraso da primeira menstruação na puberdade, espasmofilia na menstruação, problemas do útero por falta de tonicidade.

Variação dos sintomas

- **Fatores de agravamento:** a gravidez, o café.
- **Fator de melhora:** o calor.

Distúrbios localizados

- **Aparelho respiratório.** Sensação de opressão no peito, respiração ofegante.
- **Aparelho urinário.** Espasmos na bexiga.
- **Aparelho genital feminino.** Contração dos músculos da vagina (vaginismo). Tensão pré-menstrual com tonturas, frio, digestão difícil, dor de estômago, vômitos, dores uterinas e lombalgias. Distúrbios menstruais: ausência de menstruação com sensação de congestão do útero, menstruações dolorosas com dores reflexas em outras partes do corpo, fraqueza ou atraso da menstruação. Distúrbios da menopausa.
- **Gravidez.** No parto, rigidez do colo do útero, contrações fracas, irregulares e ineficazes.
- **Membros.** Dores reumáticas com fisgadas, sobretudo nas pequenas articulações (mãos, dedos, punhos, tornozelos); agravam-se à noite.

Causticum
(Caust.)

Este medicamento corresponde a pessoas que apresentam debilitação (tanto mental quanto física) e desaceleração das funções motoras.

Nomes comuns:
Hidrato de potássio ou *causticum* de Hahnemann.

Origem:
Esta substância química complexa resulta da destilação de cal e bissulfato de potássio. Foi introduzida por Hahnemann.

Empregos comuns:
Prescreve-se *Causticum* para tratar certas infecções ou inflamações da laringe (laringite) ou da traquéia (traqueíte) quando provocam uma sensação dolorosa de esfoladura ao tossir, rouquidão ou afonia.

PARA QUEM É INDICADO

Personalidade e comportamento

O indivíduo tende a querer ajudar os outros, compartilhando as desgraças alheias por um fenômeno de identificação; sente em relação aos outros o que desejaria que sentissem por ele. Não suporta a injustiça e chora por tudo. É ansioso: receia o advento de um acontecimento grave e muitas vezes tem a impressão de ter esquecido algo.

Distúrbios gerais

Sintomas que aparecem em áreas precisas ou restritas do corpo. Dores ardentes. Fraqueza progressiva das cordas vocais e dos músculos da deglutição, da língua, da bexiga e dos membros. Sobressaltos, espasmos e contração dos músculos.

Variação dos sintomas

- **Fatores de agravamento:** o frio seco, o vento, a noite, após comer, após beber café.
- **Fatores de melhora:** o calor da cama, as bebidas frescas.

Preferências alimentares

Desejo por alimentos defumados, sal, bebidas e alimentos refrescantes, cerveja.

Distúrbios localizados

- **Rosto.** Nevralgias ou paralisias faciais após exposição ao vento frio e seco. Acne em áreas localizadas.
- **Olhos.** Impressão queimante de ter areia nos olhos. Pálpebras pesadas. Visão dupla.
- **Ouvidos.** Os ruídos criam um eco infinito nos ouvidos.
- **Nariz.** Lesões diversas (furúnculos, eczema, verrugas). Resfriados acompanhados de rouquidão.
- **Garganta.** Garganta avermelhada, como em carne viva. Dificuldade em eliminar o muco. Rouquidão, principalmente pela manhã; afonia.
- **Aparelho respiratório.** Tosse seca, incessante. Sensação de não conseguir tossir o suficiente para expulsar o muco. Tosse que melhora ao beber água.
- **Estômago.** Cólicas estomacais.
- **Intestino.** Hemorróidas que tornam insuportável caminhar.
- **Aparelho urinário.** Incontinência ao tossir, espirrar, assoar o nariz ou caminhar.
- **Aparelho genital masculino.** Perda contínua de líquido prostático.
- **Aparelho genital feminino.** Menstruação abundante, mas somente no decorrer do dia.
- **Membros.** Dores reumáticas. Retração dos tendões. Artrite deformante. Tremores e entorpecimentos de áreas isoladas ou da parte direita do corpo.
- **Pele.** Verrugas nas mãos, principalmente em torno das unhas. Fissuras. Urticária crônica.
- **Febre.** Calafrios seguidos de transpiração sem nenhum calor.

Cedron
(Cedr.)

Este medicamento permite o tratamento de certas afecções

periódicas, como nevralgias. Era utilizado antigamente para combater crises de malária.

Nomes comuns:
Simaruba, árvore-da-américa.
Origem:
A simaruba é uma árvore da família das simarubáceas, originária do Brasil. Suas sementes são chamadas de "nozes de simaruba".
Empregos comuns:
Cedron é útil como antídoto para picadas de inseto ou mordidas de serpente e para tratar algumas dores da face.

PARA QUEM É INDICADO

Distúrbios gerais
Periodicidade precisa (em particular todos os dias à mesma hora). Tremores, entorpecimentos e diversos espasmos. Espasmofilia durante a menstruação.

Distúrbios localizados
- **Cabeça.** Dores nevrálgicas que atravessam a cabeça, com sensação de entorpecimento de todo o corpo.
- **Olhos.** Ardor terrível. Nevralgia periódica, com irradiação dolorosa em torno de toda a órbita.
- **Ouvidos.** Surdez noturna.

Chelidonium majus (Chel.)

É um medicamento particularmente útil para as pessoas que sofrem de distúrbios hepáticos.

Nomes comuns:
Quelidônia, celidônia ou erva-andorinha.
Origem:
Esta planta herbácea vivaz da família das papaveráceas contém um suco amarelo que escorre à menor incisão. A tintura-mãe é preparada com a planta inteira fresca.
Empregos comuns:
Prescreve-se *Chelidonium majus* em caso de hepatite quando os sintomas característicos descritos abaixo estão presentes.

PARA QUEM É INDICADO

Personalidade e comportamento
De modo geral dominador e cético, o indivíduo pouco se impressiona com a autoridade. É ansioso, principalmente devido a muitos problemas de consciência.

Distúrbios gerais
As dores dão a impressão de um puxão para trás. Dores sob a omoplata direita. Rigidez na região dos membros e do pescoço. Sensação de peso paralisante. O lado direito é principalmente afetado. Fadiga física e mental.

Variação dos sintomas
- **Fatores de agravamento:** a mudança do tempo, às 4 horas da manhã, o movimento, a tosse.
- **Fatores de melhora:** após o almoço, a comida quente.

Preferências alimentares
Desejo ou, ao contrário, aversão por queijo. Só suporta bebidas e alimentos quentes.

Distúrbios localizados
- **Cabeça.** Nevralgia em torno do olho direito, acompanhada de lacrimejamento. Sensação de peso atrás da cabeça.
- **Rosto.** Pele amarela e expressão cansada.
- **Ouvidos.** Redução da audição durante acessos de tosse.
- **Nariz.** Agitação das asas do nariz.
- **Boca.** Língua recoberta por espessa camada amarelada.
- **Aparelho respiratório.** Respiração curta e rápida e sensação de opressão, que melhora com algumas inspirações profundas. Crises de asma à noite, com impressão de aperto no peito e no diafragma. Tosse violenta e espasmódica, com sensação de poeira na garganta.
- **Abdômen.** Dor na altura do fígado que se irradia para a omoplata direita.
- **Estômago.** Dores de estômago que se irradiam em torno do abdômen como um cinto; melhoram ao deitar-se sobre o lado esquerdo com as pernas dobradas ou inclinando-se para a frente. Arrotos acres ou biliosos. Enjôos.

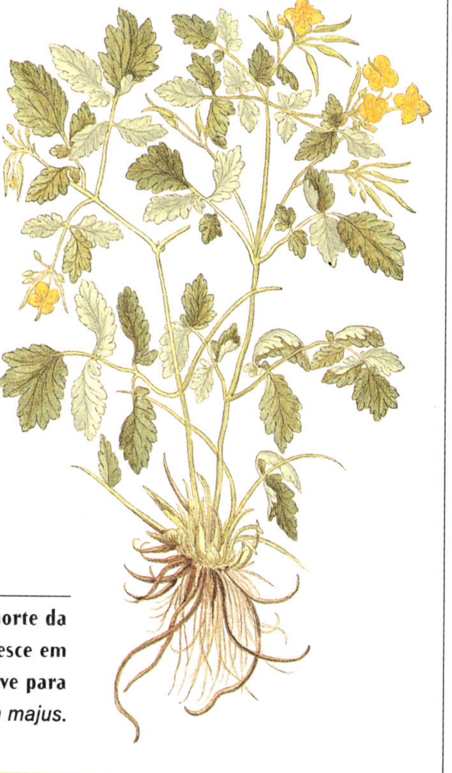

Comum na Europa e no norte da África, a quelidônia cresce em muros e escombros. Serve para elaborar *Chelidonium majus*.

• **Intestino.** Diarréia alternada com prisão de ventre.
• **Coluna.** Dor fixa sob o ângulo inferior interno da omoplata direita.
• **Membros.** Um pé é frio, o outro quente.
• **Pele.** Amarelada.
• **Sono.** Sonolência durante o dia.
• **Febre.** Calafrios com sensação de frio acompanhados por impressão de calor intenso sobretudo na altura do rosto. Ansiedade.

Cicuta virosa
(Cic.)

Este medicamento exerce uma ação particular sobre certos distúrbios neurológicos e espasmódicos.

A cicuta-aquática cresce em pântanos e charcos europeus, e floresce de julho a agosto, exalando um odor desagradável; com ela se produz *Cicuta virosa*.

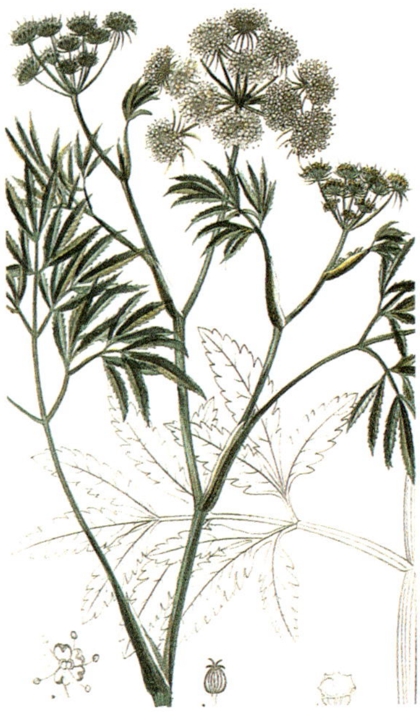

Nomes comuns:
Cicuta-aquática, cicuta-virosa.
Origem:
Planta pertencente à família das umbelíferas cuja raiz é muito venenosa. Seu sabor lembra o da salsa.
Empregos comuns:
Este medicamento é prescrito para tratar certas afecções espasmódicas ou infecciosas.

PARA QUEM É INDICADO

Personalidade e comportamento
Pacífica em tempos normais, a pessoa pode mudar subitamente de comportamento e tornar-se exuberante, infantil ou ainda desconfiada e triste. Comove-se rapidamente e pode mostrar-se muito compassiva.

Distúrbios gerais
Sobressaltos e crises de tetania. Distúrbios nervosos depois de choque físico (acidente) ou psíquico, alimentação irregular, resfriado ou afecções da pele.

Variação dos sintomas
• **Fatores de agravamento:** o ar frio, o ruído, os movimentos de inclinação e de rotação.
• **Fatores de melhora:** o calor, o repouso na posição deitada.

Distúrbios localizados
• **Cabeça.** Dores que obrigam a ficar ereto e imóvel. Sensação de descargas elétricas que se estendem aos membros.
• **Rosto.** Palidez. Tiques nervosos.
• **Olhos.** Dificuldade de suportar a luz forte. Sensação de que os objetos recuam ou avançam.
• **Boca.** Ranger de dentes. Morder a língua dormindo. Dificuldade na fala.
• **Aparelho respiratório.** Respiração ofegante e ruidosa, com sensação de opressão.
• **Estômago.** Espasmos dolorosos. Soluço ruidoso. Vômito de bile.
• **Intestino.** Gases. Diarréia.
• **Coluna.** Espasmos dos músculos da nuca que puxam o pescoço para trás.
• **Membros.** Agitação, espasmos e tremores.
• **Pele.** Eczema com formação de pus e crostas. Coceiras que ardem.

Cimicifuga racemosa
(Cimic.)

Este medicamento age principalmente sobre o sistema nervoso e os músculos. Também é indicado para certas afecções do útero e dos ovários.

Nomes comuns:
Cimicífuga, erva-de-são-cristóvão.
Origem:
Planta pertencente à família das ranunculáceas, cresce em certas regiões das Américas. A tintura-mãe é preparada com a raiz, colhida antes da floração.
Empregos comuns:
Cimicifuga racemosa é prescrito principalmente para preparar o parto.

PARA QUEM É INDICADO

Personalidade e comportamento
Doente, o indivíduo logo se deprime e abate, tendo a impressão de que tudo a seu redor é sombrio e confuso e a desgraça é iminente. Muito sensível, mostra-se freqüentemente nervoso, agitado e tagarela.

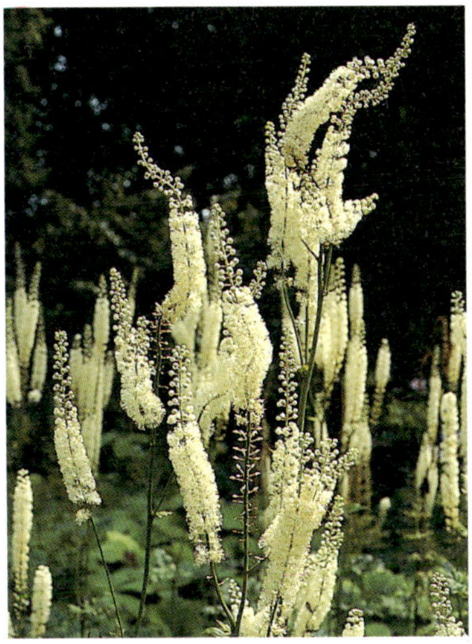

A erva-de-são-cristóvão, com a qual se fabrica *Cimicifuga racemosa*, gosta de locais frescos e sombreados como as regiões montanhosas.

Distúrbios gerais

Agitação e dores erráticas. Sintomas irregulares, que mudam e se alternam. Sintomas psicológicos que se alternam com sintomas físicos. Na mulher, predisposição a afecções ginecológicas e reumáticas, em geral associadas.

Variação dos sintomas

- **Fatores de agravamento:** o ar fresco e úmido, a menstruação.
- **Fatores de melhora:** cobrir-se com algo quente.

Distúrbios localizados

- **Cabeça.** Dores na nuca, atrás e no topo da cabeça, nas têmporas, que se irradiam para os olhos.
- **Olhos.** Dores intensas que se irradiam até o topo do crânio.
- **Boca.** Saliva espessa com gosto de cobre.
- **Aparelho respiratório.** Respiração difícil ao menor esforço. Suspiros freqüentes. Tosse seca.
- **Estômago.** Dores corrosivas.
- **Aparelho genital feminino.** Sensação de peso na altura do útero. Dores que vão de um lado a outro do quadril.
- **Gravidez e parto.** Ansiedade e enjôo na gravidez. Espasmos durante o parto com rigidez do útero ("falso trabalho de parto").
- **Coluna.** Fisgadas e tensão. Rigidez e contração das costas e do pescoço (dificuldade de virar a cabeça).
- **Membros.** Impressão de que os membros se agitam e ao mesmo tempo estão entorpecidos. Músculos doloridos, câibras e tremor.

Cina maritima
(Cina)

Prescreve-se este medicamento para crianças cujo perfil é descrito abaixo.

Nomes comuns:
Cina, cinerária-marítima, artemísia-marítima.

Origem:
A *Cina* também é chamada de *Semen contra vermis*, que significa "grãos contra vermes". É uma planta aromática da família das asteráceas ou compostas.

Empregos comuns:
Prescreve-se *Cina* às crianças que sofrem de vermes, afecções intestinais ou convulsões.

PARA QUEM É INDICADO

Personalidade e comportamento

Doente, a criança *Cina maritima* é rabugenta, pouco afeita a brincadeiras e em geral insatisfeita (exige coisas e depois as rejeita). Suscetível e pouco sensível às carícias, não gosta de ser tocada e chora sem motivo. Seu sono é agitado, com sobressaltos e crises, durante as quais dá socos e pontapés e rasga os lençóis. Os bebês gostam de ser ninados, mas é difícil acalmá-los.

Distúrbios gerais

Predisposição a distúrbios digestivos (irritação intestinal, infestação de vermes com freqüência etc.).
Fome anormal. Ranger de dentes, enrijecimentos, gritos, agitação nervosa nas mãos e nos pés.

Variação dos sintomas

- **Fatores de agravamento:** durante a lua cheia, o sono, o fato de ser tocado ou olhado.
- **Fator de melhora:** deitar-se de bruços.

Distúrbios localizados

- **Rosto.** Olheiras, palidez, às vezes com as faces muito vermelhas, outras de um só lado.
- **Nariz.** Coceira: a criança esfrega e limpa o nariz o tempo todo.
- **Boca.** Língua carregada. Saliva espumosa. Mau hálito.
- **Aparelho respiratório.** Acessos violentos de tosse sufocante que acabam com um espasmo. Antes da tosse, a criança se enrijece e fica pálida.
- **Abdômen.** Ventre inchado e duro.
- **Estômago.** Sensação de vazio, de muita fome, mesmo após comer. Soluços freqüentes. Náuseas e vômitos com muco.
- **Intestino.** Pontadas e prurido no ânus, devido à presença de vermes intestinais.
- **Membros.** Crispações, agitação e tremor nervosos. A criança sobressalta-se de repente, como se tivesse dores.
- **Febre.** Acessos freqüentes de febre alta. Rosto queimando e faces em fogo. Fome e necessidade de bebida fresca.

Clematis erecta
(Clem.)

Este medicamento age sobretudo sobre a pele e os sistemas glandular (especialmente nos testículos), linfático e geniturinário.

Nome comum:
Clematite ereta.
Origem:
A clematite ereta é uma planta da família das ranunculáceas, que gosta de terrenos secos, pedregosos e ensolarados. A planta inteira exala um cheiro forte e picante.
Empregos comuns:
Clematis erecta trata certas formas de cistite e inflamações geniturinárias.

PARA QUEM É INDICADO

Personalidade e comportamento
A pessoa tende a recusar companhia, ao mesmo tempo que tem medo de ficar sozinha. Às vezes tem um sentimento de tédio ligado a certa nostalgia. Lavar-se ou tomar banho pode lhe ser desagradável.

Distúrbios gerais
Dores (nevralgias). Afecções de mucosas, como as do olho e da uretra, ou do sistema glandular (seios e ovários, na mulher, e sobretudo testículos, no homem). Distúrbios após infecção venérea, tratada com eficácia por antibióticos. Inflamações dos gânglios.

Variação dos sintomas
- **Fatores de agravamento:** o calor da cama, a noite, lavar-se com água fria.

Distúrbios localizados
- **Abdômen.** Inchaço da virilha.
- **Aparelho urinário.** Micção interrompida. Sensação de constrição da uretra. A urina tem dificuldade em ser expelida, ou sai gota a gota. Ardor na uretra durante a micção ou bem no começo e no fim.
- **Aparelho genital masculino.** Inflamação do testículo (orquite) com endurecimento, inchaço e dor intensa de contusão.
- **Pele.** Eczema.

Coca
(Coca)

Este medicamento é indicado para certos estados de esgotamento, particularmente ligados ao sistema nervoso central.

Nome comum:
Coca.
Origem:
A coca é um arbusto da família das lináceas. Cresce nas regiões tropicais e subtropicais da América do Sul. Cultivada há muito tempo na cordilheira dos Andes, era utilizada como estimulante pelos incas, que mastigavam suas folhas, as quais contêm um alcalóide conhecido como estupefaciente: a cocaína.
Empregos comuns:
Coca pode ser muito útil para combater os efeitos negativos de uma estada em grandes altitudes.

PARA QUEM É INDICADO

Personalidade e comportamento
Em situação de desequilíbrio, a pessoa pode experimentar imensa ansiedade, decuplicada pelo fato de sentir-se impotente para lutar contra o torpor que se apodera dela. Às vezes tem grande vigor físico e resistência, apesar da falta de alimentação e de sono, e em seguida sente uma fadiga extrema. Além disso, é de natureza tímida.

Distúrbios gerais
Distúrbios aparentados aos de altitude: esgotamento, dores de cabeça, palpitação, falta de fôlego, tonturas, necessidade de permanecer deitado por fraqueza (algumas convalescenças podem criar estado semelhante).

Variação dos sintomas
- **Fatores de melhora:** o movimento rápido, o ar livre.

Cocculus indicus
(Cocc.)

Este medicamento corresponde a pessoas cujo sistema nervoso autônomo (não submetido à vontade) às vezes falha. Disso resultam problemas ligados à má regulação do funcionamento do corpo.

Nomes comuns:
Cóculo, coca-do-levante, galo-do-levante.
Origem:
O cóculo é o fruto de uma planta lenhosa tropical (*Anamirta cocculus*) da família das menispermáceas. A amêndoa branca que este fruto contém possui sabor amargo e encerra um veneno violento: a picrotoxina. A tintura-mãe é preparada com o pó obtido pela pulverização do cóculo. Pode-se igualmente triturá-lo.
Empregos comuns:
Cocculus indicus é um dos principais remédios contra o enjôo por movimento. É também muito útil depois de uma noite em claro.

PARA QUEM É INDICADO

Personalidade e comportamento

Quando doente, a pessoa torna-se lenta, tanto intelectualmente quanto em suas reações físicas. Demora para compreender as coisas, responde lentamente às perguntas, não termina seu trabalho e tem lapsos de memória. Ora é taciturna, ora tagarela, tende a se afligir com acontecimentos desagradáveis do passado. Muito sentimental, não suporta a rudeza dos outros e o estresse emocional. Mostra-se muito preocupada com a saúde dos outros. É capaz de vigílias até o esgotamento.

Distúrbios gerais

Fadiga, com sensação de vazio na cabeça, no peito e no estômago, acompanhada de um estado de náusea, tontura, sensação de enjôo por movimento que pode chegar até ao desmaio. Rigidez e torpor de um lado do corpo.

Variação dos sintomas

• **Fatores de agravamento:** o ar frio, a falta de sono, a estafa, os deslocamentos de trem, barco, automóvel, ou olhar um barco em movimento, falar, se mexer, o barulho, o cigarro, o café, a cerveja, a menstruação.
• **Fatores de melhora:** sentar-se ou deitar-se em lugar calmo.

Preferências alimentares

Desejo por bebidas frias, cerveja, mostarda. Aversão por alimentos ácidos.

Distúrbios localizados

• **Cabeça.** Confusão. Enxaquecas provocadas pela visão ou pelo odor dos alimentos.
• **Ouvidos.** Zumbidos e sensação de água escorrendo. Sensação intermitente de ouvidos tapados.
• **Garganta.** Sensação de secura.
• **Aparelho respiratório.** Sensação de vazio no peito.
• **Coração e circulação.** Palpitações com impressão de desmaio.
• **Estômago.** Náuseas ao ver comida ou ao se lembrar dela. Sede sem vontade de beber. Opressão ansiosa na altura do estômago.
• **Intestino.** Dilatação e gases. Aguilhoadas.
• **Aparelho genital feminino.** Extrema fraqueza durante a menstruação, com enxaqueca, náuseas e tonturas. Menstruação adiantada com cólicas no útero e no intestino.
• **Coluna.** Fraqueza na nuca e na parte inferior das costas, estendendo-se da bacia às pernas.
• **Membros.** Articulações rígidas e doloridas quando esticadas. Membros trêmulos e entorpecidos.
• **Sono.** Insônia após vigílias prolongadas. Sono não reparador: despertar freqüente, pesadelos, sobressaltos e gritos.
• **Vertigens.** Vertigens com sensação de embriaguez, náuseas e palpitações, agravadas pelos movimentos do ambiente.

Coccus cacti
(Coc-c.)

Este medicamento combate a hipersecreção e irritação das mucosas respiratórias, genitais e urinárias, com tendência a sangramentos.

Nome comum:
Cochonilha-do-carmim.
Origem:
Este medicamento é preparado com um inseto homóptero que vive nas folhas de certos cactos do México. A tintura-mãe é preparada com cochonilhas inteiras.
Empregos comuns.
Coccus cacti permite tratar tosses do tipo da coqueluche,

PARA QUEM É INDICADO

Personalidade e comportamento

A pessoa *Coccus cacti* é dominada

A cochonilha-do-carmim é a matéria-prima de *Coccus cacti*. Antigamente este inseto era usado para produzir pigmento carmim.

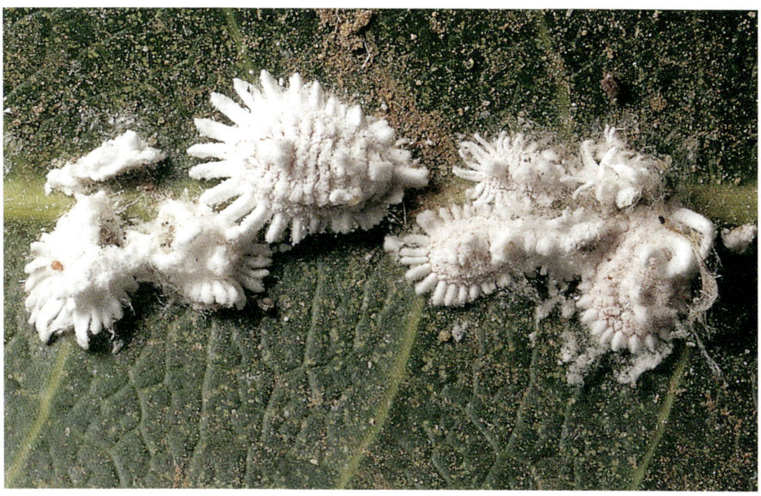

pela ansiedade e apreensão sobre o futuro. O tempo todo tem a impressão de que vai acontecer algo de negativo.

Distúrbios gerais
Inflamação, irritação e congestão das vias respiratórias, órgãos genitais e aparelho urinário. Secreções espessas, viscosas e difíceis de expulsar. Prurido interno insuportável. Sangramentos. Distúrbios espasmódicos (acessos de tosse, vontade enganadora de evacuar e urinar, espasmos uterinos) acompanhados de vômitos. Periodicidade dos sintomas.

Variação dos sintomas
• **Fatores de agravamento:** o inverno, o frio, mas, uma vez declarada a doença, as modalidades invertem-se: os sintomas são agravados pelo calor e melhoram com o frio.
• **Fator de melhora:** depois de vomitar.

Preferências alimentares
Desejo por cerveja. Aversão por carne.

Distúrbios localizados
• **Olhos.** Sensação de corpo estranho ou de cabelos entre a pálpebra superior e o olho.
• **Nariz.** Congestionado, entupido e seco. Espirros freqüentes.
• **Garganta.** Tosse desencadeada por coceira na laringe, bebida e alimento quente, ou em um cômodo abafado (neste último caso, o paciente melhora com o frio). Fadiga das cordas vocais, com rouquidão e mucosas em carne viva. Acúmulo de muco e sensação de sufocamento.
• **Aparelho respiratório.** Vias respiratórias secas e irritadas. Estertor dos brônquios. Respiração rápida e difícil. Tosse seca dolorida e estafante. Acessos espasmódicos que cessam ao expulsar muco ou após vomitar. Acesso de tosse pela manhã, ao despertar, após o almoço, antes da meia-noite. Expectoração trabalhosa de muco esbranquiçado.
• **Estômago.** Apetite voraz, sede intensa. Vômitos freqüentes.
• **Aparelho urinário.** Necessidade imperiosa e freqüente de urinar, que requer longos esforços. Urina ácida e irritante. Dores dos rins à bexiga, irradiando-se para as pernas.
• **Aparelho genital feminino.** Predisposição a infecções vaginais. Vulva sensível. Distúrbios menstruais: menstruações longas e abundantes à tarde e à noite, com dores lombares. Às vezes, a menstruação cessa brutalmente após exposição ao frio.

Coffea cruda
(Coff.)

Este medicamento corresponde a pessoas que apresentam hipersensibilidade e muita excitação física, emocional e mental.

Nomes comuns:
Café cru ou verde, variedade arábica.
Origem:
O café é o fruto de um arbusto da família das rubiáceas, originário da Etiópia e da Arábia. A tintura-mãe é preparada com frutos frescos.
Empregos comuns:
Este medicamento é útil para acalmar reações excessivas a acontecimentos, sobretudo alegres.

PARA QUEM É INDICADO

Personalidade e comportamento
A pessoa é hiperativa. Compreende depressa, tem excelente memória e muita imaginação. É muito viva e não hesita em lançar-se em grandes projetos. Às vezes essa exaltação conduz a reações emocionais excessivas. Muito impressionável, a pessoa pode mudar de humor de repente e passar por períodos de abatimento e ansiedade. Seus sentidos (visão, audição, tato etc.) são muito desenvolvidos, e ela reage com força à dor.

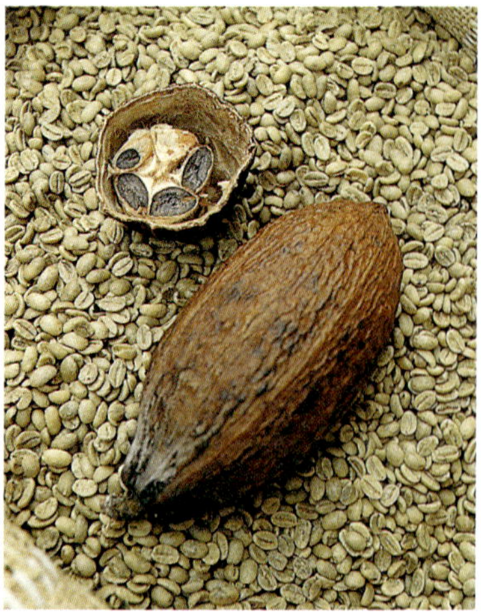

O fruto do cafeeiro, com o qual se fabrica *Coffea cruda*, é uma baga oblonga e vermelha, pouco menor que uma cereja.

Distúrbios gerais
Excitação nervosa e grande sensibilidade física, que se traduzem em agitação e espasmos, podendo resultar em esgotamento físico. A pessoa não suporta ser tocada.

Variação dos sintomas
• **Fatores de agravamento:** o ar livre, os movimentos, o barulho, os excitantes (café, álcool, fumo etc.).
• **Fatores de melhora:** o calor (exceto no rosto), a calma.

Distúrbios localizados
• **Rosto.** Rosto acalorado devido a afluxo de sangue. Dores (nevralgias) aliviadas por aplicações de água fria.

- **Ouvidos.** Sensibilidade exagerada ao ruído e à música.
- **Nariz.** Hipersensibilidade olfativa. Sangramentos freqüentes ao fazer esforços.
- **Boca.** Dores de dentes aliviadas com água fria. Ranger de dentes. Na criança, problemas de dentição.
- **Aparelho respiratório.** Dificuldades respiratórias: arquejo, sufocação, asma. Tosse seca e espasmódica.
- **Coração e circulação.** Palpitações. A pressão sobe de repente.
- **Intestino.** Nos bebês, diarréia quando na fase da dentição.
- **Parto.** Contrações irregulares ou ineficazes durante o parto.
- **Pele.** Sensibilidade quase dolorosa.
- **Sono.** Insônia antes da meia-noite devido à atividade cerebral excessiva. Períodos curtos de sono após as 3 horas da manhã. Sonhos agradáveis e muito animados.

Colchicum autumnale
(Colch.)

Este medicamento age particularmente sobre os tecidos musculares, a membrana que envolve os ossos (periósteo) e a que reveste a parte interna das articulações (membrana sinovial).

Nomes comuns:
Cólquico, lírio-verde.

Origem:
Utilizada há muito tempo na medicina, esta planta pertence à família das liliáceas. Dois princípios ativos foram isolados: a colquicina e a colquiceína. A tintura-mãe é preparada com os bulbos frescos colhidos pouco antes da floração da planta.

Empregos comuns:
Este remédio é útil para o tratamento de crises de gota e "de fígado".

PARA QUEM É INDICADO

Personalidade e comportamento
O indivíduo reage com vivacidade a qualquer estímulo externo e não suporta a agressividade ou a rudeza dos outros. Suas idéias nem sempre são muito claras. Pode mostrar-se irritável e até depressivo.

Distúrbios gerais
Debilitação rápida, com diminuição do tônus muscular e tendência a desmaiar. Predisposição a gota e artrito crônica. Dores fugazes e paralisantes, principalmente à tarde e à noite. As áreas atingidas são muito sensíveis ao toque e ao movimento. Sensibilidade aos odores, que provocam náuseas, vômitos e desmaios. A cada mudança de tempo, formigamento em vários pontos do corpo como se estivessem congelados.

Variação dos sintomas
- **Fatores de agravamento:** o tempo úmido e frio, a noite, o movimento, o fato de ser tocado.
- **Fator de melhora:** o calor.

Preferências alimentares
Dificuldade em suportar os odores da cozinha (de carne gordurosa, peixe ou ovos, principalmente) ou a visão da comida.

Distúrbios localizados
- **Cabeça.** Dor pesada, dilacerante, que vaga em uma metade da cabeça, principalmente à noite.
- **Nariz.** Olfato excessivo que provoca enjôo.
- **Boca.** Língua amarronzada.
- **Abdômen.** Dilatação e sensibilidade ao toque.
- **Estômago.** Sensação de frio no estômago. Náuseas e vômitos freqüentes de bile e muco.
- **Intestino.** Predisposição a gastroenterites na época de calor com noites frescas.
- **Membros.** Crises de artrite com grande sensibilidade ao toque. Problemas articulares que com freqüência se tornam crônicos. Articulações avermelhadas, inflamadas e inchadas.
- **Pele.** Pele marmórea e fria. Unhas azuladas.

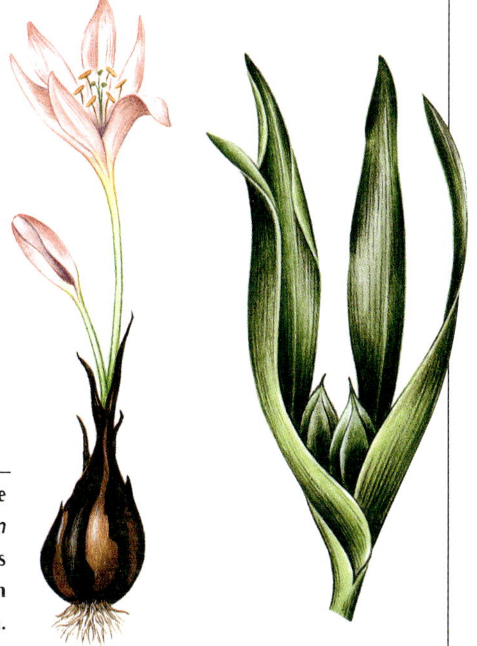

O lírio-verde, com o qual se fabrica o medicamento *Colchicum autumnale*, embeleza os campos europeus de agosto a outubro com suas flores cor-de-rosa ou violeta.

Collinsonia canadensis
(Coll.)

Este medicamento exerce uma ação particular sobre certos estados congestivos da região pélvica, que ocasionam hemorróidas e prisão de ventre.

Nome comum:
Labiada-do-canadá.

Origem:
Esta planta de cerca de 1 metro de altura pertence à família das labiadas. É encontrada no leste da América do Norte. O medicamento homeopático é preparado com o rizoma seco.

Empregos comuns:
Collinsonia canadensis é útil para a criança que tem prisão de ventre por preguiça intestinal ou para a mulher grávida com hemorróidas. É um remédio a ser utilizado quando o uso constante dos laxantes provoca uma prisão de ventre cada vez mais persistente.

PARA QUEM É INDICADO

Distúrbios gerais
Problema crônico das mucosas gástricas, nasais e da faringe. Sensação de adensamento de várias partes do corpo (órgãos, membros etc.). Distúrbios ligados à congestão do sistema porta (veias que levam o sangue ao fígado).

Variação dos sintomas
- **Fatores de agravamento:** a noite, a gravidez.

Distúrbios localizados
- **Aparelho respiratório.** Tosse devido ao uso excessivo da voz.
- **Intestino.** Hemorróidas dolorosas que dão a impressão de uma bola de agulhas no reto, com sensação de encolhimento. Prisão de ventre persistente, gases e hemorróidas. Crises de hemorróidas alternando-se com palpitações.

Colocynthis
(Coloc.)

Este remédio age, por um lado, sobre os problemas do aparelho digestivo e, por outro, sobre dores nevrálgicas (faciais, ciáticas, ovarianas).

Nome comum:
Colocíntida.

Origem:
Esta planta anual, que pertence à família das cucurbitáceas, é originária do Japão. A tintura-mãe é preparada com o fruto inteiro, seco e reduzido a pó fino.

Empregos comuns:
Este medicamento é utilizado para tratar crises de cólicas agudas.

PARA QUEM É INDICADO

Personalidade e comportamento
Muito irritável e impaciente, a pessoa tende a se magoar com bobagens e se considerar injustiçada. Facilmente fica com raiva, sobretudo quando se sente ofendida ou acredita que seu direito ou o de seus próximos não foi respeitado. Com isso, é muitas vezes comparada a um ouriço que eriça os espinhos.

Distúrbios gerais
Os distúrbios sucedem em geral a raiva ou a aflição. Dores súbitas na altura do abdômen ou de um nervo que obrigam a pessoa a dobrar-se e/ou a exercer uma pressão sobre o ventre. Dores (nevralgias) acompanhadas de entorpecimento. Câibras e agitação nervosa dos músculos. Grande perturbação durante a dor.

Variação dos sintomas
- **Fatores de agravamento:** a noite, o fato de deitar-se sobre o lado que não dói, as emoções (humilhação, pesar).
- **Fatores de melhora:** o calor, o repouso, o movimento suave e a pressão forte, dobrar-se, o café.

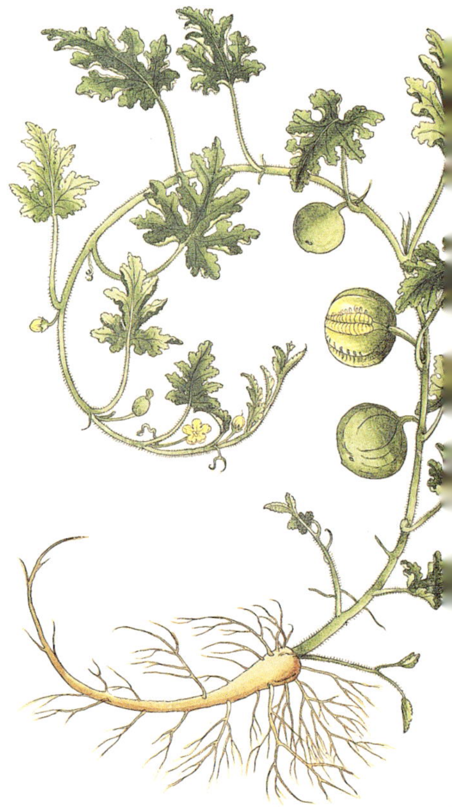

Os talos rastejantes e ramificados da colocíntida, com a qual é fabricado *Colocynthis*, têm folhas alternadas, flores amareladas e frutos redondos.

Distúrbios localizados

- **Cabeça.** Dores dilacerantes, principalmente ao mexer os olhos.
- **Olhos.** Dores (nevralgias) que diminuem exercendo pressão com a mão sobre os olhos.
- **Estômago.** Pressão e sensação de encolhimento do estômago. Vômitos amargos provocados pela dor.
- **Intestino.** Dores intestinais violentas que obrigam a pessoa a se dobrar e a pressionar a barriga, provisoriamente aliviadas ao eliminar gases ou evacuar. Cólica ao beber quando faz calor ou ao comer uma fruta. Diarréia ou constipação.
- **Aparelho urinário.** Dor no ventre todo ao urinar.
- **Aparelho genital feminino.** Dor em um dos ovários que leva a mulher a se dobrar. Predisposição a cistos ovarianos.
- **Membros.** Músculos contraídos. Dor ciática aguda, principalmente do lado direito, irradiando-se até o pé, com sensação de que a perna está presa em um torno; a dor se alivia com o calor ou ao deitar-se sobre o lado afetado.

Conium maculatum (Con.)

Prescreve-se este medicamento tradicionalmente a pessoas idosas para fortalecer suas funções vitais físicas ou cerebrais. Mas há outras indicações, que correspondem às características específicas descritas aqui.

Nomes comuns:
Cicuta-da-europa, cicuta-grande.
Origem:
Comum na Europa, esta planta da família das umbelíferas é muito tóxica (é o veneno que Sócrates tomou), e sua semelhança com o cerefólio provoca muitos acidentes. A tintura-mãe é preparada com as partes superiores floridas, colhidas antes do amadurecimento dos frutos.
Empregos comuns:
Conium é, entre outros, um medicamento usado após pancadas e contusões. Também é utilizado em certas crises de tontura.

PARA QUEM É INDICADO

Personalidade e comportamento

A pessoa pode ser agitada e briguenta ou triste e silenciosa, dependendo do momento. Teme a solidão, mas evita a companhia e as conversas. É um pouco lenta nos movimentos e pensamentos e às vezes tem dificuldade em manter um esforço mental. Há momentos em que sua sensibilidade se embota, e revela-se muitas vezes agressiva em seu discurso.

Distúrbios gerais

Distúrbios hormonais, principalmente na mulher (afecção dos seios e ovários, distúrbios na região do colo do útero) e afecções dos gânglios (inchaço e enrijecimento). Fraqueza motora, falta de coordenação muscular e tremores. Dificuldades de fala nas pessoas muito idosas. Frustração sexual que dá origem a distúrbios psicossomáticos.

Variação dos sintomas

- **Fatores de agravamento:** o frio, a noite, os esforços físicos ou cerebrais, o álcool.
- **Fatores de melhora:** o sol, caminhar, ocupar-se.

Preferências alimentares

Desejo por alimentos salgados e café.

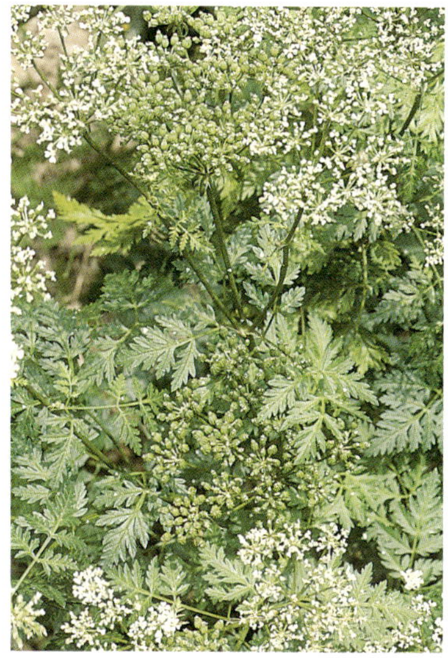

A cicuta-da-europa, com a qual se produz o *Conium maculatum*, é uma planta muito tóxica.

Distúrbios localizados

- **Olhos.** Pálpebras pesadas. Lacrimejamento ligado a forte sensibilidade à luz.
- **Nariz.** Presença de tumores (pólipos).
- **Garganta.** Glândulas salivares inchadas e duras. Laringe seca.
- **Aparelho respiratório.** Tosse violenta e seca assim que o paciente se deita.
- **Estômago.** Dores intensas. Náuseas, arrotos, acidez.
- **Intestino.** Fraqueza após evacuar. Constipação dia sim, dia não.
- **Aparelho genital masculino.** Hipersensibilidade sexual.
- **Aparelho genital feminino.** Dor súbita no colo do útero. Seios inchados, doloridos e duros. Espasmos intestinais durante a menstruação.
- **Membros**. Fraqueza muscular, principalmente nas pernas (andar cambaleante). Dores nos calcanhares.
- **Transpiração.** Ondas de calor. Transpiração abundante de dia e à noite.

• **Vertigens.** Tonturas quando deitado, ao virar-se na cama, girando a cabeça ou os olhos. Sensação de vertigem, como se os móveis estivessem girando no quarto.

Crocus sativus (Croc.)

Crocus sativus age especialmente sobre o sistema nervoso e o aparelho genital feminino.

Nome comum:
Açafrão.
Origem:
Esta planta bulbosa pertence à família das iridáceas. Cultivada há muito tempo, é usada como condimento, colorante ou planta medicinal.
Empregos comuns:
Trata alguns tipos de sangramentos.

PARA QUEM É INDICADO

Personalidade e comportamento

Esta pessoa apresenta muitas vezes mudanças rápidas, alternância de humor ou de estado de espírito. Pode ser, segundo o momento, impressionável, afetuosa, excessivamente alegre, hiperativa, tagarela, apaixonada ou, ao contrário, triste, rabugenta, irritável e até violenta, ou ainda cheia de grande rigor intelectual no trabalho. A ocupação lhe faz bem. Seus distúrbios físicos às vezes se alternam com manifestações psicológicas.

Distúrbios gerais

Sangramentos escuros com filamentos. Formigamentos. Contrações, espasmos musculares. Impressão de movimentos internos em várias partes do corpo. Grande fadiga geral.

Variação dos sintomas

• **Fator de agravamento:** o movimento.

Distúrbios localizados

• **Nariz.** Sangramentos escuros com filamentos: pendem fios de sangue do nariz.
• **Aparelho genital feminino.** Menstruação ou sangramentos escuros com filamentos (coágulos misturados com secreções viscosas).

Croton tiglium (Crot-t.)

Este medicamento age ao mesmo tempo sobre uma irritação da mucosa digestiva, as vias respiratórias, os olhos e na pele.

Nomes comuns:
Madeira-das-molucas, pinhão-da-índia.
Origem:
Este pinhão é originário de um arbusto da família das euforbiáceas, *Croton tiglium*, que cresce na Ásia. A tintura-mãe é preparada com as sementes reduzidas a pó.

PARA QUEM É INDICADO

Distúrbios gerais

Alternância de manifestações internas (diarréia, asma, reumatismo, por exemplo) e distúrbios externos (erupções cutâneas e inflamações oculares).

Variação dos sintomas

• **Fatores de agravamento:** o clima quente, a noite, a posição deitada, a pressão, o movimento.

Distúrbios localizados

• **Cabeça.** Sensibilidade da cabeça à simples pressão de um chapéu.
• **Olhos.** Inflamação dos tecidos do olho (íris, córnea, conjuntiva, pálpebras), com vermelhidão, lacrimejamento e intolerância à luz. Pálpebras inchadas e agitadas por espasmos. Vesículas que coçam sobre as pálpebras.
• **Garganta.** Rouquidão e até afonia ao ingerir bebida fria quando se está aquecido.
• **Aparelho respiratório.** Irritação das vias respiratórias. Tosse de tipo asmático com sufocação.
• **Abdômen.** Sensação de frio no ventre.
• **Estômago.** Sensação de vazio no estômago e sede extrema.
• **Intestino.** Na criança, diarréia após as mamadas, após comer frutas e durante o verão.
• **Parto e amamentação.** Inflamação dos seios, com sensibilidade ao contato com as roupas. Fisgada na mama durante a amamentação como se esta fosse puxada para trás por um fio.
• **Pele.** Sensação de tensão e endurecimento da pele. Vermelhidão com ardência e formigamentos. Pruridos intensos aliviados ao se coçar de leve. Erupções diversas (eczema, impetigo, herpes etc.) no couro cabeludo, rosto e órgãos genitais masculinos.

Cuprum metallicum (Cupr.)

Este medicamento trata principalmente as afecções espasmódicas de natureza diversa, como a tetania, a asma etc.

Nome comum:
Cobre.
Origem:
Na natureza, o cobre encontra-se sobretudo no estado de pirita de

cobre, um mineral amarelo-metálico. Também é encontrado em estado de óxido e de carbonatos (malaquita, azurita). Preparam-se as três primeiras dinamizações por trituração do cobre depurado.

Empregos comuns:
Muito útil para combater cãibras.

PARA QUEM É INDICADO

Muitas vezes a pessoa se sente pouco à vontade e intimidada, com dificuldade de se exprimir, de encontrar as palavras certas. Após um grande susto ou uma doença, pode entrar num estado alterado; teme perder a razão e tende a ser destrutiva.

Distúrbios gerais

Estados espasmódicos que podem atingir o aparelho locomotor (tetania, cãibras musculares) ou os órgãos internos (aparelhos digestivo e respiratório). Distúrbios que podem advir quando manifestações como erupções, transpiração ou menstruação são impedidas. O corpo como um todo gela facilmente.

Variação dos sintomas

- **Fatores de agravamento:** o clima quente, uma emoção, o esgotamento físico ou intelectual, o toque, o leite.
- **Fatores de melhora:** a transpiração, as bebidas frescas.

Distúrbios localizados

- **Rosto.** Pele azulada durante as crises espasmódicas. Contração dos maxilares e ranger de dentes.
- **Olhos.** Fechamento espasmódico das pálpebras. Tendência a envesgar.
- **Boca.** Gosto metálico.
- **Aparelho respiratório.** Sensação de aperto no tórax. Crises de asma que aparecem e desaparecem brutalmente. Tosse intensa, a ponto de sufocar, que melhora com bebidas frias, mas se agrava ao respirar o ar frio. Estertores ruidosos no peito.
- **Abdômen.** Contrações e movimentos espasmódicos nos músculos abdominais.
- **Estômago.** Sensação de pressão e cólicas a intervalos regulares. Náuseas e vômitos. Arrotos e soluços freqüentes.
- **Intestino.** Cólicas intermitentes.
- **Aparelho urinário.** Enurese na criança.
- **Aparelho genital feminino.** Cólicas fortes no útero.
- **Parto.** Dores violentas, acompanhadas de cãibras nas pernas.
- **Membros.** Espasmos e dores agudas dos músculos. Sensação de fadiga dolorosa. Cãibras na barriga das pernas e na planta dos pés.
- **Pele.** Aspecto marmóreo e azulado.
- **Sono.** Sono profundo após vômitos.
- **Febre.** Calafrios. Pele gelada com sensação de calor interno.

Curare
(Cur.)

Este medicamento exerce uma ação bem específica sobre o sistema muscular motor.

Nome comum:
Curare.

Origem:
Curare é o nome dado aos venenos de origem essencialmente vegetal nos quais os índios da América do Sul embebiam suas flechas. É fabricado com a casca de cipós que pertencem à família das menispermáceas (gênero *Chondrodendron*) ou loganiáceas (gênero *Strychnos*). Muito tóxico por via parenteral mas pouco perigoso por via oral, o curare provoca paralisia muscular sem tirar a sensibilidade.

Empregos comuns:
Às vezes este medicamento é útil após uma longa doença debilitante ou a perda de fluidos vitais (hemorragia etc.).

PARA QUEM É INDICADO

Personalidade e comportamento

Em caso de doença, a pessoa tende a se fechar em si mesma e recusa companhia. Às vezes, tem sensações estranhas (como a impressão de que tudo está sujo) ou manifesta comportamento anormal (cleptomania, por exemplo), sente um medo incomum da água, vontade de se matar ou flagelar.

Distúrbios gerais

Paralisia dos músculos motores e respiratórios que não afeta as sensações nem a consciência. Desaceleração das funções digestivas. Transpiração ao menor esforço.

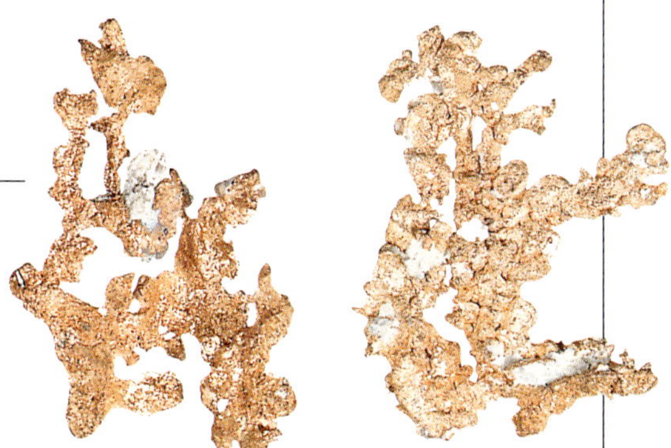

Cumprum metallicum é fabricado com o cobre, metal avermelhado que se oxida em contato com o ar e reveste-se de uma camada de carbonato (o azinhavre).

Cyclamen europaeum
(Cycl.)

É um medicamento que age sobretudo na esfera gastrointestinal e geniturinária. Trata igualmente alguns distúrbios visuais e certas formas de vertigem.

Nome comum:
Cíclame-da-europa.
Origem:
O cíclame é uma planta da família das primuláceas, que cresce espontaneamente nos bosques frescos e úmidos dos Alpes e do Jura.
Empregos comuns:
Cyclamen europaeum é útil para tratar alguns tipos de enxaqueca ou de menstruação com dor.

PARA QUEM É INDICADO

Personalidade e comportamento
De natureza mais para humilde e modesta, a pessoa às vezes tem dificuldade no contato social. Sente-se facilmente culpada. Às vezes é suscetível e até irritável, principalmente ao despertar. A mulher fica triste na fase pré-menstrual e agitada durante a menstruação.

Distúrbios gerais
Tendência à sonolência e à fadiga que podem ser atribuídas à anemia. Secreções espessas e não irritantes. Dores na superfície dos ossos (periósteo). Sensação de dor nas regiões externas do corpo e nas internas, impressão de que estão cheias demais.

Variação dos sintomas
- **Fatores de melhora:** o movimento, a menstruação (mesmo abundante) na mulher.

Distúrbios localizados
- **Olhos.** Pálpebras inchadas. Visão cintilante, ou turva e obscurecida, muitas vezes devido à enxaqueca.
- **Estômago.** Digestão difícil com acúmulo de saliva salgada na boca. Soluço (entre outras ocasiões, durante a gravidez). Náuseas, vômitos.
- **Intestino.** Fisgadas e pressão na região do ânus e do períneo.
- **Aparelho genital feminino.** Menstruação abundante, escura e com coágulos, adiantada, dolorosa (com dores semelhantes às do parto).
- **Vertigens.** Impressão de que os objetos giram ao redor da pessoa ou têm um movimento de vaivém. Sensações que pioram em caso de atraso da menstruação ou durante ela.

d

Digitalis purpurea
(Dig.)

Este medicamento é geralmente prescrito a pessoas que apresentam distúrbios funcionais generalizados, especialmente cardíacos, hepáticos, respiratórios e urinários.

Nomes comuns:
Dedaleira, purpúrea.
Origem:
Nativa da Europa, da família das escrofulariáceas, encerra um certo número de princípios ativos, o mais conhecido dos quais é a digitalina.

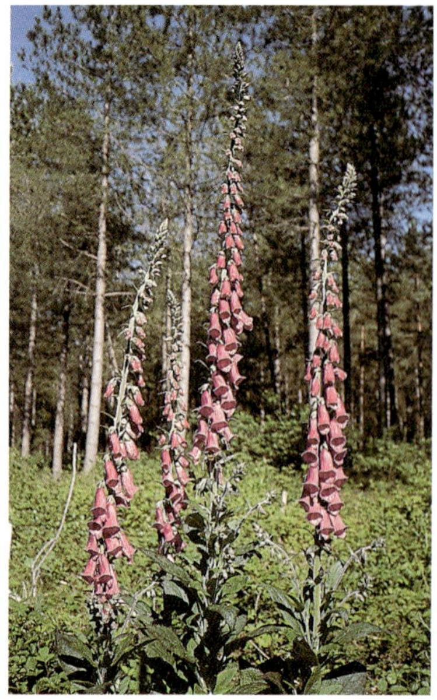

A dedaleira cresce nos bosques, em terrenos altos, pedregosos e arenosos.

A tintura-mãe é preparada com folhas colhidas no segundo ano.

PARA QUEM É INDICADO

Personalidade e comportamento
Solitária e às vezes misantropa, a pessoa demonstra ansiedade, preocupa-se com o futuro e com freqüência mostra-se indeciso. Às vezes sente-se confuso ou abatido, como que embriagado, e teme então enlouquecer.

Distúrbios gerais
Estado de fraqueza e sensação física de ansiedade. Pulso lento, irregular e fraco. Retenção de líquido, ocasionando inchaços (edemas) localizados.

Variação dos sintomas
- **Fatores de agravamento:** o esforço, o fato de levantar-se ou deitar sobre o lado esquerdo, a música.
- **Fatores de melhora:** chorar, ficar deitado de costas, vomitar.

Distúrbios localizados

• **Cabeça.** Dores de cabeça. Ruídos de estilhaço na cabeça, ao adormecer, como detonações ou vidro quebrado.

• **Olhos.** Pálpebras azuladas, coladas ao acordar. Conjuntivite com dificuldade de suportar a luz (fotofobia). Pupilas dilatadas. Distúrbios da visão: percepção de duas imagens em vez de uma (diplopia), perda transitória da visão, ilusões de ótica.

• **Ouvidos.** Percepção de ruídos, como o chiar de água fervendo e batidas.

• **Aparelho respiratório.** Respiração irregular e difícil, necessidade de inspirar profundamente ou suspirar. Sufocação e pausas respiratórias ao adormecer. Medo de sufocar durante o sono. Asma.

• **Coração e circulação.** Fraqueza cardíaca. Palpitações. Distúrbios do ritmo cardíaco.

• **Estômago.** Saciedade e refluxos com acidez desde o início da refeição. Grande sensibilidade ao odor dos alimentos. Náuseas, enjôos e vômitos convulsivos. Sensação de mal-estar.

• **Intestino.** Alternância de prisão de ventre e diarréia.

• **Aparelho urinário.** Vontade enganadora de urinar. Vontade constante à noite. Micção gota a gota. Retenção da urina no homem devido a hipertrofia da próstata e estreitamento da uretra.

• **Aparelho genital masculino.** Desejo sexual forte com ou sem ereção.

• **Aparelho genital feminino.** Menstruação irregular. Grande sensibilidade genital.

• **Sono.** O paciente tem insônia ou desperta muitas vezes com sonhos de queda.

• **Vertigens.** Impressão de peso na cabeça com torpor, vertigens e ofuscamento.

Drosera rotundifolia (Dros.)

Este medicamento age essencialmente sobre as afecções respiratórias que provocam tosse espasmódica e inflamação das mucosas do nariz, da faringe e dos brônquios.

Nome comum:
Drósera.
Origem:
Esta planta carnívora cresce em terrenos úmidos cobertos de musgo. Pertence à família das droseráceas. A tintura-mãe é preparada com a planta inteira, colhida no início da floração, em julho.
Empregos comuns:
Drosera rotundifolia é o principal medicamento da coqueluche. Também é prescrito em certos casos para tratar o sarampo. Antes do surgimento dos antibióticos, foi um grande remédio para a tuberculose.

PARA QUEM É INDICADO

Personalidade e comportamento

Doente, a pessoa fica triste e ansiosa se estiver sozinha. Passa por fases de ansiedade e sensação de perseguição ao acordar à noite. É irritadiça.

Distúrbios gerais

Dores sufocantes na garganta, na laringe e no estômago.

Variação dos sintomas

• **Fatores de agravamento:** após a meia-noite, o fato de deitar-se ou falar.

A drósera não tem cheiro, mas seu sabor é acre e ácido.

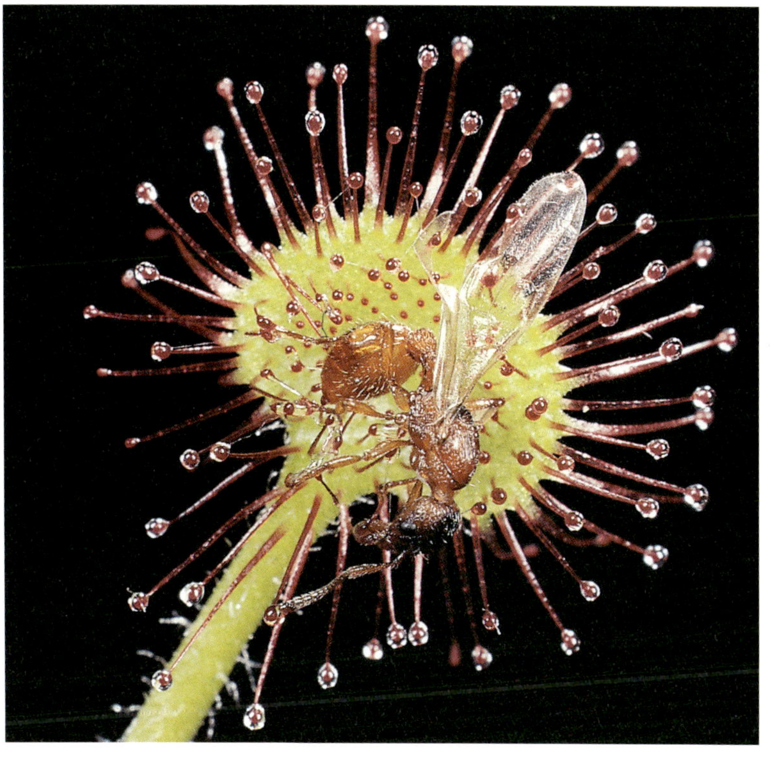

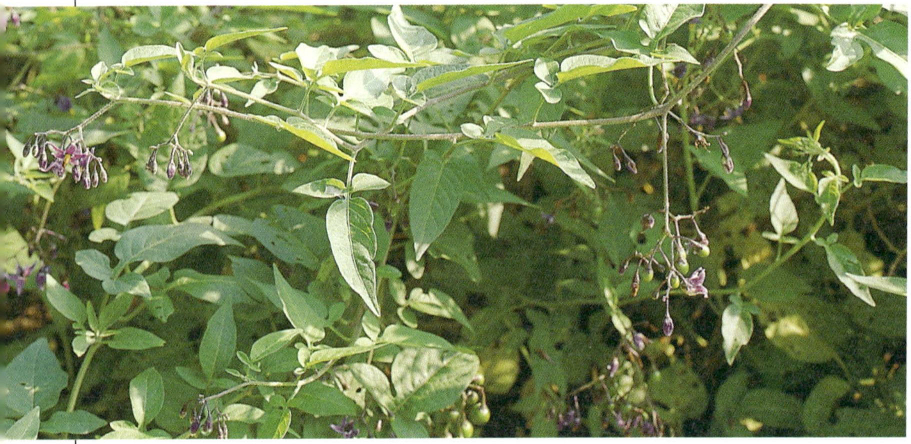

A doce-amarga serve para preparar o medicamento *Dulcamara*. Suas folhas têm um sabor primeiro doce, depois amargo, daí seu nome.

Distúrbios localizados

• **Rosto.** Pele lívida, rosto inchado e olhos fundos. Sensação de calor na metade direita do rosto.

• **Garganta.** Voz rouca e profunda. Predisposição a laringites.

• **Aparelho respiratório.** Dificuldade em respirar, às vezes acompanhada de impressão de sufocamento. Predisposição à asma. Sensação de constrição no peito. Acessos de tosse seca semelhantes a latidos, que parecem vir do abdômen, obrigando a pessoa a segurar as costelas; provocam enjôo, vômitos, suores frios e sangramentos do nariz.

• **Febre.** Calafrios por todo o corpo. O rosto fica quente, enquanto as mãos estão frias. Ausência de sede.

Dulcamara
(Dulc.)

Prescreve-se este medicamento principalmente para tratar afecções provocadas pelo tempo úmido em qualquer estação.

Nomes comuns:
Doce-amarga, uva-de-cão, maria-preta.

Origem:
Esta planta lenhosa e trepadeira pertence à família das solanáceas. A tintura-mãe é preparada com as folhas e os caules, colhidos antes da floração.

Empregos comuns:
Prescreve-se *Dulcamara* para tratar resfriados provocados pela umidade.

PARA QUEM É INDICADO

Personalidade e comportamento

Doente, a pessoa é impaciente e briguenta. A criança pode desejar muito uma coisa e rejeitá-la assim que a obtém.

Distúrbios gerais

Resfriados devido à umidade que provocam sintomas cutâneos (urticária), brônquicos, oculares, urinários, digestivos e musculares (rigidez e entorpecimento, frio intenso, dor, principalmente das costas). Alternância de erupções e asma, ou de reumatismo e diarréia.

Variação dos sintomas

• **Fatores de agravamento:** a umidade fria, refrescar-se após sentir calor, as mudanças bruscas de temperatura, o outono, suprimir as erupções cutâneas ou secreções (coriza, por exemplo) por meio de um medicamento.

• **Fatores de melhora:** o movimento, o calor.

Preferências alimentares

Aversão a qualquer comida durante a doença. Desejo intenso por bebidas frias.

Distúrbios localizados.

• **Cabeça.** Dores de cabeça intensas, principalmente por tempo frio e úmido e quando não há coriza.

• **Rosto.** Dores (nevralgia) após resfriamento. Herpes em torno dos lábios.

• **Ouvidos.** Dores no ouvido médio, associadas a redução de audição.

• **Nariz.** Nariz entupido ao menor frio (sobretudo quando chove). Resfriados de verão. Rinite, especialmente no outono. O nariz e os olhos são afetados alternadamente. Resfriados que melhoram com o movimento, a caminhada, o fato de estar em um cômodo quente. O paciente cobre o nariz com algo quente.

• **Aparelho respiratório.** Muco abundante na traquéia e na laringe. Predisposição à asma. Crises de tosse prolongadas após esforço.

• **Estômago.** Indigestão, vômitos ligados a resfriamento a cada mudança do tempo.

• **Intestino.** Cólicas freqüentes, como antes de uma diarréia. Diarréia que se deve ao clima úmido e frio no verão.

• **Aparelho urinário.** O frio (ao ar livre ou num cômodo frio) provoca necessidade de urinar.

• **Aparelho genital feminino.** Erupções cutâneas antes da menstruação. A menstruação cessa com o frio. Seios inchados e doloridos.

• **Membros.** Impressão de frio nos ossos.

• **Pele.** Urticária que atinge todo o corpo no início do inverno. Verrugas no rosto e nas mãos. Erupções semelhantes ao impetigo (placas vermelhas encimadas de vesículas) muito sensíveis e com prurido.

Eupatorium perfoliatum
(Eup-per.)

Prescreve-se este medicamento para tratar doenças febris acompanhadas de dores nos ossos e músculos, como a gripe ou o paludismo. Antigamente era usado para tratar a dengue, o tifo e a malária.

Nomes comuns:
Eupatório, erva-da-febre.

Origem:
Esta planta vivaz da família das asteráceas ou compostas é originária da América do Norte. Os indígenas usavam-na para tratar as febres intermitentes, daí seu nome em inglês, *Indian weld* ("erva índia").

Empregos comuns:
Eupatorium é muitas vezes eficaz para tratar gripes no inverno.

PARA QUEM É INDICADO

Distúrbios gerais
Dores violentas como se os ossos fossem se quebrar; músculos do peito e costas doloridos. Estado de agitação, embora o fato de se mexer não traga alívio. Os sintomas aparecem periodicamente.

Variação dos sintomas
- **Fatores de agravamento:** o ar frio, o movimento, entre as 7 e as 9 horas da manhã.
- **Fatores de melhora:** vômitos de bile, a conversa.

Distúrbios localizados
- **Olhos.** Globos oculares doloridos.
- **Nariz.** Resfriados acompanhados de muitos espirros.
- **Garganta.** Dores e secura na garganta. Rouquidão.
- **Aparelho respiratório.** Sensação dolorosa de opressão (o paciente aperta o peito com a mão como para sustentá-lo). Tosse crônica com rosto vermelho e olhos que lacrimejam, agravando-se à noite e aliviando-se quando a pessoa fica de gatinhas.
- **Estômago.** Episódios freqüentes de soluço associados a enjôos e vômitos de bile.
- **Coluna.** Dores fortes no pescoço e entre as omoplatas.
- **Membros.** Dores fortes e breves nos ossos, associadas a músculos doloridos. Impressão de que os punhos estão quebrados ou deslocados. Pés e mãos gelados.
- **Febre.** Antes da febre, sede, sobretudo à noite, ou náuseas, calafrios violentos e depois vômitos de bile. Durante a febre, o corpo inteiro dolorido, dores nos ossos, enjôo, muito calor com pouca ou nenhuma transpiração, tristeza (a pessoa geme).

A tintura-mãe de *Euphrasia officinalis* é preparada com a planta inteira, colhida em meados de julho.

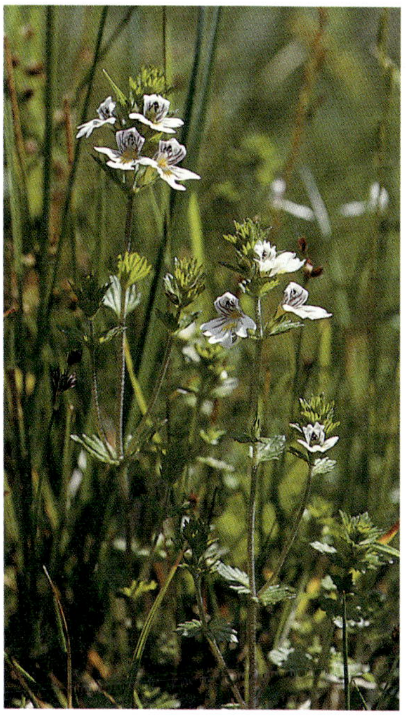

Euphrasia officinalis
(Euphr.)

Este medicamento age principalmente sobre as inflamações das mucosas dos olhos e do nariz.

Nome comum:
Eufrásia oficinal.

Origem:
Esta planta anual da família das escrofulariáceas cresce nos prados, pastagens e gramados.

Empregos comuns:
Este remédio permite tratar certas conjuntivites, de origem alérgica ou não.

PARA QUEM É INDICADO

Distúrbios gerais
Inflamação das conjuntivas, com lacrimejamento abundante e acre. Expectoração de muco.

Variação dos sintomas
- **Fatores de agravamento:** a luz do sol, o calor, o vento, o fato de estar dentro de casa.
- **Fatores de melhora:** o ar livre, o café, a água fresca no rosto.

Distúrbios localizados
- **Rosto.** Faces vermelhas e quentes.

• **Olhos.** A pessoa pisca constantemente ou enxuga os olhos com freqüência. Pálpebras secas, inflamadas e inchadas. Lacrimejamento claro, abundante ou ardente, principalmente quando o paciente está deitado, ao ar livre ou tossindo. Aversão à luz.
• **Nariz.** Coriza abundante, fluida e não irritante. Sensação de irritação violenta que faz espirrar.
• **Garganta.** Tosse com inspiração difícil somente durante o dia (desaparece à noite, quando se está deitado).

Ferrum metallicum (Ferr.)

Este medicamento corresponde a pessoas fracas e muito sensíveis nos planos físico e psíquico. Sua pele é geralmente pálida, embora corem com facilidade, e podem apresentar problemas de peso (muita magreza ou, ao contrário, obesidade).

Nome comum:
Ferro.
Origem:
Em estado puro, o ferro é branco-acinzentado e duro, mas se encontra com maior freqüência sob a forma de diversos minérios.
Empregos comuns:
Costuma ser indicado para tratar certos estados de anemia.

PARA QUEM É INDICADO

Personalidade e comportamento

A pessoa é muito nervosa: o menor ruído parece-lhe insuportável e a irrita; a menor contradição suscita cólera e intolerância. Seu humor volúvel às vezes se traduz por grande agitação (levanta-se, depois se deita, depois muda de cama etc.). Caminhar devagar lhe faz muito bem.

Distúrbios gerais

Cansa-se rapidamente (só de falar ou andar). Tendência à anemia e a sangrar com facilidade. As dores se manifestam no repouso, obrigando a pessoa a mexer lentamente a parte sensível. Predisposição a inchaço (edema) e acúmulo de líquidos nos órgãos. Relaxamento muscular e tendência a prolapso.

Variação dos sintomas

• **Fatores de agravamento:** muito calor, o frio, a noite (principalmente por volta da meia-noite), esforços violentos, o fato de comer, a perda de líquidos vitais (como sangue), o suor, as emoções e a cólera.
• **Fatores de melhora:** os movimentos suaves, estar ocupado, o esforço intelectual moderado.

Preferências alimentares

Aversão a alimentos gordurosos, intolerância a ovos.

Distúrbios localizados

• **Cabeça.** Dor muito duradoura, começando nas têmporas e indo até a parte de trás da cabeça, do tipo que pulsa e martela. Dores agudas, que obrigam a pessoa a deitar-se, associadas a aversão a comida e bebida. Impressão de que uma cinta de ferro aperta a cabeça. Afluxo de sangue para a cabeça, calor no rosto, veias inchadas.
• **Rosto.** Afluxo de sangue para o rosto à menor dor, emoção, ou após um esforço, seguido de palidez. Traços intumescidos.
• **Olhos.** Predisposição à doença de Basedow (enfermidade auto-imune da glândula tireóide), que provoca distúrbios oculares (principalmente olhos exorbitados). Pálpebras intumescidas, olhos vermelhos e lacrimejantes.
• **Nariz.** Sangramento do nariz freqüente nas crianças.
• **Boca.** Dores de dente que melhoram com água fria. Na criança, dentição difícil e lenta.
• **Aparelho respiratório.** Pouco fôlego, com inspiração difícil e tendência à asma. Tosse seca.
• **Coração e circulação.** Palpitações que obrigam a pessoa a se mexer constantemente: ela não consegue ficar de pé ou sentada.
• **Estômago.** Apetite voraz permanente ou alternado com pouco apetite. Dores e sensação de ardência no estômago. Vômitos no meio da noite após tosse ou um movimento brusco. Vômitos sem náuseas anteriores durante a refeição, que não interrompem o apetite (a pessoa pode recomeçar a comer), especialmente durante a gravidez.
• **Intestino.** Diarréia com gases alternada com constipação. No bebê, na fase da dentição, diarréia persistente com comida não-digerida nas fezes.
• **Aparelho genital feminino.** Dores na barriga e na cintura durante a menstruação parecidas com dores de parto. A abundância da menstruação acentua-se ao menor movimento.
• **Membros.** Câibras súbitas na barriga das pernas, na planta dos pés e nos artelhos. Dores intensas nos braços,

ombros e articulações do quadril, em particular durante o repouso. Fraqueza nos joelhos. Varizes na gravidez.

• **Febre.** Calafrios seguidos de sede intensa, precedidos e acompanhados por dores de cabeça. Tremor no corpo inteiro. Mãos e pés frios, rosto vermelho. Transpiração abundante que agrava todos os sintomas.

• **Vertigens.** Tendência a cair para a frente.

Ferrum phosphoricum (Ferr-p.)

Este medicamento é útil para tratar inflamações das mucosas, sobretudo respiratórias.

Nome comum:
Fosfato de ferro.
Origem:
O fosfato de ferro apresenta-se sob forma de um pó de cor azul-ardósia, insolúvel na água e no álcool.
Empregos comuns:
Prescreve-se *Ferrum phosphoricum* durante os primeiros estágios de afecções respiratórias inflamatórias com febre.

PARA QUEM É INDICADO

Distúrbios gerais

Anemias com tendência a grandes afluxos de sangue (congestão) localizados. Coriza muitas vezes com sangue e às vezes sangramentos. Inchaços (edemas) devido à perda de sangue ou de outro líquido orgânico. Crises de reumatismo: músculos, ombros e peito doloridos.

Variação dos sintomas

• **Fatores de agravamento:** a noite, depois de uma parada brusca da transpiração.

• **Fator de melhora:** a posição deitada.

Preferências alimentares

Sede intensa de água. Os sintomas pioram após beber café ou comer carne, peixe defumado, doces ou alimentos ácidos. Alívio dos sintomas ao beber chá.

Distúrbios localizados

• **Cabeça.** Dores de cabeça acompanhadas de dor de ouvido, rosto vermelho e muito quente, vômitos, intolerância ao barulho, balanço e correntes de ar.

• **Rosto.** Rosto vermelho e quente em caso de dor.

• **Olhos.** Conjuntivite.

• **Ouvidos.** Inflamação das tubas auditivas. Otite aguda freqüente.

• **Nariz.** Predisposição a resfriados. Sangramentos do nariz com sangue vermelho e brilhante.

• **Garganta.** Muco abundante na garganta que faz a pessoa pigarrear muito. Dor de garganta, amídalas inflamadas e vermelhas.

• **Aparelho respiratório.** Tosse curta, mas dolorosa; com acessos à noite ou de dia, ao se deitar.

• **Estômago.** Náuseas e vômito após as refeições. Vômitos pela manhã antes de comer.

• **Intestino.** Diarréia que se agrava da meia-noite até a manhã.

• **Gravidez.** No terceiro mês de gravidez, dores de cabeça acompanhadas de sensação de peso no útero e dores na região dos ovários.

• **Membros.** Predisposição ao reumatismo articular agudo, que atinge as articulações uma após outra. Dores violentas no ombro direito e no braço que se agravam com movimentos bruscos e aliviam-se por leves vaivéns, o que explica o fato de a pessoa mexer o braço continuamente. Dedos contraídos por reumatismo.

• **Pele.** Afluxo de sangue aos vasos capilares e sensação de queimadura da pele. Inflamação da pele.

• **Febre.** Transpiração abundante à noite. Na criança, grande agitação em doenças agudas com febre: a criança quer sair da cama e correr, mas cai de fraqueza.

• **Vertigens.** Afluxo de sangue à cabeça como origem de vertigens. Impressão de que a cabeça é empurrada para a frente e parece cair.

Fluoricum acidum (Fl-ac.)

Prescreve-se este medicamento para tratar doenças crônicas que se caracterizam pela destruição de certos tecidos do corpo.

Nome comum:
Ácido fluorídrico.
Origem:
O gás fluoreto de hidrogênio é obtido pela destilação de fluoreto de cálcio com ácido sulfúrico; então, é dissolvido em água e resulta no ácido fluorídrico. Ele ataca todas as matérias que contêm silício, como o vidro.
Empregos comuns:
Permite tratar certas afecções degenerativas que provocam o envelhecimento precoce.

PARA QUEM É INDICADO

Personalidade e comportamento

Em caso de desequilíbrio, a pessoa demonstra grande indiferença a seu ambiente afetivo e ao trabalho. Tende a ser dominadora e irrita-se com facilidade. Com tendência à vida libertina, evita as responsabilidades; seu eixo são os prazeres e as coisas materiais. É sensível ao barulho.

Distúrbios gerais

Inchaço e enrijecimento dos tecidos. Inflamação e coceira na borda de antigas cicatrizes. Tendência a fístulas, úlcera, panarício e cáries dentárias. Aspecto precocemente envelhecido. Fraqueza e perda de peso nas pessoas idosas. Propensão a sentir calor demais (desejo de tomar banhos frios). Dificuldade de suportar muito calor no verão e muito frio no inverno. Predisposição a enfermidades nos ossos longos.

Glonoinum
(Glon.)

Este medicamento exerce uma ação bem particular sobre os estados congestivos circulatórios, entre outros, na cabeça.

Nomes comuns:
Trinitroglicerina, nitroglicerina.
Origem:
Igualmente empregada como explosivo, a trinitroglicerina apresenta-se sob a forma de um líquido oleoso. O médico americano Hering foi o primeiro a utilizá-la em medicina.
Empregos comuns:
Prescreve-se *Glonoinum* para tratar certas formas de insolação. É igualmente indicado em caso de aumento incomum e súbito da pressão arterial nas pessoas idosas.

PARA QUEM É INDICADO

Personalidade e comportamento

Doente, a pessoa fica confusa, sobretudo se desperta à noite. Pode então estar sujeita a tonturas, ter a impressão de que se encontra num sonho e não saber onde está. Pode ter ataques súbitos de terror, provocados ou agravados pela sensação de que a garganta está inchada. Tem a impressão de que o tempo passa lento demais. A menor oposição a irrita, e ela não gosta de falar.

Distúrbios gerais

Impressão de dilatação em diferentes pontos do corpo, sobretudo na cabeça. Sensação de pulsações violentas e calor por todo o corpo. Dores latejantes. Grande fadiga. Dores de cabeça ligadas a afluxo de sangue.

Variação dos sintomas

- **Fatores de agravamento:** o clima quente, o calor do sol, em particular sobre a cabeça, o movimento, os balanços, o atraso da menstruação.
- **Fatores de melhora:** o ar livre, estar com a cabeça numa posição mais alta que as pernas, as aplicações frias.

Distúrbios localizados

- **Cabeça.** Impressão de cabeça pesada. Sensação de batimentos e estouros. Dores de cabeça com tempo úmido, após um resfriamento, insolação, permanecer sentado por muito tempo e fazer esforço intelectual. As dores pioram de manhã, na posição deitada e inclinando a cabeça para trás. Melhoram ao ar livre e após dormir bastante. Latejamento das artérias temporais, que se tornam aparentes. Todo o sangue parece atraído para a parte superior do corpo.

Hamamelis virginiana
(Ham.)

Este medicamento age sobre o sistema venoso, sobretudo sobre o afrouxamento das paredes das veias. Suas propriedades são preciosas no tratamento de muitos distúrbios, como a obstrução e as hemorragias venosas, as varizes e as hemorróidas acompanhadas de sensação de contusão das partes atingidas.

Nome comum:
Hamamélis.
Origem:
Este arbusto da América do Norte pertence à família das saxifragáceas. Em inglês, é apelidado de *witch hazel*, "aveleira das feiticeiras", em primeiro lugar porque se parece um pouco com uma aveleira, em segundo, porque, de acordo com algumas crenças, permitiria descobrir nascentes ocultas.
Empregos comuns:
Hamamelis é muito útil para tratar feridas abertas que provocam grande fraqueza devido à perda de sangue.

Também é prescrito em caso de equimose e traumatismo ocular. Em alguns casos pode substituir a morfina após intervenção cirúrgica.

PARA QUEM É INDICADO

Personalidade e comportamento

A pessoa tende a ser depressiva e sentir muitos remorsos. Gosta que lhe mostrem "o respeito que lhe é devido". É ansiosa, principalmente à noite.

Distúrbios gerais

Distúrbios venosos, particularmente na altura da garganta, esôfago, membros, reto e órgãos genitais. Varizes em diversas partes do corpo. Inchaço e inflamação com dor. Estados inflamatórios ligados a uma ferida ou traumatismo. Fraqueza excessiva à menor perda de sangue. Dores difíceis de suportar e grande sensibilidade ao toque. Na mulher, todos os males são exacerbados durante o período menstrual.

Variação dos sintomas

- **Fatores de agravamento:** o ar livre, a pressão, o movimento, o exercício.
- **Fatores de melhora:** o repouso, a tranqüilidade.

Distúrbios localizados

- **Cabeça.** Impressão de dilatação e entorpecimento da fronte. Dores martelantes nas têmporas.
- **Olhos.** Olhos injetados em caso de tosse violenta.
- **Nariz.** Sangramentos prolongados que aliviam as dores de cabeça.
- **Intestino.** Hemorróidas dolorosas, protuberantes e que sangram. Sensação de peso e ardor no reto. Impressão de esfoladura no ânus. Vontade enganadora de evacuar.
- **Membros.** Grandes varizes doloridas, em forma de ziguezague. Ulcerações varicosas. Pernas e pés inchados. Predisposição à inflamação das veias (flebite). Pernas doloridas durante a gravidez.

A tintura mãe de *Hamamelis virginiana* é preparada com a casca e as folhas frescas da planta do mesmo nome.

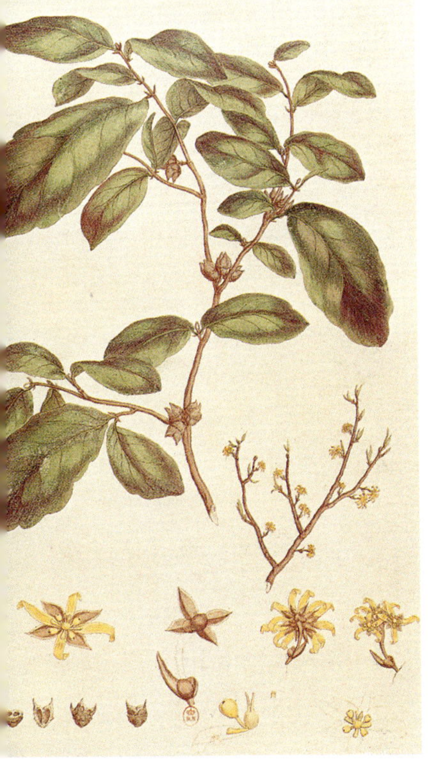

Helleborus niger (Hell.)

Este medicamento exerce uma ação sobre o sistema nervoso central e periférico quando as funções sensoriais e motoras são profundamente afetadas.

Nome comum:
Heléboro-negro.
Origem:
Esta planta da família das ranunculáceas tem a particularidade de florir de dezembro a março. O medicamento é preparado com a raiz fresca.
Empregos comuns:
Além de sua ação constitucional, *Helleborus niger* pode ser indispensável em certas formas de meningite, sendo, portanto, reservado a estrito uso médico.

PARA QUEM É INDICADO

Doente, o indivíduo fica apático, sombrio e desesperado. Responde lenta ou irritadamente e detesta companhia: é então indiferente às pessoas, aos prazeres e até aos sofrimentos. Dá grandes suspiros involuntários.

Distúrbios gerais

Sentidos embotados. Ausência de reação (os músculos não obedecem mais à vontade, o paciente tropeça, solta as coisas, tem a impressão de desabar). Início lento da doença. Aguilhoadas, dores insistentes ou dilacerantes que atravessam as partes afetadas. Tendência a inchaços súbitos.

Hydrastis canadensis (Hydr.)

Este medicamento age particularmente sobre as afecções das mucosas.

Nomes comuns:
Hidraste, raiz-amarela.
Origem:
Originária da América do Norte,

esta pequena planta herbácea vivaz pertence à família das ranunculáceas.
Empregos comuns:
Hydrastis canadensis trata resfriados com coriza viscosa, espessa, difícil de assoar.

PARA QUEM É INDICADO

Distúrbios gerais
Inflamação (em particular na garganta, no estômago, no útero e na uretra). Tendência a hemorragias e úlceras. Secreções espessas, amareladas e com filamentos.

Hyoscyamus niger
(Hyos.)

Os estados espasmódicos, a agitação nervosa, alguns distúrbios neurológicos estão entre as principais indicações deste medicamento.

Nome comum:
Meimendro-negro.
Origem:
Esta planta da família das solanáceas cresce ao longo das sebes e dos caminhos, nos escombros e terrenos incultos. Para preparar o medicamento, usa-se a planta inteira em floração.
Empregos comuns:
Além de todas as suas outras indicações, *Hyoscyamus* é muito útil em certos estados histéricos ou delirantes.

PARA QUEM É INDICADO

Personalidade e comportamento
Quando doente, a pessoa pode ser altiva, ciumenta, briguenta e até grosseira. Muito loquaz, gosta de companhia e conversas levianas. Tem momentos de alucinação durante os quais se comporta de maneira estranha, como se estivesse embriagada: ri por nada. Em caso de delírio, pode revelar-se impudica, obscena e desconfiada (recusa-se a comer ou beber o que lhe oferecem, não reconhece a família etc.).

Sintomas gerais
Em caso de delírio, alternância de sonolência profunda e loucura. Fraqueza e crispação nervosa dos tendões. Afecções espasmódicas, tremores e sacudidelas nervosas dos músculos. Insensibilidade do corpo. Movimentos descontrolados dos braços como se fossem se apoderar das coisas.

Variação dos sintomas
- **Fatores de agravamento:** as emoções, o ciúme, uma desilusão amorosa, o fato de ser tocado, a posição deitada.
- **Fatores de melhora:** sentar-se, o movimento.

Distúrbios localizados
- **Rosto.** Crispações nervosas dos músculos da face, caretas e tiques.
- **Olhos.** Olhos vermelhos e pupilas dilatadas. Piscar espasmódico.
- **Boca.** Língua entorpecida, rija e seca. Dificuldade de falar. Dores de dentes terríveis. Ranger dos dentes.
- **Garganta.** Garganta seca e dolorida. Espasmos que atrapalham a deglutição.
- **Aparelho respiratório.** Tosse seca, espasmódica e freqüente à noite.
- **Estômago.** Dores violentas no estômago, soluço, enjôo e arrotos.
- **Aparelho urinário.** Micção involuntária e retenção de urina.
- **Aparelho genital masculino e feminino.** Desejo sexual excessivo.
- **Coluna.** Rigidez e tensão dos músculos do pescoço.
- **Membros.** Tremor dos pés e das mãos, que permanecem frios. Câibras.
- **Pele.** Escarlatina que se manifesta intensamente.
- **Sono.** Despertar em sobressalto, com medo. Insônia.
- **Febre.** Tremor em todo o corpo, rosto muito quente e mãos geladas.

O meimendro-negro, com o qual se prepara *Hyoscyamus niger*, é uma planta malcheirosa, de folhas viscosas ao tato.

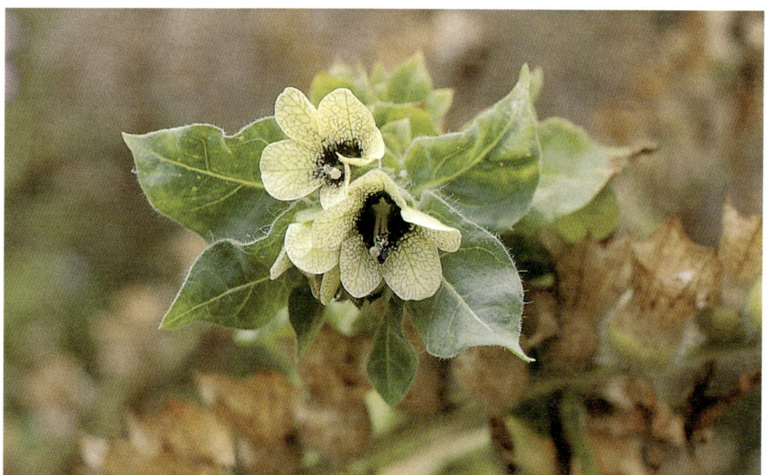

Hypericum perforatum (Hyper.)

Este medicamento auxilia a cura de ferimentos penetrantes com laceração e esmagamento em zonas muito enervadas do corpo (dedos ou artelhos, coluna vertebral etc.). Atua ao mesmo tempo sobre a dor e a cicatrização.

Nomes comuns:
Milfurada, hipericão.

Origem:
Da família das hipericáceas, a milfurada deve seu nome a inúmeras glândulas disseminadas nas folhas, que parecem milhares de perfurações quando observados contra a luz. Prepara-se a tintura-mão com a planta inteira colhida na floração.

Empregos comuns:
Hypericum perforatum trata notavelmente bem os traumatismos e ferimentos dos nervos, em particular o esmagamento dos dedos e dos artelhos, assim como os traumatismos das costas, principalmente do cóccix. Um pouco como *Arnica*, pode ser prescrito depois de um choque, ferimento ou intervenção cirúrgica seguida de estado depressivo. É também um medicamento para as conseqüências do medo. Finalmente, pode ser útil para o bebê após um parto com fórceps.

PARA QUEM É INDICADO

Personalidade e comportamento

Depois de um traumatismo, a pessoa pode ficar confusa, errar ao escrever (esquecendo-se de letras) ou ao falar (não usando a palavra adequada). Sente que não tem peso e receia cair.

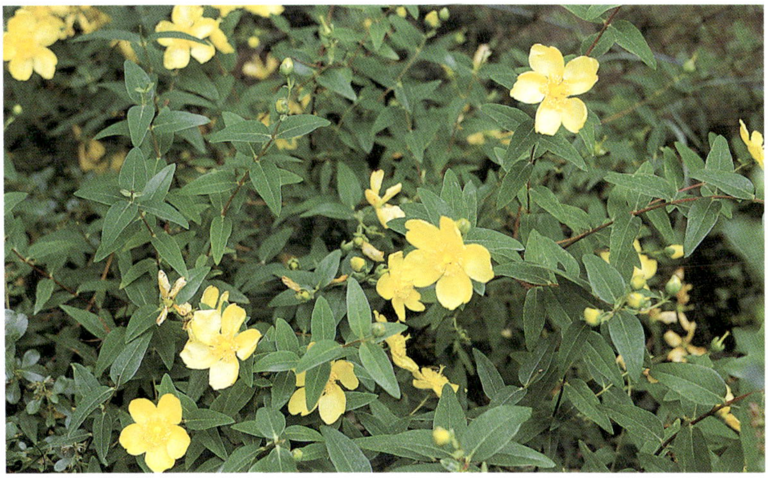

A milfurada, com a qual se produz *Hypericum perforatum*, é uma planta vivaz muito comum, que floresce de maio a agosto.

Distúrbios gerais

Dores violentas, lancinantes, que sobem ao longo do nervo.

Variação dos sintomas

- **Fatores de agravamento:** antes da tempestade, as mudanças de tempo para úmido, o balanço, o movimento, o fato de ser tocado.
- **Fator de melhora:** o fato de deitar calmamente.

Preferências alimentares

Desejo por vinho, conservas salgadas e bebida quente.

Distúrbios localizados

- **Cabeça.** Pontos doloridos dentro da cabeça.
- **Rosto.** Dores (nevralgia) com expressão de sofrimento.
- **Boca.** Língua dolorida e machucada que atrapalha a fala. Dores de dente ligadas à irritação de um nervo.
- **Garganta.** Refluxo de líquido quente após um susto.
- **Aparelho respiratório.** Crise de asma espasmódica após choque sobre a coluna vertebral.
- **Membros.** Ciática com crises de dor intensas. Impressão de que os membros foram descolados.
- **Pele.** Eczema no rosto e nas mãos com coceira intensa.

Iodum (Iod.)

Este medicamento corresponde a pessoas hiperativas, como as que apresentam hipertireoidismo.

Nome comum:
Iodo.

Origem:
O iodo é um metalóide que se apresenta geralmente sob a forma de palhetas com mica, cintilantes, de cor negro-azulada, odor forte e sabor amargo. É abundante no mar e nas plantas marinhas. Parte integrante de

nossos tecidos, acumula-se principalmente na tireóide.

Empregos comuns:
Iodum trata de distúrbios hormonais e nervosos característicos.

PARA QUEM É INDICADO

Personalidade e comportamento

A pessoa se mexe e fala muito, é superativa, agindo às vezes com precipitação e impaciência. Viaja bastante. Pode ser irritável, impulsiva e tem sempre a impressão de ter esquecido algo. Pode ter idéias fixas e mostrar-se ansiosa. Doente, não gosta de companhia, nem mesmo de amigos íntimos.

Distúrbios gerais

Metabolismo (reações químicas que se produzem no organismo) rápido, o que explica grande apetite sem ganho de peso. Muita sede. Fraqueza e transpiração ao menor esforço. Gânglios linfáticos inchados. Aumento do volume da glândula tireóide (bócio). Enrijecimento e atrofia dos tecidos glandulares (seios, ovários, testículos). Tremores. Afecções do pâncreas.

Variação dos sintomas

- **Fator de agravamento:** o calor.
- **Fatores de melhora:** o frio, o ar, tomar banho, comer.

Preferências alimentares

A pessoa digere mal comidas pesadas.

Distúrbios localizados

- **Cabeça.** Dor que piora com o barulho e o calor. Ondas de calor.
- **Rosto.** Pele escurecida. Expressão infeliz.
- **Olhos.** Inflamação aguda do canal lacrimal.
- **Boca.** Ulcerações e aftas. Retração das gengivas.
- **Garganta.** Inchaço das amídalas, gânglios do pescoço e tireóide. Inflamação da laringe. Rouquidão. Predisposição a laringites agudas nas temporadas longas de clima úmido.
- **Aparelho respiratório.** Respiração sibilante, com inspiração difícil. Predisposição às infecções pulmonares.
- **Coração.** Sensação de que o coração está comprimido. Afecções cardíacas. Palpitações ao menor esforço, que melhoram com banho frio.
- **Estômago.** Dores espasmódicas. Arrotos contínuos. Soluço. Vômito de bile. Muita fome ou aversão a comida.
- **Intestino.** Fezes líquidas com muco.
- **Aparelho urinário.** Micções freqüentes e abundantes.
- **Aparelho genital masculino.** Inflamação dos testículos (orquite).
- **Aparelho genital feminino.** Menstruação dolorosa, irregular e abundante. Cistos ovarianos com freqüência.
- **Membros.** Fraqueza e tremor. Reumatismo crônico com dores noturnas, em geral sem inchaço articular.
- **Pele.** Manchas castanhas.
- **Febre.** A temperatura pode ser muito alta.

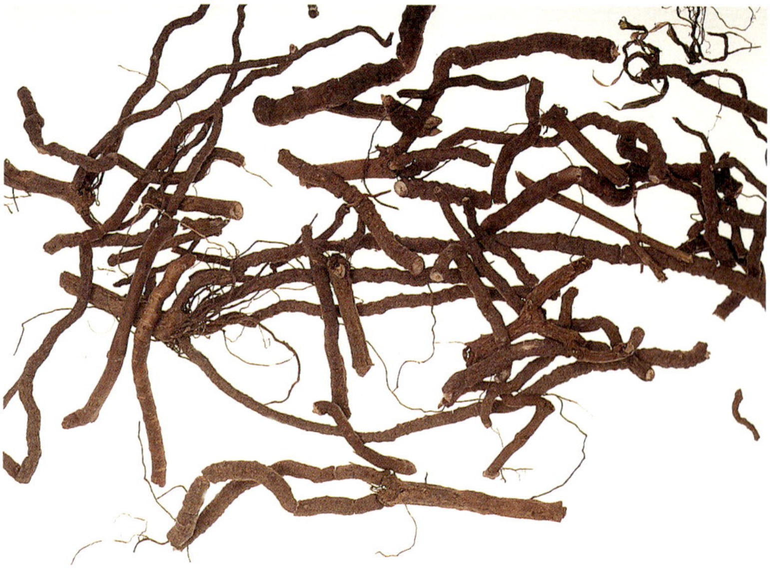

A ipeca, utilizada para preparar *Ipecacuanha*, também é chamada de raiz-do-brasil. Tem sabor amargo e enjoativo.

Ipecacuanha (Ip.)

Este medicamento age particularmente sobre as esferas digestiva e respiratória em um contexto ao mesmo tempo espasmódico e inflamatório.

Nomes comuns:
Ipecacuanha, ipeca, cipó-emético, raiz-preta.

Origem:
Arbusto da família das rubiáceas, nativo do Brasil; seu nome é de origem tupi. O remédio é preparado com a raiz, cujo princípio ativo mais conhecido é a emetina.

Empregos comuns:
Ipecacuanha é muito útil em afecções respiratórias agudas, como a coqueluche.

PARA QUEM É INDICADO

Personalidade e comportamento

A pessoa é irritável e impaciente. Pode

ter uma expressão que parece de desprezo e mostrar-se muitas vezes severa e bem crítica. É infeliz, porque se sente frustrada sem saber muito bem por quê. O fato de não exprimir sua raiva e indignação provoca-lhe distúrbios psicossomáticos. Fica ansiosa e agitada quando doente.

Distúrbios gerais

As náuseas e os vômitos acompanham a maioria dos sintomas. Resfriados com a diminuição da pressão atmosférica. Sensibilidade ao calor, especialmente quando há umidade, e ao frio. Estados espasmódicos. Sintomas periódicos. Tendência a hemorragias.

Variação dos sintomas

- **Fatores de agravamento:** o calor, a umidade, a comida pesada e em excesso.
- **Fator de melhora:** o ar fresco.

Preferências alimentares

Desejo por guloseimas. Apetite caprichoso na criança, que quer uma coisa e depois a rejeita.

Distúrbios localizados

- **Cabeça.** Dor de cabeça lancinante de origem gástrica em pessoas nervosas e sensíveis, que começa com náuseas e vômitos.
- **Rosto.** Um lado fica muito quente, o outro frio.
- **Olhos.** Inflamação, vermelhidão e lacrimejamento abundante, às vezes com secreção de pus.
- **Nariz.** Acessos violentos de espirros. É comum o nariz sangrar.
- **Boca.** Salivação abundante. A criança põe constantemente os dedos na boca.
- **Garganta.** Garganta seca. Rouquidão.
- **Aparelho respiratório.** Sensação de aperto no peito. Crises de asma com respiração sibilante e impressão de sufocamento que obriga a ofegar. Acúmulo de muco. Tosse violenta, espasmódica e incessante, que causa enjôos e vômitos.
- **Abdômen.** Inchaço.
- **Estômago.** Dores intensas ou sensação de desmaio. Vômitos de comida e bile, precedidos de calafrios. Náuseas constantes, que não melhoram apesar dos vômitos. Dificuldades de digerir gorduras e frutas ácidas.
- **Aparelho genital feminino.** Menstruações abundantes e próximas.
- **Gravidez e parto.** Vômitos durante a gravidez. Náuseas e sangramento vermelho-vivo após o parto.
- **Febre.** Os menores calafrios são acompanhados de febre alta com náuseas. Dores nos braços e nas pernas. Na criança, gemidos e sobressaltos durante o sono.

Iris versicolor
(Iris)

Este medicamento age principalmente sobre o fígado, pâncreas e aparelho digestivo. Também trata de nevralgias.

Nomes comuns:
Íris-sarapintada, gladíolo-azul.
Origem:
Originária dos Estados Unidos, esta planta herbácea vivaz pertence à família das iridáceas. O medicamento *Iris versicolor* é preparado com o rizoma seco.
Empregos comuns:
Iris versicolor é útil no tratamento de certas crises de enxaqueca.

PARA QUEM É INDICADO

Personalidade e comportamento

Em caso de desequilíbrio, o paciente fica muito agitado à noite. Além disso, a febre provoca um estado de torpor.

Distúrbios gerais

Secreções abundantes, azedas, ácidas e muito quentes. Sintomas digestivos acompanhados de nariz oleoso, gosto de gordura na boca e fezes gordurosas. Dores que mudam de lugar. Sintomas com periodicidade semanal.

Jaborandi
(Jab.)

A ação mais conhecida do jaborandi é sobre os olhos e as glândulas sudoríparas.

Nome comum:
Jaborandi.
Origem:
Originário da América do Sul, o jaborandi, arbusto da família das rutáceas, contém a pilocarpina.
Empregos comuns:
Jaborandi permite tratar certas fadigas oculares.

PARA QUEM É INDICADO

Distúrbios gerais

Transpiração e salivação abundantes.

Kalium bichromicum (Kali-bi.)

Este medicamento tem uma afinidade particular com as mucosas do estômago e dos intestinos, com a esfera respiratória, os ossos e os tecidos fibrosos do corpo. Também é indicado para doenças dos rins, coração e fígado.

Nome comum:
Bicromato de potássio.
Origem:
Este sal tóxico apresenta-se sob a forma de cristais vermelho-escuros solúveis em água fria. As três primeiras dinamizações são obtidas por diluição ou trituração.
Empregos comuns:
Medicamento útil para tratar sinusites muito localizadas que apresentam as secreções características descritas abaixo.

PARA QUEM É INDICADO

Personalidade e comportamento

É uma pessoa de espírito um tanto detalhista. Um pouco fechada, leva uma vida bastante rotineira, isolada do mundo. Às vezes fala sozinha.

Distúrbios gerais

Inflamações freqüentes das mucosas do nariz e da faringe (catarro). Sintomas mais acentuados pela manhã. Dores que aparecem em pontos precisos e localizados do corpo ou que se deslocam rapidamente de um lugar para outro. Sensibilidade de todas as mucosas, chegando até a ulceração (perda de substância da pele), com secreções filamentosas e viscosas muito características.

Variação dos sintomas

- **Fatores de agravamento:** o frio, a umidade, o calor, a madrugada (por volta das 2 ou 3 horas), o fato de se despir, o abuso de cerveja.
- **Fatores de melhora:** o ar livre, o fato de movimentar a região atingida, a pressão.

Distúrbios localizados

- **Cabeça.** Sensibilidade do couro cabeludo. Dores periódicas na arcada superciliar (principalmente do lado direito), que obrigam a pessoa a deitar-se, associadas a intolerância à luz e ao ruído e a distúrbios visuais. Inflamação crônica dos seios frontais.
- **Rosto.** Dores nos ossos da face.
- **Olhos.** Fragilidade da córnea. Inflamação das pálpebras, que ficam coladas pela manhã.
- **Ouvidos.** Otite crônica. Tímpano perfurado.
- **Nariz.** Narinas secas. Pressão e dor que vai da base do nariz até as têmporas. Secreção espessa, cinza-amarelada, que forma crostas que, ao se descolarem, fazem a mucosa ficar em carne viva. Pólipos. Perda do olfato. Espirros violentos. Perfuração do septo nasal.
- **Boca.** Língua pegajosa.
- **Garganta.** Tosse violenta com enjôo devido a expectorações de muco espesso que adere na garganta e na boca. Laringite. Inchaço da úvula. Voz rouca ou anasalada.
- **Aparelho respiratório.** Bronquite com muco tenaz que dá a impressão de que um tumor situado na traquéia provoca tosse.
- **Estômago.** Sensação de peso na boca do estômago. Aerofagia. Opressão após comer. Náuseas e vômito de muco com filamentos. Úlcera significativa no estômago ou duodeno.
- **Intestino.** Diarréia espumosa. Gases.
- **Aparelho urinário.** Após a micção, sensação de que a bexiga não se esvaziou totalmente. Ardor na uretra. Dores e inflamação (nefrite) de um ou de ambos os rins.
- **Aparelho genital masculino.** Pontos dolorosos na próstata. Prurido.
- **Aparelho genital feminino.** Corrimento branco viscoso. Predisposição ao prolapso do útero.
- **Membros.** Reumatismo que se alterna com distúrbios gástricos ou diarréia.
- **Pele.** Perda de substância da pele (úlceras), caracterizada por lesões cujas bordas são salientes e bem delimitadas.

Kalium carbonicum (Kali-c.)

Este medicamento age em profundidade sobre o organismo e suas indicações são muito variadas. Corresponde a pessoas muito debilitadas.

Nome comum:
Carbonato dipotássico.
Origem:
Este sal encontra-se nas cinzas de todos os vegetais, exceto dos que crescem à beira-mar. As três primeiras dinamizações são feitas por trituração.
Empregos comuns:
Medicamento útil para as pessoas frágeis em certos casos de resfriado.

PARA QUEM É INDICADO

Personalidade e comportamento

A pessoa é de natureza ansiosa e não tem confiança em si. Tem medo de doenças. Assusta-se com facilidade, principalmente quando está sozinha, e mostra-se muito sensível à dor, ao ruído (que lhe provoca sobressaltos) e ao contato (que a faz estremecer). É caprichosa, irrita-se com ninharias e com freqüência está insatisfeita consigo mesma. Precisa de companhia, mas em geral mostra-se desagradável. Manifesta pouco suas emoções, mas não consegue evitar o choro quando a criticam.

Distúrbios gerais

O indivíduo é friorento, não suporta o frio e resfria-se com muita facilidade. Tendência à retenção de líquido e à formação de edemas. As dores se manifestam de forma viva, aguda ou cortante, vindo de dentro para fora. Entorpecimento e frio em áreas precisas do corpo. Surgimento ou piora dos sintomas em geral entre as 2 e as 4 horas da madrugada.

Variação dos sintomas

- **Fatores de agravamento:** o frio, o inverno, deitar-se sobre o lado dolorido.
- **Fatores de melhora:** o clima quente, sentar-se com os cotovelos sobre os joelhos.

Distúrbios localizados

- **Cabeça.** Dor de cabeça pela manhã, ao despertar, ou como reação ao vento frio. Cabelos muito secos.
- **Rosto.** Pele pálida e doentia. Traços inchados.
- **Olhos.** Inchaço em torno dos olhos, sobretudo na altura das pálpebras superiores.
- **Nariz.** Nariz entupido em cômodo quente. Narinas ulceradas. Rinite crônica. Sangramento periódico pelo nariz.
- **Garganta.** Inflamação da garganta, com sensação de que há um espinho nela. Laringe em carne viva. Acúmulo de muco que a pessoa não consegue nem engolir, nem eliminar completamente.
- **Aparelho respiratório.** Respiração curta e sibilante. Asma que piora das 2 às 4 horas da madrugada e que se alivia quando o doente se senta, se inclina para a frente ou se balança. Tosse seca às 3 horas da madrugada, acompanhada de dores agudas na faringe. Expectoração, principalmente pela manhã e após as refeições. Dores cortantes e agudas no peito. Sensação de frio na região do tórax. Predisposição a pneumonia e inflamação da pleura (membrana que recobre os pulmões).
- **Abdômen.** Sensibilidade externa na região superior e mediana do abdômen (epigástrio).
- **Estômago.** Impressão de que o estômago está cheio de água e vai estourar. Ansiedade sentida no estômago. Arrotos azedos. Náuseas provocadas por emoções. Dor forte e acidez gástrica. Inchaço e muitos gases.
- **Aparelho genital masculino.** Muita fraqueza após as relações sexuais.
- **Aparelho genital feminino.** Grande fraqueza antes da menstruação. Menstruação atrasada e pouco abundante. Menstruação dolorosa: sensação de corte com pressão dilacerante na parte inferior das costas.
- **Parto.** Trabalho de parto insuficiente.
- **Coluna.** Fraqueza e dores dorsais que se irradiam para coxas e pernas. Dores às 3 horas da madrugada que obrigam a pessoa a se levantar.
- **Membros.** Dor que se estende do quadril ao joelho. Ciática agravada ao menor contato. Retenção de água (edema) em um só pé.
- **Vertigens**. Vertigens ao se mexer depressa. Vertigens que parecem vir do estômago.

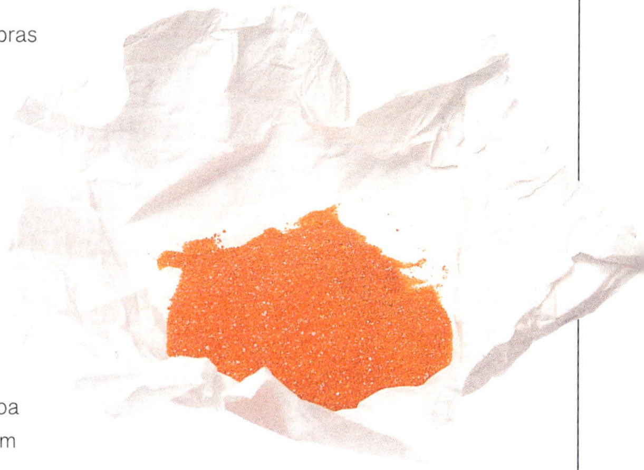

Kalim bichromicum **é fabricado com um sal tóxico de cor vermelha, o bicromato de potássio.**

Kalium iodatum
(Kali-i.)

De ação constitucional e profunda, este medicamento age particularmente sobre os tecidos fibrosos e conjuntivos, principalmente nas afecções que provocam destruição dos tecidos orgânicos.

Nome comum:
Iodeto de potássio.
Origem:
O iodeto de potássio apresenta-se sob a forma de cristais cúbicos brancos de sabor amargo e salgado.

Empregos comuns:
Este medicamento é usado no tratamento de certas formas de reumatismo e sinusite.

PARA QUEM É INDICADO

Personalidade e comportamento

Mais para loquaz, a pessoa tende a se sobressaltar ao menor ruído e detesta ser tocada. É triste e chora facilmente, temendo uma desgraça futura. Tem idéias fixas com freqüência.

Distúrbios gerais

Tendência a inchaço das glândulas, ulcerações e exostoses (proliferação benigna de uma parte de um osso). Dores difusas pelo corpo. Reumatismo crônico. Secreções abundantes, aquosas, ácidas e salgadas. Fraqueza.

Kalium phosphoricum (Kali-p.)

É o medicamento para certos estados de esgotamento físico e mental. Exerce, entre outras, uma ação importante sobre o sistema neurovegetativo.

Nome comum:
Fosfato dipotássico.
Origem:
Este sal apresenta-se sob a forma de uma massa branca deliqüescente. É parte integrante de todos os líquidos e tecidos do corpo humano. O medicamento é preparado tanto por diluição como por trituração.
Empregos comuns:
Kalium phosphoricum trata estafas intelectuais.

PARA QUEM É INDICADO

Personalidade e comportamento

Quando doente, a pessoa torna-se irritável, morosa, choramingas e angustiada. Profundamente melancólica, sente um certo desgosto pela vida acompanhado de medo de doenças e da morte. Qualquer trabalho a abate, particularmente o esforço mental. É hipersensível à luz e sobressalta-se com o menor ruído ou contato.

Distúrbios gerais

Estado de debilitação moral e física e de neurastenia. Depressão física e mental depois de preocupações ou estafa. Secreções insalubres. Distúrbios da coagulação. Perda muscular. Dores nevrálgicas dilacerantes e paralisantes.

Kalium sulfuricum (Kali-s.)

Este medicamento age essencialmente sobre o aparelho respiratório e as mucosas do nariz, da garganta e dos ouvidos.

Nomes comuns:
Sulfato de potássio, sulfato dipotássico.
Origem:
O sulfato de potássio apresenta-se sob a forma de cristais hexagonais brilhantes, transparentes e solúveis em água, que têm sabor amargo.
Distúrbios comuns:
Kalium sulfuricum permite o tratamento de distúrbios das tubas auditivas com perda de audição temporária.

PARA QUEM É INDICADO

Personalidade e comportamento

Quando há uma afecção, a pessoa fica nervosa (sobretudo ao anoitecer), apressada, inquieta por qualquer coisa, agitada e ansiosa. Esse estado se agrava claramente quando ela se encontra em um lugar um pouco confinado, enquanto o ar livre provoca alívio imediato.

Distúrbios gerais

Secreções abundantes, aquosas, de cor amarelo-viva. Tendência à supuração. Dores que migram pelo corpo.

Kreosotum (Kreos.)

Este medicamento exerce uma ação particular sobre o aparelho digestivo, as mucosas geniturinárias, assim como sobre certos problemas de dentição.

Nome comum:
Creosoto de faia.
Origem:
O creosoto de faia é obtido por destilação do alcatrão de faia. Apresenta-se como um líquido oleoso, incolor, quase insolúvel em água, mas muito solúvel no álcool, no éter e no sulfureto de carbono. Tem odor muito desagradável e bem penetrante. A primeira diluição é preparada com creosoto depurado.
Empregos comuns:
Kreosotum é um dos medicamentos mais úteis para os distúrbios de dentição na criança.

PARA QUEM É INDICADO

Personalidade e comportamento

A criança que precisa deste

medicamento manifesta muita irritação e eterna insatisfação: deseja uma coisa e a rejeita em seguida. É muito agitada, especialmente à noite e particularmente após as 3 horas da madrugada. Na mulher, observa-se agitação antes da menstruação. A pessoa costuma ser extremamente sensível à música.

Distúrbios gerais

Tendência a sangramentos (sangue escuro). Intenso ardor dos tecidos atingidos, com tumefação. Lesões profundas como úlceras. Secreções abundantes, ácidas, malcheirosas, muito quentes e escoriantes. Sintomas que se manifestam essencialmente do lado esquerdo do corpo.

Variação dos sintomas

- **Fatores de agravamento:** o frio, a dentição, o repouso, comer, deitar-se.
- **Fatores de melhora:** o calor, a comida quente, o movimento.

Distúrbios localizados

- **Cabeça.** Dor de cabeça forte antes e durante a menstruação.
- **Boca.** Dentição muito penosa, cáries muito cedo (às vezes, assim que nascem os dentes) e muitas vezes malcheirosas. Gengivas inchadas, azuladas, esponjosas e que sangram com facilidade.
- **Garganta.** Laringe dolorida, rouquidão.
- **Estômago.** Arrotos, náuseas e vômitos (em particular antes da menstruação, na mulher).
- **Intestino.** Cólicas fortes durante e após a menstruação. Na criança, diarréia ligada à dentição.
- **Aparelho urinário.** Necessidade urgente de urinar. Ardor durante e após a micção. Micção involuntária na posição deitada.
- **Aparelho genital feminino.** Forte ardor genital durante a menstruação, com eliminação de coágulos malcheirosos. Pruridos. Menstruação intermitente.
- **Pele.** Pruridos fortes. Sangramento abundante, mesmo de pequenas feridas.

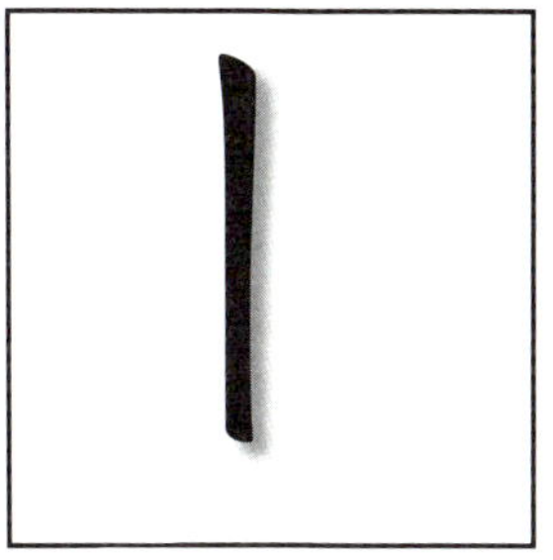

Lac caninum
(Lac-c.)

Dependendo do caso, este medicamento é prescrito para tratar distúrbios otorrinolaringológicos, reumáticos, afecções dos seios da face e distúrbios psicológicos.

Nome comum:
Leite de cadela.

Origem:
Utilizado na Antiguidade, o leite de cadela foi redescoberto por Reisig, que, graças a este medicamento, obteve sucesso notável na época de uma epidemia de difteria maligna. Hoje em dia, o leite de cadela só é utilizado em homeopatia.

Empregos comuns:
Prescreve-se *Lac caninum* para os diversos distúrbios da lactação.

PARA QUEM É INDICADO

Personalidade e comportamento

A pessoa pode ser distraída (esquece suas compras nas lojas, comete erros ao escrever etc.). Empreende muitas coisas, mas não persevera em nada, pois logo perde o estímulo. Tem pouca estima por si mesma e não se aprecia muito fisicamente. Sente até um certo nojo pelo seu corpo, o que a conduz, por exemplo, a lavar as mãos o tempo todo. Acredita-se julgada permanentemente, o que a torna irritável e insolente. Doente, se convence de que seu estado é grave (imagina ter uma doença

O leite de cadela, ou *Lac caninum*, era utilizado na Antiguidade para tratar afecções dos olhos e dos ouvidos.

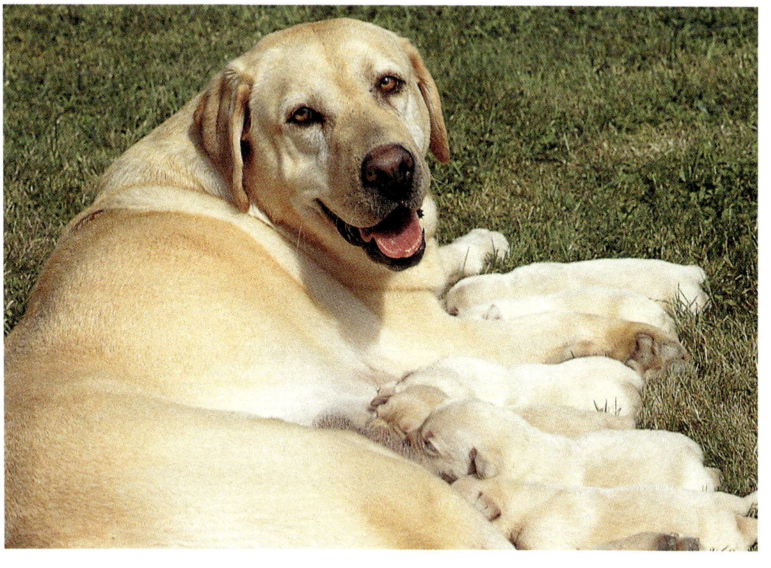

cardíaca que a matará, por exemplo). Às vezes tem a impressão de enlouquecer: sente, por exemplo, que caminha sem tocar o chão ou que está deitada sem tocar a cama.

Distúrbios gerais

Fraqueza e prostração acentuadas. Dores que se alternam entre um lado e outro ao longo das horas. Grande sensibilidade ao contato e à pressão.

Variação dos sintomas

- **Fatores de agravamento:** o ar frio, o vento, o fato de ser tocado, o balanço, a menstruação na mulher.
- **Fatores de melhora:** o ar livre, caminhar, o fato de se virar para o lado direito.

Preferências alimentares

Desejo por alimentos picantes, mostarda, pimenta, sal, bebida quente e uísque.

Distúrbios localizados

- **Cabeça.** Dores de cabeça fortes que se alternam entre os dois lados.
- **Rosto.** Estalos do maxilar ao comer. Afluxo de sangue que se manifesta por rubor das faces.
- **Olhos.** Tendência da retina a reter a impressão dos objetos, sobretudo das cores, o que faz que o último objeto visto seja como que projetado na visão do seguinte.
- **Nariz.** Resfriados com coriza acre, nariz e lábios em carne viva. Uma narina fica obstruída, a outra fica livre e escorre.
- **Garganta.** Pontadas como se houvesse espinhos na garganta. Impressão de que um volume desce e torna a subir imediatamente quando a pessoa engole. Dores do lado direito, sobretudo à noite. Inflamação ora numa amídala ora na outra.
- **Coração.** Palpitações quando a pessoa se deita sobre o lado esquerdo, que melhoram quando ela se vira sobre o lado direito.
- **Estômago.** Impressão de fraqueza, náuseas, ardor e vazio no estômago ao despertar. Fome que persiste após as refeições.
- **Aparelho genital feminino.** Dores nos ovários que se alternam entre os dois lados, mais fortes à direita, irradiando-se até o baixo ventre, do lado esquerdo. Seios inchados e doloridos antes da menstruação.
- **Amamentação.** O leite não desce sem razão aparente ou, ao contrário, há excesso de leite.
- **Membros.** Dores reumáticas que se deslocam de um lado para outro.
- **Pele.** Pequenas manchas como picadas de pulga. Úlceras brilhantes e vermelhas sobre as tíbias e os punhos.
- **Sono.** Sono muito agitado, pois a pessoa não consegue achar uma posição confortável, principalmente para os braços.

Lac defloratum
(Lac-d.)

Este medicamento trata certas afecções crônicas acompanhadas de desnutrição.

Nome comum:
Leite de vaca desnatado.
Origem:
Este medicamento é fabricado com leite de vaca desnatado.
Empregos comuns:
Lac defloratum trata algumas formas de enxaqueca, sobretudo as periódicas.

PARA QUEM É INDICADO

Personalidade e comportamento

Quando doente, a pessoa se isola e não quer ver nem falar com ninguém.

Distúrbios gerais

Esgotamento que acompanha certas doenças crônicas. Intolerância ao leite. Enjôo em viagens.

Variação dos sintomas

- **Fatores de agravamento:** o frio, as correntes de ar, o leite.

Distúrbios localizados

- **Cabeça.** Pela manhã, ao despertar, enxaquecas que começam na testa e se irradiam até o occipital, com latejamento intenso, náuseas e vômitos que não produzem alívio, distúrbios da visão e constipação forte. Dor agravada por ruído, luz, movimento, durante a menstruação, e que melhora com pressão ou uma faixa apertada. Às vezes, dores de cabeça acompanhadas de muito frio e micção muito abundante.
- **Olhos.** Visão turva dos objetos antes das dores de cabeça.
- **Aparelho respiratório.** Crises de asma.
- **Abdômen.** Gases, gastroenterite crônica.
- **Estômago.** Colicas. Vômitos ácidos de alimentos não-digeridos seguidos de líquido amargo. Perda total de apetite, muita sede.
- **Intestino.** Prisão de ventre crônica.
- **Aparelho genital feminino.** Atraso da menstruação com rubor, mãos frias, náuseas e vertigens.

Lacticum acidum
(Lac-ac.)

Este medicamento reequilibra certos tipos de diabete. Permite igualmente tratar uma forma particular de reumatismo.

Nome comum:
Ácido láctico.
Origem:
O ácido láctico provém da fermentação

de certos açúcares por bactérias lácticas. A alteração do leite pela coagulação da caseína, devido a uma acidificação, resulta na produção de ácido láctico. Esta substância forma-se igualmente nos músculos estriados ou se acumula quando o aporte de oxigênio é insuficiente (principalmente quando ocorre grande esforço muscular), às vezes provocando cãibras.

Empregos comuns:
Este medicamento pode ser útil para tratar alguns distúrbios digestivos da gravidez.

PARA QUEM É INDICADO

Distúrbios gerais
Tendência a diabete acompanhada de distúrbios digestivos e hepatovesiculares. Reumatismo crônico.

Distúrbios localizados
- **Boca.** Salivação abundante, principalmente após comer, ou na mulher durante a gravidez.
- **Estômago.** Impressão de vazio no estômago. Náuseas e distúrbios matinais, sobretudo nas mulheres com anemia. Náuseas e mal-estar após comer ou beber. Arrotos com ardência. Muco que deve ser cuspido constantemente.
- **Intestino.** Constipação: fezes apenas uma vez por semana, escuras e duras.
- **Aparelho urinário.** Micção freqüente de dia e à noite, que dói em caso de retenção.
- **Membros.** Dor e inflamação reumática, sobretudo à noite e ao se mexer.

Ledum palustre
(Led.)

Este medicamento tem ação precisa e limitada, que se aplica a traumatismos comuns da vida cotidiana.

Nome comum:
Alecrim-selvagem.

Origem:
Ledum palustre é um arbusto da família das ericáceas. A tintura-mãe é produzida com a planta inteira, colhida em abril e em maio.

Empregos comuns:
Antes que se inventasse uma vacina, *Ledum palustre* era utilizado no combate ao tétano. Hoje é essencialmente prescrito para tratar os ferimentos por qualquer objeto pontiagudo e suas conseqüências (inclusive infecciosas), as picadas de insetos, as mordidas de animais e as contusões oculares ("olho roxo"). É sobretudo eficaz para as áreas não-carnudas do corpo e as extremidades. Além disso, atenua as equimoses provocadas pela esclerose das varicosidades.

PARA QUEM É INDICADO

Personalidade e comportamento
O indivíduo percebe o mundo exterior como perturbador e agressivo — um universo que exerce pressão sobre ele. Um pequeno fato produz nele um grande efeito. Muito suscetível e satisfeito consigo mesmo, é fácil ferir seu amor-próprio, com o que se torna colérico e violento. Não gosta muito de companhia, nem mesmo a dos amigos, e tende a ser misantropo.

Distúrbios gerais
Reumatismo ou outros sintomas que começam nos pés e sobem em direção à parte superior do corpo. As áreas atingidas ficam frias, arroxeadas, inchadas ou entorpecidas. Sensibilidade excessiva da planta dos pés, acarretando com freqüência passos em falso que às vezes provocam entorses. Dores ou sensação de pressão. Piora rápida de qualquer feridinha.

Variação dos sintomas
- **Fatores de agravamento:** o calor na área atingida, o movimento.
- **Fatores de melhora:** o frio (mesmo para o reumatismo), os banhos frios nos pés, o repouso (de preferência na posição deitada).

O medicamento *Ledum palustre* é fabricado com alecrim-selvagem.

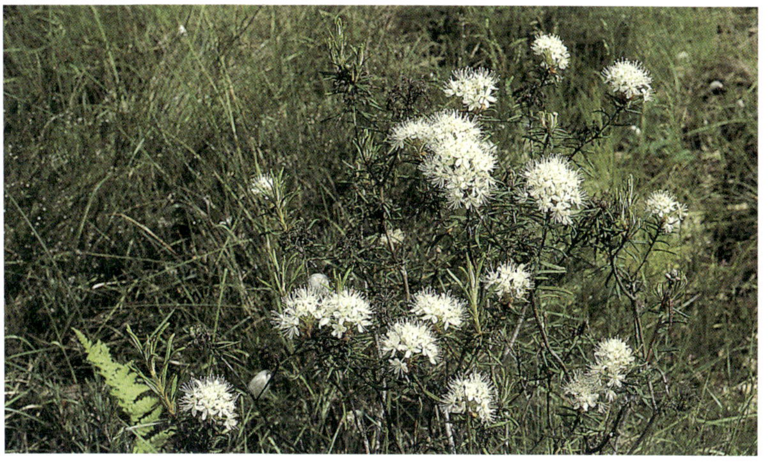

Luesinum
(Lues.)

Raramente utilizado, mas de ação constitucional profunda, este nosódio (que corresponde, como *Mercurius solubilis*, ao "terreno sifilítico") exerce uma ação particular sobre as mucosas, o sistema nervoso e os ossos. *Luesinum* também é conhecido pela designação de *Syphilinum*.

Origem:
Luesinum é preparado a partir de um lisado à base de serosidades de treponemas de cancros sifilíticos primitivos. Devido ao modo de preparo, não há nenhum germe presente no remédio.
Empregos comuns:
Este medicamento é útil para tratar certos abscessos recorrentes.

PARA QUEM É INDICADO

Personalidade e comportamento
Em caso de desequilíbrio, a pessoa pode perder toda a sociabilidade. Sua esperança de se curar desaparece, ela apresenta distúrbios de memória e às vezes tem a impressão de estar perdendo a razão. Pode ainda cair em profunda depressão. Eventualmente tem a mania de lavar as mãos o tempo todo, como que para se purificar.

Distúrbios gerais
Sintomas que apresentam muitas fases. Dores que aparecem e desaparecem aos poucos. Tendência à destruição dos tecidos: úlceras, problemas ósseos etc. Falta de reação a tratamentos, a princípio bem adaptados em virtude de um terreno hereditário particular. Insônia total com agitação. Agravamento geral dos sintomas à noite (mais precisamente do pôr ao nascer do sol).

Variação dos sintomas
- **Fatores de agravamento:** o clima muito quente ou muito frio, a umidade, o ar marinho.
- **Fatores de melhora:** o dia, a montanha, o movimento lento ou contínuo.

m

Magnesia carbonica
(Mag-c.)

Embora se trate de um grande medicamento constitucional, *Magnesia carbonica* é conhecido em especial pela sua ação sobre distúrbios gastrointestinais e nevrálgicos.

Nome comum:
Carbonato de magnésio, magnésia branca.
Origem:
Este sal é comum na natureza, em geral sob a forma de uma massa branca terrosa. Também é possível prepará-lo quimicamente. As três primeiras dinamizações são obtidas por trituração.
Empregos comuns:
Magnesia carbonica é útil para tratar certas formas de gastroenterite, principalmente em crianças pequenas.

PARA QUEM É INDICADO

Personalidade e comportamento
A pessoa pode ter a impressão de não ser amada por seus próximos, sentindo às vezes uma sensação de abandono. De caráter reservado, é sensível ao que os outros pensam dela e não suporta os conflitos. Sente uma certa nostalgia da infância.

Distúrbios gerais
Acidez geral do corpo, que exala um odor azedo. Sensibilidade ao frio e às correntes de ar. Sensação de calor após a comida quente. Tendência à constipação após tensão nervosa. Dores nevrálgicas, particularmente no rosto e nos dentes, sobretudo do lado esquerdo, estendendo-se ao longo do nervo. Sacudidelas nervosas não dolorosas aqui e ali. Grande fraqueza dos membros. Periodicidade dos sintomas: a cada três semanas, ou, na mulher grávida, a cada três dias. Nas crianças, emagrecimento apesar de apetite voraz.

Variação dos sintomas
- **Fatores de agravamento:** o frio, as mudanças de clima, a noite, o repouso, o contato, a menstruação.
- **Fatores de melhora:** o movimento, andar de um lado para o outro.

Preferências alimentares
Desejo por carne, especialmente entre as crianças, e por pão com manteiga. Desejo ou aversão por legumes. A criança recusa o leite materno, que não digere. "Desejos" estranhos na mulher grávida.

Distúrbios localizados
- **Cabeça.** Pressão pulsátil na testa, provocada pelo esforço mental

ou por se encontrar em meio a muitas pessoas.

- **Rosto.** Dores muito fortes nas maçãs do rosto.
- **Olhos.** Catarata. Ressecamento ou lacrimejamento dos olhos.
- **Boca.** Dores de dente à noite, que obrigam a levantar-se e a andar de lá para cá, agravadas pelo frio. Dores de dente durante a gravidez.
- **Garganta.** Dor de garganta antes da menstruação.
- **Estômago.** Acidez estomacal. Enjôos. Arrotos azedos. Náuseas.
- **Intestino.** Dores cortantes. Diarréia com fezes ácidas, verdes e de aspecto espumoso. Irritabilidade nas crianças doentes.
- **Sono.** Insônia por volta das 3 horas da madrugada. Sonho com pessoas mortas, fogo, ladrões, sonhos históricos.

Magnesia muriatica (Mag-m.)

Este medicamento age principalmente sobre o fígado, o intestino, o útero, assim como sobre o sistema nervoso.

Nome comum:
Cloreto de magnésio.
Origem:
Este sal encontra-se na água do mar e em certas águas minerais com propriedades purgativas. As três primeiras dinamizações de *Magnesia muriatica* são feitas por trituração.
Empregos comuns:
Este medicamento é prescrito para tratar a intolerância ao leite na infância e problemas de dentição.

PARA QUEM É INDICADO

Personalidade e comportamento
De humor sombrio, a pessoa tende a ver as coisas com pessimismo e ansiedade.

Distúrbios gerais
Afecções crônicas do fígado com constipação característica. Distúrbios espasmódicos. Tendência a resfriados.

Variação dos sintomas
- **Fatores de agravamento:** a noite, deitar-se sobre o lado direito, ser tocado, comer, o sal, o leite.
- **Fatores de melhora:** o ar fresco, uma pressão forte, um movimento leve.

Preferências alimentares
Desejo ou aversão por legumes.

Distúrbios localizados
- **Intestino.** Fezes nodosas, secas, que se esmigalham. Forte constipação. Diarréia após ingestão de leite.
- **Aparelho genital feminino.** Menstruação abundante, escura e granulosa. Corrimento branco em excesso.

Magnesia phosphorica (Mag-p.)

Este medicamento exerce uma ação específica sobre alguns distúrbios espasmódicos ou nevrálgicos.

Nome comum:
Fosfato ácido de magnésio.
Origem:
Este sal é obtido saturando-se de magnésia o ácido fosfórico líquido. Apresenta-se sob a forma de pó cristalino. As três primeiras dinamizações são feitas por trituração.
Empregos comuns:
Este medicamento permite tratar cólicas agudas, cujas características são descritas abaixo.

PARA QUEM É INDICADO

Personalidade e comportamento
A pessoa tende a falar muito de suas dores. Pode ser irritável, em particular quando tem dor de cabeça.

Distúrbios gerais
Tensão nervosa e acesso de dores espasmódicas ou nevrálgicas. Dores violentas que se irradiam e mudam de lugar de repente, acalmadas por aplicações ou banhos muito quentes, pela pressão ou massagem da área dolorida, ou dobrando-se (no caso das cólicas intestinais). Câibras freqüentes e tendinite. Afecções do lado direito do corpo, que atingem a cabeça, os ouvidos, o rosto (nevralgia do trigêmeo), o peito, os ovários, o intestino (cólicas agudas), o reto (crises de hemorróidas) ou o nervo ciático.

Variação dos sintomas
- **Fatores de agravamento:** o frio, o ar, a noite.

Medorrhinum (Med.)

Amplamente experimentado há cem anos, este medicamento fundamental em homeopatia cura afecções crônicas profundas quando é prescrito judiciosamente.

Nome comum:
Medorrhinum.
Origem:
Medorrhinum é um nosódio, ou seja, um remédio preparado a partir do próprio germe de uma doença, no caso a blenorragia (gonorréia). Com o processo de diluições realizado pela homeopatia, o medicamento não contém nenhum germe da doença; subsiste apenas a "essência" da substância.
Empregos comuns:
Medorrhinum permite, em certos casos, um reequilíbrio de terreno antes do estabelecimento de um tratamento específico.

PARA QUEM É INDICADO

Personalidade e comportamento

De temperamento impaciente, a pessoa tem a impressão de que o tempo passa devagar demais. Faz tudo com precipitação, o que a cansa. Sua memória às vezes falha, ela não termina suas frases e logo perde o fio da conversa. Teme as responsabilidades, pois logo se sente culpada de qualquer coisa. Pressente – em geral com correção – os acontecimentos antes de ocorrerem. Muito sensível, tem dificuldade, quando está doente, em falar de seus problemas sem chorar. Não suporta ser tocada e teme o escuro.

Distúrbios gerais

Afecções crônicas devido principalmente a uma gonorréia (doença sexualmente transmissível) mal tratada. Afecções que em homeopatia se vinculam ao terreno sicótico. Fragilidade das mucosas. Predisposição à artrite crônica, que provoca rigidez e dores. Dores que aparecem de repente e desaparecem aos poucos.

Variação dos sintomas

- **Fatores de agravamento:** a umidade, a tempestade, do nascer ao pôr-do-sol.
- **Fatores de melhora:** o ar fresco e o clima marinho, ao anoitecer, deitar de bruços, a massagem vigorosa, o choro.

Preferências alimentares

Desejo por alimentos ácidos, frutos verdes, guloseimas e sal. Aversão por berinjela, comida e bebidas frias.

Distúrbios localizados

- **Cabeça.** Impressão de que uma faixa aperta a fronte, principalmente quando a pessoa se inclina para a frente. Sensação de pele esticada. Dor da testa ao pescoço, com náuseas, resfriado e pressão sobre os olhos.
- **Olhos.** Dor (nevralgia) nos olhos ao fechar as pálpebras.
- **Nariz.** Rinite crônica e inflamação da faringe.
- **Garganta.** Presença constante de muco espesso vindo da parte posterior do nariz. Garganta dolorida e congestionada. Ressecamento incômodo na laringe e dor ao engolir.
- **Aparelho respiratório.** Sensação de estreitamento do tórax e dificuldade de expirar. Crise de asma ou tosse incessante e seca à noite, que só melhora deitando de bruços.
- **Abdômen.** Cólica da vesícula, com dores cortantes na área do fígado e do baço.
- **Estômago.** Apetite voraz imediatamente após comer ou à meia-noite. Muita sede (mesmo em sonhos!). Dores intensas. Náuseas que melhoram ao beber. Dores de estômago após as 2 horas da madrugada.
- **Intestino.** Pruridos anais intensos. Intestino preguiçoso. O paciente só consegue evacuar esticando-se para trás.
- **Aparelho urinário.** Sensação de fervura, ou, ao contrário, de frio na região dos rins. Crises de cólica nefrítica, acompanhadas de necessidade de chupar gelo. Enurese.
- **Aparelho genital masculino.** Uretra em carne viva. Próstata dolorida e inchada. Presença de verrugas (condilomas) nos órgãos genitais.
- **Aparelho genital feminino.** Dor no ovário esquerdo, com sensação de peso. Seios e mamilos doloridos, sensíveis ao toque entre as menstruações. Menstruação escura que encerra coágulos. Corrimento irritante.
- **Coluna.** Espasmos dos músculos do pescoço. Dores e ardência na coluna vertebral. Lumbagos que se repetem.
- **Membros.** Sensação de muito calor nas mãos e nos pés (tendência, por exemplo, a andar descalço). Dores reumáticas no ombro esquerdo, em especial ao se mexer, com pontadas ocasionais quando imóvel. Calcanhares muito sensíveis, doloridos e que coçam.
- **Pele.** Pruridos incessantes no corpo todo. Pele fria, embora a pessoa queira se descobrir (tira o cobertor da cama).
- **Sono.** Insônia, com a sensação de que se está coberto demais, mas as extremidades permanecem geladas. A criança dorme "enrolada", com o rosto escondido no travesseiro.
- **Vertigens.** Vertigens com medo de cair, sobretudo em movimento.

Melilotus officinalis (Meli.)

Este medicamento corresponde particularmente a certos estados congestivos com tendência a sangramento.

Nomes comuns:
Meliloto oficinal, trevo-de-cheiro.
Origem:
O meliloto oficinal é uma planta forrageira bianual, da família das leguminosas. Produz um princípio ativo chamado cumarino.
Empregos comuns:
Melilotus revela-se útil nos sangramentos de nariz vinculados à congestão sanguínea.

PARA QUEM É INDICADO

Personalidade e comportamento
Quando doente, a pessoa pode apresentar uma leve síndrome de perseguição.

Distúrbios gerais
Dores de cabeça congestivas, pulsáteis, em especial na fronte, que se aliviam com sangramento de nariz ou a menstruação, acompanhadas de rubor da face, olhos injetados, vômitos, diarréias. A dor provoca muito nervosismo, irritabilidade e distúrbios da memória.

Mercurialis perennis (Merl.)

Trata-se principalmente de um medicamento contra a enxaqueca e os distúrbios oculares.

Nome comum:
Mercurial vivaz.
Origem:
Comum em quase todas as regiões da Europa, esta planta vivaz da família das euforbiáceas cresce em bosques e locais sombreados.
Empregos comuns:
Mercurialis perennis permite tratar certos tipos de fadiga ocular.

PARA QUEM É INDICADO

Distúrbios gerais
Peso, tensão e sensação de calor na cabeça. Latejamento na parte esquerda da fronte e na têmpora que se agrava em local fechado e melhora com frio e pressão. As dores tendem a descer obliquamente. Fadiga ocular com ressecamento, necessidade de piscar com freqüência ao ar livre e ao sol, conjuntivite acompanhada de peso das pálpebras. As letras se confundem ao ler e escrever.

Mercurius corrosivus (Merc-c.)

Semelhante ao *Mercurius solubilis*, mas de ação menos ampla, este medicamento age em particular sobre a garganta e as regiões geniturinária e retal. Antes da descoberta dos antibióticos, tratava a sífilis e suas conseqüências. Tem ação rápida.

Nomes comuns:
Cloreto mercúrico, sublimado corrosivo.
Origem:
Apresenta-se sob a forma de pequenos cristais translúcidos com sabor metálico muito desagradável. As três primeiras dinamizações são feitas por trituração.
Empregos comuns:
Este medicamento revela-se útil em certos tipos de úlcera, especialmente nas mucosas.

PARA QUEM É INDICADO

Personalidade e comportamento
Em caso de doença, a pessoa fica irritável de dia e tem noites muito agitadas.

Distúrbios gerais
Estados inflamatórios significativos, acompanhados de sensação de queimadura interna, secreções ácidas e tendência à destruição dos tecidos atingidos. Estados espasmódicos localizados, com sensação de estreitamento dos órgãos, em particular garganta, vesícula e reto.

Mezereum (Mez.)

Este medicamento é utilizado sobretudo para tratar afecções cutâneas, ósseas e nevrálgicas.

Nome comum:
Madeira-delicada.
Origem:
Este arbusto da família das timeleáceas simboliza a chegada da primavera. A tintura-mãe é preparada com a casca moída e reduzida a pasta.
Empregos comuns:
É o medicamento usado em certos tipos de eczema crônico.

PARA QUEM É INDICADO

Personalidade e comportamento
A pessoa é triste e desanimada. Procura de bom grado companhia. Acontece-lhe de permanecer imóvel

durante horas, por exemplo, olhando pela janela sem ter consciência do que a cerca.

Distúrbios gerais
Diversas dores, com freqüência repentinas, acompanhadas de arrepios e sensibilidade ao ar frio. As partes afetadas ficam frias. Dores nos ossos. Sintomas de um só lado do corpo. Sensações de paralisia dos membros. Afecções após vacinação ou erupção reprimida. Dores (nevralgias) ardentes após herpes. Problemas de pele agravados pelo frio ou umidade.

Variação dos sintomas
- **Fatores de agravamento:** o frio, o ar frio, a noite, o calor da cama, o mais leve contato.
- **Fatores de melhora:** comer, estar sentado inclinado para a frente.

Preferências alimentares
Vontade de toucinho, presunto, carne de porco, café, mostarda, vinho.

Distúrbios localizados
- **Cabeça.** Sensibilidade do crânio ao frio e ao contato, sobretudo ao anoitecer. Pruridos e ardência no couro cabeludo. Crostas na cabeça, às vezes com pus.
- **Rosto.** Dores (nevralgias) violentas, súbitas e breves, que deixam as partes afetadas entorpecidas. Impetigo.
- **Olhos.** Dores (nevralgias) na altura dos cílios. Eczema nas pálpebras.
- **Ouvidos.** Sensação de que o tímpano está exposto ao ar frio, que sopraria diretamente dentro do ouvido. Erupção atrás da orelha com secreção.
- **Boca.** Dores de dente violentas à noite. Lábios secos e inchados.
- **Coluna.** Nevralgias intercostais após herpes-zoster, que pioram à noite e com o calor do leito.
- **Membros.** Inflamação e lesão dos ossos, sobretudo os longos. Articulações doloridas e rijas. Ardência e latejamento nos músculos. Dores que se dirigem para cima, obrigando a pessoa a sair da cama à noite.
- **Pele.** Pruridos intoleráveis. Eczema cujas vesículas formam crostas ao secar. Erupções que acarretam perda de substância da pele (ulceração), supuram e formam crostas espessas. Herpes em múltiplos locais do corpo.

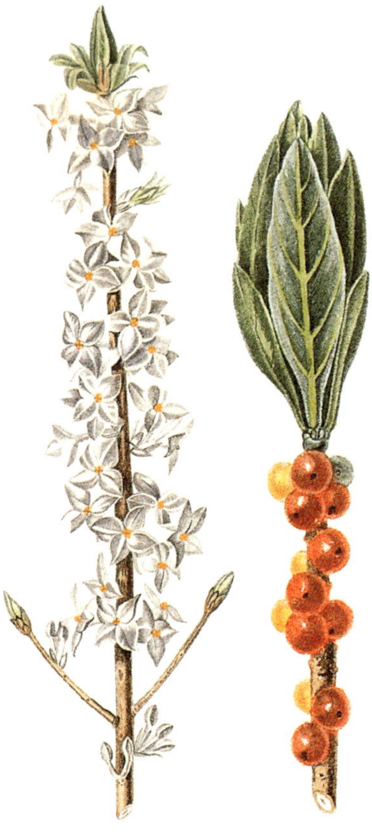

A partir de março, um agrupamento de flores cor-de-rosa cobre a parte superior da madeira-delicada, planta usada no preparo de *Mezereum*.

Millefolium (Mill.)

Este medicamento age sobretudo sobre os vasos capilares. É ótimo contra hemorragia.

Nomes comuns:
Milefólio, erva-dos-carpinteiros, mil-em-rama, mil-folhas.
Origem:
Esta planta herbácea vivaz, da família das asteráceas ou compostas, é comum na Europa e na Ásia. O medicamento é preparado com a planta inteira em floração.
Empregos comuns:
Este medicamento é em geral muito útil para tratar sangramentos ligados a um traumatismo ou depois de um parto ou aborto.

PARA QUEM É INDICADO

Distúrbios gerais
Sangramentos abundantes, mas não dolorosos, de sangue vermelho-vivo e fluido. Sensação de contusão e dor. Sangramentos do nariz. Varizes (em particular na gravidez).

Muriaticum acidum (Mur-ac.)

Este medicamento exerce uma ação terapêutica particular sobre as mucosas e os músculos.

Nomes comuns:
Ácido clorídrico, ácido muriático.
Origem:
Este gás incolor que fumega em contato com o ar tem um odor vivo e muito picante.

Empregos comuns:
Antes da descoberta dos antibióticos, *Muriaticum acidum* era prescrito para tratar a febre tifóide e outras doenças que provocavam febre alta e de longa duração, associada a um estado de prostração. Hoje é muito utilizado para tratar as crises agudas de hemorróidas.

PARA QUEM É INDICADO

Personalidade e comportamento
A pessoa é muito conscienciosa e em geral dá importância demais aos detalhes e às dificuldades da vida. Pode ser triste e taciturna ou, ao contrário, muito loquaz. Apresenta momentos de perda de memória, esquecendo-se, por exemplo, do que acaba de dizer.

Distúrbios gerais
Grande fraqueza física: doente, a pessoa é incapaz do menor esforço muscular, inclusive o de manter-se sentada; por isso mesmo, pode apresentar uma falsa paralisia da bexiga, do ânus e da língua. As mucosas, sobretudo as da boca e vias digestivas, ficam secas, inflamadas e até ulceradas. Em caso de doença aguda, sente o corpo dolorido, agitação e depois muita fraqueza.

Variação dos sintomas
- **Fator de agravamento:** o frio.
- **Fatores de melhora:** o contato, o calor.

Distúrbios localizados
- **Boca.** Gosto ruim na boca. Língua inchada. Aftas, boca seca apesar do excesso de salivação. Mucosas vermelhas e inflamadas. Gengivas e glândulas salivares inchadas.
- **Garganta.** Garganta seca, em carne viva e inchada. Amídalas inchadas.
- **Intestino.** Diarréias fortes. Fezes involuntárias. Hemorróidas inchadas, azuladas e muito dolorosas.
- **Aparelho genital feminino.** Hipersensibilidade às crises de hemorróidas.
- **Membros.** Andar desajeitado devido à fraqueza muscular.
- **Pele.** Inúmeras lesões: furúnculos, úlceras e escaras.
- **Febre.** Calor intenso com ausência de sede. Gemidos ruidosos e ansiedade.

Naja tripudians (Naja)

A mordida da cobra provoca paralisia de parte do sistema nervoso central (bulbo raquidiano), o que explica por que o medicamento homeopático produzido com seu veneno exerce uma ação particular sobre os distúrbios motores, cardíacos e respiratórios.

Nome comum:
Naja.
Origem:
Este medicamento é feito com o veneno da naja, serpente extremamente venenosa que vive nas regiões quentes da África e da Ásia.
Empregos comuns:
Prescreve-se *Naja tripudians* para tratar certas afecções cardíacas.

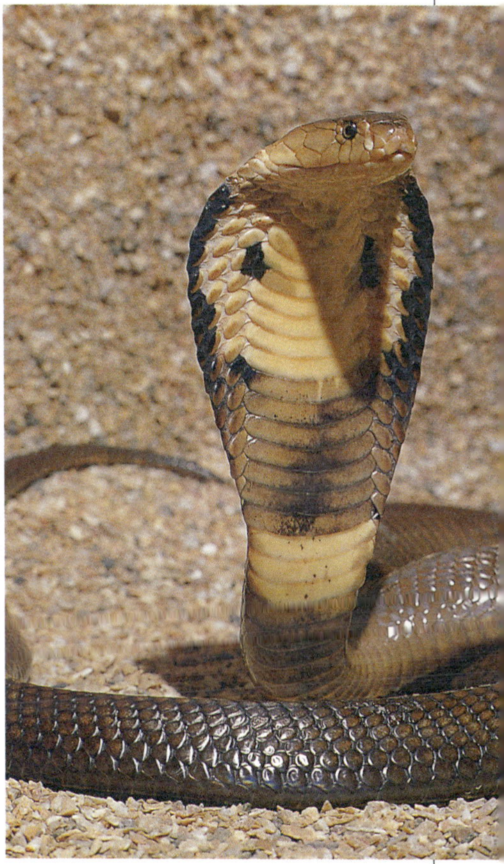

O medicamento homeopático *Naja tripudians* é feito com o veneno da naja.

PARA QUEM É INDICADO

Personalidade e comportamento
A pessoa tem a impressão de estar dividida por sentimentos ou vontades contraditórias: é vítima de dilemas permanentes, com a sensação de ser levada a fazer outra coisa e não o que deseja realmente. Segue-se uma impressão de ter feito mal as coisas, de ter negligenciado o dever, de fracassar, de ser vítima do meio. Quando está doente, tende a ruminar distúrbios imaginários, teme ser deixada sozinha, ao mesmo tempo que não suporta a conversa.

Distúrbios gerais

Afecções ligadas à degenerescência das células motoras. Distúrbios cardíacos com palpitações ao menor esforço, inclusive falando ou caminhando, pontadas ou dores constritivas que atrapalham a respiração. Impossibilidade de se deitar sobre o lado esquerdo, devido a uma sensação de opressão. Predisposição a afecções respiratórias com dificuldade de respirar e até de falar e engolir, e sensação de sufocamento. O paciente sente muito frio.

Variação dos sintomas

- **Fatores de agravamento:** a umidade, o fato de se deitar sobre o lado esquerdo.
- **Fatores de melhora:** caminhar ao ar livre, andar de carro com as janelas abertas.

Natrum carbonicum (Nat-c.)

Este medicamento tem uma ação muito ampla. Trata tanto as afecções que provocam grande debilitação quanto distúrbios físicos ou psíquicos que se traduzem por uma reatividade excessiva ao meio.

Nome comum:
Carbonato de sódio monoidratado.
Origem:
O carbonato de sódio monoidratado encontra-se na natureza combinado com outras substâncias.
Empregos comuns:
Prescreve-se *Natrum carbonicum* em certos casos de anemia, quando o paciente apresenta outros sintomas característicos. Pode ser útil em distúrbios que ocorrem após o verão.

PARA QUEM É INDICADO

Personalidade e comportamento

A pessoa é muito sensível à harmonia de seu ambiente. É mais para doce e generosa, compadece-se com facilidade das desgraças dos outros e tende a sacrificar-se. Todavia, diante de uma decepção pode fechar-se em si mesma, preferindo a solidão ao contato com as pessoas. Em caso de esgotamento, pode apresentar distúrbios de concentração que se traduzem por grande fadiga ao menor esforço intelectual. Sobressalta-se com o menor ruído e não suporta tempestade. A música (principalmente o piano) pode deixar a pessoa ansiosa e triste.

Distúrbios gerais

Grande sensibilidade a mudanças de tempo e às tempestades (pouco antes e durante). Estafa e outras manifestações depois de exposição ao sol, sobretudo se esta chegou a provocar insolação. Tremores e transpiração fria provocados por dores. Inúmeros sintomas que aparecem após esforço intelectual. Fraqueza dos tornozelos, contração dos músculos e dos tendões, sacudidelas nervosas.

Variação dos sintomas

- **Fatores de agravamento:** o calor, o sol, o ar livre, as correntes de ar, a tempestade, o esforço intelectual, a música.
- **Fatores de melhora:** o calor, o fato de ter comido, a pressão, as massagens, a ocupação.

Preferências alimentares

Aversão por alimentos farinhentos; dificuldade em digerir o leite. Desejo por pão.

Distúrbios localizados

- **Cabeça.** Dores de cabeça com a sensação de que a testa vai estourar devido ao trabalho intelectual e ao sol; agravam-se com repouso e melhoram com movimento ao ar livre.
- **Nariz.** Secreção espessa na parte posterior do nariz, o que provoca a necessidade de pigarrear o tempo todo. Herpes no nariz.
- **Garganta.** Expectoração de muco espesso ao tomar vento. Aumento do volume da glândula tireóide (bócio), com sensação de pressão dentro da garganta.
- **Aparelho respiratório.** Tosse quando a pessoa passa do ar livre para o calor de um cômodo.
- **Estômago.** Sensibilidade a mudanças alimentares e digestão difícil.
- **Intestino.** Barriga inchada e dura devido à presença de gases. Diarréia após tomar leite ou friagem.
- **Membros.** Predisposição a entorse dos tornozelos, principalmente pela manhã. Pés frios e às vezes cabeça quente durante um trabalho intelectual.
- **Pele.** Verrugas muito sensíveis ao tato.
- **Vertigens.** Vertigens devido ao trabalho intelectual, ao sol, à luz artificial.

Natrum phosphoricum (Nat-p.)

Este medicamento é útil principalmente para tratar as afecções do aparelho digestivo e do sistema linfático (gânglios).

Nome comum:
Fosfato dissódico.
Origem:
Apresenta-se sob a forma de cristais

incolores, cobertos por uma camada de óxido metálico.

Empregos comuns:
Este medicamento é utilizado para tratar distúrbios digestivos provocados por excesso de alimentos gordurosos, doces ou leite (no bebê).

PARA QUEM É INDICADO

Personalidade e comportamento

Em geral fechada e medrosa, a pessoa sobressalta-se com facilidade ao menor ruído. Após excessos, apresenta perdas de memória e fica um pouco confusa.

Distúrbios gerais

Acidez excessiva nas mucosas digestivas. Predisposição a vermes intestinais (oxiúros, ascarídeos). Tendência a inchaço dos gânglios.

Variação dos sintomas

- **Fatores de agravamento:** a tempestade, o trabalho intelectual, os doces, o leite, as gorduras.

Natrum sulfuricum
(Nat-s.)

Prescreve-se este medicamento essencialmente para tratar as conseqüências de um traumatismo craniano. Também pode ser indicado para doenças tão diversas quanto a asma, algumas afecções intestinais ou neurológicas (meningites).

Nomes comuns:
Sulfato de sódio anídrico, sal de Glauber.

Origem:
O sulfato de sódio anídrico está presente na natureza, dissolvido na água do mar e em um certo número de águas minerais. Pode ser obtido quimicamente pela ação do ácido sulfúrico sobre o cloreto de sódio.

Empregos comuns:
Natrum sulfuricum é por excelência o medicamento dos distúrbios psicológicos consecutivos a um traumatismo craniano.

PARA QUEM É INDICADO

Personalidade e comportamento

Doente, a pessoa tem tendência à depressão, que pode agravar-se causando até vontade de suicídio. É triste pela manhã e detesta, então, que falem com ela. Tem medo de ruídos, principalmente à noite, e reage com energia ao esforço intelectual, o que pode acentuar certos sintomas físicos. A música a entristece.

Distúrbios gerais

Grande sensibilidade de todo o organismo à umidade. Os ferimentos na cabeça podem provocar diversos sintomas físicos e psíquicos. Fragilidade digestiva, hepática e da vesícula.

Variação dos sintomas

- **Fatores de agravamento:** a umidade (inclusive a proximidade da água), a mudança de clima seco para úmido, o ar da noite, as horas tardias da noite, o fato de deitar-se sobre o lado esquerdo.
- **Fatores de melhora:** o clima temperado e seco, a tarde, o movimento e a mudança de posição, o fato de deitar-se de costas.

Preferências alimentares

Aversão a certos legumes. Desejo por peixe salgado, cerveja e bebidas frias. Vontade de iogurte ou aversão a ele.

Distúrbios localizados

- **Aparelho respiratório.** Asma (principalmente na criança), que se manifesta e se agrava com a umidade, sendo acompanhada de grandes estertores com muco. Tosse violenta, que se atenua quando o paciente se senta ou segura o peito. Predisposição à bronquite nas pessoas idosas.
- **Estômago.** Digestão lenta, com azia, soluços, náuseas e vômitos biliosos.
- **Intestino.** Cólicas intestinais violentas. Diarréias súbitas e significativas pela manhã após se levantar e iniciar as atividades cotidianas. Diarréia crônica com fases de prisão de ventre.

Nitricum acidum
(Nit-ac.)

Este medicamento exerce uma ação particular sobre os tecidos situados nos orifícios do corpo, onde a pele e as mucosas se encontram.

A matéria-prima de *Natrum sulfuricum* é o sulfato de sódio.

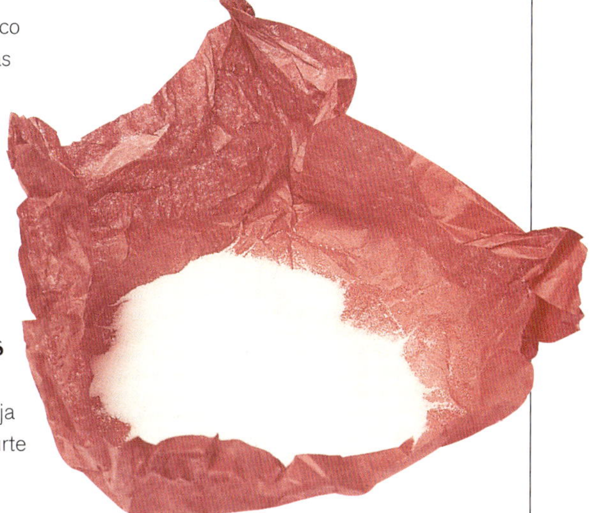

Nomes comuns:
Ácido nítrico oficinal, água-forte.
Origem:
Este líquido não existe em estado puro: resulta da decomposição de um azotato pelo ácido sulfúrico. As três primeiras diluições são feitas em água e as seguintes em álcool.
Empregos comuns:
Este medicamento é particularmente útil para tratar certas doenças cutâneas crônicas.

PARA QUEM É INDICADO

Personalidade e comportamento

A pessoa irrita-se facilmente e às vezes é briguenta. Fica triste pela manhã e ainda mais à noite. Obstinada e às vezes rancorosa, é insensível às desculpas. Envolve-se pouco, emocionalmente, com os que a cercam. Muitas vezes está descontente consigo mesma e pode se encolerizar quando comete erros, pois é extremamente exigente e rigorosa. Muito preocupada com a saúde, fica bastante ansiosa quando não dorme o suficiente ou em certas circunstâncias (durante uma tempestade ou simplesmente pensando em sua própria angústia).

Distúrbios gerais

Fragilidade das mucosas próximas da pele. Sensibilidade ao ruído, à dor, ao contato e aos choques. Dores nos ossos. Dores pungentes, como provocadas por um espinho, sobretudo ao toque, ou dores ulcerantes e corrosivas. Rigidez associada às dores. Eliminação de líquidos (urina, transpiração etc.) malcheirosos. Tendência a feridas, rachaduras, fissuras, fístulas e afecções nos ossos.

Variação dos sintomas

- **Fatores de agravamento:** o calor tórrido, o frio, o ar, a umidade, a noite, o barulho, os movimentos e balanços, o contato.
- **Fatores de melhora:** os deslocamentos de automóvel ou trem.

Preferências alimentares

Aversão a pão e queijo. Desejo por alimentos gordurosos ou salgados (*alici*, por exemplo). Às vezes, desejo por queijo.

Distúrbios localizados

- **Cabeça.** Sensação de que uma faixa está apertando a cabeça. Dores perfurantes. Enxaquecas que às vezes são aliviadas andando de automóvel.
- **Olhos.** Dores cortantes e ardentes. Fragilidade nos olhos (úlcera da córnea, inflamação da íris ou conjuntiva).
- **Ouvidos.** Problemas na base do osso temporal situado atrás da orelha (mastoidite).
- **Nariz.** Sangramentos do nariz durante o sono, pela manhã ou chorando. Rinite seca e nariz entupido, garganta áspera ou obstrução crônica com secreções corrosivas.
- **Boca.** Língua vermelha e úmida, com sulco central ou rachaduras em todas as direções. Lesões no véu palatino e na superfície interna das bochechas, com dores vivas como se provocadas por um espinho. Sangramento e retração das gengivas.
- **Garganta.** Pontos dolorosos como espinhos ao engolir. Sensação de estreitamento da faringe com irritação ao engolir.
- **Aparelho respiratório.** A pessoa perde o fôlego, por exemplo, subindo uma escada, sem ligação com doença alguma.
- **Estômago.** Digestão penosa, náuseas, arrotos azedos.
- **Intestino.** Dores intestinais muito intensas, que se manifestam no meio da noite e agravam-se com o movimento. Dores cortantes no reto após a evacuação ou a micção. Constipação dolorosa. Fissura anal crônica.
- **Aparelho urinário.** Dores ardentes ou pungentes no orifício da uretra. Urina com cheiro muito forte. Sensação de frio na uretra ao urinar.
- **Coluna.** Dores (nevralgias) que sobem pelas costas, sobretudo do lado esquerdo.
- **Membros.** Fraqueza, peso e tremores, em geral pela manhã. Dores dilacerantes nos ossos das pernas, sobretudo à noite. Pele dos artelhos em carne viva devido à transpiração ácida; ao caminhar, sensação de pisar sobre agulhas.
- **Pele.** Transpiração, principalmente à noite. Feridas, supurações, furúnculos. Verrugas moles que formigam. Predisposição a condilomas na pele e nas mucosas.

Nuphar luteum
(Nuph.)

Este medicamento é utilizado sobretudo para tratar distúrbios intestinais e, no homem, certas afecções do aparelho genital.

Nome comum:
Nenúfar-amarelo.
Origem:
Esta planta aquática de água doce pertence à família das ninfeáceas.
Empregos comuns:
Este medicamento pode ser utilizado para tratar certos casos de esgotamento consecutivos à perda de líquidos (diarréia, sangramentos, relações sexuais no homem).

PARA QUEM É INDICADO

Personalidade e comportamento
De natureza muito sensível, a pessoa entra facilmente em empatia com os outros. Este traço é ainda mais marcante com relação aos animais, pelos quais sente excessiva compaixão.

Distúrbios gerais
Diarréias sem dor com esgotamento geral e fraqueza dos membros. Cólica e gorgolejos de manhã cedo. Fezes líquidas e ácidas.

Nux moschata
(Nux-m.)

Este medicamento tem um vasto campo de ação, do tratamento de hipotensões ao de distúrbios nervosos, passando também pelo de doenças especificamente femininas.

Nome comum:
Noz-moscada.
Origem:
A noz-moscada é a semente do fruto da moscadeira, árvore da família das miristicáceas, originária das Molucas.
Empregos comuns:
Nux moschata é muito útil para tratar certos mal-estares ligados à queda de pressão.

PARA QUEM É INDICADO

Personalidade e comportamento
A pessoa muda muito de humor: pode rir e em seguida começar subitamente a chorar. Sua memória talha: engana-se na utilização das palavras, sobretudo quando tem dor de cabeça. Sonhadora, é muito distraída e logo perde o fio do pensamento. Sempre um pouco desligada da realidade, as coisas às vezes lhe parecem muito engraçadas.

Distúrbios gerais
Tendência marcante aos desmaios, que podem ser provocados até por uma leve dor. Grande fadiga. Muitos sintomas são acompanhados por sonolência. Mucosas e pele secas, mas a pessoa nunca tem sede. Sensação de estar gelada. Dores que vagam, só atingem uma área limitada do corpo, duram pouco, mas voltam rápido.

Variação dos sintomas
- **Fatores de agravamento:** o frio, a umidade, o vento, o banho, as emoções; na mulher, a gravidez e a menstruação.
- **Fator de melhora:** o calor.

Preferências alimentares
A pessoa logo satisfaz a fome; necessidade de café e pratos muito quentes.

Distúrbios localizados
- **Cabeça.** Dores de cabeça (que provocam sonolência) como se ela fosse estourar, aliviadas por pressão forte.
- **Olhos.** Forte ressecamento que atrapalha o movimento das pálpebras.
- **Boca.** Língua como que paralisada, tornando difícil a fala. Boca seca, sem sede.
- **Estômago.** Sensação de plenitude e aerofagia, com respiração curta, em particular durante a gravidez.
- **Intestino.** Desmaio durante ou antes da evacuação.
- **Aparelho genital feminino.** Menstruação irregular em duração e volume. Mente confusa durante a menstruação (e a gravidez).

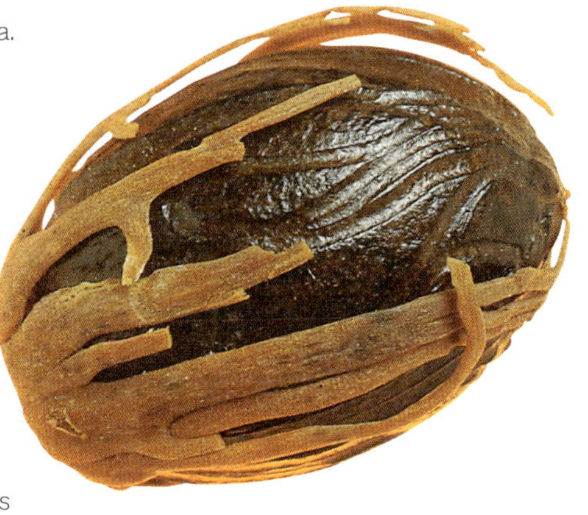

A noz-moscada é a base do medicamento *Nux moschata*. É muito apreciada na culinária.

- **Membros.** Dores reumáticas que vagam e dão fisgadas; pioram com o repouso.
- **Sono.** Sonolência às vezes irresistível.
- **Vertigens.** Pequenas vertigens que dão a impressão de embriaguez.

O

Oleander
(Olnd.)

Este medicamento exerce uma ação marcante sobre a pele, o coração, o sistema nervoso e o aparelho digestivo.

Nome comum:
Louro-rosa.
Origem:
O louro-rosa é um arbusto de 2 a 5 metros de altura, da família das

apocináceas. Cresce sobretudo próximo ao mar Mediterrâneo, em rochas ou perto de cursos de água. Encerra substâncias tóxicas tônicas para o coração.

Empregos comuns:
Este medicamento é útil no caso de diarréias provocadas pelo calor ou que acontecem após a ingestão de frutas.

PARA QUEM É INDICADO

Personalidade e comportamento
A pessoa *Oleander* tende à indolência. Desnorteada, manifesta muitas vezes falhas de memória. A contradição logo a encoleriza.

Distúrbios gerais
Fraqueza geral com eventual sensação de entorpecimento do corpo. Grande sensibilidade de toda a superfície cutânea. Distúrbios gerais, cutâneos e intestinais após comer laranjas e outros alimentos ácidos. Manifestações variadas após esforço mental.

Distúrbios localizados
• **Cabeça.** Dores que se atenuam quando a pessoa olha obliquamente. Erupções no couro cabeludo ou nas zonas úmidas atrás das orelhas. Coceira com escoriação no alto da testa e na raiz dos cabelos.
• **Olhos.** Sensação de que os olhos são puxados para trás na cabeça.
• **Coração e circulação.** Palpitações com sensação de vazio no peito e de plenitude na boca do estômago.
• **Estômago.** Muita fome, a ponto de a pessoa comer muito depressa.
• **Intestino.** Fezes de material não digerido. Diarréia crônica. Fezes que escapam à menor emissão de gases. Diarréia matinal. Diarréia no calor ou após o consumo de frutas.
• **Pele.** Erupções que coçam muito, sangram e soltam secreções.

Onosmodium virginianum (Onos.)

Este medicamento exerce uma ação particular sobre os músculos.

Nome comum:
Lithospermum virginicum.
Origem:
Esta planta de frutos duros pertence à família das boragináceas.
Empregos comuns:
Este medicamento é usado em alguns casos de desaceleração da acomodação ocular, assim como em certas formas de enxaqueca.

PARA QUEM É INDICADO

Personalidade e comportamento
Em estado de desequilíbrio, a mente da pessoa funciona mais devagar; ela esquece o que queria fazer ou dizer e o que acaba de fazer. Em geral é muito indecisa em seus atos. Pode ocorrer perda total da libido.

Distúrbios gerais
Fadiga muscular, particularmente das pernas, com dores generalizadas, rigidez, entorpecimento, sensação de contusão e eventualmente andar vacilante. Os sintomas predominam nos olhos e na cabeça.

Distúrbios localizados
• **Olhos.** Cansados, com sensação de rigidez dolorosa e dores de cabeça (sobretudo do lado esquerdo). Má avaliação das distâncias.

Opium (Op.)

Este medicamento corresponde a pessoas cujas sensações, funções, energia vital e sentidos estão anormalmente prejudicados.

Nomes comuns:
Ópio, substância da dormideira.
Origem:
O ópio é o látex seco obtido por incisão das cápsulas ainda verdes de diversas variedades da dormideira, planta originária do Oriente e cultivada em clima quente. Na homeopatia, utiliza-se preferencialmente o ópio-negro ou ópio-de-esmirna. O principal alcalóide do ópio é a morfina.
Empregos comuns:
Este medicamento é útil para tratar as enfermidades que se manifestam depois de um grande medo, quando o indivíduo conserva uma sensação permanente, mas vaga, do choque que sofreu (diferentemente do *Aconitum napellus*, prescrito quando a lembrança do acontecimento é precisa).

PARA QUEM É INDICADO

Personalidade e comportamento
Doente, a pessoa sente uma diminuição de sua acuidade intelectual e poder de concentração. Perde todo o desejo e vê embotar-se sua sensibilidade (inclusive à dor). Embora doente e com dores, não se queixa e nada quer. Mas pode acontecer a situação oposta: seus sentidos se amplificam (a audição pode se tornar muito apurada, provocando, por exemplo, insônia). Uma certa excitação associa-se então a uma extrema imaginação feita de projetos às vezes grandiosos, por meio dos quais o indivíduo foge um pouco da realidade.

Esses dois aspectos da personalidade manifestam-se alternados ou isolados, dependendo do indivíduo. Além desses estados extremos, geralmente ligados a uma doença, as pessoas são sonhadoras e parecem plenas de uma felicidade e serenidade quase excessivas, em descompasso com a realidade.

Distúrbios gerais

Sonolência, torpor, sono pesado. Falta de reação a qualquer tratamento. Perda anormal da reação vital. A pessoa parece anestesiada, não sente os sintomas, normalmente dolorosos. Bloqueio das funções urinária ou intestinal após um choque. Sensação de desmaio e vertigens ao levantar da cama.

Variação dos sintomas

- **Fatores de agravamento:** o calor, as emoções, um susto, o sono.
- **Fatores de melhora:** o frio, o ar livre, o café.

O ópio é extraído da dormideira, originária de diversos países do Oriente.

P

Palladium metallicum
(Pall.)

Na maioria das vezes este medicamento é associado a afecções femininas, em particular a moléstias dos ovários. É igualmente indicado para tratar alguns distúrbios do caráter.

Nome comum:
Paládio.

Origem:
O paládio é um metal branco, raro e inalterável. Está presente na natureza em minerais muito complexos que são encontrados na Rússia, no Canadá e na África do Sul.

Empregos comuns:
É um medicamento útil para tratar alguns distúrbios da função ovariana.

PARA QUEM É INDICADO

Personalidade e comportamento

A pessoa tem muitas vezes a sensação de não ser apreciada o suficiente, de ser criticada e até negligenciada. Muito brilhante socialmente, a ponto de se estafar, tenta agradar e parecer o mais amável possível, pois precisa de companhia e de elogios – seus sintomas pioram quando está sozinha. No entanto, irrita-se e ofende-se com facilidade, e às vezes tende a considerar as coisas sob o pior aspecto.

Distúrbios gerais

Os sintomas manifestam-se essencialmente do lado direito. Sensação particular de ter o corpo vazio.

Variação dos sintomas

- **Fatores de agravamento:** as emoções, a excitação em público.

Distúrbios localizados

- **Aparelho genital feminino.** Distúrbios ginecológicos, cujas primeiras manifestações situam-se no ovário direito (inchaço e dores que se atenuam dobrando a coxa ou deitando-se do lado esquerdo). Predisposição ao prolapso, com sensação de peso.

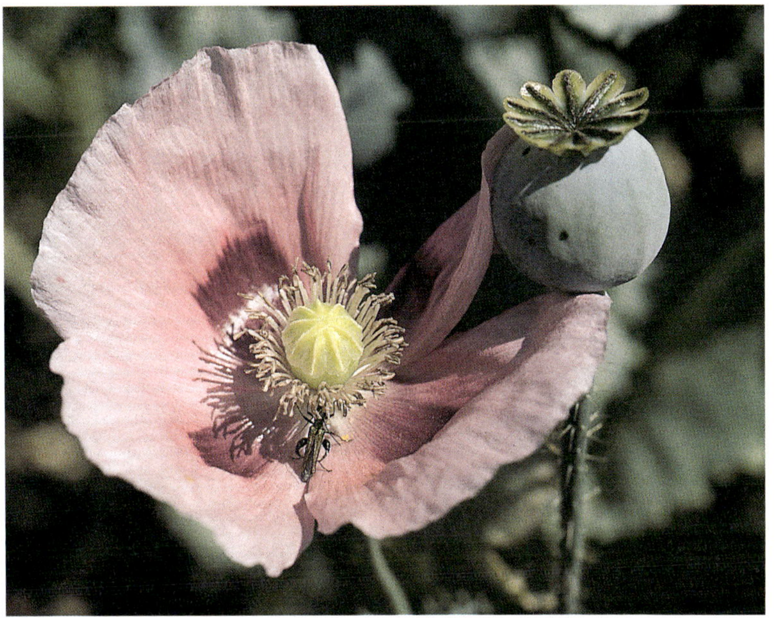

Pareira brava
(Pareir.)

Em geral prescreve-se este medicamento para tratar certos distúrbios urinários e da próstata.

Nomes comuns:
Erva-de-nossa-senhora, cipó-de-cobra, parreira-brava.
Origem:
Os frutos deste cipó da América do Sul, da família das menispermáceas, assemelham-se a sementes de uva, mas o medicamento é preparado com a raiz seca. *Pareira brava* significa "vinha selvagem".
Empregos comuns:
Às vezes prescreve-se este medicamento para tratar certas afecções da próstata.

PARA QUEM É INDICADO

Distúrbios localizados

• **Aparelho urinário.** Vontade contínua de urinar. Forte tensão na bexiga. Dores que descem ao longo das coxas (às vezes até cãibras nas pernas) enquanto o paciente faz esforços violentos para urinar. Crises de cólica nefrítica.

Paris quadrifolia
(Par.)

Este medicamento é muitas vezes utilizado para tratar algumas afecções na região da cabeça e das costas.

Nome comum:
Pariseta-de-quatro-folhas.
Origem:
Esta planta herbácea pertence à família das liliáceas. É venenosa (sobretudo suas folhas). Na Idade Média, suas bagas entravam na composição de filtros do amor.
Empregos comuns:
Este medicamento pode ser muito eficaz para certos tipos de mal-estar ou dores de cabeça depois de estafa intelectual.

PARA QUEM É INDICADO

Personalidade e comportamento

Trata-se em geral de uma pessoa muito loquaz, que não suporta sentir-se desprezada.

Distúrbios gerais

Sensação de expansão e tensão no corpo todo. Sensação de peso, entorpecimento e inchaço. Conjunto do corpo dolorido, sensível, em particular ao toque. Sensação de que a cada movimento as articulações se rompem, incham, deslocam-se. Sintomas muitas vezes de um só lado.

Petroleum
(Petr.)

Este importante medicamento para a pele trata principalmente alguns eczemas próprios do inverno, acompanhados de fissuras.

Nome comum:
Petróleo.
Origem:
Em homeopatia, utiliza-se a variedade branca de óleo de petróleo e procede-se por trituração ou diluição.
Empregos comuns:
Petroleum permite tratar certos distúrbios ligados ao enjôo pelo movimento. Contribui para facilitar a cura após entorse ou luxação e é muito útil para tratar problemas de pele como feridas e frieiras.

PARA QUEM É INDICADO

Personalidade e comportamento

A pessoa distrai-se com facilidade

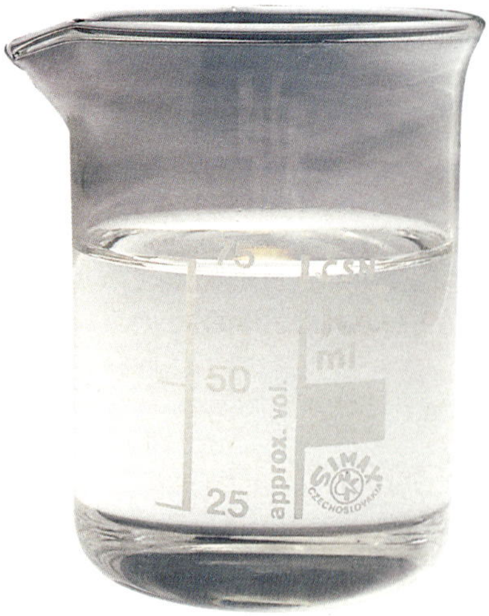

O petróleo também é usado na preparação de um medicamento homeopático: *Petroleum*.

(perde-se na rua), fica perturbada com as próprias emoções e tende a dispersar-se por causa de detalhes. É irritável, ofende-se com facilidade e não tem confiança em si, o que a torna indecisa, medrosa e inquieta com o futuro. Sente às vezes forte angústia, com a sensação de que a morte está próxima e é preciso organizar seus negócios.

Distúrbios gerais

Afecções cutâneas: glândulas sudoríparas – responsáveis pela transpiração – geralmente ativas demais, e glândulas sebáceas – responsáveis pela lubrificação da pele –, ao contrário, bem pouco ativas, o que resulta em ressecamento da pele acompanhado de transpiração excessiva. Transpiração fria – acompanhada de náuseas – que ocorre às vezes de um só lado do corpo, podendo ser desencadeada por raiva ou humilhação (nesse caso, acrescenta-se uma sensação geral de grande calor). Aversão ao ar frio e sensação de frio interior. Os sintomas agravam-se no inverno e melhoram no verão. Tendência a perder peso apesar do apetite voraz.

Variação dos sintomas

• **Fatores de agravamento:** o frio, a

umidade, o movimento de automóveis e barco, comer, uma humilhação.
• **Fator de melhora:** o ar quente.

Preferências alimentares
O paciente não suporta repolho, principalmente no chucrute.

Distúrbios localizados
• **Cabeça.** Sensação de peso na parte de trás da cabeça. Erupções úmidas e doloridas no couro cabeludo que provocam a formação de crostas.
• **Estômago.** Náuseas, em geral pela manhã. Enjôo e náuseas em ônibus e trem.
• **Membros.** Entorses que se repetem. Estalos e rigidez nas articulações. Rachaduras nas mãos e nos dedos, ponta dos dedos em carne viva, sobretudo no inverno.
• **Pele.** Pele seca, enrugada, espessa, em carne viva e rachada. Prurido e vermelhidões. Fissuras profundas que sangram com facilidade. Frieiras. Feridas que supuram com facilidade e saram devagar demais. Problemas de pele (eczema, por exemplo), que se agravam no inverno e se atenuam no verão. Herpes.
• **Vertigens.** Vertigens ao se levantar e náuseas como as provocadas pelo enjôo no mar.

Phosphoricum acidum
(Ph-ac.)

Este medicamento revela-se útil para tratar alguns estados de esgotamento quando as características psíquicas descritas abaixo estão presentes.

Nome comum:
Ácido fosfórico.
Origem:
O ácido fosfórico é um composto oxigenado do fósforo que se encontra sob forma combinada na natureza (sobretudo nos ossos). A preparação do medicamento é feita por diluições sucessivas.
Empregos comuns:
Este medicamento é prescrito para tratar a ansiedade que ocorre antes de um acontecimento importante (é comparado a *Argentum nitricum, Gelsemium sempervirens* ou *Medorrhinum*).
É também indicado para combater a queda de cabelos decorrente de uma decepção e o esgotamento após uma doença infecciosa.

PARA QUEM É INDICADO

Personalidade e comportamento
A pessoa é viva e passional, sua constituição é boa, mas é hipersensível e vulnerável. Uma decepção, contrariedade ou esgotamento podem provocar um estado de prostração, apatia e grande indiferença. De modo geral, preocupa-se com a saúde e o futuro e antecipa muitas coisas. Tende a pensar em coisas tristes e a repisar o passado e suas decepções. Sofre de grande fadiga psíquica: sua memória às vezes falha, ela compreende com dificuldade o que lhe dizem e responde lentamente. Às vezes está cansada demais para falar ou até pensar e então se mostra indiferente a tudo, desejando apenas que a deixem sossegada.

Distúrbios gerais
Fraqueza física significativa acompanhada de transpiração abundante, que surge após esgotamento mental. Progressão lenta dos distúrbios. Desmaio depois de comer ou após uma emoção. Formigamento no corpo inteiro ou sensação de peso e de pressão. Contusão e dor. Dores localizadas na região dos pontos de apoio (costas, cotovelos etc.).

Variação dos sintomas
• **Fatores de agravamento:** o frio, as correntes de ar, as contrariedades (preocupações com os negócios, afastamento do país de origem etc.), choques (medo prolongado etc.), os desgostos (perda de um ente querido etc.), o esgotamento físico (carregar

O medicamento *Phosphoricum acidum* é preparado com ácido fosfórico concentrado.

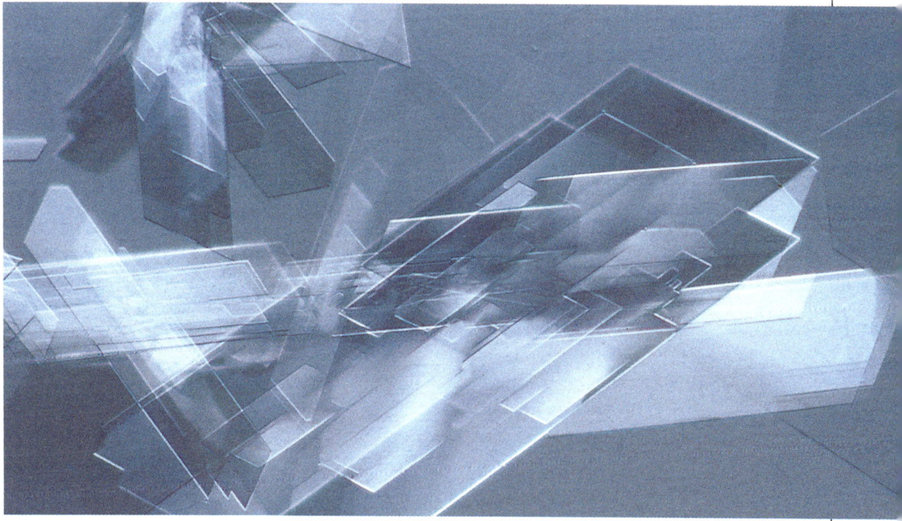

coisas pesadas etc.) ou intelectual, mas também o repouso, as doenças agudas, a perda de líquidos (amamentação, sangramentos, suores, mas não diarréia), as intervenções cirúrgicas, a conversa, a música, o fato de se descobrir, as posições sentada e em pé. Na criança e no adolescente, o crescimento rápido.

• **Fatores de melhora:** o calor, o movimento (para as dores), a pressão (para as dores noturnas), a evacuação, um sono curto.

Preferências alimentares

Desejo por alimentos suculentos, refrescantes ou azedos, leite frio e cerveja. Aversão a café e alimentos ácidos.

Distúrbios localizados

• **Cabeça.** Cabelos grisalhos precoces, queda de cabelos. Cabeça pesada com sensação de confusão. Dor de cabeça após esforços da vista.

• **Rosto.** Pele pálida e terrosa. Pele estirada. No homem, queda de pêlos da barba.

• **Aparelho respiratório.** Sensação de fraqueza no peito ao falar, que melhora ao caminhar. Tosse à menor corrente de ar no peito.

• **Intestino.** Inchaço e borborigmos. Ventre frio. Sensação de vazio na barriga após a evacuação. Diarréia abundante de fezes inodoras. Diarréia após medo, má notícia, absorção de alimentos pesados, após tomar friagem no verão.

• **Aparelho genital masculino.** Grande fraqueza após as relações sexuais.

• **Coluna.** Muita fraqueza na coluna vertebral.

• **Membros.** Dores nas articulações ou nos ossos. Andar desajeitado (a pessoa tropeça facilmente).

• **Sono.** Sono profundo durante a febre, mas despertar rápido. Dificuldade de acordar pela manhã.

• **Febre.** Suores profusos à noite e pela manhã. Arrepios à noite. Febre com apatia.

Phytolacca decandra (Phyt.)

Este medicamento aplica-se a distúrbios glandulares (glândulas mamárias, por exemplo), assim como a afecções da garganta, dos ossos e das articulações.

Nomes comuns:
Fitolaca, uva-da-américa.

Origem:
Esta grande planta herbácea vivaz pertence à família da quenopodiáceas. É originária da América do Norte, onde cresce um pouco por toda parte. Floresce de julho a setembro. Utiliza-se a planta inteira, colhida durante a floração, no preparo da tintura-mãe.

Empregos comuns:
Pode-se prescrever a *Phytolacca* nos seguintes casos: distúrbios diversos dos seios, reumatismo crônico com dor nos ossos, inflamação da garganta e psoríases. Para a criança, este medicamento pode ser indicado durante a dentição, se o jovem paciente chora, cerra os dentes e tem necessidade de morder.

PARA QUEM É INDICADO

Personalidade e comportamento

Quando está mal, a pessoa fica indiferente à vida e a tudo o que a cerca. Chora à noite, recusa-se a comer e está convencida de que vai morrer a ponto de desejar que a matem.

Distúrbios gerais

Inchaço das glândulas acompanhado de calor e inflamação. Com todo o corpo dolorido, a pessoa tem vontade de se mexer, mesmo que o movimento agrave as dores.

Variação dos sintomas

• **Fatores de agravamento:** o frio e a umidade, a noite, o fato de se levantar da cama, o movimento, as bebidas muito quentes.

• **Fatores de melhora:** o clima quente e seco, o ar livre, o repouso.

Distúrbios localizados

• **Olhos.** Lacrimejamento abundante com ardência.

• **Ouvidos.** Pontadas nos ouvidos, principalmente ao engolir.

• **Garganta.** Garganta em carne viva, como que apertada, com sensação de ardor intenso. Pontadas muito dolorosas ao engolir, agravadas por bebidas quentes e aliviadas por bebidas frias. Garganta vermelho-escura ou vermelho-azulada. Amídalas inchadas. Rigidez dos músculos do pescoço.

• **Aparelho respiratório.** Respiração ofegante com estertor de muco espesso. Tosse forte e seca.

• **Estômago.** Dores lancinantes, agravadas nas inspirações profundas. Vômitos violentos. O paciente faz esforços para arrotar a fim de aliviar a sensação de constrição.

• **Aparelho genital feminino.** Dores durante a menstruação ou às vezes ausência de menstruação. Inflamação dos seios e ovários. Cistos e nódulos nos seios.

• **Amamentação.** Dores que se irradiam dos mamilos às costas, e depois ao corpo todo. Seios duros, inchados e sensíveis. Predisposição a abscessos, rachaduras e fissuras.

• **Coluna.** Rigidez e dores.

• **Membros.** Pés e mãos frios. Dores fulgurantes como choques elétricos. Dores reumáticas nos braços. Inflamação dos tendões, músculos e articulações.

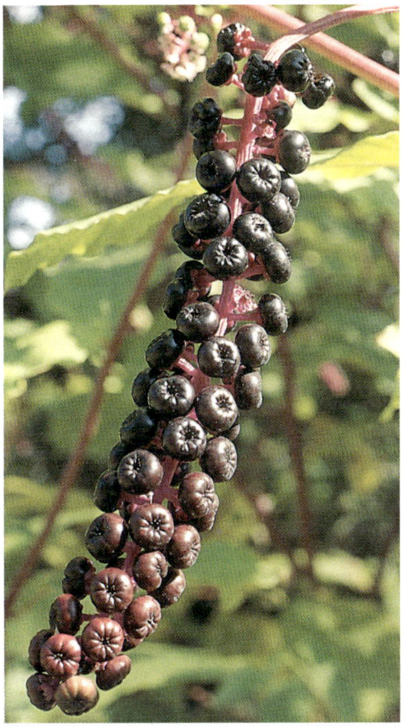

Cultivada nos jardins como planta ornamental, a fitolaca é usada no preparo de *Phytolacca decandra*.

• **Pele**. Predisposição a várias afecções de pele: furúnculos, sarna, pitiríase e psoríase.

Picricum acidum
(Pic-ac.)

Este medicamento exerce uma ação particular sobre a medula espinhal, o sistema nervoso, o aparelho genital e os músculos.

Nome comum:
Ácido pícrico.
Origem:
O ácido pícrico apresenta-se sob forma de lâminas amarelo-claras inodoras, de sabor muito amargo.
Empregos comuns:
Este medicamento pode ser prescrito para esgotamentos de origem neurológica após certos choques psicológicos.

PARA QUEM É INDICADO

Personalidade e comportamento
Em caso de desequilíbrio, a pessoa não tem vontade de empreender mais nada, nem mesmo de falar. Seu esgotamento não lhe permite mais unir as idéias. Ler ou escrever causam profundo cansaço. Torna-se então indiferente a tudo. Às vezes, é invadida por pensamentos lascivos.

Distúrbios gerais
Prostração, fraqueza muscular e dores nas costas. A atividade cerebral acarreta os mais diversos males (diarréia, dor de cabeça, dor nas costas, vertigens, insônia etc.). Sensação de ardor em várias partes do corpo, em geral ao longo da coluna vertebral. Distúrbios das funções genitais ligados a problemas do sistema nervoso.

Platina
(Plat.)

Este medicamento corresponde a pessoas de aparência relativamente altiva, que parecem distantes em relação aos outros e experimentam com freqüência um sentimento de isolamento.

Nome comum:
Platina.
Origem:
A platina é um metal precioso, originário da América do Sul. Muitas vezes encontra-se na natureza misturada com outros metais (ósmio, irídio, paládio, ródio, rutênio).
Empregos comuns:
Prescreve-se *Platina* para certos tipos de distúrbios nervosos e afecções ginecológicas.

PARA QUEM É INDICADO

Personalidade e comportamento
Em caso de desequilíbrio, a pessoa pode ter uma sensação de superioridade, o que se traduz por uma certa frieza, indiferença ou desprezo pelos outros. Pode até ter a ilusão de ser fisicamente mais alta que os outros e, ao mesmo tempo, perceber o meio ambiente como distante ou reduzido. Sente-se então sozinha no mundo, abandonada e isolada, com o sentimento de que tudo é estranho em torno dela, até a família. Acha que seu verdadeiro valor não é apreciado. Tem medo da morte. Muda de humor, e suas reações são muitas vezes inadaptadas: ri e chora ao mesmo tempo, ou mostra-se séria de maneira inadequada.

Distúrbios gerais
Estados contraditórios (por exemplo, ausência de dor e frio nas áreas atingidas, normalmente quentes e doloridas). Alternância de sintomas

A platina, usada no preparo de *Platina*, é um metal precioso, raro e inalterável.

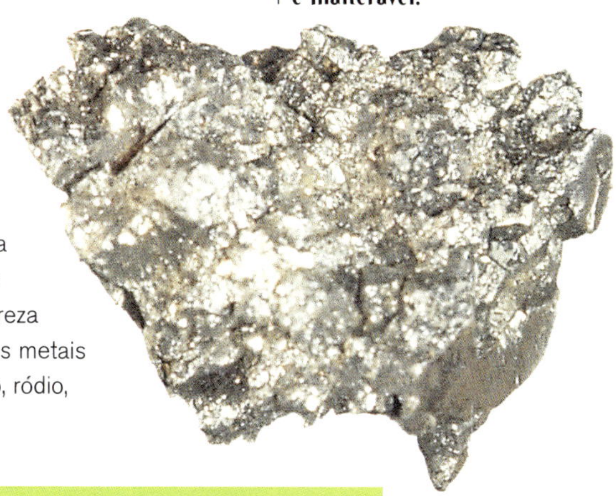

físicos e mentais (por exemplo, ondas de calor alternando-se com ansiedade). Dores que aparecem e desaparecem progressivamente. Sintomas que se manifestam de um só lado. Sensação de aperto nas áreas afetadas, como que por uma faixa. Crises espasmódicas e câibras nas articulações e nos músculos. Entorpecimentos localizados, formigamentos.

Variação dos sintomas

• **Fatores de agravamento:** o clima seco, estar dentro de casa, a escuridão, o jejum, estar deitado na cama, esticar-se ou curvar-se para trás.

• **Fatores de melhora:** a exposição ao sol, o frio, o clima úmido, caminhar ao ar livre, levantar-se, bocejar.

Preferências alimentares

Aversão à carne, sobretudo na mulher durante a menstruação.

Distúrbios localizados

• **Cabeça.** Sensação de entorpecimento do cérebro. Dores de cabeça como se uma unha estivesse enfiada na cabeça, sensação de pressão dolorosa ou dor que lembra uma câibra. Enxaqueca após raiva ou um susto.

• **Rosto.** Um só lado do rosto frio. Sensação de formigamento e entorpecimento. Dores lancinantes.

• **Ouvido.** Sensação de frio, entorpecimento ou estalo doloroso.

• **Intestino.** Sensação de aperto na região do umbigo. Prisão de ventre, em particular nas viagens ou, na mulher, durante a gravidez. As fezes são duras, e a evacuação é acompanhada de fraqueza.

• **Aparelho genital feminino.** Sensação constante de peso. Contração, formigamento interno e externo. Hipersensibilidade que se traduz, por exemplo, por espasmos durante os exames ginecológicos. Menstruação dolorosa, abundante, escura e com coágulos, seguida de grande fraqueza. Desejo sexual excessivo.

• **Aparelho genital masculino.** Desejo sexual excessivo.

• **Coluna.** Entorpecimento da nuca e do cóccix.

• **Membros.** Entorpecimento e fraqueza que podem causar a sensação de paralisia. Tremor nas pernas e mãos. Inquietação das pernas, sentado ou deitado. Tendência a querer descobrir as pernas. Sensação de que parte das pernas está apertada por uma faixa.

• **Sono.** Posição de sono com braço acima da cabeça, joelhos erguidos e pernas descobertas. Sonhos eróticos, com pessoas distantes, batalhas, países estrangeiros, dificuldades, morte dos pais.

Plumbum metallicum (Plb.)

Este medicamento atua ao mesmo tempo sobre o sistema nervoso, os músculos, o aparelho digestivo e o sangue.

Nome comum:
Chumbo.

Origem:
O chumbo é um metal mole, pesado, maleável, de pouca resistência à ruptura. Na natureza, é encontrado essencialmente sob a forma de sulfeto (galena), sulfato ou carbonato. As três primeiras dinamizações são feitas por trituração de chumbo puro.

Empregos comuns:
Plumbum metallicum é indicado no tratamento de várias doenças neurológicas e de certas formas de anemia.

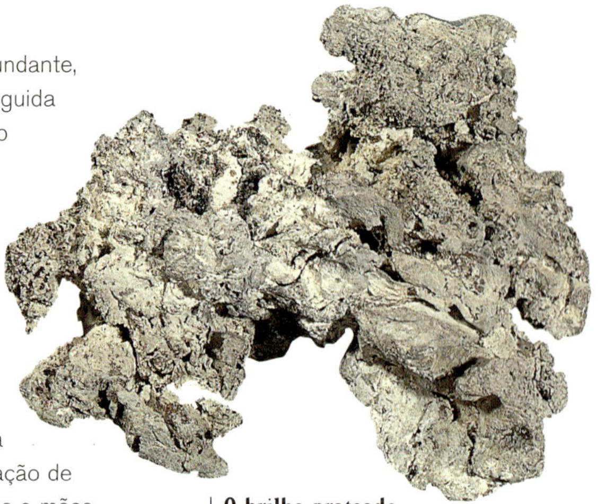

O brilho prateado do chumbo, que dá origem a *Plumbum metallicum*, some rapidamente em contato com o ar e torna-se cinza-azulado.

PARA QUEM É INDICADO

Personalidade e comportamento

A pessoa tende a ser taciturna e evitar companhia. Em caso de doença, pode ter dificuldade de se exprimir com clareza e apresentar distúrbios de memória. Essa confusão pode levar a um estado delirante.

Distúrbios gerais

Os sintomas aparecem de forma lenta, insidiosa e progressiva e muitas vezes em áreas isoladas. Por alguns momentos, paralisia dos músculos extensores com anestesia parcial ou, ao contrário, sensibilidade excessiva. Dores (nevralgias) localizadas, inflamação (neurite). Atrofia dos músculos das partes paralisadas seguida de inchaço. Retração e contração do abdômen, do ânus e, no homem, dos testículos. Convulsões. Ausência de transpiração. Emagrecimento.

Podophyllum peltatum
(Podo.)

Este medicamento atua em especial no aparelho digestivo (fígado, duodeno, intestino delgado e reto) e no aparelho genital feminino.

Nome comum:
Podofilo.
Origem:
Esta plantinha herbácea da família das berberidáceas brota espontaneamente nas florestas úmidas do leste do Canadá e dos Estados Unidos. A tintura-mãe é preparada com o rizoma seco pulverizado.
Empregos comuns:
Prescreve-se este medicamento para tratar certos distúrbios do fígado e do intestino (diarréia).

PARA QUEM É INDICADO

Personalidade e comportamento
A pessoa tem temperamento "bilioso"; logo se desanima e com facilidade imagina-se muito doente, a ponto de morrer.

Distúrbios gerais
Sintomas que se alternam e às vezes são contraditórios: dor de cabeça e diarréia, diarréia e prisão de ventre. Diversos distúrbios ligados à gravidez.

Variação dos sintomas
- **Fatores de agravamento:** o clima muito quente, cedo pela manhã, o fato de comer, na criança pequena, o período de dentição.
- **Fatores de melhora:** o fato de massagear ou passar a mão sobre o fígado.

Distúrbios localizados
- **Boca.** Gosto amargo. Sensação de ardor na língua, que fica pesada e mostra a marca dos dentes. Necessidade de cerrar os dentes.
- **Estômago.** Azia, queimação, sensação de vazio, enjôos constantes, arrotos. Vômito de bile (a vesícula fica inchada e dolorida). Forte contração súbita e dolorida do estômago. Sensação de fraqueza no ventre, cãibras abdominais.
- **Intestino.** Diarréia pela manhã. Fezes abundantes, constantemente diferentes, malcheirosas, jorrando após gorgolejos no intestino. Fezes claras e líquidas com alimentos não-digeridos. Dores no reto. Falsa vontade de evacuar. Na criança, diarréia na época da dentição e faces muito quentes e brilhantes.
- **Aparelho genital feminino.** Sensibilidade do ovário direito (inflamação, dores). Prolapso do útero.
- **Febre.** Grande loquacidade durante a febre.

> *Podophyllum peltatum* é **preparado a partir do podofilo, planta utilizada há muito tempo pelas tribos indígenas da América do Norte.**

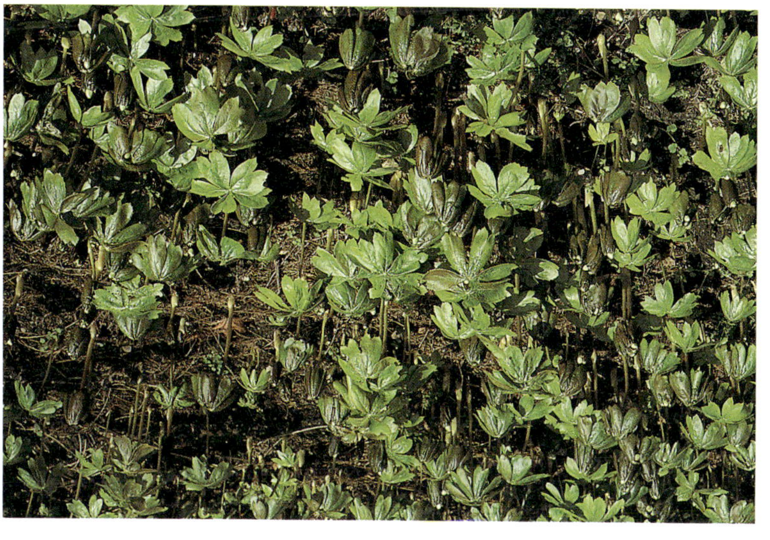

Prunus spinosa
(Prun.)

Grande medicamento das nevralgias, também é empregado para tratar distúrbios do aparelho urinário.

Nome comum:
Ameixeira.
Origem:
Este arbusto da família das rosáceas cresce em terrenos pobres e pedregosos e, de preferência, secos e ensolarados. Desde a Antiguidade é conhecido na medicina.
Empregos comuns:
Prescreve-se *Prunus spinosa* para tratar certas afecções da retina.

PARA QUEM É INDICADO

Distúrbios localizados
- **Cabeça.** Dores fustigantes na parte direita da testa, irradiando-se para a cabeça. Às vezes, dor que parece uma forte pressão interna e melhora por compressão externa.
- **Olhos.** Dores violentas na área do globo ocular (como se estivesse esmagado ou fosse estourar),

irradiando-se pela cabeça. Às vezes, a dor começa atrás da orelha e se estende em direção ao olhos; piora à noite e com movimento e melhora com repouso. Dor na raiz dos cílios.

• **Intestino.** Fezes duras, intermitentes, com dores como pontadas no reto.

• **Aparelho urinário.** Uretra dolorida, como que ulcerada. Necessidade urgente de urinar, mas a urina que chega ao meato parece tornar a subir, causando dores violentas. Micção desencadeada de forma muito lenta.

Psorinum
(Psor.)

Este medicamento age sobre um vasto domínio, pois trata ao mesmo tempo do sistema imunológico, do sistema nervoso, do aparelho respiratório, do aparelho digestivo e da pele.

Nomes comuns:
Psorinum, sarna.

Origem:
Psorinum é um nosódio, ou seja, um medicamento preparado a partir do germe de uma doença, neste caso a serosidade de uma vesícula da sarna. Corresponde, como *Sulfur*, ao terreno "psórico". Dado o modo de preparação, nenhum germe está presente no medicamento.

Empregos comuns:
Psorinum estimula as defesas imunológicas e a vitalidade nas pessoas debilitadas, sujeitas a certos distúrbios crônicos da pele. Além disso, permite combater a predisposição à inflamação da garganta.

PARA QUEM É INDICADO

Personalidade e comportamento

Com temperamento de tendência melancólica e medrosa, a pessoa *Psorinum* abate-se facilmente, tem muitos maus pressentimentos: na convalescença acha que jamais vai recuperar a saúde, tem medo de fracassar nos negócios e sente-se muitas vezes abandonada. Quando está mal, acorda irritada à noite, chora e tem pensamentos suicidas. É obcecada por seus sonhos, e sua mente pode ficar confusa após um esforço irrefletido. Tem manias, como as de torcer e esfregar as mãos ou lavar constantemente as mãos ou os pés. Treme quando se emociona.

Distúrbios gerais

Sensibilidade ao frio, com necessidade de se cobrir com algo quente, mesmo no verão. Resfria-se facilmente. Grande fraqueza e falta de reações, em geral durante as doenças crônicas. Defesas imunológicas fracas. Secreções do corpo malcheirosas (transpiração etc.). Transpiração abundante ou, ao contrário, ausência de transpiração. Fome ou sensação de bem-estar antes de adoecer, de uma crise de enxaqueca etc.

Variação dos sintomas

• **Fatores de agravamento:** o frio, o ar livre, a mudança de clima, a tempestade, o calor excessivo, o contato com lã, tomar banho, passar muito tempo sem comer.

• **Fatores de melhora:** cobrir-se com algo quente, deitar-se com a cabeça na mesma altura que o resto do corpo.

Preferências alimentares

Aversão à carne de porco.

Distúrbios localizados

• **Cabeça.** Erupções úmidas no couro cabeludo. Distúrbios da visão e apetite excessivo antes de uma enxaqueca. Dores de cabeça na mulher quando a menstruação não desce.

• **Rosto.** Aspecto doentio, com palidez, cabelos opacos, pele oleosa. Eczema, herpes, acne e dermatoses.

• **Olhos.** Inflamações diversas que se repetem.

• **Ouvidos.** Eczema na orelha e em torno da orelha com muita coceira e produção de pus malcheiroso.

• **Nariz.** Rinite crônica.

• **Garganta.** Irritação. Inflamações que se repetem. Inchaço das amídalas que provoca dores ao engolir.

• **Aparelho respiratório.** Tosse no inverno. Asma. Predisposição a doenças respiratórias.

• **Estômago.** Fome permanente mesmo no meio da noite e sobretudo durante a gravidez. Arrotos com odor de ovo podre.

• **Intestino.** Fezes fétidas e cheias de muco, que às vezes jorram. Prisão de ventre por inatividade do reto, mesmo se as fezes são moles (também nos bebês).

• **Membros.** Fraqueza das articulações, como se os ligamentos estivessem frouxos.

• **Pele.** Aspecto sujo ou oleoso, como besuntado de óleo. Coceiras intoleráveis, que levam a pessoa a coçar-se até sangrar. Feridas que demoram a se fechar. Erupções sangrentas e supurantes. Erupções secas e escamosas que desaparecem no verão e reaparecem no inverno. Eczema, herpes, urticária, psoríase.

• **Sono.** Insônia devido a coceiras.

Ptelea trifoliata
(Ptel.)

Este medicamento atua em particular sobre o estômago e o fígado.

Nomes comuns:
Olmo-de-três-folhas, também chamado de olmo-da-sibéria.
Origem:
Este arbusto aromático de folhagem caduca, que pertence à família das rutáceas, é nativo da América do Norte.
Empregos comuns:
Este medicamento pode ser útil para tratar certos distúrbios da vesícula biliar.

PARA QUEM É INDICADO

Personalidade e comportamento
Quando fica doente, a pessoa *Ptelea trifoliata* torna-se um pouco confusa, irrita-se com facilidade e deseja ficar sozinha. Um nada a torna melancólica e faz que não suporte nenhuma conversa. Torna-se incapaz de cumprir seus deveres.

Distúrbios localizados
- **Cabeça.** Dor frontal que pressiona para fora e se irradia até a base do nariz. Dores de cabeça de origem vesicular.
- **Boca.** Gosto amargo na boca e excesso de saliva. Papilas gustativas vermelhas e salientes.
- **Abdômen.** Fisgada dolorosa e peso do fígado, que piora visivelmente deitando-se sobre o lado esquerdo.
- **Estômago.** Sensação de peso e de estômago cheio mesmo após uma refeição normal. Distúrbios gástricos e hepáticos, às vezes acompanhados de dores nos membros.

Pyrogenium
(Pyrog.)

Este medicamento permite o tratamento de infecções. Antes do surgimento dos antibióticos, era usado para tratar certos tipos de septicemia.

Nome comum:
Pirogênio.
Origem:
Pyrogenium é obtido pela decomposição da carne de vaca desengordurada.
Empregos comuns:
É um medicamento útil para tratar abscessos.

PARA QUEM É INDICADO

Personalidade e comportamento
Em caso de doença e febre, a pessoa fica agitada, tagarela, muito ansiosa e cheia de idéias estranhas.

Distúrbios gerais
Estado infeccioso latente sem causa definida. Secreções corporais malcheirosas. Corpo dolorido e prostração. Dores nos ossos. Dores fortes e ardor no caso de abscessos.

Variação dos sintomas
- **Fator de melhora:** o movimento.
- **Fator de agravamento:** o frio.

Distúrbios localizados
- **Coração e circulação.** Durante a febre, palpitações e pulso em discordância com a temperatura.
- **Membros.** Doloridos, como em uma gripe forte (a cama parece dura demais).
- **Febre.** Temperatura oscilante. Calafrios sentidos nos ossos. Transpiração sem baixar a febre.

Ranunculus bulbosus
(Ran-b.)

Este medicamento age em especial sobre o sistema nervoso, os músculos, a pele e a pleura.

Nome comum:
Ranúnculo-bulboso.
Origem:
Esta planta herbácea vivaz da família das ranunculáceas cresce normalmente nos campos, prados e locais ensolarados. A tintura-mãe é preparada com a planta inteira colhida no verão.
Empregos comuns:
Este medicamento é útil para tratar certas formas de reumatismo, em particular as ligadas à umidade. Além disso, é muito usado para combater a nevralgia intercostal e as conseqüências do consumo excessivo de álcool.

PARA QUEM É INDICADO

Personalidade e comportamento
Quando os distúrbios se manifestam a pessoa começa a ter medo de tudo e fica muito agitada à noite. O fato de pensar em seus males agrava-os muito.

Distúrbios gerais
Dores na pele, nos músculos e no tórax ou nevralgias. Dores muito

diversas: errantes, mordentes, ardentes, dilacerantes, pinçantes, em forma de pontada ou pressão.

Rheum palmatum
(Rheum)

É um medicamento que costuma ser indicado para os distúrbios ligados à dentição.

Nome comum:
Ruibarbo oficinal.
Origem:
Esta espécie de ruibarbo, da família das poligonáceas, é originária do sudeste da China e dos altos planaltos tibetanos.
Empregos comuns:
Prescreve-se *Rheum palmatum* para as crianças que sofrem de cólica ou diarréia durante a dentição.

PARA QUEM É INDICADO

Personalidade e comportamento
Doente, a criança fica impaciente, irritável, agitada e caprichosa.

Distúrbios gerais
Odor azedo na transpiração, nas fezes e no vômito. Transpiração na parte superior do corpo.

Variação dos sintomas
- **Fatores de agravamento:** o fato de estar descoberto, a evacuação.
- **Fatores de melhora:** o calor, o fato de estar coberto.

Distúrbios localizados
- **Cabeça.** Transpiração contínua e abundante no couro cabeludo.
- **Rosto.** Suores frios, sobretudo perto da boca e do nariz.
- **Estômago.** Dores abdominais lancinantes, que pioram na posição em pé.
- **Intestino.** Fezes ácidas, amarelas, castanhas ou verdes, fermentadas, viscosas. Esforços significativos para evacuar.
- **Amamentação.** A criança recusa o leite materno.

Rhododendron chrysanthum
(Rhod.)

Este medicamento corresponde a uma predisposição reumática muito específica. Além disso, é utilizado para tratar certas afecções dos tecidos fibrosos e ósseos, do aparelho genital e dos nervos.

Nomes comuns:
Rododendro, rosa-da-sibéria, rosa-dos-alpes.
Origem:
Os rododendros são plantas vivazes arbustivas da família das ericáceas. Em homeopatia, utiliza-se *Rhododendron chrysantum*, abordado aqui, ou *Rhododendron ferrugineum*, uma espécie selvagem das montanhas.
Empregos comuns:
Este medicamento pode ser prescrito para tratar certas tendinites.

PARA QUEM É INDICADO

Personalidade e comportamento
Em caso de desequilíbrio, a pessoa pode ficar com os pensamentos e o comportamento confuso. Teme as tempestades.

Distúrbios gerais
Sensibilidade aos ventos, ao tempo úmido e tempestuoso. Dores dilacerantes, paralisantes, cambiantes e em ziguezague.

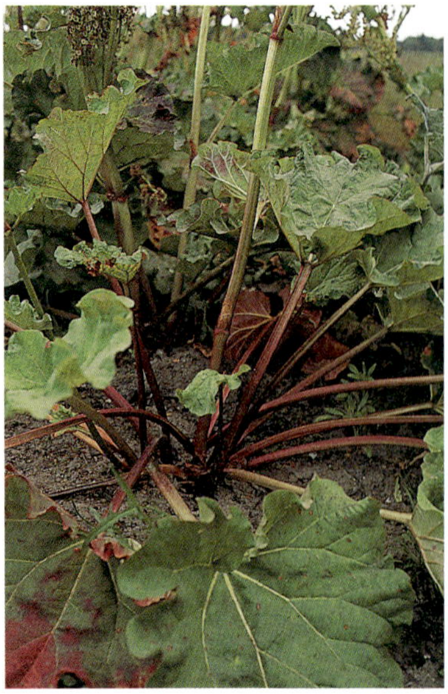

O ruibarbo oficinal, usado no preparo de *Rheum palmatum*, é uma planta herbácea. Suas grandes folhas anuais brotam em feixes do pé.

Variação dos sintomas
- **Fatores de agravamento:** antes das tempestades, o mau tempo, o vento, a umidade.
- **Fatores de melhora:** o sol, o fato de estar coberto com algo quente.

Distúrbios localizados
- **Rosto.** Fisgadas violentas, atenuadas por comer ou por uma aplicação quente.
- **Olhos.** Dores (nevralgias) na altura dos cílios.
- **Boca.** Fortes nevralgias dentárias, com tendência marcante para a retração das gengivas.
- **Aparelho genital masculino.** Testículos e epidídimo muito doloridos ao toque. Hidrocele.
- **Membros.** Reumatismo. Inflamação e inchaço que se deslocam de uma articulação para outra, sendo mais doloridos à noite. Ataques reumáticos que atingem em particular as pequenas articulações. Crises reumáticas de verão. Gota.

• **Sono.** A pessoa só consegue dormir com as pernas cruzadas na altura dos tornozelos.

Rumex crispus
(Rumx.)

A esfera de ação mais conhecida deste medicamento são as mucosas das vias respiratórias e a pele.

Nome comum:
Labaça.
Origem:
Esta planta herbácea vivaz pertence à família da poligonáceas. A tintura-mãe é preparada com a planta inteira colhida na época da floração.
Empregos comuns:
É um medicamento recomendado a pessoas que sofrem de uma tosse permanente muito característica.

PARA QUEM É INDICADO

Distúrbios gerais
Inúmeras dores inconstantes e variadas. Sensibilidade das mucosas da laringe e da traquéia, com tosse.

Variação dos sintomas
• **Fatores de agravamento:** o ar frio, sobretudo quando inalado, passar do quente para o frio ou vice-versa.
• **Fator de melhora:** cobrir a boca.

Preferências alimentares
Intolerância à carne, que provoca arrotos e coceira.

Distúrbios localizados
• **Nariz.** Abundante secreção mucosa.
• **Garganta.** Sensação de ter uma bola na garganta apesar de o paciente limpá-la e da deglutição. Muco tenaz. Laringe e traquéia em carne viva, com afonia. Tosse seca e extenuante provocada por uma coceira contínua na garganta, que pode chegar aos brônquios. A tosse se agrava com qualquer contato sobre a garganta e a laringe, a mudança de ritmo da respiração, a inspiração de ar frio. Tosse mais intensa à noite e quando se muda de cômodo e de atmosfera (do quente para o frio ou do frio para o quente). A tosse pode ser contínua ou em longos acessos; o fato de fechar a boca ou cobrir a cabeça faz o paciente melhorar.
• **Aparelho respiratório.** Sensação de sufocamento devido à tosse contínua.
• **Estômago.** Problemas gástricos freqüentes que acompanham os resfriados.
• **Intestino.** Diarréia matinal que acompanha a tosse.
• **Coluna.** Dores sob a omoplata direita.
• **Pele.** Prurido intenso, sobretudo nas pernas, em particular ao se despir no ar frio.

Ruta graveolens
(Ruta)

Este medicamento exerce ação muito característica sobre certas estruturas ósseas e musculares (periósteo, tecidos fibrosos, aponevroses, tendões), assim como sobre os olhos.

Nome comum:
Arruda.
Origem:
Da família das rutáceas, esta planta vivaz alcança 80 centímetros de altura. É encontrada nas colinas áridas da França, na Europa meridional e na África do Norte.
Empregos comuns:
Prescreve-se *Ruta graveolens* em caso de traumatismo dos ossos ou da membrana que reveste os ossos (periósteo). Alivia as dores de uma fratura ou, mais especificamente, as decorrentes de implantes dentários. É um medicamento para a entorse.

PARA QUEM É INDICADO

Personalidade e comportamento
O tempo todo descontente consigo e com os outros, o indivíduo é dado à contradição. Tem medo da morte quando está febril.

Distúrbios gerais
Sensação geral de contusão, dor generalizada e fratura, como após uma queda. Agitaçao constante devido à necessidade de mudar de posição o

A labaça, a partir da qual se obtém o medicamento *Rumex crispus*, pertence ao mesmo gênero que a azeda.

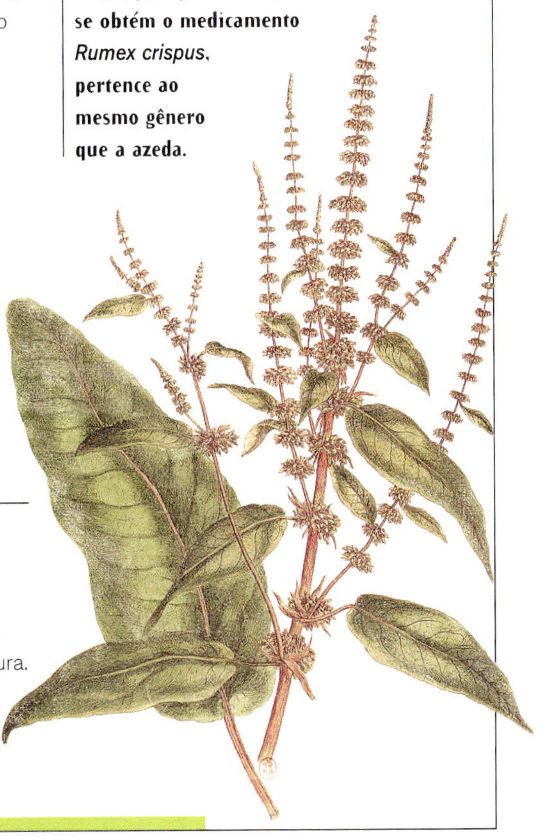

tempo todo. Sensação de fadiga e cansaço. Inflamação dos tendões, em particular dos flexores (músculos que permitem a flexão). Tendência à formação de depósitos ou quistos na superfície dos ossos, nos tendões ou em torno das articulações. Tensão excessiva dos músculos oculares. Dores muitas vezes ardentes e corrosivas. Todas as partes do corpo sobre as quais a pessoa se deita ficam doloridas.

Variação dos sintomas

- **Fatores de agravamento:** o frio, a umidade, a posição sentada ou deitada, o esgotamento físico, o esforço ocular.
- **Fatores de melhora:** o calor, o fato de deitar-se de costas.

Distúrbios localizados

- **Olhos.** Olhos que ardem, em geral à noite. Vermelhidão e dor quando se faz esforço visual (costura, leitura de letras pequenas etc.). Distúrbios de foco.
- **Estômago.** Tensão no estômago que melhora tomando leite.
- **Intestino.** Descida (prolapso) do ânus e do reto, com falsa vontade de evacuar.
- **Aparelho urinário.** Sensação permanente de que a bexiga está cheia, mesmo após urinar.
- **Coluna.** Costas doloridas. Calafrios ao longo da coluna vertebral que se irradiam até um braço.
- **Membros.** Tendões, músculos e articulações doloridos. Contratura dos tendões das mãos e dos dedos. Dores e rigidez nos punhos. Dores nas coxas ao estirar as pernas. Ciática. Fraqueza dos quadris, das coxas e dos joelhos, o que explica um andar trôpego e difícil.
- **Pele.** Prurido que muda de lugar após o paciente se coçar. Verrugas.
- **Sono.** Sobressaltos ao menor contato.

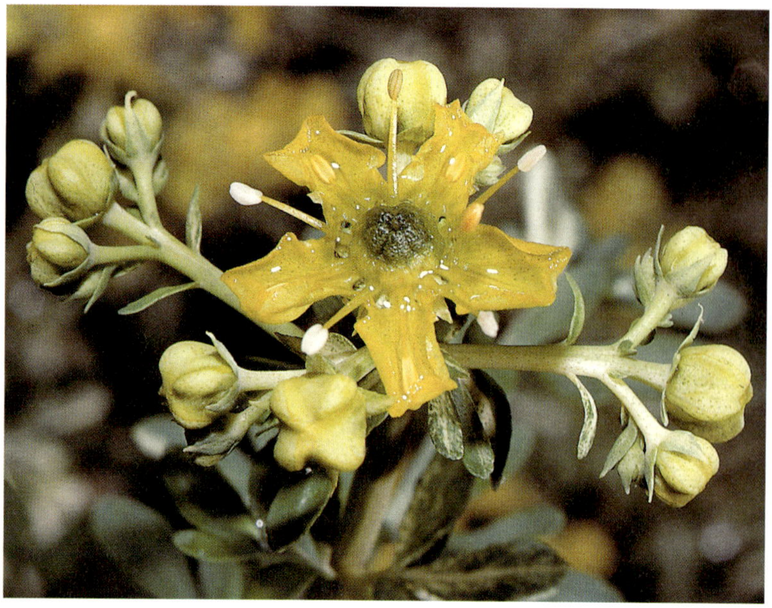

A arruda, usada no preparo de *Ruta graveolens*, exala um odor forte e penetrante.

S

Sabadilla
(Sabad.)

Este medicamento exerce ação preponderante sobre as mucosas do nariz e dos olhos, assim como sobre o sistema nervoso.

Nome comum:
Cevadilha.

Origem:
Da família das liliáceas, esta erva vivaz é originária das pradarias do México, da Guatemala e da Venezuela. Suas flores apresentam-se em cachos alongados, e seu fruto é uma pequena cápsula de três células que encerram cada uma de cinco a sete sementes. Na preparação do medicamento as cápsulas com as sementes são pulverizadas.

Empregos comuns:
Sabadilla é indicado em certos casos de rinite ou distúrbios ligados à presença de vermes intestinais.

PARA QUEM É INDICADO

Personalidade e comportamento

Às vezes a pessoa tem uma percepção deformada de seu corpo. Além disso, o fato de pensar em seus males só os agrava. Pode ter tonturas, principalmente quando anda, e assusta-se com facilidade.

Distúrbios gerais

Sintomas nervosos que se alternam muitas vezes com sintomas físicos. Tendência a resfriados e rinite. Sensibilidade ao frio. Predisposição a vermes intestinais (ascarídeos, oxiúros, tênia). Fraqueza, nervosismo, sobressaltos, sacudidelas nervosas, tremores. Dores passageiras, como as de contusão, em diversos pontos do corpo, que se deslocam sobretudo da direita para a esquerda, acompanhadas de dores nos ossos e nas articulações. Às vezes há periodicidade nos sintomas.

Sambucus niger (Samb.)

Este medicamento exerce uma ação marcante sobre o aparelho respiratório.

Nome comum:
Sabugueiro.
Origem:
O sabugueiro pode ser um arbusto de 4 a 5 metros de altura ou uma árvore que chega aos 10 metros. Pertence à família das caprifoliáceas. Encontra-se normalmente na Europa, Ásia e África do Norte, nas sebes perto das casas e às vezes também nos bosques. Os galhos encerram um miolo branco. Nos meses de junho e julho dá belas flores brancas. Os frutos, que amadurecem em setembro e outubro, são drupas negras e brilhantes.
Empregos comuns:
Sambucus niger é útil para tratar certas laringites agudas.

PARA QUEM É INDICADO

Distúrbios gerais
Dores que aparecem no repouso e desaparecem com o movimento. Transpiração abundante quando ocorrem vários distúrbios (apesar da ausência de sede). Aumento das secreções das mucosas respiratórias.

Distúrbios localizados
- **Nariz.** A criança funga e tem o nariz constantemente entupido. Se isso ocorrer, retire o bebê do seio.
- **Aparelho respiratório.** Crises de asma, laringite e traqueíte muito fortes, que acordam a criança de repente, com tosse e transpiração abundante, obrigando-a a sentar pois tem a sensação de que está sufocando.

Sanguinaria canadensis (Sang.)

Este medicamento age sobretudo sobre as mucosas, principalmente as das vias respiratórias, assim como sobre o fígado e o aparelho circulatório.

Nome comum:
Sanguinária-do-canadá.
Origem:
Planta herbácea da família das papaveráceas, originária da América do Norte, a sanguinária-do-canadá hoje está aclimatada em vários países. Os indígenas utilizavam-na para tratar as moléstias pulmonares. A tintura-mãe é preparada com a raiz seca da planta.
Empregos comuns:
Sanguinaria canadensis trata não só as afecções dos brônquios, a exemplo da asma, como também certas formas de enxaqueca.

PARA QUEM É INDICADO

Personalidade e comportamento
De caráter inquieto, a pessoa tende a ser rabugenta e mal-humorada.

Distúrbios gerais
Os sintomas costumam se manifestar mais do lado direito do corpo. Sensações de ardor diversas. Manifestação de diarréia após o fim brusco de distúrbios respiratórios. Sintomas que começam ou terminam com vômitos biliosos. Arrotar e soltar gases melhoram o estado geral. Estados de fadiga, torpor, langor, incapacidade de se mover ou pensar, sobretudo com clima úmido. Os sintomas manifestam-se periodicamente. Tendência a apresentar tumores, na maioria das vezes benignos (pólipos), no ouvido, no nariz, na laringe, no reto e no útero. Ondas de calor.

A sanguinária-do-canadá, com a qual é feita *Sanguinaria canadensis*, deve seu nome ao látex vermelho-sangue.

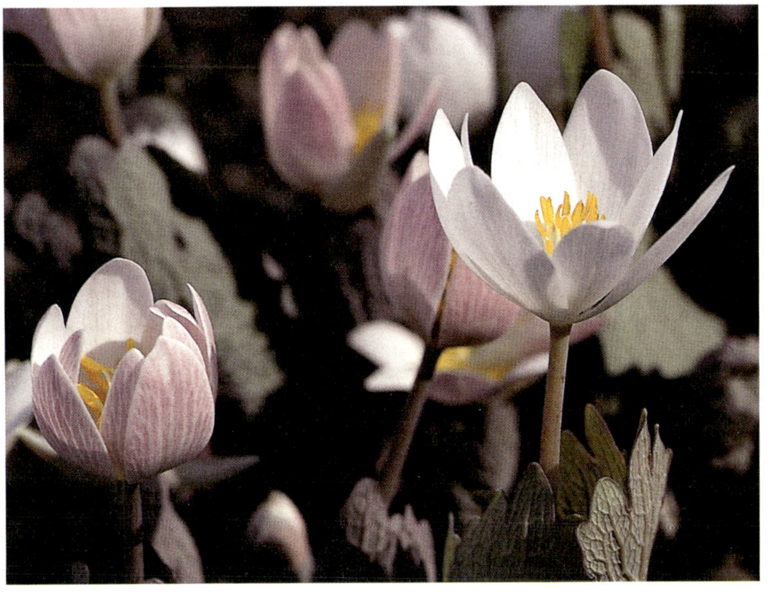

Variação dos sintomas

- **Fatores de agravamento:** luminosidade do sol no outono e no inverno, os odores, o balanço, a menopausa na mulher.
- **Fatores de melhora:** o sono, o vômito.

Sarsaparilla officinalis
(Sars.)

Este medicamento age principalmente sobre as áreas genital e urinária.

Nome comum:
Salsaparrilha-do-méxico.

Origem:
Originária das florestas pantanosas das Américas do Sul e Central, a salsaparrilha é um arbusto da família das liliáceas. Os espanhóis introduziram-na na Europa no século XVI. Por muito tempo foi usada para combater a sífilis.

Empregos comuns:
Prescreve-se *Sarsaparilla officinalis* para tratar cistites. Também é eficaz contra determinados problemas de pele, dos ossos e das articulações (reumatismo, gota).

PARA QUEM É INDICADO

Personalidade e comportamento

Quando adoece e sente dor, a pessoa fica triste e chora com facilidade.

Distúrbios gerais

Distúrbios urinários (cistite, cólica nefrítica). Sintomas mais acentuados do lado direito.

Variação dos sintomas

- **Fatores de agravamento:** ao terminar de urinar, ao bocejar, comer pão; na mulher, durante a menstruação.

Distúrbios localizados

- **Aparelho urinário.** Dores na uretra ao final da micção e às vezes depois. Calafrios que vão da bexiga às costas no final da micção. Ausência de sensação enquanto urina. Crises de cólica nefrítica do lado direito. Tendência a cálculos renais e cálculos da vesícula.
- **Aparelho genital feminino.** Menstruações dolorosas acompanhadas de dores nos seios e às vezes vômitos, diarréia, suores frios, dores nas costas, mal-estar (chegando ao desmaio).
- **Membros.** Predisposição a tumores benignos que se desenvolvem na superfície dos ossos (exostoses). Fissuras profundas nos dedos e nos artelhos. Urticária nas mãos.

Secale cornutum
(Sec.)

Este medicamento age com vigor sobre os músculos que cercam os órgãos (fibras musculares lisas), sobre os vasos sanguíneos (principalmente capilares) e sobre o sistema nervoso.

Nome comum:
Cravagem do centeio.

Origem:
Este fungo pertencente aos pirenomicetos é um parasita do centeio. Apresenta-se sob a forma de um corpo alongado negro-violáceo, mede de 1 a 4 centímetros de comprimento e assemelha-se um pouco ao esporão do galo. É pulverizado antes de ser transformado em tintura-mãe.

Empregos comuns:
Secale cornutum é eficaz contra todos os tipos de gangrena (necrose dos tecidos devido à interrupção localizada da circulação sanguínea).

PARA QUEM É INDICADO

Personalidade e comportamento

A pessoa tende a ter medo da morte. Em caso de distúrbio grave, pode apresentar estados de demência caracterizados por diversos medos e vontade de se suicidar por afogamento.

Distúrbios gerais

Superfície do corpo fria (a pessoa não suporta ser coberta), e sensação de ardor em todo o corpo. Entorpecimentos,

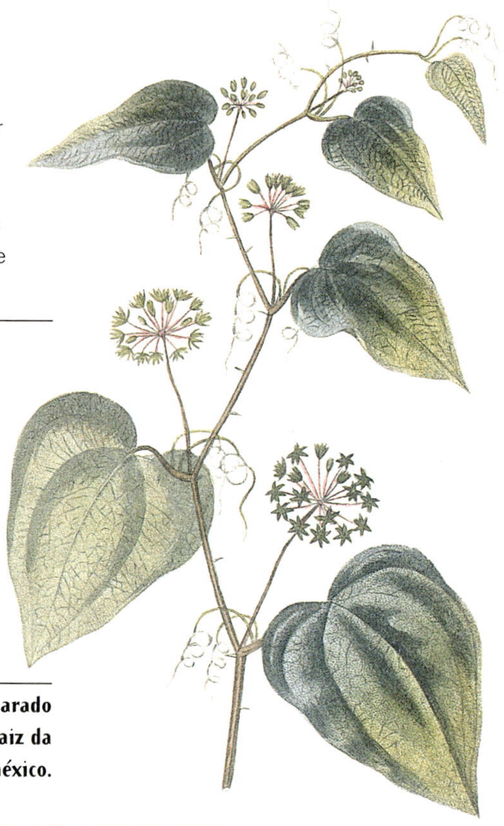

***Sarsaparilla* é preparado a partir da raiz da salsaparrilha-do-méxico.**

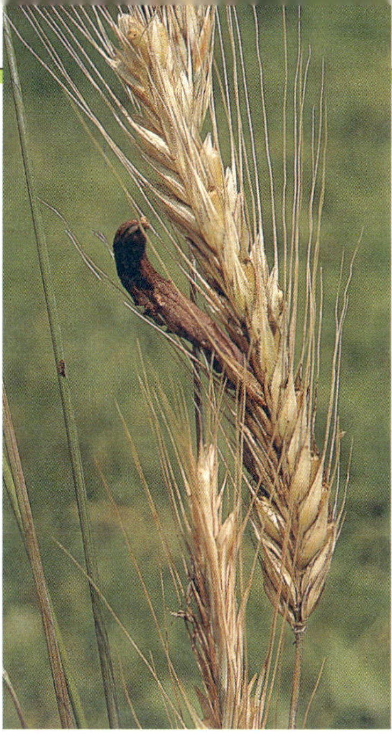

A cravagem do centeio, com a qual se prepara *Secale cornutum*, é um fungo parasita que se desenvolve no centeio.

formigamentos, pontadas insuportáveis. Espasmos musculares diversos, fisgadas, cãibras, rigidez. Debilitação, emagrecimento, apesar de muito apetite. Sede às vezes excessiva. Tendência a sangrar muito. Predisposição à gangrena em qualquer ponto do corpo.

Variação dos sintomas

- **Fatores de agravamento:** o calor, o fato de estar coberto.
- **Fatores de melhora:** o frio, o banho, o fato de se descobrir ou se abanar, os estiramentos intensos.

Senega
(Seneg.)

Este medicamento é prescrito sobretudo para tratar certas afecções oculares e distúrbios do aparelho respiratório.

Nome comum:
Polígala-da-virgínia.

Origem:
Esta erva vivaz da família das poligaláceas é comum nas pradarias e clareiras da América do Norte. Era empregada pelos índios norte-americanos contra as mordidas de serpente, daí o nome que lhe foi dado, *"snake root"*, "raiz de serpente".

Empregos comuns:
Senega costuma ser prescrito para tratar as seqüelas de uma operação de catarata.

PARA QUEM É INDICADO

Personalidade e comportamento

Em estado de desequilíbrio, a pessoa pode apresentar uma certa debilitação geral e às vezes torna-se grosseira.

Distúrbios gerais

Predisposição a edemas. Tendência a secreções mucosas persistentes. Distúrbios decorrentes de humilhação. Sintomas em especial do lado direito do corpo.

Spigelia anthelmia
(Spig.)

Este medicamento exerce sua ação em especial sobre as funções visuais, cardíacas e neurológicas.

Nome comum:
Espigélia anti-helmíntica.

Origem:
Esta planta herbácea anual, originária das regiões tropicais e temperadas das Américas, pertence à família das loganiáceas. É tóxica e pode causar uma espécie de narcotismo quando é colocada em um cômodo fechado.

Empregos comuns:
Spigelia anthelmia é eficaz para combater dores localizadas no rosto (nevralgia facial). Prescreve-se também este medicamento por suas propriedades vermífugas excelentes.

PARA QUEM É INDICADO

Personalidade e comportamento

A pessoa às vezes fica triste, depois se excita. Tem medo de objetos pontiagudos (alfinetes, por exemplo). Apresenta forte irritabilidade durante os calafrios de febre.

Distúrbios gerais

Dores violentas como punhaladas, dilacerantes, que ardem como agulhas aquecidas e se irradiam para diversas direções. Sensibilidade ao contato. As partes atingidas parecem geladas, o que provoca um arrepio pelo corpo. Os sintomas se manifestam sobretudo do lado esquerdo. Combinação de sintomas cardíacos e oculares. Na criança, a maioria das dores localiza-se na região do umbigo.

Variação dos sintomas

- **Fatores de agravamento:** todos os contatos, o movimento, o balanço, estar deitado do lado esquerdo, o fumo.

Preferências alimentares

Aversão ao café. Necessidade de beber água quente. Grande desejo por álcool.

Distúrbios localizados

- **Cabeça.** Dores dilacerantes na testa e nas têmporas, que se irradiam para os olhos, agravadas pelo barulho, balanço ou esforço da evacuação. Pontadas nos seios frontais da face. Dores (nevralgias) nos olhos, em geral com clima frio e úmido, agravadas pela luz do sol, calor, tosse, espirros e vozes altas, e que melhoram com pressão sobre a fronte ou aplicação fria.

• **Rosto.** Nevralgia facial que atinge o olho, a face, os dentes e a têmpora de um lado. Após a crise, a área atingida parece como que paralisada.

• **Olhos.** Dores como de pressão ao mexer os olhos. Dor forte no olho e à sua volta, sentida em profundidade na órbita. Desvio de um olho para dentro (estrabismo convergente) ou para fora (estrabismo divergente). Olhos vermelhos e doloridos. Tremor nas pálpebras. Conjuntivite. Inflamação ou infecção da córnea (ceratite). Visão flutuante.

• **Boca.** Na criança, gagueira que se manifesta sobretudo em caso de distúrbios intestinais e infestação por vermes.

• **Aparelho respiratório.** Dificuldade de respirar que obriga a pessoa a deitar-se sobre o lado direito ou com a cabeça mais alta que o resto do corpo. Ansiedade ao respirar profundamente.

• **Coração e circulação.** Sensação de que o coração está esmagado. Dores de pontadas ou de pressão de origem nervosa (nevralgia), que pioram com movimento. Palpitações fortes.

• **Estômago.** Dores corrosivas. Náuseas todas as manhãs antes do café da manhã.

Spongia tosta
(Spong.)

Este medicamento atua em especial sobre as mucosas da laringe e da traquéia e os sistemas linfático (gânglios) e glandular (tireóide, ovários, testículos, próstata).

Nome comum:
Esponja torrada.

Origem:
As esponjas vivem presas às rochas submarinas, a uma profundidade de 20 a 30 metros. A tintura-mãe é preparada com pó da esponja torrada.

Empregos comuns:
Prescreve-se *Spongia tosta* em caso de inflamação aguda da laringe (laringite aguda), afecção freqüente nas crianças pequenas.

PARA QUEM É INDICADO

Personalidade e comportamento

Às vezes a pessoa imagina ter alguma doença cardíaca. A criança febril chora muito e fica inconsolável.

Distúrbios gerais

Aumento de tamanho e endurecimento de gânglios e glândulas. Ressecamento das mucosas. Afecções da laringe. Esgotamento e sensação de peso após pequeno esforço, acompanhados de afluxo de sangue ao peito e ao rosto. Sensação física de angústia, com respiração difícil.

Variação dos sintomas

• **Fatores de agravamento:** o clima seco, o frio, o vento, o fato de ser acordado, o esforço físico, após transpirar.

Distúrbios localizados

• **Cabeça.** Enxaqueca com afluxo de sangue à cabeça.

• **Rosto.** Expressão de grande ansiedade. Transpiração fria.

• **Olhos.** Vermelhidão, sensação de ardência e lacrimejamento.

• **Garganta.** Aumento do volume da glândula tireóide (bócio). Laringe seca, ardente, com sensação de estreitamento, como se a garganta estivesse obstruída. Dificuldade de falar e rouquidão. Predisposição a laringites agudas, que pioram durante a inspiração e antes da meia-noite. Despertar súbito após a meia-noite com dores na laringe e sensação de sufocamento que provoca palpitações. Tosse irresistível, surda, seca, semelhante a latido, que melhora com a absorção de comida ou bebida quente.

• **Aparelho respiratório.** Predisposição à asma.

• **Coração e circulação.** Palpitações que fazem a pessoa acordar em sobressalto após a meia-noite devido à sensação de sufocamento.

• **Aparelho genital masculino.** Inflamação testicular.

• **Aparelho genital feminino.** Menstruação adiantada e abundante. Predisposição a cistos nos ovários.

• **Sono.** Sobressaltos, sonambulismo.

• **Vertigens.** Vertigens com sensação de cair para trás.

Spongia tosta **é preparado com esponjas do mar.**

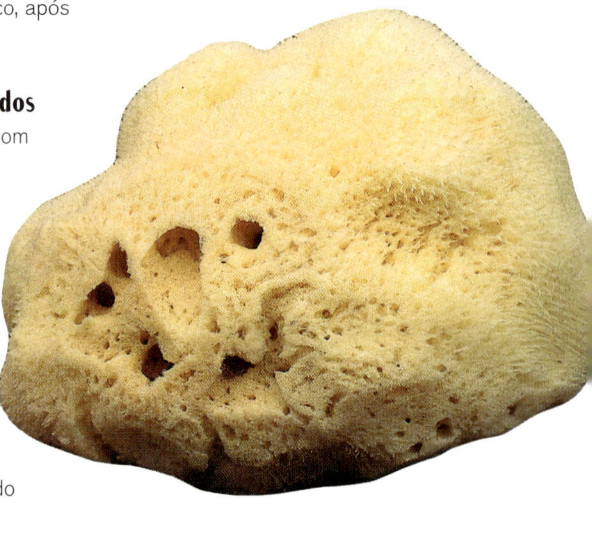

Stannum metallicum
(Stann.)

Este medicamento age em especial sobre as mucosas dos sistemas respiratório e digestivo e também sobre o sistema nervoso.

Nome comum:
Estanho.
Origem:
O estanho é um metal de cor branco-prata, muito maleável e que permanece inalterável em contato com o ar. Relativamente raro, é encontrado sobretudo sob a forma de óxido (cassiterita) ou sulfetos.
Empregos comuns:
Prescreve-se *Stannum metallicum* para tratar certas debilitações da voz e as rouquidões.

PARA QUEM É INDICADO

Personalidade e comportamento
De temperamento com tendência a ansiedade e tristeza e humor cambiante, a pessoa logo se desanima, mostra-se às vezes desconfiada e pode tornar-se taciturna, sobretudo quando se cansa de responder às perguntas que lhe fazem. Na mulher, o estado psicológico melhora durante a menstruação.

Distúrbios gerais
Fraqueza geral – sentida em especial no peito – a ponto de a pessoa ter dificuldade de falar ou fazer esforços tão mínimos quanto se vestir pela manhã (tem de se sentar várias vezes). A debilitação muitas vezes tem relação com uma afecção crônica dos brônquios ou pulmões. Secreção de muco purulento nas mucosas. Emagrecimento acompanhado de sensação de mal-estar na boca do estômago. Dores que aparecem e desaparecem gradualmente.

Variação dos sintomas
- **Fatores de agravamento:** usar demasiado a voz, a posição deitada do lado direito, o movimento.
- **Fator de melhora:** as dores melhoram pela pressão.

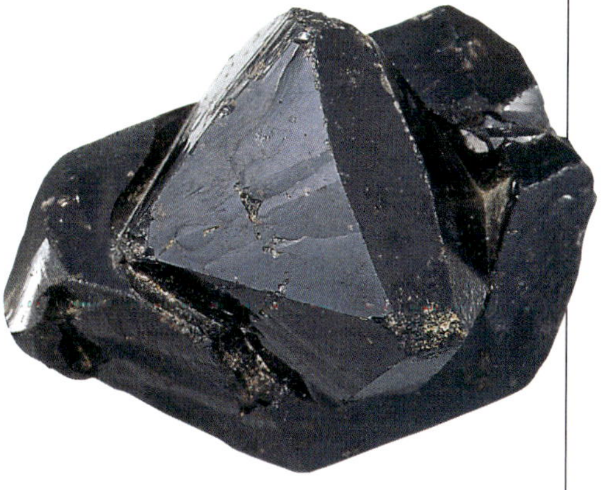

A matéria-prima de *Stannum metallicum* é o estanho.

Stramonium
(Stram.)

A ação deste medicamento manifesta-se em especial sobre o sistema nervoso central, o sistema neuromuscular e a pele.

Nomes comuns:
Estramônio, figueira-brava.
Origem:
Esta planta muito venenosa pertence à família das solanáceas. Originária das Índias Orientais, hoje é comum na Europa. A tintura-mãe é feita com a planta inteira fresca, colhida antes da floração em julho.
Empregos comuns:
Prescreve-se *Stramonium* para tratar certos distúrbios nervosos, estados espasmódicos e afecções cutâneas.

PARA QUEM É INDICADO

Personalidade e comportamento
A pessoa nem sempre tem o sentido da realidade, o que se traduz por dificuldades de realizar um projeto concreto. Muito loquaz, não gosta de ficar sozinha, especialmente quando está doente; nesse caso, logo sente-se abandonada. Precisa de luz, tem medo com freqüência. Em caso de delírio, pode tornar-se violenta. Quando adoece, parece estar indiferente consigo mesma pois não se queixa de nada. As crianças *Stramonium* têm terrores noturnos e acordam às vezes assustadas com a primeira coisa que vêem.

Distúrbios gerais
Distúrbios espasmódicos diversos, tremores, convulsões que afetam o sistema nervoso central e periférico. Algumas afecções são acompanhadas de sensação de dor. Necessidade de ar livre (mas os sintomas agravam-se com as correntes de ar). Em geral os sintomas manifestam-se de um só lado.

Variação dos sintomas
- **Fatores de agravamento:** o outono, as correntes de ar, a escuridão, após o sono, a solidão.
- **Fatores de melhora:** o calor, o sol, a luz, a companhia.

Distúrbios localizados
- **Cabeça.** Dor de cabeça aguda. Afluxo de sangue à cabeça.
- **Rosto.** Dores (nevralgias), sobretudo do lado esquerdo. Rosto queimando e corado, com mãos e pés frios. Acne

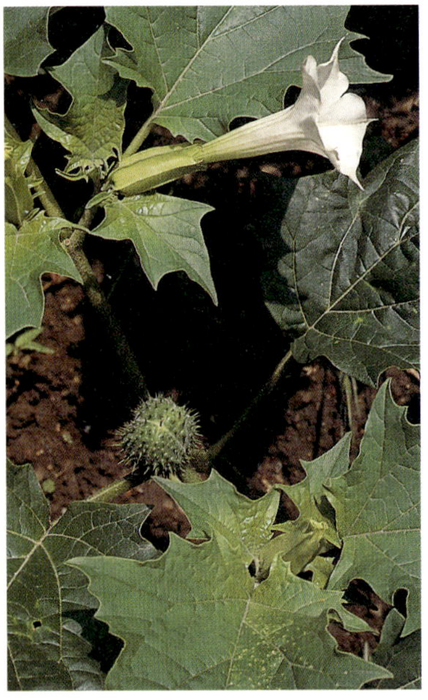

O estramônio, do qual é tirado o medicamento *Stramonium*, dá longas flores de corola branca no verão.

rosada. Na criança, palidez em torno da boca durante a diarréia.

• **Olhos.** Olhos doloridos e lacrimejantes. Olhos fixos, arregalados. Conjuntiva injetada. Contrações dos músculos oculares provocadas pela luz ou por objetos brilhantes. Distúrbios visuais (os pequenos objetos parecem grandes etc.).

• **Nariz.** Espirros espasmódicos.

• **Boca.** Saliva salgada. Salivação abundante durante a febre. Gagueira às vezes.

• **Garganta.** Dificuldade de engolir devido a espasmos no esôfago. Espasmos da laringe. Voz rouca e de repente aguda.

• **Aparelho respiratório.** Respiração espasmódica, às vezes com asma.

• **Abdômen.** Abdômen dilatado, dolorido ao toque, com sensação de torção.

• **Estômago.** Sede significativa, mas a pessoa não consegue beber, pois a ingestão de água cria uma sensação de sufocamento. Secura da boca e da garganta que nenhuma bebida consegue aliviar. Ansiedade sentida no estômago como opressão e às vezes queimações. Soluços espasmódicos violentos.

• **Intestino.** Diarréia malcheirosa sem dor.

• **Aparelho urinário.** Em caso de doença aguda, interrupção momentânea da micção, sobretudo na criança.

• **Aparelho genital feminino.** Menstruação dolorosa e abundante. Sexualidade marcante.

• **Aparelho genital masculino.** Sexualidade marcante.

• **Membros.** Pontadas, entorpecimentos, cãibras. Inquietação constante nos membros, que às vezes se estende a todo o corpo. Infecção dos dedos da mão e dos artelhos (panarício) que provocam dor intolerável. Mãos e pés gelados.

• **Pele.** Pele em geral muito quente e vermelhidão localizada. Tendência a abscessos e urticária. Transpiração oleosa.

• **Sono.** Terror ao despertar. A criança não quer dormir no escuro mas adormece imediatamente em um cômodo iluminado.

• **Febre.** Frio no corpo inteiro, sobretudo nos membros, em particular nos pés, com rosto quente e corado.

Strontium carbonicum (Stront.)

Este medicamento é utilizado especialmente para tratar afecções circulatórias e reumáticas.

Nomes comuns:
Carbonato de estrôncio, estroncianita.
Origem:
O carbonato de estrôncio é encontrado em estado natural sob forma sedimentar e está freqüentemente associado a outros minerais. Em geral é branco-acinzentado, azulado ou verde-pálido.
Empregos comuns:
Este medicamento é muito útil para tratar seqüelas de antigas entorses ou resolver certos estados de esgotamento após intervenção cirúrgica.

PARA QUEM É INDICADO

Distúrbios gerais

Estados circulatórios congestivos. Artérias latejantes. Predisposição à hipertensão. Dores reumáticas. Afecções dos ossos. Dores corrosivas ou fugidias a ponto de o paciente não saber onde se situam. Seqüelas de hemorragia. Sobressaltos involuntários violentos.

Sulfuricum acidum (Sul-ac.)

Este medicamento age basicamente sobre a pele, as mucosas, o aparelho digestivo, o sangue e o sistema nervoso.

Nome comum:
Ácido sulfúrico.
Origem:
Conhecido há séculos pelo nome de "espírito de vitríolo", o ácido sulfúrico é sobretudo um produto da indústria, embora sua presença seja assinalada em certas torrentes vulcânicas da América do Sul.
Empregos comuns:
Prescreve-se *Sulfuricum acidum* para tratar as equimoses (ajuda, entre outras coisas, a reabsorção de antigos hematomas), os ferimentos e os traumatismos (a comparar com *Arnica*).

PARA QUEM É INDICADO

Personalidade e comportamento

De temperamento agitado e impaciente, o indivíduo acha que tem de fazer tudo com pressa: comer, andar, escrever, falar (às vezes fala por monossílabos). É exageradamente rápido também nos gestos e no trabalho.

Distúrbios gerais

Sensação de tremor interno que acompanha estado de grande fraqueza. Ondas de calor com transpiração. Tendência a sangrar pelos orifícios do corpo. Odor ácido do corpo. Secreções abundantes, ácidas ou viscosas. Dores que aumentam aos poucos, cessam de repente mas voltam depressa. Dores corrosivas, queimantes, como pontadas ou que dão a sensação de que há uma rolha enfiada no corpo. Sintomas muito dolorosos. Feridas que necrosam com facilidade. Afecções que atingem em particular o lado direito do corpo.

Variação dos sintomas

- **Fatores de agravamento:** o frio, o ar livre, o álcool, o cheiro de café, a menopausa na mulher.
- **Fatores de melhora:** o calor, o fato de se deitar sobre o lado que dói.

Preferências alimentares

Desejo por álcool, estimulantes. Desejo por frutas, em particular ameixas, ou aversão a elas.

Distúrbios localizados

- **Olhos.** Inflamação crônica dos olhos.
- **Nariz.** Sangramento do nariz à noite ou durante a menopausa na mulher.
- **Boca.** Tendência a aftas ou sangramento das gengivas.
- **Garganta.** Deglutição difícil ligada a inflamação importante (às vezes até com ulcerações aftosas).
- **Estômago.** Sensação de frio no estômago ligada à ingestão de água. Os alimentos ingeridos às vezes sobem ao esôfago. Queimações no estômago. Refluxos azedos. Soluços violentos e persistentes.
- **Intestino.** Diarréia após comer ostras e frutos verdes.
- **Membros.** Tendinite.
- **Pele.** Equimoses freqüentes e predisposição a várias afecções cutâneas (púrpura, petéquia, abscessos, úlceras). As cicatrizes podem se tornar vermelhas e arder.

Symphytum officinale
(Symph.)

Este medicamento age essencialmente sobre o tecido ósseo, a membrana que reveste o osso (periósteo), as cartilagens e os tendões.

Nomes comuns:
Consolda oficinal, consolda, consólida.
Origem:
A consolda oficinal é uma planta herbácea da família das boragináceas. As plantas pertencentes a essa família são quase sempre cobertas de pêlos ásperos. O nome da planta exprime o essencial de suas propriedades: o termo grego "*symphiton*" e o antigo nome latino da planta, "*consolida*" (de onde deriva a palavra "consolda"), significam "planta que solda, cicatriza". O medicamento é preparado com a raiz.
Empregos comuns:
Prescreve-se *Symphytum officinale* depois de um traumatismo nos ossos, periósteo ou tendões. Favorece a consolidação das fraturas (em particular das fraturas múltiplas e complicadas), acelerando a formação do calo ósseo. Além disso, é muito eficaz para curar o "olho roxo".

PARA QUEM É INDICADO

Distúrbios gerais

Dores violentas que acompanham os traumatismos ósseos. Dores de contusão. Dores remanescentes de traumatismos ou ferimentos, mesmo antigos. Fragilidade óssea e insuficiência de formação de calo ósseo (tecido que permite a consolidação de um osso fraturado).

Variação dos sintomas

- **Fatores de agravamento:** o toque, a pressão.
- **Fator de melhora:** o calor.

Distúrbios localizados

- **Rosto.** Dores nos ossos após uma pancada.
- **Olhos.** Dores de contusão após um soco ou choque do mesmo tipo. Espasmos ao fechar as pálpebras.
- **Estômago.** Úlceras no estômago ou duodeno.
- **Membros.** Predisposição a entorse nos tornozelos.

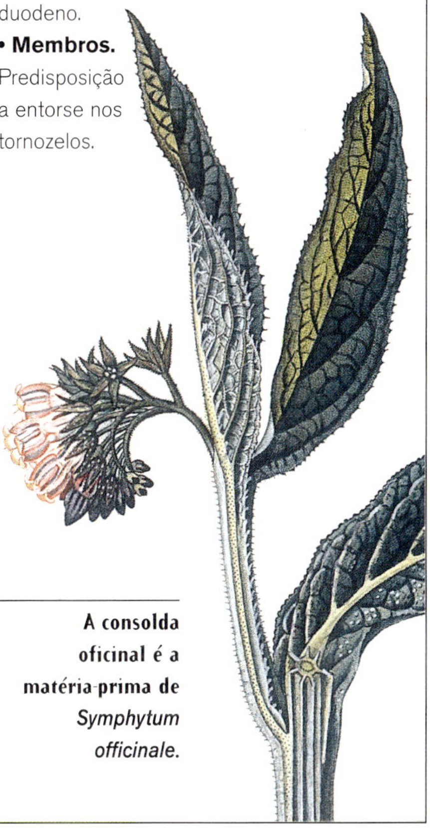

A consolda oficinal é a matéria-prima de *Symphytum officinale*.

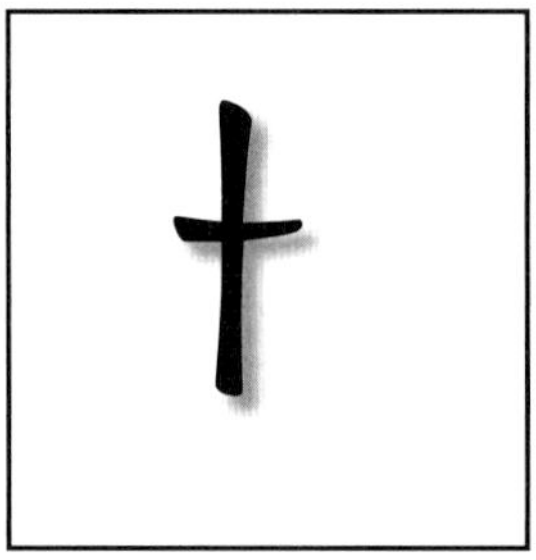

Tabacum
(Tab.)

Este medicamento age essencialmente sobre o sistema neurovegetativo e cardiovascular.

Nome comum:
Tabaco.
Origem:
Esta planta originária dos países quentes pertence à família das solanáceas. Deve seu nome à ilha de Tobago, onde os espanhóis a teriam descoberto. Durante muito tempo foram atribuídas ao tabaco diversas virtudes medicinais. A tintura-mãe é preparada com as folhas frescas colhidas no verão, antes da floração.
Empregos comuns:
Juntamente com *Cocculus indicus*, *Nux vomica* e *Petroleum*, é um dos principais medicamentos para enjôo.

PARA QUEM É INDICADO

Personalidade e comportamento
A pessoa tende a ficar subitamente ansiosa, então se agita de um lugar a outro e sente alívio chorando. Pode ser triste, indiferente, abatida, incapaz de se concentrar ou, ao contrário, demonstrar grande alegria.

Distúrbios gerais
Sensação de frio intenso (entre outras partes, na altura do abdômen), mas necessidade de se descobrir. Palidez, suores frios, náuseas e vômitos, vertigens, pulso acelerado, diarréia. Relaxamento muscular excessivo acompanhado de transpiração, salivação, lágrimas etc. Contração dos órgãos ocos (garganta, bexiga, reto etc.), chegando até a sentir pontadas. Tetania com impressão de obstrução dos órgãos ou do esfíncter. Sensação de enjôo que se atenua ao ar livre.

Variação dos sintomas
- **Fator de agravamento:** o movimento passivo (ônibus, carro, barco etc.).
- **Fatores de melhora:** o frio, o ar fresco, ficar descoberto (sobretudo o abdômen), vomitar.

Distúrbios localizados
- **Cabeça.** Dores de cabeça periódicas de um dia ou dois, que aumentam com a luz do dia e diminuem ao pôr-do-sol.
- **Boca.** Necessidade de cuspir.
- **Garganta.** Tosse.
- **Coração e circulação.** Palpitações. Predisposição a problemas cardíacos.
- **Estômago.** Impressão terrível de vazio no estômago, com sensação de mal-estar.
- **Gravidez.** Náuseas constantes.
- **Vertigens.** Vertigens significativas, particularmente ao se levantar ou olhar para o alto, chegando até a provocar desmaio; atenuam-se ao ar livre e após vomitar.

Taraxacum officinale
(Tarax.)

Este medicamento é usado principalmente no tratamento de problemas do fígado e da vesícula biliar.

Nome comum:
Dente-de-leão.
Origem:
Esta planta herbácea perene da família das asteráceas ou compostas é muito comum.
Empregos comuns:
Este medicamento mostra-se útil para tratar determinadas crises hepáticas.

PARA QUEM É INDICADO

Personalidade e comportamento
A pessoa tende a buscar sempre a posição sentada. Evita o trabalho, mas, uma vez iniciado, termina-o sem problemas. Freqüentemente tem a sensação de estar doente ou cansada.

Distúrbios gerais
Predisposição a congestão e problemas da vesícula. Dores pungentes, pontadas em diferentes partes do corpo. Os problemas são acompanhados freqüentemente de transpiração noturna debilitante.

Tarentula hispanica
(Tarent.)

Este medicamento tem como raio de ação essencialmente o sistema nervoso, os nervos, o coração e o aparelho genital.

Nomes comuns:
Tarântula, caranguejeira espanhola.
Origem:
A tarântula é uma aranha muito comum nos países banhados pelo Mediterrâneo. Outrora se dizia que sua picada provocava profundo torpor ou grande melancolia, que só poderiam ser combatidos se a pessoa se

agitasse até não poder mais. Por esse motivo uma dança muito rápida originária da cidade de Taranto, no sul da Itália, onde esta aranha é muito comum, foi chamada de "tarantela". A tintura-mãe é preparada a partir da aranha inteira.

Empregos comuns:
Prescreve-se *Tarentula hispanica* no tratamento de certos estados de espasmofilia e tétano.

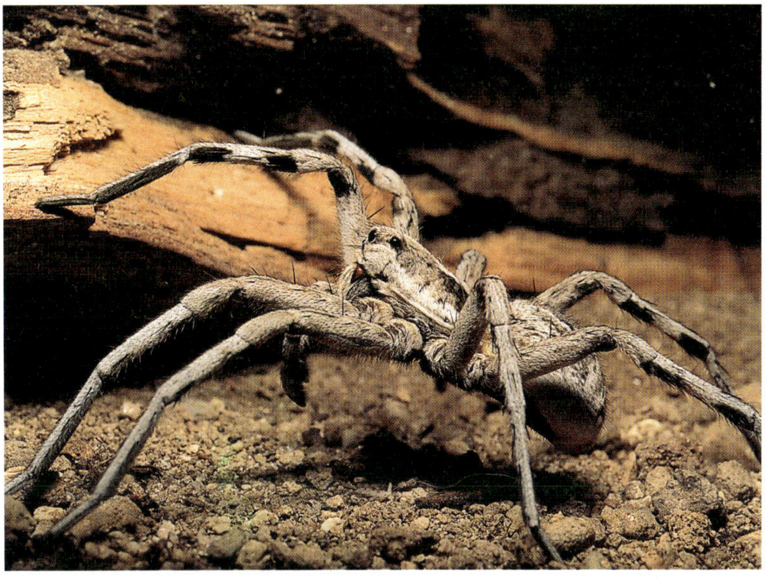

A tarântula, fonte da *Tarentula hispanica*, parece um pouco com as aranhas domésticas, porém é maior e mais robusta.

PARA QUEM É INDICADO

Personalidade e comportamento
Em estado de desequilíbrio, a pessoa tem tendência destrutiva e manipuladora. Ela é agitada, permanentemente apressada e quer igualmente que os outros se apressem. Tem mudanças súbitas de humor, perde o controle, pode se mostrar inflexível e briguenta, por vezes despudorada. Aborrece-se quando tocada, não suportando o que é escuro ou triste; às vezes detesta que lhe falem. É muito sensível à música (que constitui muitas vezes um fator de melhora) e busca o trabalho intelectual. As crianças *Tarentula hispanica* têm tendência a desobedecer e se mostrar agressivas. Podem ter verdadeiras crises de nervos durante as quais destroem tudo, rasgam suas roupas etc.

Distúrbios gerais
Grande agitação psíquica e mental: a pessoa deve estar constantemente em movimento ou fazendo alguma coisa, embora o movimento agrave seu estado. Sobressaltos, contrações musculares, tremores, espasmos, sensação de paralisia. Sintomas que aparecem subitamente e com violência. Dores nevrálgicas ou pungentes. Perda de peso. Periodicidade dos sintomas, particularmente a cada três semanas ou todos os anos. Associação de dores, como dor de cabeça e no útero, dor nos olhos e de garganta, dor no rosto e no estômago, dores de ouvido e soluços, por exemplo. Predominância dos sintomas no lado direito.

Variação dos sintomas
Fatores de agravamento: o frio, a umidade, os ruídos, os contatos.
Fatores de melhora: o ar livre, massagens, transpirar.

Preferências alimentares
Desejo por comidas muito condimentadas e alimentos salgados. Repulsa à carne. Às vezes, a pessoa recusa-se a comer. Sente muita sede repetidamente.

Distúrbios localizados
- **Cabeça.** Dor de cabeça nevrálgica que piora ao menor ruído, ao contato e com luz forte e se atenua ao deitar a cabeça no travesseiro. Dores como se milhares de agulhas perfurassem o cérebro.
- **Rosto.** Nevralgia do nervo maxilar inferior (um dos ramos do trigêmeo).
- **Olhos.** Pruridos seguidos de grande lacrimejamento. Dificuldade de suportar a luz natural (fotofobia). Os olhos ardem como se areia ou um cabelo atrapalhasse a visão.
- **Garganta.** Amidalite e mau hálito.
- **Aparelho respiratório.** Acesso de tosse ou falta de ar.
- **Coração e circulação.** Impressão de que o coração está sendo comprimido e torcido. Palpitações.
- **Estômago.** Distúrbios gástricos acompanhados de dores de cabeça e arrotos com acidez. Náuseas e vômitos.
- **Intestino.** Prisão de ventre persistente.
- **Aparelho urinário.** Quando há cistite, a bexiga parece inchada e dura. Incontinência ao tossir, rir ou ao mínimo esforço.
- **Aparelho genital feminino.** Sensibilidade dos ovários e do útero. Pruridos na vulva, que fica ressecada e irritada. Dores durante a menstruação. Intensa excitação sexual.

• **Aparelho genital masculino.** Grande excitação sexual.
• **Coluna.** Sensibilidade dolorosa na coluna vertebral.
• **Membros.** Inquietação e sobressaltos, com necessidade de mexer constantemente as mãos (sempre ocupadas) e as pernas.
• **Pele.** Pele arroxeada com predisposição a equimoses, furúnculos e abscessos profundos.
• **Sono.** Sonolência de dia e insônia à noite, em parte devido à impaciência.
• **Febre.** Fases de frio ou de calor intenso, com predominância de frio.

Distúrbios gerais

Predisposição a pólipos (nariz, ouvidos, bexiga etc.).

Variação dos sintomas

Fator de agravamento: o frio.
Fator de melhora: a atividade ao ar livre.

Distúrbios localizados

• **Nariz.** Obstrução nasal. Perda do olfato. Crostas. Necessidade de limpar o nariz devido a pruridos. Mau cheiro.
• **Intestino.** Prurido e irritação contínua no ânus, em especial à noite, na cama.
• **Membros.** Dores nas pontas dos dedos e nos artelhos.

Teucrium marum (Teucr.)

Este medicamento é conhecido em especial por sua ação sobre certos distúrbios nasais crônicos.

Nomes comuns:
Carvalhinha, têucro.
Origem:
Este arbusto da família das labiadas é muito comum no litoral mediterrâneo. De maio a agosto, eclodem pequenas flores púrpura em cachos oblongos.
Empregos comuns:
Este medicamento pode ser útil no tratamento de unhas encravadas com ulceração da pele.

PARA QUEM É INDICADO

Personalidade e comportamento

Com grande sensibilidade aos acontecimentos exteriores, a pessoa é às vezes indolente, inclinada à passividade e voltada para si própria. A febre a torna muito tagarela.

Thuya occidentalis (Thuj.)

Considerado por Hahnemann e seus seguidores como o medicamento por excelência do "terreno sicótico" (assim definido devido à produção de excrescências diversas), tem ampla ação tanto sobre a pele e os aparelhos digestivo, genital e urinário, como sobre as funções psíquicas.

Nomes comuns:
Tuia, cipreste, pinheiro-do-canadá.
Origem:
Esta árvore resinífera da família das cupressáceas é originária da América do Norte, mas se aclimatou há muito na Europa como planta ornamental. A tintura-mãe é preparada com as folhas frescas.
Empregos comuns:
Thuya occidentalis é tradicionalmente (e às vezes abusivamente) prescrito no tratamento de verrugas e após vacinações.

PARA QUEM É INDICADO

Personalidade e comportamento

A pessoa torna-se facilmente ansiosa: importa-se com ninharias. Sente-se logo culpada e repreende a si própria. É muito impressionável e emotiva (a música pode fazê-la chorar). Está sempre com pressa, por exemplo, por ocasião de um trabalho intelectual, quando anda e, mais comumente, em suas ocupações cotidianas em geral. Sujeita à ira, pode se zangar à menor contrariedade. Chega mesmo a evitar companhia. Pode ter idéias fixas, problemas de memória e de concentração, e falar para aliviar seus pensamentos. Às vezes, tem estranhas sensações: seu corpo parece-lhe frágil como vidro, tem a impressão de que corpo e espírito estão separados e um poder superior parece se exercer sobre ela.

Distúrbios gerais

Tendência a excrescências diversas (condilomas, verrugas, máculas etc.) sobre as mucosas ou a pele. Sintomas variados e profundo desequilíbrio após certos tipos de vacina e doenças venéreas: imunodeficiência, infecções crônicas, principalmente dos aparelhos genital e urinário, reumatismo, distúrbios psicológicos etc. Sensibilidade ao frio (inclusive sobre uma pequena área descoberta do corpo, como um membro); um banho bem quente alivia muito os problemas. Dores em geral pungentes, muito fortes, nos músculos e articulações. Dores às vezes bem localizadas. Cansa-se e perde peso facilmente. Consistência oleosa das fezes, do suor e da pele. Tendência à inflamação e ao inchaço dos gânglios e das glândulas (particularmente a próstata, no homem).

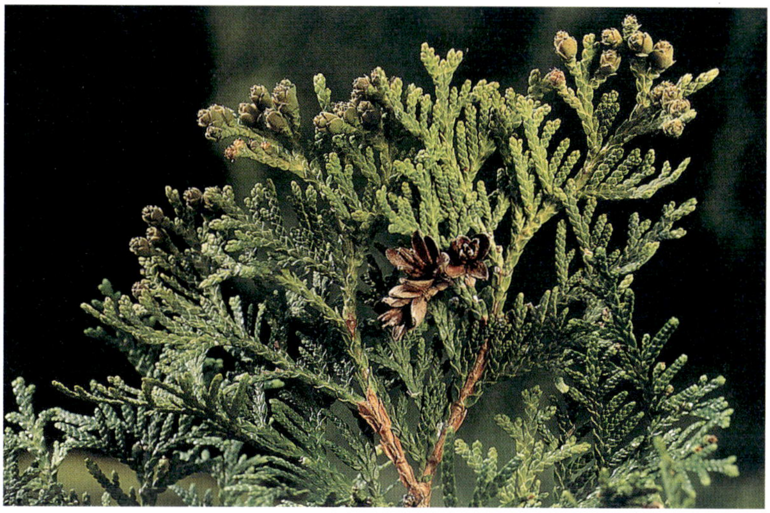

A tuia, a partir da qual é feita *Thuya occidentalis*, é normalmente usada como planta ornamental ou cerca-viva.

Variação dos sintomas

Fatores de agravamento: o frio e a umidade, o repouso, após o café da manhã, o fato de se descobrir.

Fatores de melhora: o calor, o clima seco, as secreções (transpiração, coriza etc.), a música.

Preferências alimentares

Necessidade de bebidas e alimentos frios e cebola crua (ou, ao contrário, aversão). Aversão à carne malpassada. Não suporta bem o chá.

Distúrbios localizados

- **Cabeça.** Impressão de ter um prego enfiado na cabeça. Entorpecimento do cérebro. Dores como se houvesse pressão sobre a cabeça, ou dores lancinantes na fronte e nas têmporas. Agravamento das dores com o contato. Os cabelos crescem lentamente e apresentam pontas abertas.
- **Rosto.** Tez pálida, pele oleosa e brilhante. Dores (nevralgia facial).
- **Olhos.** Sensação de que uma corrente de ar frio sai da cabeça pelos olhos. Os distúrbios oculares são atenuados com calor ou ao cobrir os olhos. Terçóis, papilomas, conjuntivites.
- **Ouvidos.** Otite crônica com secreções viscosas.
- **Nariz.** Rinite e sinusite crônicas com crostas nasais e tendência a limpar o nariz.
- **Boca.** Cáries que atingem a raiz dos dentes, afecções dentárias dolorosas, inflamação das gengivas (gengivites).
- **Garganta.** Garganta seca e irritada. Muco abundante e difícil de expectorar. Deglutição dolorosa. Tumores benignos (pólipos) nas cordas vocais.
- **Aparelho respiratório.** Dificuldade de respirar devido à presença de muco na traquéia.
- **Estômago.** Sensação de que o estômago está duro. Arrotos com acidez. Movimentos abdominais indolores.
- **Intestino.** Gases, roncos no intestino. Fezes acompanhadas de gases, eliminadas rápida e abundantemente. Fissuras no ânus, dolorosas ao contato. Inchaço das veias hemorroidais. Diarréia após o café da manhã. Condilomas (verrugas) no ânus.
- **Aparelho urinário.** Bexiga como que paralisada. Necessidade freqüente e urgente de urinar e dores pungentes após a micção. Uretra inflamada. Interrupção do jato urinário. Impressão de que uma gota escorre no interior da uretra.
- **Aparelho genital masculino.** Tendência a infecções venéreas e condilomas. Inflamações diversas. Hipertrofia da próstata.
- **Aparelho genital feminino.** Tendência a infecções venéreas, condilomas e pólipos. Corrimento branco abundante. Dores lancinantes no ovário esquerdo que se agravam com a menstruação. Vagina muito sensível.
- **Membros.** Pernas fracas, como que frágeis. A planta dos pés é muito sensível. Unhas irregulares, quebradiças. Verrugas no dorso das mãos.
- **Pele.** Grandes verrugas pedunculares que sangram com facilidade. Predisposição a afecções cutâneas: pólipos, máculas, ulcerações, herpes, psoríase. Erupções apenas nas partes cobertas. Pruridos e queimação.
- **Sono.** Sonhos de morte ou queda.
- **Febre.** Mãos frias e rosto quente. Transpiração nas partes descobertas. Ao dormir, transpiração abundante, com aspecto oleoso, que cessa ao acordar.

Tuberculinum (Tub-k.)

Este medicamento é tradicionalmente prescrito, com mais ou menos êxito, em caso de doença crônica no paciente com antecedentes familiares de tuberculose. Tem igualmente sua própria especificidade: de ação ampla, age principalmente sobre as mucosas respiratórias e digestivas.

Nome comum:
Tuberculinum.
Origem:
Tuberculinum é um nosódio preparado a partir do próprio germe de uma doença, neste caso o bacilo de Koch. Dado o modo de preparação, nenhum germe continua presente no medicamento.
Empregos comuns:
Este medicamento é prescrito em certos casos de imunodeficiência. Como *Sulfur*, *Hepar sulfur* ou *Phosphorus* faz parte daqueles medicamentos que jamais devem ser utilizados sem prescrição médica.

PARA QUEM É INDICADO

Personalidade e comportamento

Hipersensibilidade: a pessoa é muito sensível à harmonia das coisas, às artes em geral, sobretudo à música, a ponto de o mundo material lhe parecer estranho. É também uma descontente que se queixa muito, querendo sempre mudar de lugar ou de atividade (como *Mercurius solubilis* ou *Calcarea phosphorica*, sente às vezes uma vontade imperiosa de viajar). Tem grande tendência à melancolia. Sente medo constante de que algo não ocorra ou então se mostra cheia de esperança sem razões verdadeiras. Contradição ambulante, mas mais comumente de convívio fácil, pode de tempos em tempos beirar a loucura, tornando-se grosseira e querendo quebrar tudo. A criança *Tuberculinum* às vezes fica agitada e irritada por bobagens, principalmente ao acordar. É intelectualmente vivaz e precoce, mas fisicamente fraca. A febre a torna ansiosa e falante. Com freqüência tem medo de animais, sobretudo cães.

Distúrbios gerais

Estados de alternância e contraditórios. Sintomas que mudam continuamente, podendo até começar e terminar bruscamente. Grande sensibilidade ao frio (a pessoa se resfria muito facilmente, sem saber quando nem como), mas necessidade de ar fresco, de abrir portas e janelas e caminhar contra o vento. Cansaço constante ao menor esforço. Todo o corpo pode ficar dolorido. A pessoa perde peso rapidamente, apesar de seu grande apetite.

Variação dos sintomas

Fatores de agravamento: a umidade, a mudança de tempo, locais fechados, o esforço, o despertar, usar cinto apertado.
Fatores de melhora: o vento fresco, o ar livre, o movimento contínuo.

Preferências alimentares

Desejo por carne bovina – sobretudo defumada –, carne de porco, alimentos gordurosos (toucinho, presunto gordo), guloseimas, álcool, comidas refrescantes ou salgadas.

Distúrbios localizados

Cabeça. Intensas e profundas dores de cabeça ou nevralgias.
Rosto. Tez pálida. Feições às vezes inchadas.
Ouvidos. Otite crônica, com perfuração do tímpano.
Nariz. Furúnculos pequenos e numerosos, muito doloridos.
Boca. Na criança, dentição às vezes tardia.
Garganta. Inflamação crônica das amídalas e adenóides.
Aparelho respiratório. Falta de ar, sensação de sufocamento, necessidade de ar fresco. Tosse durante a noite, mas que não faz acordar. Estado bronquítico. Infecções broncopulmonares.
Estômago. Fome à noite (a pessoa se levanta para comer). Aerofagia. Náuseas antes do café da manhã, acompanhadas de diarréia súbita.
Intestino. Diarréia crônica acompanhada de transpiração e perda de peso.
Aparelho genital feminino. Menstruação dolorosa, sobretudo no início. Nódulos benignos nos seios.
Membros. Dores que migram dos membros às articulações; agravam-se na posição em pé e melhoram com movimentos contínuos. Rigidez ao colocar-se em movimento.
Pele. Acne, eczema crônico, psoríase. Pele áspera. Descamação branca e abundante que parece farelo. Pruridos intensos que se agravam ao tirar a roupa e ao tomar banho. Tinha tonsurante.
Febre. Muita sede.

U

Urtica urens
(Urt-u.)

Este medicamento é prescrito no tratamento de certos tipos de reumatismo e inflamação da mucosa intestinal (enterite) acompanhados de erupções cutâneas características. Age igualmente sobre as glândulas mamárias e o aparelho geniturinário.

Nomes comuns:
Urtiga, urtiga-queimadeira, urtiga-branca, urtiga-menor.
Origem:
A urtiga é uma planta da família das

urticáceas cujos ramos e folhas possuem pêlos que provocam pruridos que se tornam queimaduras. A tintura-mãe é preparada com a planta inteira.

Empregos comuns:
Este medicamento é eficaz contra certas formas de urticária. É um antídoto contra alguns tipos de intoxicações por frutos do mar. É igualmente indicado no tratamento de queimaduras de primeiro grau.

PARA QUEM É INDICADO

Distúrbios gerais
Secreção abundante das mucosas. Dores pungentes e irritação.

Variação dos sintomas
Fatores de agravamento: o clima fresco e úmido.
Fatores de melhora: massagens, a posição deitada.

Distúrbios localizados
- **Estômago.** Perda de apetite.
- **Intestino.** Diarréia após ter reprimido a urticária de maneira drástica. Diarréia acompanhada ou precedida de urticária. Sensação de ardência no ânus durante e após a evacuação.
- **Aparelho urinário.** Cálculos de ácido úrico. Dor ao urinar, acompanhada de pruridos.
- **Aparelho genital feminino.** Pruridos e pontadas na vulva. Secreção de leite sem gravidez.
- **Amamentação.** Diminuição ou término do leite sem razão aparente, logo após o parto.
- **Membros.** Reumatismo alternado com urticária. Inchaço dos pés e das mãos. Placas de urticária sobre as mãos e os dedos. Reumatismo ligado à taxa elevada de ácido úrico.
- **Pele.** Urticária com manchas vermelhas, queimaduras e formigamento que se agravam após ter sentido calor, tomar banho, fazer exercícios pesados. Há casos de urticária de cor pálida que fazem a pessoa se coçar constantemente.

V

Veratrum album
(Verat.)

Além de sua ação genérica, *Veratrum album* age principalmente sobre o sistema neurovegetativo, cardiovascular, muscular e digestivo.

Erva daninha das cidades, a urtiga serve para o preparo de *Urtica urens*.

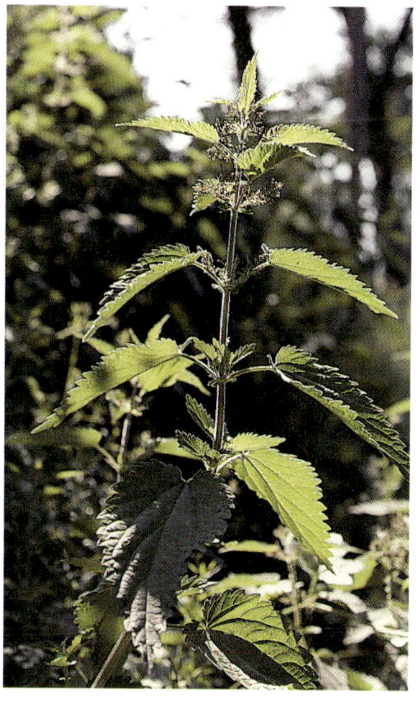

Nome comum:
Heléboro-branco.

Origem:
Esta planta herbácea da família das liliáceas nasce nas pastagens das montanhas européias (Alpes, Pireneus etc.). É utilizada em medicina desde a Antiguidade. Fabrica-se o medicamento homeopático a partir do rizoma da planta.

Empregos comuns:
Prescreve-se *Veratrum album* para o tratamento de diarréia de viagem e certas formas de gastroenterite que correspondem aos sintomas característicos do medicamento descritos logo abaixo.

PARA QUEM É INDICADO

Personalidade e comportamento
Ativa e ambiciosa, a pessoa *Veratrum album* deseja subir na hierarquia social. Mas, uma vez atingido esse objetivo, tem medo de perder seu *status* a ponto de um desejo frustrado ou uma desgraça deixarem-na doente. É uma pessoa "dura na queda". Para atingir seus objetivos, pode se revelar oportunista. Por desilusão ou filosofia, pode vir a desenvolver certo ódio contra toda forma de poder. Tem, de fato, um problema de relação não tanto com o poder em si mesmo, mas com sua representação social. Às vezes torna-se violenta, arrogante e pode ser acometida de estados de delírio em que se misturam agressividade, loquacidade e misticismo. Quando ganham uma irmãzinha ou irmãozinho, as crianças *Veratrum album* podem acreditar que seu lugar esteja ameaçado e demonstram freqüentemente sua angústia ficando doentes ou inventando sintomas.

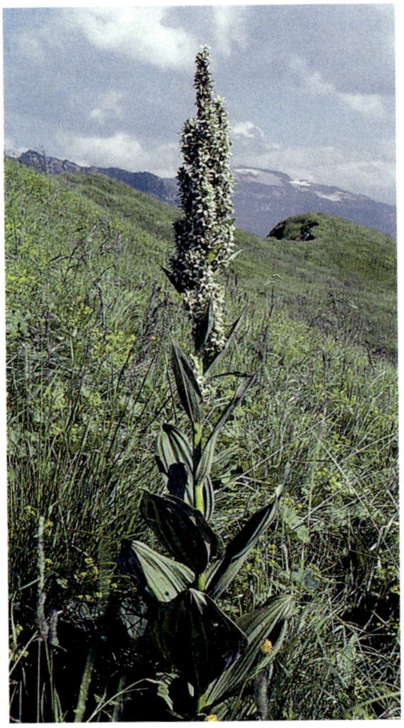

O heléboro-branco, usado no preparo de *Veratrum album*, é utilizado em medicina desde a Antiguidade.

Distúrbios gerais
Nos estados agudos, o paciente sente frio extremo e grande fraqueza com suores frios. Em seguida a uma emoção, esforço, pancada, dor, sangramento, diarréia ou vômitos há tendência a desmaios e as extremidades adquirem coloração azulada. Predisposição a espasmos e contrações musculares. Lateralidade cruzada dos sintomas: regiões superior esquerda e inferior direita.

Variação dos sintomas
Fatores de agravamento: o clima frio e úmido, a mudança de tempo quente a frio, o calor, o sono, a posição de pé.
Fatores de melhora: a posição deitada, andar, o movimento contínuo.

Preferências alimentares
Desejo por sal, sardinhas, bacalhau, frutas (sobretudo cítricas, como limão), melancia, bebidas frias (muita sede de água fresca) e sorvetes. Aversão à comida quente. Distúrbios digestivos provocados por ingestão de alimentos crus, frutas, batata e cerveja.

Distúrbios localizados
- **Cabeça.** Sensação de frio glacial. Suores frios na fronte.
- **Rosto.** Palidez. Tez azulada ou, ao contrário, corada (em caso de febre, por exemplo).
- **Olhos.** Olhos secos e com olheiras.
- **Ouvidos.** Sensação de frio nas orelhas.
- **Nariz.** Nariz muito frio. Sangramentos nasais na mulher antes e durante a menstruação.
- **Boca.** Língua fria, hálito frio. Céu da boca e língua secos.
- **Garganta.** Sensação levemente ardida na garganta.
- **Aparelho respiratório.** Muco abundante nos brônquios, difícil de expectorar.
- **Coração e circulação.** Palpitações e ansiedade na região do coração.
- **Abdômen.** Sensação de frio no estômago e no abdômen. Dores violentas, lancinantes.
- **Estômago.** Apetite voraz. Refluxo de ácido do estômago. Vômitos consideráveis em jatos, com náuseas, agravados por qualquer bebida. Sede extrema de água fresca, que às vezes é vomitada logo após engolida.
- **Intestino.** Diarréias abundantes, líquidas, precedidas de dores espasmódicas, que exigem esforço e são seguidas de grande prostração. Prisão de ventre com necessidade urgente e esforço inútil, em particular nos bebês. Diarréia após ingerir frutas e antes e durante a menstruação, na mulher.
- **Aparelho urinário.** Incontinência urinária provocada por tosse.
- **Aparelho genital feminino.** Menstruação adiantada, abundante e debilitante. Menstruação dolorosa com sensação de frio e diarréia. Aumento do desejo sexual, sobretudo antes da menstruação.
- **Membros.** Cãibras nos dedos, nas panturrilhas e nos pés. Frio glacial nas mãos, pernas e pés. Transpiração fria. Dores como de descargas elétricas.
- **Pele.** Pele pálida, às vezes azulada, úmida e fria em certos pontos.
- **Sono.** Sonhos de caça, de ser perseguido por gatos ou mordido por cães, de roubo, de afogamento.
- **Febre.** Frio intenso.

Veratrum viride
(Verat-v.)

Este medicamento age principalmente sobre os sistemas nervoso e cardiovascular e sobre os músculos.

Nome comum:
Heléboro-americano.
Origem:
Esta planta da família das liliáceas cresce nas regiões úmidas do Canadá e dos Estados Unidos. O medicamento é preparado com a planta fresca.
Empregos comuns:
Este medicamento é útil no tratamento de certos tipos de insolação.

PARA QUEM É INDICADO

Personalidade e comportamento
Em caso de doença aguda, a pessoa pode apresentar um estado de euforia um pouco delirante.

Distúrbios gerais
Tendência a estados congestivos em diferentes partes do corpo (coração, pulmões, cabeça etc.). Febre alta com espasmos e problemas do sistema nervoso central. Grande enfraquecimento muscular. Sensação de queimação em diferentes partes do corpo.

Distúrbios localizados

- **Rosto.** Vermelho.
- **Olhos.** Pupilas dilatadas.
- **Boca.** Língua branca com uma linha vermelha no centro. Mau hálito.
- **Aparelho respiratório.** Respiração lenta e dificultosa. Pneumonia.
- **Coração e circulação.** Batimentos cardíacos que são sentidos em todo o corpo.
- **Estômago.** Soluços e espasmos de esofagia. Vômitos.
- **Membros.** Crises agudas de reumatismo.
- **Transpiração.** Abrasadora.

Viburnum opulus
(Vib.)

Este medicamento é utilizado essencialmente no tratamento de certas afecções ginecológicas.

Nome comum:
Viburno.
Origem:
Este grande arbusto da família das caprifoliáceas pode atingir a altura de 4 metros. É conhecido por suas flores brancas, em forma de bolotas.
Empregos comuns:
Este medicamento às vezes é utilizado em caso de cólicas no período pré-menstrual ou logo que a menstruação se inicia.

PARA QUEM É INDICADO

Variação dos sintomas
Fator de agravamento: o período pré-menstrual.

Distúrbios gerais
Afecções espasmódicas e congestivas dos ovários e do útero. Fortes dores na altura do abdômen e sensação de peso no útero. Dor que vem da região sacra, dando a volta na bacia e terminando em pontadas intoleráveis. Dores uterinas que se irradiam para as coxas. Menstruação atrasada, pouco abundante e que não dura mais que algumas horas.

Vipera berus
(Vip.)

Este medicamento permite tratar particularmente certos distúrbios sanguíneos e neurológicos.

Nome comum:
Víbora.
Origem:
Este réptil venenoso da família dos viperídeos vive em locais pedregosos e ensolarados. Com cerca de 60 centímetros de comprimento, tem a cabeça chata e triangular e as pupilas em forma de fendas verticais.
Empregos comuns:
Este medicamento é muito eficiente no tratamento de certas inflamações agudas das veias.

PARA QUEM É INDICADO

Distúrbios gerais
Tendência acentuada a diversos sangramentos (nasais, gengivais, digestivos, ginecológicos, urinários etc.). Inflamações nas varizes com edemas, sensação de peso e de inchaço, principalmente quando a perna afetada fica solta, sem apoio. A pessoa tem aspecto prematuramente envelhecido. Periodicidade anual dos sintomas. Na criança, ocorrem com freqüência problemas de crescimento.

Z

Zincum metallicum
(Zinc.)

Este medicamento tem ação eficaz sobre a vitalidade geral de certas pessoas enfraquecidas, pois atua sobre o sistema nervoso central e periférico e sobre a produção de glóbulos vermelhos.

Nome comum:
Zinco.
Origem:
O zinco metálico é um metal sólido de cor azulada. É muito abundante na natureza, principalmente sob duas formas: combinado com enxofre, como na blenda, ou sob forma oxidada, como na calamina. As três primeiras dinamizações são preparadas com o pó metálico obtido com o zinco purificado e moído.
Empregos comuns:
Prescreve-se *Zincum metallicum* no tratamento de anemias e estados de fadiga.

PARA QUEM É INDICADO

Personalidade e comportamento
A pessoa apresenta, em geral, variações de humor: alegre ao meio-dia, irritável ou taciturna à noite, ou vice-versa. Ficar só a deixa triste, mas seu desejo de companhia é devido ao tédio e à inquietude mais que à

vontade de compartilhar. Atormenta a todos com suas lamúrias e chega até a chorar sem motivo, após humilhação ou forte emoção, por exemplo. Sofre de estafa intelectual que se traduz em dificuldade para memorizar ou compreender. Pode ficar como que prostrada, respondendo lentamente às perguntas (como se estivesse de mau humor), pois falar ou escutar a deprime. Às vezes é briguenta, inclinada a ressentimentos, e despeja sua raiva sobre o primeiro que aparece. Muito sensível aos ruídos, estremece e sobressalta-se facilmente. Tem medo de ladrões. A dor a faz gritar. A criança repete tudo o que lhe é dito.

Distúrbios gerais

Grande fraqueza generalizada, às vezes com anemia acentuada e perda de peso. Tremores, espasmos, contrações musculares, inquietação das pernas e pés e mau funcionamento do organismo. Pouca vitalidade, que está na origem de numerosas disfunções: dificuldade de expectorar, urinar, ausência de menstruação na mulher, ausência de erupções em caso de doença infecciosa. Quando as funções orgânicas são restabelecidas, os sintomas se atenuam. Varizes, principalmente em mulheres grávidas. Sintomas que se manifestam com freqüência de um só lado ou passando de um lado a outro.

Variação dos sintomas

Fatores de agravamento: após o jantar e à noite, o barulho, os contatos, o vinho.

Fatores de melhora: o movimento, as eliminações e secreções diversas, a menstruação na mulher.

Preferências alimentares

Intolerância total ao vinho, que acarreta numerosos problemas.

Distúrbios localizados

Cabeça. Dores de cabeça após tomar vinho. Fortes dores atrás da cabeça. Impressão de peso no alto da cabeça ou na base do nariz, aliada a fraqueza das pernas.

Rosto. Tez pálida e ressecada, às vezes com as bochechas coradas. Contrações e espasmos dos músculos faciais.

Olhos. Conjuntivites e lacrimejamento. Defeito de convergência (estrabismo), percepção de duas imagens em lugar de uma (diplopia).

Boca. Salivação abundante com gosto metálico. Dores intensas nos dentes. Retração das gengivas.

Garganta. Presença de muco na laringe, nariz entupido e voz nasalada. Sensação de oclusão do esôfago ao engolir. Ressecamento doloroso.

Aparelho respiratório. Dificuldade em respirar, que melhora com a expectoração. Bronquite de tipo asmático.

Estômago. Apetite voraz às 11 horas da manhã. Soluços fortes, náuseas, vômitos, refluxos com acidez.

Intestino. Dores intestinais devido a gases, com roncos fortes. Queimação e prurido no ânus. Hemorróidas ulcerosas.

Aparelho urinário. Dores pungentes nos rins, irritação na uretra, dores na bexiga.

Aparelho genital feminino. Diversos distúrbios femininos acompanhados de agitação, depressão, frio, dores na coluna e inquietação dos pés. Desequilíbrios variados antes da menstruação: dores de cabeça, tosse, problemas intestinais, tristeza etc.

Aparelho genital masculino. Secreção prostática sem causa.

Coluna. Sensação de queimação ao longo de toda a coluna vertebral. A pessoa não suporta que lhe toquem as costas. Pescoço cansado ao menor esforço e ao escrever.

Membros. Dores agudas, sempre transversais, e não ao longo dos membros. Fraqueza, tremores e crispações nervosas de diferentes músculos. Pés em movimento contínuo. Grandes varizes nas pernas. Planta do pé muito sensível.

Pele. Manifestações cutâneas: eczema, pruridos (principalmente na dobra dos joelhos), herpes, ulcerações etc. Certas erupções eclodem com dificuldade. Frieiras.

Sono. Sono nervoso, agitado, com sobressaltos e gritos, interrompido por dores de cabeça, ansiedade e espasmos. Sonhos aterrorizantes. Sonambulismo.`

O zinco (*Zincum metallicum*) foi citado pela primeira vez com a denominação atual por Paracelso em seu tratado *De re metallurgica*, no início do século XVI.

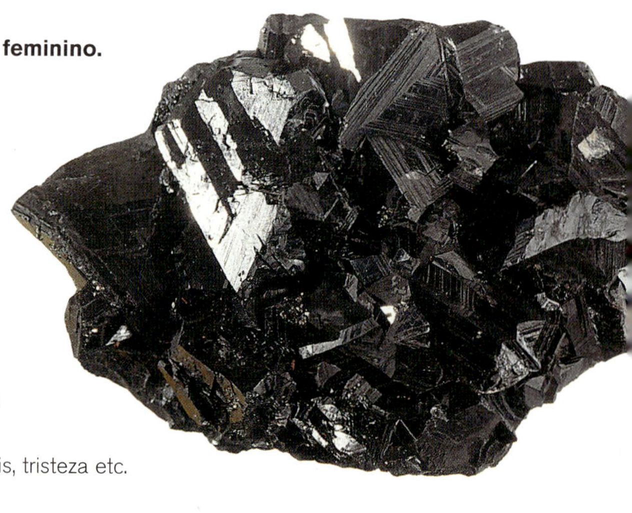

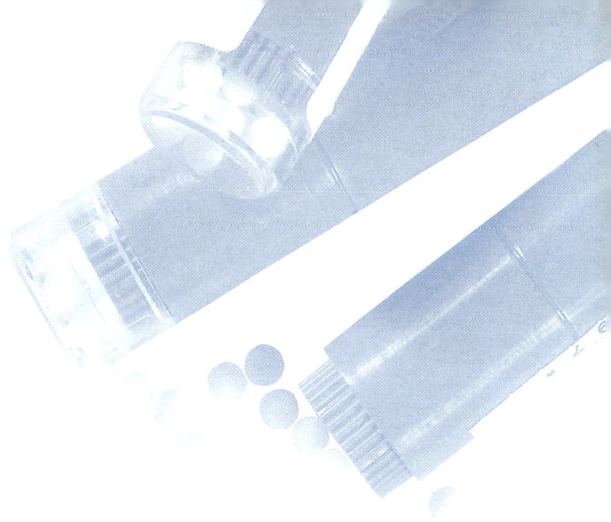

Guia prático

SUMÁRIO

Guia de sintomas e medicamentos

INDICAÇÕES

Este capítulo é um guia simplificado que descreve as características psíquicas e gerais que podem ser encontradas nos pacientes, assim como os sintomas e as modalidades das mais diversas doenças que atingem cada parte do corpo. A cada sintoma encontram-se relacionados alguns medicamentos homeopáticos que o médico, após a análise do caso, pode indicar no tratamento do paciente.

Curiosidade e informação

O "Guia de sintomas e medicamentos" é uma breve síntese do repertório homeopático, muito utilizado pelos médicos nas consultas, que contém mais de 70 mil sintomas e 1.600 medicamentos relacionados. Para o leitor, este guia é uma curiosidade, uma vez que se trata de material extremamente específico destinado ao profissional homeopata, que, de posse dele, pode estabelecer uma ampla relação entre os sintomas de cada moléstia e os aspectos da personalidade de cada pessoa com o medicamento indicado.

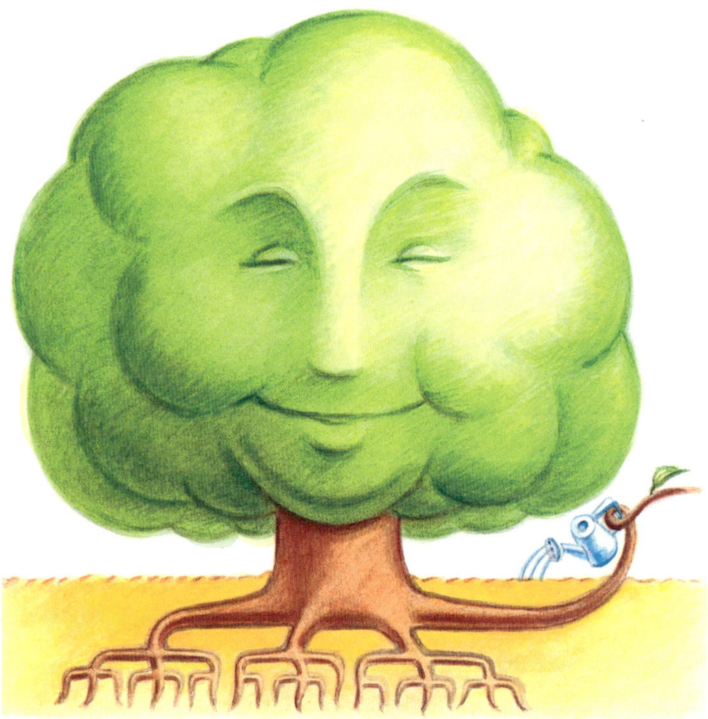

A relação entre a doença e o paciente

Em homeopatia, é de fundamental importância traçar uma relação detalhada entre a doença, os sintomas, o modo como o paciente lida com a situação e a interação entre o seu físico e o seu psiquismo. A mesma moléstia pode afetar quatro pessoas, e para cada uma delas o medicamento será diferente. Por esse motivo, é imprescindível consultar-se com um médico homeopata, que saberá escolher de modo preciso o medicamento indicado para aquele mal que afeta a pessoa naquela situação precisa.

Em viagens

Ao tomar o medicamento a que está habituado – para alguma afecção simples e benigna da vida diária, como gripe – durante uma viagem, observe bem os sintomas e a sua duração.

Se dentro de 24 a 48 horas os sintomas persistirem ou até se agravarem, consulte seu médico imediatamente.

Nos casos referidos abaixo, consulte um médico o mais rapidamente possível:

– em qualquer doença em crianças pequenas;
– em distúrbios de grande intensidade que afetem pessoas de qualquer idade;
– se houver alteração inusual do estado geral;
– em caso de pessoa portadora de patologia grave conhecida (cardiopatia, insuficiência respiratória, hipertensão, diabete, paciente transplantado etc.).

COMO O HOMEOPATA TRABALHA

Primeiro caso prático

No consultório homeopático, o paciente faz a seguinte descrição dos seus distúrbios:
"Sofro de sinusite. Ao assoar o nariz, o meu lenço fica tomado de catarro com pus e meu nariz está com um odor esquisito..." Este homem se resfriou: ele se queixa de forte dor de cabeça e sofre muito, sobretudo quando assoa o nariz. Não tem febre, e sente-se melhor após um banho bem quente.

Sintomas marcantes

– a dor de cabeça seguiu-se a um resfriado;
– o doente sofre mais quando assoa o nariz;
– a secreção nasal é purulenta;
– a secreção nasal tem mau cheiro.

Informações médicas

Cabeça (veja às pp. 285-286)
• DORES DE CABEÇA
Depois de um resfriado: *Belladonna, Bryonia alba, Chamomilla vulgaris, Dulcamara, Hepar sulfur, Magnesia phosphorica, Nux vomica, Phosphorus, Silicea.*
Ao assoar o nariz: *Aurum metallicum, Belladonna, Hepar sulfur, Nitricum acidum, Pulsatilla, Sulfur.*
Nariz (veja à p. 288-289)
• SECREÇÕES NASAIS
Purulentas: *Aurum metallicum, Hepar sulfur, Lachesis mutus, Mercurius solubilis, Pulsatilla, Silicea.*
Secreções (veja à p. 284)
Malcheirosas: *Arsenicum album, Carbo vegetabilis, Hepar sulfur, Kalium bichromicum, Lycopodium clavatum, Mercurius solubilis, Silicea, Sulfur.*

A seleção do medicamento

O único medicamento comum aos quatro sintomas apresentados pelo paciente acima é *Hepar sulfur.* Sua descrição (veja à p. 152) corresponde à situação (dores fortes e insuportáveis; tendência a supurar; melhora com o calor etc.). O tratamento médico foi *Hepar sulfur* 6CH, durante 48 horas, no máximo. Depois de um dia o doente estava curado.

Segundo caso prático

Na consulta, uma menina descreve um problema que a aflige há pouco tempo: dor de ouvido. Ela está se preparando para um exame de piano e tem estudado continuamente s sob pressão emocional, há 48 horas. Está esgotada. Logo que volta da escola, ela dorme. Tem corrimento nasal claro, febre (38,5°C) e dor de ouvido. Parece abatida e fica prostrada na cama, indiferente a tudo.

Sintomas marcantes

– o corrimento nasal é claro e há dor de ouvido;
– sonolência não-habitual;
– indiferença por aquilo que normalmente a agrada.

Informações médicas

Ouvidos (veja à p. 290)
• OTITE
Otite catarral (o nariz tem secreção transparente): *Gelsemium sempervirens, Mercurius solubilis, Pulsatilla.*
Febre (veja às pp. 284-285)
• OUTRAS MODALIDADES DE FEBRE
O doente dorme durante a febre: *Apis mellifica, Arnica montana, Eupatorium perfoliatum, Gelsemium sempervirens, Lachesis mutus, Lycopodium clavatum, Natrum muriaticum, Opium, Phosphorus, Podophyllum peltatum, Pulsatilla.*
Indiferença, apatia (veja à p. 280)
Medicamentos de uso geral:
Apis mellifica, Arnica montana, Arsenicum album, Baptisia tinctoria, Carbo vegetabilis, China officinalis, Gelsemium sempervirens, Natrum muriaticum, Opium, Phosphorus, Phosphoricum acidum, Sepia succus.

A seleção do medicamento

O único medicamento comum aos três sintomas mencionados pela garota é *Gelsemium sempervirens.* Sua descrição (veja à p. 148) corresponde à situação (apatia, pânico etc.). O tratamento recomendado foi *Gelsemium sempervirens* 6 CH durante 48 horas, no máximo. Após 24 horas a menina estava curada.

SUMÁRIO

DOS SINTOMAS AO TRATAMENTO

Personalidade e comportamento

Agitação

Medicamentos de uso geral (sem modalidades específicas): *Aconitum napellus, Arsenicum album, Causticum, Chamomilla vulgaris, Iodum, Lycopodium, Mercurius solubilis, Phosphorus, Rhus toxicodendron, Veratrum album.*
Com movimentos contínuos: *Apis mellifica, Arsenicum album, Belladonna, Iodum, Rhus toxicodendron.*
Acompanhada de estremecimentos: *Aconitum napellus, Arsenicum album, Chamomilla vulgaris, Eupatorium perfoliatum, Natrum muriaticum, Rhus toxicodendron.*
Durante a dentição: *Chamomilla vulgaris, Rheum palmatum.*

Alterações de humor

Medicamentos de uso geral (sem modalidades específicas): *Ignatia amara, Pulsatilla* (veja também "Choro").

Ansiedade

Devida à dor: *Aconitum napellus, Arsenicum album, Bryonia alba, Carbo vegetabilis, Causticum, Colocynthis, Phosphoricum acidum.*
Antes da febre: *Arsenicum album, China officinalis.*
Durante a febre: *Aconitum napellus, Arsenicum album, Bryonia alba, Phosphorus, Pulsatilla, Rhus toxicodendron, Spongia tosta, Tuberculinum, Zincum metallicum.*
Antes da tosse: *Arsenicum album, Cuprum metallicum, Iodum.*
No escuro: *Calcarea carbonica, Phosphorus, Pulsatilla, Stramonium.*
Ao crepúsculo: *Arsenicum album, Calcarea carbonica, Carbo vegetabilis, Causticum, Phosphorus, Rhus toxicodendron.*
Quando o doente está só: *Arsenicum album, Calcarea carbonica, Causticum, Drosera rotundifolia, Phosphorus, Pulsatilla, Stramonium.*
Quando a criança é embalada: *Borax veneta.*
Melhora quando a criança fica no colo ou é embalada: *Arsenicum album, Chamomilla vulgaris.*

Choro

Passa do riso às lágrimas: *Coffea cruda, Hyoscyamus niger, Ignatia amara, Phosphorus, Pulsatilla* (veja também "Alterações de humor").
Triste mas não chega a chorar: *Ignatia amara, Natrum muriaticum, Nux vomica, Phosphoricum acidum.*
Melhora ao ser consolado: *Phosphorus, Pulsatilla.*

Cólera

Cólera violenta: *Aconitum napellus, Anacardium orientale, Apis mellifica, Aurum metallicum, Belladonna, Bryonia alba, Chamomilla vulgaris, Hepar sulfur, Hyoscyamus niger, Lycopodium clavatum, Natrum muriaticum, Nitricum acidum, Nux vomica, Staphysagria, Tarentula hispanica.*
Quebrando objetos: *Apis mellifica, Hyoscyamus niger, Nux vomica, Staphysagria, Stramonium.*
Jogando objetos: *Chamomilla vulgaris, Cina maritima, Colocynthis, Staphysagria, Tarentula hispanica, Tuberculinum.*
Com o rosto pálido: *Natrum muriaticum, Staphysagria, Veratrum album.*
Em reação à dor: *Arsenicum album, Chamomilla vulgaris, Colocynthis.*
Antes da tosse: *Belladonna, Cina maritima.*

Delírio

Medicamentos de uso geral (sem modalidades específicas): *Aconitum napellus, Agaricus muscarius, Belladonna, Hyoscyamus niger, Lachesis mutus, Lycopodium clavatum, Nux vomica, Opium, Stramonium, Veratrum album.*
Acompanhado de visões horríveis: *Belladonna, Calcarea carbonica, Stramonium.*
Com ansiedade: *Aconitum napellus, Apis mellifica, Stramonium.*
Permanecendo dócil: *Apis mellifica, Baptisia tinctoria, Phosphoricum acidum, Pulsatilla, Stramonium.*
Furioso e selvagem: *Aconitum napellus, Arsenicum album, Belladonna, Bryonia alba, Hyoscyamus niger, Stramonium, Veratrum album.*
Insensato: *Belladonna, Stramonium, Sulfur.*
Durante a febre: *Apis mellifica, Arsenicum album, Belladonna, Bryonia alba, Calcarea carbonica, Cantharis vesicatoria, Chamomilla vulgaris, China officinalis, Hepar sulfur, Hyoscyamus niger, Lachesis mutus, Natrum muriaticum, Spongia tosta, Stramonium.*

Distúrbios provocados por um fato ou sentimento específico

Decepção amorosa: *Aurum metallicum, Hyoscyamus niger, Ignatia amara, Natrum muriaticum, Phosphoricum acidum, Staphysagria.*
Tristeza: *Causticum, Ignatia amara, Lachesis mutus, Lycopodium clavatum, Natrum muriaticum,*

Phosphoricum acidum, Pulsatilla, Staphysagria.
Tristeza silenciosa: *Aurum metallicum, Gelsemium sempervirens, Ignatia amara, Natrum muriaticum, Phosphoricum acidum, Pulsatilla.*
Trauma psicológico: *Arnica montana, Opium.*
Cólera: *Aurum metallicum, Bryonia alba, Causticum, Chamomilla vulgaris, Colocynthis, Ignatia amara, Nux vomica, Staphysagria.*
Cólera reprimida: *Ignatia amara, Ipecacuanha, Lycopodium clavatum, Natrum muriaticum, Staphysagria.*
Pavor: *Aconitum napellus, Gelsemium sempervirens, Opium.*
Vergonha: *Opium.*
Ciúme: *Apis mellifica, Hyoscyamus niger, Ignatia amara, Lachesis mutus, Pulsatilla, Staphysagria.*
Alegria excessiva: *Aconitum napellus, Coffea cruda, Opium, Pulsatilla.*
Má notícia: *Calcarea carbonica, Gelsemium sempervirens.*
Humilhação: *Aurum metallicum, Ignatia amara, Natrum muriaticum, Staphysagria.*

Gemidos

Durante a coqueluche: *Cuprum metallicum.*
Durante a dentição: *Chamomilla vulgaris, Phytolacca decandra, Podophyllum peltatum.*
Com dores: *Chamomilla vulgaris, Coffea cruda, Colocynthis, Eupatorium perfoliatum, Nux vomica, Phosphorus.*
Durante a febre: *Arnica montana, Belladonna, Chamomilla vulgaris, Eupatorium perfoliatum, Lachesis mutus, Nux vomica, Pulsatilla.*
Durante a tosse: *Belladonna, Cina maritima, Podophyllum peltatum.*

Indiferença, apatia

Medicamentos de uso geral (sem modalidades específicas): *Apis mellifica, Arnica montana, Arsenicum album, Baptisia tinctoria, Carbo vegetabilis, China officinalis, Gelsemium sempervirens, Natrum muriaticum, Opium, Phosphoricum acidum, Phosphorus, Sepia succus.*

Medo

Da morte: *Aconitum napellus, Apis mellifica, Arsenicum album, Gelsemium sempervirens, Phosphorus.*
Do escuro: *Belladonna, Phosphorus, Stramonium.*
De ser tocado: *Arnica montana.*
Antes de uma cirurgia: *Aconitum napellus, Argentum nitricum, Gelsemium sempervirens.*

Pânico

Medicamentos de uso geral (sem modalidades específicas): *Argentum nitricum, Gelsemium sempervirens, Ignatia amara, Lycopodium clavatum.*
Antes de ir ao dentista ou ao médico: *Calcarea carbonica, Gelsemium sempervirens, Phosphorus, Tuberculinum.*
Antes de um exame: *Argentum nitricum, Gelsemium sempervirens, Nux vomica, Silicea.*

Solidão

Desejo de ficar só: *Arnica montana, Natrum muriaticum.*
Sente medo ao ficar só: *Apis mellifica, Argentum nitricum, Arsenicum album, Lycopodium clavatum, Phosphorus.*

Vontade de morder

Medicamentos de uso geral (sem modalidades específicas): *Belladonna, Phytolacca decandra, Podophyllum peltatum.* (Sobre a tendência a travar os dentes veja "Boca e dentes").

Características ligadas à alimentação

Alimentos diversos

Piora ao comer repolho: *Bryonia alba, China officinalis, Lycopodium clavatum, Magnesia carbonica, Natrum sulfuricum, Petroleum, Pulsatilla.*
Piora ao comer cebolas: *Lycopodium clavatum, Pulsatilla, Thuya occidentalis.*
Piora ao comer carne de porco: *Carbo vegetabilis, Graphites, Pulsatilla, Sepia succus.*
Piora ao comer doces: *Antimonium crudum, Arsenicum album, Bryonia alba, Lycopodium clavatum, Pulsatilla.*
Piora ao ingerir alimentos deteriorados: *Arsenicum album, Carbo vegetabilis, Pulsatilla, Pyrogenium.*

Alimentos frios

Desejo de comer alimentos frios: *Bryonia alba, Chamomilla vulgaris, Phosphorus, Pulsatilla.*
Piora ao comer alimentos frios: *Arsenicum album, Bryonia alba, Carbo vegetabilis, Cocculus indicus, Dulcamara, Lycopodium clavatum, Natrum sulfuricum, Nux vomica, Pulsatilla, Silicea.*
Melhora ao comer alimentos frios: *Bryonia alba, Chamomilla vulgaris, Cuprum metallicum, Lachesis mutus, Mercurius solubilis, Natrum muriaticum, Phosphoricum acidum, Phosphorus, Pulsatilla, Silicea.*

Alimentos gordurosos

Desejo de comer alimentos gordurosos: *Calcarea phosphorica, Nitricum acidum, Nux vomica, Sulfur.*

Aversão a alimentos gordurosos: *China officinalis, Cyclamen europaeum, Petroleum, Ptelea trifoliata, Pulsatilla, Sepia succus.*
Piora ao comer alimentos gordurosos: *Carbo vegetabilis, Cyclamen europaeum, Ferrum metallicum, Graphites, Pulsatilla.*

Alimentos quentes

Desejo de comer alimentos quentes: *Arsenicum album, Ferrum metallicum, Lycopodium clavatum, Sabadilla.*
Aversão a alimentos quentes: *Calcarea carbonica, China officinalis, Mercurius corrosivus, Silicea.*
Piora ao comer alimentos quentes: *Calcarea carbonica, Lachesis mutus, Mercurius solubilis, Phosphoricum acidum, Phosphorus, Pulsatilla, Sepia succus.*
Melhora ao comer alimentos quentes: *Arsenicum album, Ignatia amara, Lycopodium clavatum, Nux vomica, Petroleum, Rhus toxicodendron.*

Alimentos salgados

Desejo de comer alimentos salgados: *Argentum nitricum, Calcarea phosphorica, Carbo vegetabilis, Causticum, Lac caninum, Natrum muriaticum, Nitricum acidum, Phosphorus, Tuberculinum, Veratrum album.*

Bebidas frias

Melhora ao tomar bebidas frias: *Bryonia alba, Causticum, Cuprum metallicum, Phosphorus, Pulsatilla, Sepia succus.*

Bebidas quentes

Desejo de tomar bebidas quentes: *Arsenicum album, Bryonia alba, Lac caninum, Lycopodium clavatum, Sabadilla, Sulfur.*
Aversão a bebidas quentes: *Chamomilla vulgaris, Cuprum metallicum, Phosphorus, Pulsatilla.*
Piora ao tomar bebidas quentes: *Lachesis mutus, Phosphorus, Pulsatilla, Rhus toxicodendron, Sulfur.*
Melhora ao tomar bebidas quentes: *Arsenicum album, Bryonia alba, Lycopodium clavatum, Nux vomica, Rhus toxicodendron, Spongia tosta, Sulfur.*

Frutas

Desejo de comer frutas: *Phosphoricum acidum, Veratrum album.*
Aversão a frutas: *Arsenicum album, China officinalis, Ignatia amara, Phosphorus, Pulsatilla.*

Frutos do mar

Desejo de comer frutos do mar: *Bryonia alba, Calcarea carbonica, Lachesis mutus, Lycopodium clavatum, Natrum muriaticum, Phosphorus.*
Aversão a frutos do mar: *Calcarea carbonica, Lycopodium clavatum, Phosphorus.*
Piora ao comer frutos do mar: *Aloe socotrina, Bromium, Bryonia alba, Colocynthis, Lycopodium clavatum, Podophyllum peltatum.*
Melhora ao comer frutos do mar: *Lachesis mutus.*

Legumes

Piora ao comer legumes verdes: *Alumina, Bryonia alba, Kalium carbonicum, Magnesia carbonica, Natrum carbonicum, Natrum sulfuricum.*

Leite

Aversão ao leite: *Natrum carbonicum, Sepia succus, Staphysagria.*
Piora ao tomar leite: *Calcarea carbonica, Calcarea sulfurica, China officinalis, Magnesia carbonica, Magnesia muriatica, Nitricum acidum, Sepia succus, Staphysagria, Sulfur.*
A criança recusa o leite materno: *Borax veneta, Calcarea carbonica, Calcarea phosphorica, Cina maritima, Lachesis mutus, Silicea.*

Manteiga

Aversão a manteiga: *China officinalis, Pulsatilla.*
Piora ao ingerir manteiga: *Arsenicum album, Carbo vegetabilis, Pulsatilla.*

Ovos

Desejo de comer ovos: *Calcarea carbonica, Calcarea phosphorica, Natrum phosphoricum, Pulsatilla.*
Aversão a ovos: *Ferrum metallicum, Nitricum acidum, Pulsatilla, Sulfur.*
Piora ao comer ovos: *Calcarea carbonica, Cocculus indicus, Ferrum metallicum, Pulsatilla, Sulfur.*

Sorvetes

Desejo de tomar sorvetes: *Calcarea carbonica, Phosphorus, Pulsatilla.*
Aversão a sorvetes: *Arsenicum album, Carbo vegetabilis, Pulsatilla.*

Tabaco

Piora com o tabaco: *Arsenicum album, Ignatia amara, Nux vomica, Pulsatilla, Spigelia anthelmia, Spongia tosta, Staphysagria.*
Hipersensibilidade ao cheiro do tabaco: *Belladonna, Ignatia amara, Lycopodium clavatum, Nux vomica, Phosphorus, Pulsatilla.*

Características ligadas ao clima

Ar

Piora com qualquer corrente de ar: *Calcarea carbonica, Capsicum annuum, Chamomilla vulgaris, China officinalis, Mercurius solubilis, Nux vomica, Zincum metallicum.*

Melhora ao ar livre: *Aconitum napellus, Argentum nitricum, Carbo vegetabilis, Lachesis mutus, Lycopodium clavatum, Pulsatilla, Sulfur.*

Calor

Piora com o calor do ambiente: *Apis mellifica, Carbo vegetabilis, Drosera rotundifolia, Iodum, Lycopodium clavatum, Pulsatilla, Sulfur.*

Melhora com o calor: *Arsenicum album, Hepar sulfur, Ignatia amara, Magnesia phosphorica, Nux vomica, Rhus toxicodendron, Silicea.*

Clima e umidade do ar

Piora com clima nublado e com névoa: *Gelsemium sempervirens, Hypericum perforatum, Natrum sulfuricum, Rhus toxicodendron, Silicea.*

Piora com clima frio e seco: *Aconitum napellus, Bryonia alba, Causticum, Hepar sulfur, Nux vomica, Pulsatilla, Rumex crispus, Spongia tosta.*

Piora com clima frio e úmido: *Arsenicum album, Calcarea carbonica, Calcarea phosphorica, Dulcamara, Mercurius solubilis, Natrum sulfuricum, Rhus toxicodendron, Silicea, Thuya occidentalis, Tuberculinum.*

Piora com vento: *Aconitum napellus, Belladonna, Bryonia alba, Causticum, Hepar sulfur, Nux vomica, Rhus toxicodendron, Silicea, Spongia tosta.*

Piora com ventania que antecede uma tempestade: *Aconitum napellus, Badiaga, Chamomilla vulgaris, Hepar sulfur, Lachesis mutus, Nux moschata, Nux vomica, Phosphorus, Pulsatilla, Rhododendron chrysanthum, Sepia succus.*

Piora com a mudança de clima de frio para quente: *Bryonia alba, Kalium sulfuricum, Lachesis mutus, Lycopodium clavatum, Natrum muriaticum, Natrum sulfuricum, Pulsatilla, Sulfur.*

Piora com mudança de clima quente para frio: *Arsenicum album, Causticum, Dulcamara, Mercurius solubilis, Nux vomica, Pulsatilla, Rhus toxicodendron, Silicea.*

Piora com tempo claro: *Bryonia alba, Causticum, Hepar sulfur, Nux vomica, Spongia tosta.*

Piora com clima quente e úmido: *Carbo vegetabilis, Gelsemium sempervirens, Lachesis mutus, Natrum sulfuricum, Sepia succus.*

Melhora com céu encoberto, nublado: *Causticum.*

Distúrbios após exposição ao sol: *Aconitum napellus, Antimonium crudum, Belladonna, Bryonia alba, Carbo vegetabilis, Euphrasia officinalis, Gelsemium sempervirens, Glonoinum, Lachesis mutus, Natrum carbonicum, Natrum muriaticum, Pulsatilla.*

Distúrbios após se molhar

Medicamentos de uso geral (sem modalidades específicas): *Bryonia alba, Calcarea carbonica, Dulcamara, Natrum sulfuricum, Rhus toxicodendron* (veja também "Clima e umidade do ar").

Características e distúrbios gerais

Abscesso

Medicamentos de uso geral (sem modalidades específicas): *Calcarea sulfurica, Hepar sulfur, Mercurius solubilis, Silicea.*

Abuso ou intoxicação

Excesso alimentar: *Antimonium crudum, Nux vomica, Sulfur* (veja também "Características ligadas à alimentação").

Abuso de cerveja: *Aloe socotrina, Kalium bichromicum, Nux vomica.*

Intoxicação alimentar: *Arsenicum album.*

Fadiga geral: *Arnica montana, Nux vomica, Rhus toxicodendron, Ruta graveolens.*

Dor

Aparece gradualmente e desaparece subitamente: *Argentum metallicum, Argentum nitricum, Pulsatilla.*

Aparece subitamente e desaparece gradualmente: *Belladonna, Hypericum perforatum, Lachesis mutus, Pulsatilla.*

Aparece e desaparece subitamente: *Argentum nitricum, Belladonna, Kalium bichromicum, Nitricum acidum, Phytolacca decandra, Rhus toxicodendron.*

Pulsante: *Belladonna, China officinalis.*

Ardente: *Apis mellifica, Arsenicum album, Bryonia alba, Cantharis vesicatoria, Capsicum annuum, Causticum, Phosphorus, Spongia tosta, Sulfur.*

Mutante, errática: *Kalium bichromicum, Pulsatilla.*

Pungente: *Apis mellifica, Bryonia alba, Kalium carbonicum.*

Sensação de formigamento: *Agaricus muscarius, Argentum nitricum, Hepar sulfur, Nitricum acidum, Silicea.*
Contusão ou hematoma: *Arnica montana, China officinalis, Eupatorium perfoliatum, Rhus toxicodendron, Ruta graveolens.*
Hipersensibilidade à dor: *Chamomilla vulgaris, Ignatia amara, Lachesis mutus, Nux vomica, Phosphorus, Sepia succus, Silicea, Staphysagria.*

Febre

• CALOR OU FRIO DURANTE A FEBRE

Com predomínio de calafrios: *Aconitum napellus, Arsenicum album, Belladonna, Calcarea carbonica, Chamomilla vulgaris, Cocculus indicus, Ignatia amara, Mercurius solubilis, Nux vomica, Rhus toxicodendron, Sulfur.*
Frio nas pernas: *Sepia succus, Stramonium.*
Pés muito quentes (o doente precisa descobri-los): *Calcarea carbonica, Chamomilla vulgaris, Pulsatilla, Sanguinaria canadensis, Sulfur.*
Cabeça quente e corpo frio: *Aconitum napellus, Arnica montana, Arsenicum album, China officinalis, Gelsemium sempervirens, Hyoscyamus niger, Nux vomica, Stramonium, Sulfur.*
Cabeça quente e extremidades frias: *Arnica montana, Aurum metallicum, Belladonna, Ferrum metallicum, Stramonium.*
Cabeça quente e pés frios: *Arnica montana, Arsenicum album, Belladonna, Cactus grandiflorus, Calcarea carbonica, Ferrum metallicum, Gelsemium sempervirens, Ipecacuanha, Natrum carbonicum, Sepia succus, Sulfur.*
O doente tem tremores enquanto bebe: *Belladonna, Capsicum annuum, Eupatorium perfoliatum, Nux vomica.*
Piora com o calor do ambiente: *Apis mellifica, Opium, Pulsatilla.*

• COBRIR-SE OU DESCOBRIR-SE DURANTE A FEBRE

Desejo de descobrir-se: *Aconitum napellus, Apis mellifica, Arnica montana, Arsenicum album, Bryonia alba, China officinalis, Coffea cruda, Euphrasia officinalis, Ferrum metallicum, Hepar sulfur, Ignatia amara, Lachesis mutus, Natrum muriaticum, Opium, Phosphorus, Pulsatilla, Sulfur.*
Detesta descobrir-se: *Argentum nitricum, Belladonna, Calcarea carbonica, Camphora officinalis, Gelsemium sempervirens, Hepar sulfur, Mercurius solubilis, Nux vomica, Pulsatilla, Rhus toxicodendron, Sambucus niger, Silicea, Stramonium, Tuberculinum.*
O doente tem tremores ao ficar descoberto: *Apis mellifica, Arnica montana, Belladonna, Calcarea carbonica, China officinalis, Nux vomica, Pyrogenium, Rhus toxicodendron, Sepia succus, Tuberculinum.*

• SEDE DURANTE A FEBRE

Ausência de sede: *Antimonium tartaricum, Apis mellifica, Calcarea carbonica, Capsicum annuum, Carbo vegetabilis, Cina maritima, Drosera rotundifolia, Ferrum metallicum, Gelsemium sempervirens, Ignatia amara, Ipecacuanha, Pulsatilla, Sabadilla, Sambucus niger, Sulfur.*
Muita sede: *Aconitum napellus, Arsenicum album, Belladonna, Bryonia alba, China officinalis, Cocculus indicus, Eupatorium perfoliatum, Ferrum phosphoricum, Natrum muriaticum, Phosphorus, Stramonium, Sulfur, Veratrum album.*
Sede insaciável: *Arsenicum album, Eupatorium perfoliatum, Phosphorus.*
O doente bebe muito, a intervalos longos: *Bryonia alba.*
O doente bebe muito e freqüentemente: *Aconitum napellus, Belladonna, Bryonia alba, Eupatorium perfoliatum, Natrum muriaticum.*
O doente bebe pequenas quantidades por vez: *Arsenicum album, Belladonna, Chamomilla vulgaris, Lycopodium clavatum, Sulfur.*

• SINAIS DIGESTIVOS DURANTE A FEBRE

Aumento de apetite: *China officinalis, Cina maritima, Phosphorus.*
Dores de estômago: *Arsenicum album, Bryonia alba, Chamomilla vulgaris, Cocculus indicus, Eupatorium perfoliatum, Natrum muriaticum, Nux vomica, Pulsatilla, Sepia succus.*
Dores abdominais: *Antimonium crudum, Arsenicum album, Capsicum annuum, Carbo vegetabilis, Chamomilla vulgaris, Cina maritima, Ignatia amara, Nux vomica, Rhus toxicodendron, Sulfur.*
Vômitos: *Antimonium crudum, Antimonium tartaricum, Arsenicum album, Bryonia alba, Chamomilla vulgaris, Cina maritima, Cocculus indicus, Eupatorium perfoliatum, Ferrum phosphoricum, Ipecacuanha, Lycopodium clavatum, Natrum muriaticum, Nux vomica, Pulsatilla, Stramonium, Veratrum album.*

• TENDÊNCIA A MAL-ESTAR COM SUORES FRIOS

Carbo vegetabilis, Veratrum album.

• TRANSPIRAÇÃO DURANTE A FEBRE

Ausente (febre seca): *Apis mellifica, Arsenicum album, Belladonna, Bryonia alba, Eupatorium perfoliatum, Gelsemium sempervirens, Hyoscyamus niger,*

Ipecacuanha, Nux moschata, Phosphorus, Sulfur.
Abundante: *Belladonna, Capsicum annuum, Ipecacuanha, Mercurius solubilis, Mezereum, Nux vomica, Phosphorus, Podophyllum peltatum, Pulsatilla, Pyrogenium, Sulfur, Tuberculinum.*

• OUTRAS MODALIDADES DE FEBRE

O doente delira durante a febre: *Apis mellifica, Arsenicum album, Belladonna, Bryonia alba, Hyoscyamus niger, Natrum muriaticum, Opium, Pulsatilla, Stramonium* (veja também "Delírio", em "Personalidade e comportamento").
O doente dorme durante a febre: *Apis mellifica, Arnica montana, Eupatorium perfoliatum, Gelsemium sempervirens, Lachesis mutus, Lycopodium clavatum, Natrum muriaticum, Opium, Phosphorus, Podophyllum peltatum, Pulsatilla.*
O doente suspira durante a febre: *Arnica montana, Cocculus indicus, Ignatia amara, Ipecacuanha, Nux vomica, Pulsatilla.*
O doente fica loquaz durante a febre: *Coffea cruda, Gelsemium sempervirens, Lachesis mutus, Podophyllum peltatum, Stramonium, Tuberculinum.*
O doente canta durante a febre: *Belladonna, Opium, Stramonium, Veratrum album.*
Durante a dentição: *Aconitum napellus, Belladonna, Chamomilla vulgaris, Ferrum phosphoricum, Gelsemium sempervirens, Phytolacca decandra, Rheum palmatum, Silicea.*
Durante uma gripe: *Aconitum napellus, Arnica montana, Bryonia alba, Eupatorium perfoliatum, Gelsemium sempervirens, Nux vomica, Rhus toxicodendron.*
Durante uma crise gástrica ou intestinal: *Arsenicum album, Bryonia alba, Ipecacuanha, Nux vomica* (veja também "Sinais digestivos durante a febre").
Durante o sarampo: *Aconitum napellus, Apis mellifica, Arnica montana, Arsenicum album, Belladonna, Bryonia alba, Carbo vegetabilis, Chamomilla vulgaris, China officinalis, Gelsemium sempervirens, Pulsatilla, Rhus toxicodendron.*
Durante a catapora: *Cantharis vesicatoria, Mezereum, Rhus toxicodendron.*
Durante um verão particularmente quente: *Arsenicum album, Belladonna, Bryonia alba, Carbo vegetabilis, Gelsemium sempervirens, Lachesis mutus, Pulsatilla.*

Secreções

Abundantes e dolorosas: *Pulsatilla.*
Ardentes: *Arsenicum album, Mercurius solubilis.*
Claras (albuminosas): *Natrum muriaticum.*
Pegajosas, viscosas: *Kalium bichromicum.*
Escoriantes, que esfolam a pele: *Arsenicum album, Arum triphyllum, Mercurius solubilis.*
Amareladas: *Kalium bichromicum, Lycopodium clavatum, Mercurius solubilis, Pulsatilla, Sepia succus, Sulfur.*
Malcheirosas: *Arsenicum album, Carbo vegetabilis, Hepar sulfur, Kalium bichromicum, Lycopodium clavatum, Mercurius solubilis, Silicea, Sulfur.*
Em profusão: *Hepar sulfur, Mercurius solubilis, Natrum muriaticum, Pulsatilla, Silicea.*
Purulentas: *Argentum nitricum, Aurum metallicum, Hepar sulfur, Mercurius solubilis, Silicea.*
Sanguinolentas: *Arnica montana, Bryonia alba, Ferrum phosphoricum, Mercurius solubilis, Phosphorus.*
Que formam crostas: *Kalium bichromicum, Mercurius solubilis, Mezereum.*
Esverdeadas: *Kalium bichromicum, Mercurius solubilis, Pulsatilla.*

Sono

Falta de sono: *Causticum, Cocculus indicus, Nux vomica, Phosphorus, Sulfur, Zincum metallicum.*
Piora durante o sono: *Ammonium carbonicum, Digitalis purpurea, Lachesis mutus.*
Piora após o sono: *Apis mellifica, Carbo vegetabilis, Lachesis mutus, Lycopodium clavatum, Opium, Pulsatilla, Spongia tosta, Stramonium, Sulfur.*
Melhora durante o sono: *Nux vomica, Phosphoricum acidum, Phosphorus.*
Melhora após uma soneca: *Nux vomica, Phosphoricum acidum.*

Características e distúrbios localizados

Aparelho digestivo

• ACÚMULO DE GASES

Com dor: *Aconitum napellus, Bryonia alba, Causticum, Chamomilla vulgaris, Hyoscyamus niger, Lachesis mutus, Mercurius solubilis, Rhus toxicodendron.*
Agrava-se após as refeições: *Carbo vegetabilis, China officinalis, Kalium carbonicum, Lycopodium clavatum, Nux vomica, Sulfur.*
Melhora ao arrotar: *Carbo vegetabilis.*
Melhora ao soltar gases (veja também "Flatulência"): *Carbo vegetabilis, Lycopodium clavatum.*

• **CÁLCULO BILIAR (CÓLICA HEPÁTICA)**

Medicamentos de uso geral (sem modalidades específicas): *Belladonna, Berberis vulgaris, Bryonia alba, Calcarea carbonica, Chamomilla vulgaris, Chelidonium majus, China officinalis, Lycopodium clavatum, Natrum sulfuricum, Nux vomica.*

• **CÓLICAS (COMO ESPASMOS ABDOMINAIS)**

Melhoram com o calor: *Magnesia phosphorica, Nux vomica.*

Melhoram ao flexionar o corpo: *Aconitum napellus, Aloe socotrina, Causticum, China officinalis, Colocynthis, Magnesia phosphorica.*

Melhoram sob forte pressão: *Colocynthis, Magnesia phosphorica, Podophyllum peltatum, Stannum metallicum.*

Melhoram ao se curvar para trás: *Belladonna, Nux vomica, Plumbum metallicum.*

Após uma contrariedade: *Colocynthis, Staphysagria.*

Durante a diarréia: *Argentum nitricum, Belladonna, Bryonia alba, Chamomilla vulgaris, China officinalis, Colocynthis, Lycopodium clavatum, Magnesia carbonica, Podophyllum peltatum, Rheum palmatum, Sulfur.*

No bebê: *Chamomilla vulgaris, Cina maritima, Colocynthis, Cuprum metallicum, Lycopodium clavatum, Magnesia carbonica, Magnesia phosphorica, Nux vomica, Rheum palmatum, Staphysagria.*

• **DIARRÉIA**

Aquosa: *Croton tiglium, Podophyllum peltatum.*

Irritante, escamante: *Arsenicum album, Cantharis vesicatoria, Mercurius solubilis.*

As fezes variam (na cor e na solidez): *Pulsatilla.*

As fezes são malcheirosas (estado infeccioso): *Arnica montana, Arsenicum album, Baptisia tinctoria.*

Dando a sensação de que o reto fica aberto: *Aloe socotrina, Natrum muriaticum, Natrum sulfuricum, Podophyllum peltatum, Sulfur.*

Após a ingestão de certos alimentos: veja "Indigestão, desarranjo estomacal", ou "Características ligadas à alimentação".

Após um surto de raiva: *Aloe socotrina, Calcarea phosphorica, Chamomilla vulgaris, Colocynthis, Nux vomica, Staphysagria.*

Depois de um susto: *Aconitum napellus, Argentum nitricum, Gelsemium sempervirens, Opium, Phosphoricum acidum, Phosphorus.*

Depois de tomar uma corrente de ar: *Bryonia alba, Capsicum annuum, Nux vomica, Silicea.*

Quando há mudança de tempo: *Calcarea carbonica, Dulcamara, Mercurius solubilis.*

Durante o outono: *Arsenicum album, Colchicum autumnale, Iris versicolor, Nux moschata, Mercurius solubilis, Veratrum album.*

Após o desmame: *China officinalis.*

Durante a dentição: *Calcarea carbonica, Chamomilla vulgaris, Magnesia carbonica, Phytolacca decandra, Podophyllum peltatum, Rheum palmatum, Silicea, Sulfur.*

• **DISENTERIA**

Medicamentos de uso geral (sem modalidades específicas): *Arsenicum album, China officinalis, Colocynthis, Cuprum metallicum, Mercurius solubilis, Veratrum album.*

• **FLATULÊNCIA (EMISSÃO DE GASES)**

Medicamentos de uso geral (sem modalidades específicas): *Aloe socotrina, Argentum nitricum, Carbo vegetabilis, China officinalis, Lycopodium clavatum, Natrum sulfuricum, Sulfur.*

• **HEMORRÓIDAS**

Medicamentos de uso geral (sem modalidades específicas): *Aloe socotrina, Belladonna, Chamomilla vulgaris, Hamamelis virginiana, Kalium carbonicum, Nux vomica, Podophyllum peltatum, Pulsatilla, Sulfur.*

Estranguladas (trombose): *Aesculus hippocastanum, Aloe socotrina, Arsenicum album, Belladonna, Ignatia amara, Lachesis mutus, Nux vomica.*

Dores agravadas após a evacuação, ao se limpar: *Aesculus hippocastanum, Muriaticum acidum, Sulfur.*

As dores cedem com o calor externo: *Arsenicum album, Muriaticum acidum, Sepia succus.*

Após o parto: *Aloe socotrina, Apis mellifica, Hamamelis virginiana, Ignatia amara, Kalium carbonicum, Muriaticum acidum, Podophyllum peltatum, Pulsatilla, Sepia succus, Sulfur.*

• **INDIGESTÃO, DESARRANJO ESTOMACAL**

Medicamentos de uso geral (sem modalidades específicas): *Antimonium crudum, Arsenicum album, Bryonia alba, Carbo vegetabilis, Chamomilla vulgaris, China officinalis, Kalium bichromicum, Lycopodium clavatum, Nux vomica, Pulsatilla, Veratrum album.*

Após comer alimentos ácidos: *Antimonium crudum, Causticum, Sepia succus.*

Após comer alimentos gordurosos: *Pulsatilla.*

Após comer repolho: *Bryonia alba.*

Após comer frutas: *Arsenicum album, Bryonia alba, China officinalis, Lycopodium clavatum.*

Após tomar sorvete ou comer cremes gelados: *Arsenicum album,*

Carbo vegetabilis, Pulsatilla.
Após comer carne de porco: *Ipecacuanha, Pulsatilla.*
Após beber cerveja: *Aloe socotrina, Kalium bichromicum, Sulfur.*
Após beber café: *Chamomilla vulgaris, Nux vomica.*
Após a ingestão de água não-potável: *Arsenicum album, Podophyllum peltatum.*
Após uma decepção: *Ignatia amara.*
Após um grande medo: *Phosphorus.*
Após ter tomado frio: *Antimonium crudum, Bryonia alba* (veja também "Características ligadas à alimentação" e "Abuso ou intoxicação", em "Características e distúrbios gerais").

• **NÁUSEAS, ENJÔO DE VIAGEM**
Medicamentos de uso geral (sem modalidades específicas): *Cocculus indicus, Nux vomica, Sepia succus, Staphysagria, Tabacum.*

• **PRISÃO DE VENTRE**
Com necessidade constante de evacuar: *Conium maculatum, Nux vomica, Plumbum metallicum, Pulsatilla, Silicea, Sulfur.*
Sem vontade de evacuar: *Bryonia alba, Graphites, Opium, Sepia succus.*
Com sensação de fezes presas no ânus: *Muriaticum acidum, Natrum muriaticum, Opium, Silicea, Thuya occidentalis.*
Ligada ao excesso de medicamentos (quimioterapia): *Nux vomica.*
As fezes são eliminadas mais facilmente com a pessoa de pé: *Alumina, Causticum.*
Piora durante viagens: *Lycopodium clavatum, Platina.*
No bebê: *Nux vomica, Opium, Sulfur, Zincum metallicum.*

Aparelho respiratório

• **BRONQUITE**
Medicamentos de uso geral (sem modalidades específicas): *Antimonium tartaricum, Arsenicum album, Bryonia alba, Drosera rotundifolia, Dulcamara, Ferrum phosphoricum, Hepar sulfur, Lycopodium clavatum, Mercurius solubilis, Natrum sulfuricum, Phosphoricum acidum, Phosphorus, Pulsatilla, Sulfur* (veja também "Tosse").

• **ROUQUIDÃO**
Medicamentos de uso geral (sem modalidades específicas): *Aconitum napellus, Argentum metallicum, Causticum, Drosera rotundifolia, Phosphorus, Spongia tosta.*
Dolorosa: *Argentum metallicum, Belladonna, Phosphorus.*
Indolor: *Calcarea carbonica, Causticum, Phosphorus.*
Agrava-se ao falar ou cantar: *Argentum metallicum, Argentum nitricum, Arnica montana, Arum triphyllum, Capsicum annuum, Causticum, Rhus toxicodendron.*
Piora com ar frio: *Causticum, Rumex crispus, Spongia tosta.*
Piora com o calor do ambiente: *Pulsatilla.*
Durante um resfriado (com coriza): *Causticum, Mercurius solubilis, Phosphorus.*
Com presença de catarro: *Causticum, Kalium bichromicum, Phosphorus, Sambucus niger.*

• **TOSSE**
De cachorro: *Aconitum napellus, Belladonna, Coccus cacti, Drosera rotundifolia, Hepar sulfur, Rumex crispus, Spongia tosta.*
Acompanhada de vômitos: *Antimonium tartaricum, Bryonia alba, Drosera rotundifolia, Ignatia amara, Ipecacuanha, Kalium bichromicum.*
Agrava-se com o ar frio: *Arsenicum album, Causticum, Hepar sulfur, Hyoscyamus niger, Phosphorus, Rumex crispus.*
Agrava-se em ambiente quente: *Allium cepa, Apis mellifica, Bryonia alba, Coccus cacti, Drosera rotundifolia, Kalium sulfuricum, Lycopodium clavatum, Pulsatilla, Senega, Spongia tosta.*
Quando a pessoa se deita: *Arsenicum album, Drosera rotundifolia, Hyoscyamus niger, Pulsatilla.*
Durante a coqueluche: *Antimonium tartaricum, Arnica montana, Belladonna, Carbo vegetabilis, Coccus cacti, Drosera rotundifolia, Ipecacuanha.*
Dolorosa
- **A pessoa precisa segurar as costelas:** *Arnica montana, Bryonia alba, Drosera rotundifolia, Phosphorus.*
- **A pessoa precisa segurar a garganta:** *Aconitum napellus, Allium cepa, Belladonna, Drosera rotundifolia, Hepar sulfur, Phosphorus.*
- **A pessoa precisa segurar a cabeça:** *Bryonia alba, Nux vomica, Sulfur.*

Com secreções abundantes
- **Sem expectoração:** *Antimonium tartaricum, Arsenicum album, Bryonia alba, Belladonna, Calcarea carbonica, Causticum, Chamomilla vulgaris, Drosera rotundifolia, Ignatia amara, Ipecacuanha, Sepia succus, Spongia tosta.*
- **Profunda (em tonalidade):** *Arsenicum album, Drosera rotundifolia, Hepar sulfur, Lachesis mutus.*
- **Rouca:** *Aconitum napellus, Allium cepa, Belladonna, Carbo vegetabilis, Causticum, Drosera*

rotundifolia, Hepar sulfur, Kalium bichromicum.

- **Acompanhada de náuseas:** *Antimonium tartaricum, Ipecacuanha, Pulsatilla.*
- **Durante a febre:** *Arsenicum album, Bryonia alba, Calcarea carbonica, Carbo vegetabilis, China officinalis, Drosera rotundifolia, Dulcamara, Kalium carbonicum, Lycopodium clavatum, Pulsatilla, Silicea, Spongia tosta, Sulfur.*

Seca

- **Seca durante a noite, expectorante durante o dia:** *Aconitum napellus, Bryonia alba, Conium maculatum, Hepar sulfur, Hyoscyamus niger, Nux vomica, Pulsatilla.*
- **Ao deitar:** *Belladonna, Carbo vegetabilis, Hyoscyamus niger, Nux vomica, Pulsatilla, Sepia succus.*

Aparelho urinário

• CISTITE

Medicamentos de uso geral (sem modalidades específicas): *Apis mellifica, Belladonna, Cantharis vesicatoria, Mercurius solubilis, Pulsatilla, Sarsaparilla officinalis, Sepia succus, Staphysagria.*

Pouca quantidade de urina expelida: *Cantharis vesicatoria.*

Com dores e irritação: *Apis mellifica, Arsenicum album, Berberis vulgaris, Cantharis vesicatoria, Capsicum annuum, Mercurius corrosivus, Nux vomica.*

Com dores lancinantes: *Cantharis vesicatoria.*

Dores sobretudo ao começar a urinar: *Cantharis vesicatoria, Causticum, Clematis erecta, Mercurius solubilis.*

Dores durante e ao final da micção: *Apis mellifica, Mercurius corrosivus.*

Após ter tomado frio: *Dulcamara.*

Após uma relação sexual: *Staphysagria.*

Após uma sondagem urinária: *Staphysagria.*

• PROSTATITE

Medicamentos de uso geral (sem modalidades específicas): *Apis mellifica, Causticum, Pulsatilla, Staphysagria.*

• RETENÇÃO URINÁRIA

Após um susto: *Aconitum napellus, Opium.*

Após uma cirurgia: *Causticum.*

Boca e dentes

• AFECÇÕES DENTÁRIAS

Abscesso: *Hepar sulfur, Mercurius solubilis, Silicea.*

Tendência a travar os dentes: *Hyoscyamus niger, Lycopodium clavatum, Phytolacca decandra, Podophyllum peltatum.*

Língua presa: *Mercurius solubilis* (veja também "Vontade de morder", em "Personalidade e comportamento").

Bruxismo: *Apis mellifica, Arsenicum album, Calcarea carbonica, Chamomilla vulgaris, Lycopodium clavatum, Phosphorus, Stramonium.*

Dores

- **Após tratamento dentário:** *Arnica montana, Hypericum perforatum, Staphysagria.*
- **Durante o nascimento dos dentes do siso:** *Calcarea carbonica, Chamomilla vulgaris, Fluoricum acidum.*
- **Trocas de dentes difíceis:** *Chamomilla vulgaris, Cina maritima, Coffea cruda, Ignatia amara, Ipecacuanha, Magnesia carbonica, Mercurius solubilis, Phytolacca decandra, Podophylum peltatum, Silicea.*

Após extração dentária

- **Medicamentos de uso geral (sem modalidades específicas):** *Arnica montana, Hypericum perforatum, Staphysagria.*
- **Com hemorragia:** *Arnica montana, China officinalis, Phosphorus.*
- **Com inflamação e infecção:** *Hypericum perforatum.*

• AFTAS

Nas crianças: *Borax veneta, Kalium carbonicum, Mercurius solubilis, Muriaticum acidum, Nux moschata, Nux vomica, Sulfur, Sulfuricum acidum.*

• BOCA SECA

Com sede: *Arsenicum album, Bryonia alba, China officinalis, Lachesis mutus, Mercurius corrosivus, Natrum muriaticum, Phosphorus, Stramonium.*

Sem sede: *Belladonna, Bryonia alba, Lycopodium clavatum, Nux moschata, Nux vomica, Pulsatilla.*

• LÁBIOS RACHADOS

Medicamentos de uso geral (sem modalidades específicas): *Arnica montana, Arum triphyllum, Bryonia alba, Lachesis mutus, Nitricum acidum, Nux vomica, Stramonium.*

• ÚLCERAS BUCAIS

No bebê: *Borax veneta, Natrum carbonicum, Natrum phosphoricum, Sulfuricum acidum.*

Cabeça

• DORES DE CABEÇA

Pulsantes: *Belladonna, Ferrum metallicum, Glonoinum, Lac caninum, Lachesis mutus, Lycopodium clavatum, Natrum muriaticum, Pulsatilla, Silicea.*

Acompanhadas de distúrbios gástricos: *Antimonium tartaricum, Bryonia alba, Calcarea carbonica, Carbo vegetabilis, Ipecacuanha, Lycopodium clavatum, Nux vomica, Phosphorus, Pulsatilla, Sanguinaria canadensis, Sulfur.*

Ao assoar o nariz: *Aurum metallicum, Belladonna, Hepar sulfur, Nitricum acidum, Pulsatilla, Sulfur.*

Quando o nariz parou de escorrer: *Belladonna, Calcarea carbonica, Lachesis mutus, Nux vomica, Pulsatilla.*
Frontais, provocadas por sinusite crônica: *Arsenicum album, Kalium bichromicum, Sanguinaria canadensis, Silicea, Thuya occidentalis.*
Ligadas à fadiga ocular: *Kalium carbonicum, Lycopodium clavatum, Natrum muriaticum, Phosphorus, Ruta graveolens, Silicea.*
Entre estudantes: *Calcarea carbonica, Calcarea phosphorica, Natrum muriaticum, Phosphoricum acidum, Pulsatilla, Zincum metallicum.*
Pioram após esforço mental: *Calcarea phosphorica.*
Durante a tosse: *Belladonna, Bryonia alba, Calcarea carbonica, Natrum muriaticum, Phosphorus, Pulsatilla, Spongia tosta, Sulfur.*
Após ter tomado friagem: *Belladonna, Calcarea carbonica, Calcarea phosphorica, China officinalis, Hepar sulfur, Nux vomica, Sulfur.*
Depois de resfriado: *Belladonna, Bryonia alba, Chamomilla vulgaris, Dulcamara, Hepar sulfur, Magnesia phosphorica, Nux vomica, Phosphorus, Silicea.*
Após ter estado em um local superaquecido: *Antimonium crudum, Apis mellifica, Belladonna, Bryonia alba, Carbo vegetabilis, Glonoinum, Ipecacuanha, Lachesis mutus, Lycopodium clavatum, Natrum muriaticum, Sepia succus, Sulfur, Thuya occidentalis.*
Após exposição solar: *Aconitum napellus, Antimonium crudum, Belladonna, Bryonia alba, Gelsemium sempervirens, Glonoinum, Lachesis mutus, Natrum carbonicum, Natrum muriaticum, Pulsatilla.*
Depois de um desgosto: *Aurum metallicum, Ignatia amara, Phosphoricum acidum, Phosphorus, Pulsatilla, Staphysagria.*
Após uma contrariedade ou humilhação: *Bryonia alba, Chamomilla vulgaris, Natrum muriaticum, Staphysagria.*
Depois de cortar o cabelo: *Belladonna, Sepia succus.*
Depois de comer: ver "Características ligadas à alimentação".

• **ENXAQUECAS**

Oftálmicas: *Gelsemium sempervirens, Kalium bichromicum.*
Acompanhadas de vômitos ácidos: *Iris versicolor.*
Melhoram após vomitar: *Sanguinaria canadensis.*

Garganta

• **DOR DE GARGANTA**

Do lado direito: *Argentum nitricum, Belladonna, Lycopodium clavatum, Mercurius solubilis, Phytolacca decandra.*
Do lado esquerdo: *Lachesis mutus, Sabadilla.*
Da direita para a esquerda: *Lycopodium clavatum.*
Da esquerda para a direita: *Sabadilla.*
Irradiando para os ouvidos: *Phytolacca decandra.*
Com sensação de estreitamento ao engolir: *Belladonna, Lycopodium clavatum.*
Dores pungentes como de um espinho: *Argentum nitricum, Belladonna, Hepar sulfur, Kalium carbonicum, Nitricum acidum.*
Dor ao se resfriar: *Calcarea carbonica, Calcarea phosphorica, Dulcamara, Hepar sulfur, Lycopodium clavatum, Mercurius solubilis, Phosphorus, Phytolacca decandra.*
Piora ao evitar engolir: *Apis mellifica, Capsicum annuum, Ignatia amara.*
Piora com bebidas quentes: *Apis mellifica, Cantharis vesicatoria, Lachesis mutus, Phytolacca decandra.*
Melhora com bebidas quentes: *Arsenicum album, Chamomilla vulgaris, Hepar sulfur, Lycopodium clavatum.*
Melhora com bebidas frias: *Apis mellifica, Lachesis mutus, Lycopodium clavatum, Phytolacca decandra.*
Irritação que melhora com bebidas quentes: *Alumina, Arsenicum album, Calcarea fluorica, Hepar sulfur.*

Nariz

• **ESPIRROS**

Violentos: *Sabadilla, Nux vomica.*
Após a tosse: *Agaricus muscarius, Argentum nitricum, Sulfur.*

• **NARIZ ENTUPIDO**

À noite: *Agaricus muscarius, Ammonium carbonicum, Arsenicum album, Calcarea carbonica, Causticum, Magnesia carbonica, Natrum carbonicum, Nux vomica, Pulsatilla.*
No bebê: *Aurum metallicum, Dulcamara, Kalium bichromicum, Lycopodium clavatum, Nux vomica.*

• **RESFRIADO, CORIZA (BEM LÍQUIDA, AQUOSA)**

Alérgico (rinite): *Allium cepa, Arsenicum album, Dulcamara, Euphrasia officinalis, Gelsemium sempervirens, Kalium iodatum, Natrum muriaticum, Nux vomica, Pulsatilla.*
Somente ao ar livre: *Calcarea phosphorica, Coffea cruda, Dulcamara, Mercurius solubilis.*
Com tosse: *Allium cepa, Arsenicum album, Belladonna, Euphrasia officinalis, Ferrum phosphoricum, Gelsemium sempervirens, Ipecacuanha, Kalium iodatum, Lycopodium clavatum, Natrum*

muriaticum, Phosphorus, Spongia tosta, Sulfur.

Durante a febre: *Arsenicum album, Allium cepa, Belladonna, Bryonia alba, Gelsemium sempervirens, Hepar sulfur, Iodum, Lachesis mutus, Mercurius solubilis.*

SANGRAMENTOS DO NARIZ (EPISTAXE)

Vermelho-escuros: *Carbo vegetabilis, Lachesis mutus, Nux vomica.*

Vermelho-vivos: *Belladonna, Hyoscyamus niger, Ipecacuanha, Phosphorus, Sanguinaria canadensis.*

Após dores de cabeça (cefaléias): *Belladonna, Lachesis mutus, Sepia succus.*

Durante a coqueluche: *Arnica montana, Belladonna, Bryonia alba, Cina maritima, Drosera rotundifolia, Ipecacuanha, Ledum palustre, Mercurius solubilis, Muriaticum acidum, Nux vomica, Spongia tosta.*

Durante os espirros: *Bovista gigantea, Ferrum phosphoricum, Rumex crispus, Sabadilla, Sanguinaria canadensis.*

Durante o sono: *Mercurius solubilis, Nitricum acidum, Nux vomica, Pulsatilla, Sulfur.*

Na criança: *China officinalis, Ferrum metallicum, Ferrum phosphoricum, Hamamelis virginiana, Phosphorus.*

• **SECREÇÕES NASAIS**

Pegajosas, muito viscosas: *Kalium bichromicum.*

Leves, não-irritantes: *Calcarea carbonica, Euphrasia officinalis, Pulsatilla, Sepia succus, Silicea.*

Escoriantes, irritantes, com descamação da pele: *Allium cepa, Arsenicum album, Arum triphyllum, Graphites, Iodum, Mercurius solubilis, Nitricum acidum, Nux vomica.*

Amarelas ou verdes: *Hydrastis canadensis, Kalium bichromicum, Mercurius solubilis, Pulsatilla, Silicea, Tuberculinum.*

Purulentas: *Aurum metallicum, Hepar sulfur, Lachesis mutus, Mercurius solubilis, Pulsatilla, Silicea.*

SINUSITE

Veja "Nariz, Secreções nasais" e "Cabeça, Dores de cabeça", em "Características e distúrbios localizados", além de "Secreções", em "Características e distúrbios gerais".

Olhos

• **CONJUNTIVITE**

Com secreções leves, não-irritantes: *Allium cepa, Pulsatilla.*

Com secreção irritante: *Arsenicum album, Euphrasia officinalis, Iodum, Mercurius solubilis.*

Com secreção de muco amarelo: *Calcarea carbonica, Calcarea sulfurica, Kalium bichromicum, Mercurius solubilis, Pulsatilla, Silicea, Thuya occidentalis.*

Com secreção purulenta: *Argentum nitricum, Hepar sulfur, Kalium bichromicum, Mercurius solubilis, Pulsatilla.*

Com secreção esbranquiçada: *Mercurius solubilis.*

Após a luz do sol: *Mercurius solubilis.*

No bebê: *Argentum nitricum.*

• **FADIGA OCULAR**

Medicamentos de uso geral (sem modalidades específicas): *Ruta graveolens, Natrum muriaticum.*

• **LACRIMEJAMENTO**

Durante a febre: *Apis mellifica, Belladonna, Eupatorium perfoliatum, Pulsatilla, Sulfur.*

Durante o resfriado (com coriza): *Allium cepa, Euphrasia officinalis, Nux vomica, Phosphorus, Phytolacca decandra, Pulsatilla.*

Durante a tosse: *Agaricus muscarius, Allium cepa, Eupatorium perfoliatum, Euphrasia officinalis, Graphites, Natrum muriaticum, Pulsatilla, Sabadilla.*

• **TERÇOL**

Medicamentos de uso geral (sem modalidades específicas): *Aurum metallicum, Conium maculatum, Graphites, Lycopodium clavatum, Pulsatilla, Sepia succus, Staphysagria, Sulfur.*

Ossos, articulações e músculos

• **CIÁTICA**

Medicamentos de uso geral (sem modalidades específicas): *Arsenicum album, Bryonia alba, Chamomilla vulgaris, Colocynthis, Kalium bichromicum, Lycopodium clavatum, Magnesia phosphorica, Nux vomica, Plumbum metallicum, Rhus toxicodendron.*

Do lado direito: *Colocynthis, Lachesis mutus, Lycopodium clavatum, Phytolacca decandra, Rhus toxicodendron.*

Do lado esquerdo: *Kalium bichromicum, Kalium carbonicum, Lachesis mutus, Phosphorus.*

Acompanhada de entorpecimento: *Chamomilla vulgaris, Colocynthis, Nux vomica, Phytolacca decandra, Rhus toxicodendron.*

Dor que vai e volta subitamente: *Belladonna, Kalium bichromicum, Magnesia phosphorica, Sulfur.*

Piora quando o doente fica sentado: *Bryonia alba, Kalium bichromicum, Lycopodium clavatum.*

Piora com o calor: *Pulsatilla.*

Melhora com o calor: *Arsenicum album, Colocynthis, Kalium phosphoricum, Lycopodium clavatum, Magnesia phosphorica, Nux vomica, Rhus toxicodendron.*

Melhora quando o doente anda: *Ferrum metallicum, Kalium bichromicum, Lycopodium clavatum, Rhus toxicodendron, Sepia succus.*

• FADIGA MUSCULAR DURANTE A FEBRE

Na coluna: *Arnica montana, Belladonna, Eupatorium perfoliatum, Natrum muriaticum, Nux vomica, Pulsatilla, Rhus toxicodendron.*

Nos membros: *Arnica montana, Bryonia alba, China officinalis, Eupatorium perfoliatum, Mercurius solubilis, Nux vomica.*

• INFLAMAÇÃO DAS ARTICULAÇÕES

Medicamentos de uso geral (sem modalidades específicas): *Apis mellifica, Belladonna, Bryonia alba, Kalium bichromicum, Phytolacca decandra, Pulsatilla.*

• TENDINITE

Medicamentos de uso geral (sem modalidades específicas): *Anacardium orientale, Calendula officinalis, Rhus toxicodendron, Ruta graveolens.*

Em seguida a um traumatismo ou distensão dos pequenos tendões (pulsos, dedos, tornozelos): *Ruta graveolens.*

Cotovelo-de-tenista (epicondilite): *Agaricus muscarius, Ambra grisea, Rhus toxicodendron.*

Ouvidos

• DOR DE OUVIDO

Agravada pelo calor: *Mercurius solubilis, Nux vomica, Phosphorus, Pulsatilla.*

Melhora com compressas quentes: *Chamomilla vulgaris, Dulcamara, Hepar sulfur, Silicea.*

Melhora com compressas frias: *Mercurius solubilis, Pulsatilla.*

• OTITE

Medicamentos de uso geral (sem modalidades específicas): *Aconitum napellus, Arnica montana, Belladonna, Capsicum annuum, Chamomilla vulgaris, Dulcamara, Ferrum phosphoricum, Hepar sulfur, Kalium bichromicum, Lycopodium clavatum, Mercurius solubilis, Natrum muriaticum, Pulsatilla.*

Otite catarral (o nariz tem secreção transparente): *Gelsemium sempervirens, Mercurius solubilis, Pulsatilla.*

Otite externa (inflamação do pavilhão auricular ou do conduto auditivo externo): *Belladonna, Graphites, Hepar sulfur, Mercurius solubilis.*

Parto e amamentação

• PARTO

Medicamentos de uso geral (sem modalidades específicas): *Aconitum napellus, Arnica montana, Bellis perennis, Caulophyllum thalictroides, Chamomilla vulgaris, Cimicifuga racemosa, Gelsemium sempervirens, Hypericum perforatum, Kalium carbonicum, Nux vomica, Pulsatilla, Sepia succus.*

Agitação durante o parto: *Aconitum napellus, Camphora officinalis.*

Dores depois da cesariana: *Arnica montana, Bellis perennis, Hypericum perforatum, Staphysagria.*

Dores cortantes na incisão feita na vulva (em parto normal, para evitar a ruptura do períneo): *Hypericum perforatum, Staphysagria.*

Depressão pós-parto: *Arnica montana, China officinalis.*

Torpor após o parto: *Opium.*

Medo do parto: *Aconitum napellus, Gelsemium sempervirens.*

Hemorragia contínua: *China officinalis.*

Retenção urinária pós-parto: *Arnica montana, Causticum, Opium, Pulsatilla, Staphysagria.*

Dores no trabalho de parto

- **Medicamentos de uso geral (sem modalidades específicas):** *Caulophyllum thalictroides, Cimicifuga racemosa, Coffea cruda, Gelsemium sempervirens, Nux vomica, Opium, Pulsatilla, Secale cornutum.*
- **Dores nas ancas e na virilha:** *Cimicifuga racemosa.*
- **Dores na região lombar:** *Kalium carbonicum, Nux vomica, Sepia succus.*
- **Dores nas coxas:** *Kalium carbonicum.*
- **Trabalho de parto muito difícil:** *Belladonna, Chamomilla vulgaris, Coffea cruda, Nux vomica.*
- **Dores breves:** *Caulophyllum thalictroides, Pulsatilla.*
- **Dores com necessidade premente de evacuar:** *Nux vomica.*
- **Desmaio durante as dores:** *Cimicifuga racemosa, Nux vomica, Pulsatilla.*
- **Agitação durante as dores:** *Arnica montana, Coffea cruda, Lycopodium clavatum.*
- **Trabalho de parto muito lento:** *Belladonna, Caulophyllum thalictroides, Ignatia amara, Natrum muriaticum.*
- **Rigidez do colo durante o trabalho de parto:** *Belladonna, Caulophyllum thalictroides, Chamomilla vulgaris, Gelsemium sempervirens, Lycopodium clavatum, Nux vomica, Sepia succus.*

• AMAMENTAÇÃO (TRATAMENTO PARA A MÃE)

Medicamentos de uso geral (sem modalidades específicas): *Bryonia alba, Calcarea carbonica, Calendula officinalis, Chamomilla vulgaris, Phytolacca decandra, Pulsatilla, Sepia succus, Silicea.*

Depressão pós-amamentação: *China officinalis, Phosphoricum acidum.*

Afluxo de leite febril ou doloroso: *Aconitum napellus, Belladonna, Bryonia alba.*

Quantidade insuficiente de leite: *Calcarea carbonica, Ignatia amara, Urtica urens.*

Rachaduras nos mamilos: *Croton tiglium.*
Inflamação dos seios: *Belladonna, Bryonia alba, Phytolacca decandra.*
Abscesso nos seios: *Hepar sulfur, Silicea.*
Afecções nos seios após o desmame: *Lac caninum.*

• AMAMENTAÇÃO (TRATAMENTO PARA A CRIANÇA)

Bebê muito cansado para sugar: *Arnica montana.*
Bebê excessivamente sonolento: *Opium.*

Pele

• HERPES BUCAL

Medicamentos de uso geral (sem modalidades específicas): *Natrum muriaticum, Rhus toxicodendron.*
Após exposição solar: *Natrum muriaticum.*

• HERPES-ZÓSTER

Medicamentos de uso geral (sem modalidades específicas): *Arsenicum album, Cantharis vesicatoria, Mercurius solubilis, Mezereum, Ranunculus bulbosus, Rhus toxicodendron.*
Oftálmica: *Croton tiglium, Mezereum.*
Seqüelas dolorosas na área afetada: *Hypericum perforatum, Mezereum, Phosphorus, Zincum metallicum.*

• IMPETIGO

Medicamentos de uso geral (sem modalidades específicas): *Antimonium crudum, Mercurius solubilis, Mezereum, Sulfur.*

• URTICÁRIA

Medicamentos de uso geral (sem modalidades específicas): *Apis mellifica, Rhus toxicodendron, Urtica urens.*

• VERMELHIDÃO DEPOIS DE TOMAR SOL

Aconitum napellus, Carbo vegetabilis, Gelsemium sempervirens, Glonoinum, Lachesis mutus, Opium.

Rosto

• DORES NO ROSTO (NEVRALGIAS FACIAIS)

Medicamentos de uso geral (sem modalidades específicas): *Aconitum napellus, Belladonna, Causticum, Chamomilla vulgaris, Colocynthis, Magnesia phosphorica, Nux vomica, Phosphorus.*

• TEZ AZULADA (CIANOSE)

Acompanhada de calafrios: *Arsenicum album, Natrum muriaticum, Nux vomica, Stramonium.*
Durante a febre: *Antimonium tartaricum, Carbo vegetabilis, Drosera rotundifolia, Ipecacuanha, Lachesis mutus, Veratrum album.*
Durante a coqueluche: *Coccus cacti, Drosera rotundifolia, Ipecacuanha, Nux vomica.*

• TEZ CORADA

Vermelho-viva: *Aconitum napellus, Apis mellifica, Belladonna, Carbo vegetabilis, Cina maritima, Ferrum metallicum, Glonoinum, Hepar sulfur, Lycopodium clavatum, Sabadilla, Stramonium.*
Vermelhidão alternada com palidez: *Aconitum napellus, China officinalis, Ferrum metallicum, Glonoinum, Ignatia amara, Lac caninum.*
Vermelhidão circunscrita: *Cina maritima, Ferrum metallicum, Lycopodium clavatum, Phosphorus, Sulfur, Tuberculinum.*
Uma bochecha corada, outra pálida: *Aconitum napellus, Capsicum annuum, Chamomilla vulgaris, Cina maritima, Ipecacuanha, Lachesis mutus, Nux vomica, Pulsatilla, Sulfur.*
Vermelhidão unilateral: *Arnica montana, Chamomilla vulgaris, Chelidonium majus, Ignatia amara, Lycopodium clavatum, Natrum muriaticum, Phosphorus, Pulsatilla, Rhus toxicodendron.*
Vermelhidão durante dor de dente: *Aconitum napellus, Belladonna, Chamomilla vulgaris, Coffea cruda, Ferrum phosphoricum.*
Vermelhidão durante a febre: *Belladonna, China officinalis, Eupatorium perfoliatum, Ferrum phosphoricum, Lycopodium clavatum, Mercurius solubilis, Natrum muriaticum, Nux vomica, Phosphorus, Sepia succus, Sulfur.*
Vermelhidão durante dor de cabeça: *Belladonna, Glonoinum, Lachesis mutus, Melilotus officinalis, Natrum muriaticum, Opium.*
Vermelhidão durante a tosse: *Belladonna, Carbo vegetabilis, Coccus cacti, Cuprum metallicum, Drosera rotundifolia, Ipecacuanha, Kalium carbonicum, Sanguinaria canadensis.*

• TEZ PÁLIDA

Medicamentos de uso geral: *Arsenicum album, Cina maritima, Hepar sulfur, Ipecacuanha, Lycopodium clavatum, Natrum muriaticum, Pulsatilla.*
Palidez localizada ao redor da boca: *Cina maritima, Stramonium.*

Distúrbios ligados a traumatismo

Cirurgia

Medicamentos de uso geral (sem modalidades específicas): *Aconitum napellus, Arnica montana, Bellis perennis, China officinalis, Staphysagria.*
Cirurgia abdominal: *Arnica montana, China officinalis, Hamamelis virginiana, Staphysagria.*
Cesariana: *Arnica montana, Bellis perennis, Calendula officinalis, Staphysagria.*
Cirurgia ginecológica: *Arnica montana, Bellis perennis, Staphysagria.*

Cirurgia ortopédica: *Arnica montana, Ruta graveolens, Symphytum officinalis.*
Cirurgia da próstata: *Arnica montana, Staphysagria.*
Cirurgia das varizes (*stripping*): *Arnica montana, Ledum palustre, Hamamelis virginiana.*
Cirurgia dos olhos: *Arnica montana, Ledum palustre, Symphytum officinalis.*

Ferimentos

Com tendência a supurar: *Calendula officinalis, Hepar sulfur.*
Que sangram abundantemente: *Arnica montana, Arsenicum album, Ferrum phosphoricum, Phosphorus.*
Por instrumento perfurante (faca, agulha): *Apis mellifica, Ledum palustre, Hypericum perforatum.*

Fraturas

Demora na calcificação após fratura: *Calcarea carbonica, Calcarea phosphorica, Ruta graveolens, Symphytum officinalis.*
Fratura do artelho: *Hypericum perforatum.*

Mordidas de cão

Medicamentos de uso geral (sem modalidades específicas): *Arnica montana, Hypericum perforatum, Lachesis mutus, Ledum palustre.*

Picadas de animais

Frias ao toque: *Ledum palustre.*
Quentes, vermelhas e inchadas: *Apis mellifica.*
Picadas de animais venenosos: *Apis mellifica, Ledum palustre, Rhus toxicodendron, Urtica urens.*

Queimaduras

Medicamentos de uso geral (sem modalidades específicas): *Apis mellifica, Belladonna.*
Queimaduras por produtos químicos: *Causticum.*
Queimaduras com bolhas: *Cantharis vesicatoria.*
Queimaduras profundas (terceiro grau): *Arsenicum album.*

Traumatismos diversos

Articulações: *Arnica montana, Calcarea carbonica, Rhus toxicodendron, Rhus graveolens.*
Ponta dos dedos e artelhos: *Hypericum perforatum.*
Choque com contusão: *Arnica montana.*
Fratura exposta: *Staphysagria.*
Espinhos e corpos estranhos: *Hepar sulfur, Hypericum perforatum, Silicea.*
Traumatismo do cóccix: *Hypericum perforatum, Silicea.*
Traumatismo da coluna: *Arnica montana, Hypericum perforatum, Natrum sulfuricum.*
Traumatismo da coluna seguido a um esforço de levantamento de peso: *Calcarea carbonica, Rhus toxicodendron.*
Traumatismo interno (partes moles): *Arnica montana, Bellis perennis, Symphytum officinalis.*
Traumatismos dos olhos: *Arnica montana, Hamamelis virginiana, Ledum palustre, Symphytum officinalis.*

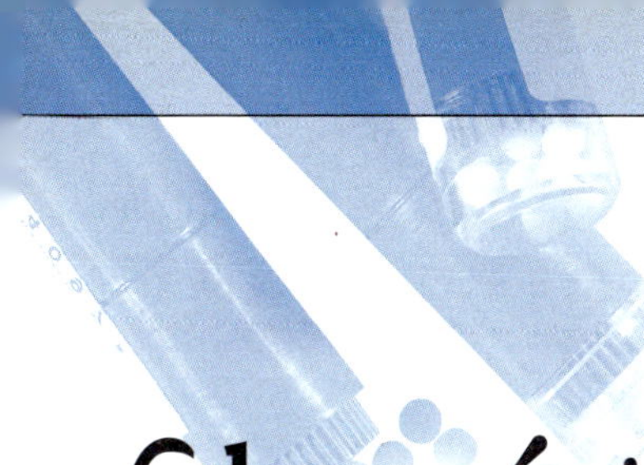

Glossário de homeopatia

Agravação homeopática
Aumento temporário da intensidade dos sintomas, que ocorre às vezes após a ingestão de um medicamento homeopático. Em geral isso significa que o medicamento surtiu efeito. Quando o tratamento está correto, ocorre a seguir uma melhora rápida e duradoura.

Alopatia
Método terapêutico em que a substância utilizada para tratar a "doença" (em grego *"pathos"*) é de "outra" natureza (em grego *"allos"*). É comum opor a medicina "homeopática" (do grego *"homoios"*, isto é "similar") à medicina alopática. Com efeito, esta consiste mais comumente em um tratamento por meio do "contrário" (antibiótico, antiinflamatório, antiespasmódico etc.)
Veja também: Homeopatia.

Antídoto
Substância capaz de anular a ação de determinados produtos tóxicos. Hortelã, cânfora e vinagre são exemplos de antídotos muito conhecidos. Por precaução, recomenda-se evitá-los algumas horas antes e após tomar medicamentos homeopáticos, para não anular ou perturbar a sua ação.

Auto-regulação
Capacidade que o organismo possui de regular a si próprio.

Cânfora veja **Antídoto.**

Cepa
Extrato de origem vegetal, mineral ou animal a partir do qual se fabrica um medicamento homeopático.

CH (centesimal hahnemanniana)
A escala centesimal hahnemanniana é uma diluição na proporção de 1/100, o que significa que 1 mililitro da substância a ser diluída é misturado a 99 mililitros de diluente. O método de diluição de Hahnemann consiste em diluir o princípio ativo em 1/100 numa solução alcoólica, sacudir a mistura obtida, e depois diluí-la novamente em 1/100, em outro tubo, agitá-la de novo e assim por diante. Obtêm-se dessa forma sucessivamente a primeira centesimal, a segunda centesimal e assim por diante até a trigésima, designadas pelas seguintes abreviaturas: 1CH, 2CH, 30CH.

DH ou DX (decimal hahnemanniana)
A escala decimal hahnemanniana é uma diluição na proporção de 1/10, o que significa que 1 mililitro da substância a ser diluída é misturado a 9 mililitros de diluente. O método de diluição de Hahnemann consiste em diluir o princípio ativo em 1/10, sacudir a mistura obtida, e depois diluí-la novamente em 1/10, em outro tubo, agitá-la de novo e assim por diante. Obtêm-se dessa forma sucessivamente a primeira decimal, a segunda decimal e assim por diante até a trigésima, designadas pelas seguintes abreviaturas: 1DH ou 1X, 2DH ou 2X, 30DH ou 30X.

Diátese
Predisposição que uma pessoa tem de desenvolver afecções consideradas de uma mesma natureza (por exemplo diátese artrítica, diátese alérgica etc.).

Diluição
Diminuição da concentração de uma substância ativa pela sua diluição em um diluente. Em homeopatia, o diluente utilizado é uma mistura de água e álcool. Comumente, as altas diluições agem mais profundamente que as baixas, razão pela qual homeopatas aconselham o emprego de baixas diluições em caso de automedicação.
Veja também: CH (centesimal hahnemanniana), DH (decimal hahnemanniana), K (diluição korsakoviana).

Dinamização
Ação de sacudir vigorosamente, por meio de choques repetidos, as misturas obtidas pelas sucessivas diluições na preparação de medicamentos homeopáticos.

Doença aguda
Afecção brutal, súbita, em geral breve. Distinguem-se as doenças agudas verdadeiras, isto é, ocasionais, epidêmicas ou outras, das doenças agudas reincidentes, que são de fato manifestações agudas de uma doença crônica que deverá ser considerada globalmente, a fim de ser tratada em profundidade.

Doença crônica
Afecção que evolui num período longo de tempo.

Doença funcional
Distúrbio no qual um ou vários órgãos não funcionam bem, sem terem, no entanto, lesões visíveis.

Doença orgânica
Afecção relacionada à lesão de um ou vários órgãos. Tais lesões podem ser reversíveis ou irreversíveis.

Dose única
Os médicos prescrevem o medicamento de fundo, ou *similimum*, em dinamizações altas para ser tomado uma única vez. Pode ser utilizada a forma líquida ou em glóbulos.

Energia ou força vital
Termo empregado por Hahnemann para descrever uma entidade invisível e dinâmica que rege permanentemente o equilíbrio e a saúde do organismo.

Farmacologia
Estudo dos medicamentos e de sua ação.

Farmacopéia
Conjunto de medicamentos utilizados.

Fitoterapia
Palavra que deriva do grego *"phyto"*, "planta". A fitoterapia é um método terapêutico que se baseia nos efeitos empiricamente conhecidos de certas plantas, mas não utiliza em sentido estrito o princípio da similitude. Não se trata, portanto, de homeopatia.

Glóbulos
Pequeninas esferas de sacarose, de vários tamanhos possíveis, que podem ou não ser misturadas com lactose ou amido, e são impregnadas por uma diluição homeopática. Os glóbulos devem ser dissolvidos sob a língua.

Homeopatia
Designação derivada das palavras gregas *"homoios"*, "similar", "semelhante" e *"pathos"*, "doença". A homeopatia é um método terapêutico baseado no princípio da similitude: toda substância capaz de provocar numa pessoa saudável certas manifestações é capaz de fazer desaparecer manifestações similares numa pessoa doente. Ela utiliza medicamentos preparados segundo um método muito preciso, a partir de substâncias de origem vegetal, mineral ou animal (inclusive humana). Esses medicamentos são então prescritos segundo regras estritas.
Veja também: Alopatia.

Hortelã veja Antídoto.

Individualização
Durante a consulta homeopática, a individualização é a etapa do diagnóstico em que o homeopata registra as reações individuais e singulares do paciente no decorrer da doença.

Infinitesimal
Diz-se do que é infinitamente pequeno. Samuel Hahnemann e os homeopatas constataram que as diluições homeopáticas que contêm quantidades infinitamente pequenas de uma substância ativa podem provocar a ação ou reação desejada numa pessoa sensível que as absorve.

Isoterapia
Tratamento baseado na administração de uma substância proveniente do próprio paciente, ou de seu ambiente, em doses infinitesimais. Este método terapêutico é diferente da homeopatia.

K (dinamização korsakoviana)
Este método de diluição, desenvolvido por Korsakov, é feito num só tubo. A diluição leva em conta as sobras que ficam nas paredes do tubo depois que o seu conteúdo é retirado. Junta-se então um diluente, agita-se e obtém-se 1K. Depois joga-se fora a mistura, junta-se novamente um diluente, agita-se e obtêm-se 2K, e assim por diante. Esta técnica permite fazer diluições extremamente potentes. As dinamizações mais comuns variam de 6K a 200, 1.000 ou 10.000K ou mais.

Matérias médicas
Obras enciclopédicas que trazem, para cada substância medicamentosa, sua origem, método de fabricação e todos os sintomas que a substância pode provocar ao ser aplicada numa pessoa saudável (patogenesia) ou curar numa pessoa doente.

Medicamento / Remédio
O medicamento homeopático tem uma ação mais ampla que o remédio, que atua de forma localizada, visando eliminar os sintomas. O medicamento procura tratar o paciente em sua totalidade, tanto física quanto emocionalmente.

Medicamento de fundo ou *similimum*
Medicamento que corresponde exatamente ao modo de reação de uma pessoa. O *similimum* é muito individualizado, daí os homeopatas se referirem às vezes ao "*similimum* do paciente".

Miasma
Estado patológico caracterizado por predisposição a determinadas doenças. Atualmente os miasmas estão relacionados com as doenças de origem microbiana.

Modalidades
Fatores observáveis pelo paciente (ou por pessoas próximas) que produzem melhoria ou agravamento de um sintoma preciso ou de seu estado geral.

Nosódio
Medicamento preparado com produtos patológicos vegetais ou animais.
Veja também: Sarcódio.

Nosologia
Estudo e classificação das doenças.

Oligoelementos
Minerais (cobre, ferro, flúor, iodo, manganês etc.) presentes no organismo em quantidades muito pequenas, indispensáveis para algumas de suas funções químicas. Certos tratamentos (oligoterapia) utilizam-nos em doses muito pequenas, segundo um princípio diferente do de similitude. Não se trata de homeopatia.

Patogenesia
Experimentação de uma substância (diluída ou dinamizada segundo os princípios estabelecidos por Hahnemann) numa pessoa saudável, com o seu consentimento, que permite definir-lhe os efeitos e descrever-lhe as características nas *Matérias médicas*.

Periodicidade
Certos sintomas reaparecem a intervalos regulares, definindo assim a periodicidade de suas manifestações. Em homeopatia, o estabelecimento preciso da periodicidade constitui um indício para encontrar o medicamento apropriado a cada caso.

Placebo
Do latim *"placebo"*, que significa "eu agradarei", o placebo é uma substância que se assemelha a um medicamento, mas não contém nenhum princípio ativo. Em outras palavras, trata-se de uma substância neutra. Os seus efeitos são definidos como todas as reações favoráveis que se seguem à ingestão de um placebo (alopático ou homeopático), além das reações ocorridas após a ingestão de um medicamento e que não são atribuíveis à substância ativa propriamente dita.

Pluralista
O homeopata pluralista é o médico que prescreve um tratamento com vários medicamentos homeopáticos, alternando-os. Leva em consideração muitos tipos de semelhança num mesmo paciente (por exemplo a semelhança psicológica, emocional, orgânica, funcional, dos tecidos etc.)
Veja também: Unicista.

Posologia
Indicação do modo de administração de um medicamento que contém a quantidade e a freqüência das doses, além da duração do tratamento.

Potência veja Dinamização.

Psora
Qualquer doença de pele que apresente vesículas, feridas ou pústulas. A psora foi um dos três terrenos definidos por Hahnemann. As alergias, a alternância de patologias são alguns de seus sinais.
Veja também: Sicose, Sífilis, Terreno, Tuberculinismo.

Repertório
Índice de sintomas (com os medicamentos correspondentes) elaborado a partir das *Matérias médicas*, a fim de facilitar seu uso. Um dos mais empregados é o *Repertório de Kent*.

Repertorização
Em homeopatia, repertorização é o procedimento que consiste em extrair, com a ajuda de um repertório, um ou vários medicamentos comuns a diversos sintomas selecionados, que correspondem a um dado distúrbio.

Sarcódio
Medicamento preparado com secreções patológicas humanas.
Veja também: Nosódio.

Semiologia
Estudo dos sinais e dos sintomas das doenças.

Sicose
Excrescência ou inflamação da pele. Foi um dos três terrenos definidos por Hahnemann cuja característica principal é a tendência ao espessamento dos tecidos que origina cistos, verrugas, condilomas etc.
Veja também: Psora, Sífilis, Terreno, Tuberculinismo.

Sífilis
Doença infecciosa, muito presente na época de Hahnemann (século XIX), geralmente transmitida por contato sexual. Um dos tres terrenos definidos por Hahnemann foi chamado de sifilítico, pois sua característica principal é a tendência a destruir os tecidos do mesmo modo que a doença de mesmo nome.
Veja também: Psora, Sicose, Terreno, Tuberculinismo.

Similimum veja Medicamento de fundo.

Similitude
Semelhança entre duas ou mais coisas. Este termo é utilizado em homeopatia para exprimir a semelhança entre os sintomas do paciente e aqueles que a experimentação de uma certa substância provocou.

Síndrome
Conjunto de sintomas que constitui uma entidade reconhecível em termos de doença ou comprometimento de um determinado órgão.

Sintoma
Em medicina, sintoma é uma manifestação da doença que contribui para o seu diagnóstico. Um sintoma pode ser

subjetivo, isto é, sentido apenas pelo paciente, ou objetivo, isto é, igualmente perceptível pelo médico e pelas pessoas próximas (em linguagem médica, fala-se então de "sinal"). Na homeopatia, o termo "sintoma homeopático" tem significado amplo e bem-definido: designa também as manifestações específicas não-patológicas que acompanham uma doença (por exemplo, suspirar durante a febre). Além disso, o sintoma homeopático é geralmente descrito junto com suas modalidades de agravamento ou de melhora e suas características visíveis, por vezes singulares, que atestam a reação peculiar do paciente.

Sublingual

Via de administração de um medicamento (homeopático ou alopático) que deve dissolver-se sob a língua.

Supressão de um sintoma

Quando um sintoma é "contrariado" por um tratamento medicinal e a perturbação interna que o provocou não é tratada, podemos verificar o aparecimento de outras manifestações patológicas relacionadas ao sintoma eliminado. Assim, uma dor de cabeça pode suceder a uma gripe após um tratamento alopático.

Terreno

Predisposição individual que pode ser de origem hereditária, psicológica ou devida à ação do meio ambiente. Hahnemann descreveu três terrenos principais: psórico, sicótico e sifilítico. A escola homeopática francesa definiu um quarto terreno, o tuberculinismo.

TM (tintura-mãe)

Solução alcoólica na qual se triturou uma substância vegetal ou animal. Suas propriedades resultam da dissolução no álcool dos princípios ativos dessa substância de base. Designa-se a tintura-mãe pela abreviatura TM.

Totalidade (ou integralidade e globalidade)

Em homeopatia, considerar o paciente em sua totalidade significa avaliá-lo como um todo, em seus aspectos físicos e psicológicos. Na prática, diante de uma doença ou de certos distúrbios, o homeopata procura identificar todas as mudanças ocorridas no paciente, quaisquer que sejam, a fim de escolher um medicamento que leve em conta o conjunto dos sintomas observados.

Trituração

Ação de triturar uma substância ou reduzi-la a pó. Como certos minerais utilizados em homeopatia são insolúveis, o método de trituração é utilizado nos primeiros estágios da fabricação dos medicamentos: as primeiras centesimais são obtidas pela trituração em sacarose. Esta operação pode ser repetida três vezes antes de se passar ao método de diluição num líquido.

Tuberculinismo

Este é o quarto terreno descrito por certos seguidores de Hahnemann. A tuberculose e certos estados de fadiga são suas características típicas.
Veja também: Psora, Sicose, Sífilis, Terreno.

Unicista

O homeopata unicista é o médico que prescreve um só medicamento homeopático, levando em conta a totalidade dos sintomas do paciente.
Veja também: Pluralista.

Vinagre veja Antídoto.

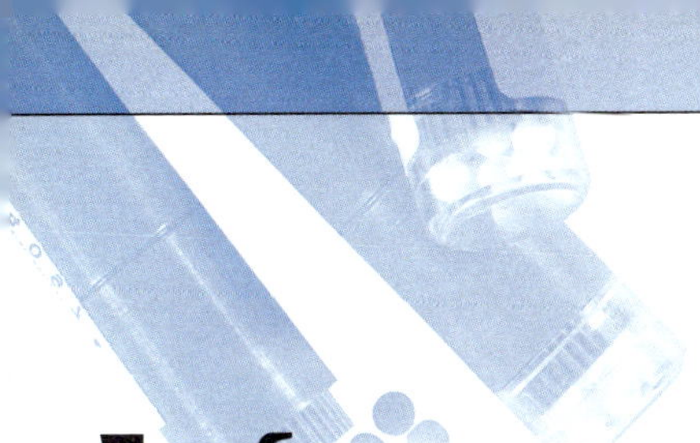

Informações práticas

A homeopatia no mundo

Criada na Alemanha há mais de duzentos anos, rapidamente a homeopatia conquistou o mundo todo. Na América do Sul a medicina homeopática logo foi oficializada e apresenta alto padrão de qualidade. Na América do Norte e na maioria dos países europeus, é reconhecida e amplamente adotada, e vem se disseminando pela Oceania, África e Oriente Médio.

A França apresenta os mais conceituados estudiosos e pesquisadores em medicina homeopática e dispõe de legislação semelhante à brasileira, que reserva o exercício da homeopatia a médicos, dentistas e veterinários.

A homeopatia no Brasil

O ensino e a prática homeopáticos variam bastante de um país para outro, mas o Brasil é líder mundial na disciplina: é a nação em que a homeopatia foi mais assimilada, tendo sido implantada com sucesso na rede pública hospitalar.

A medicina homeopática foi introduzida no Brasil em 1840 pelo médico francês Benoît-Jules Mure, que aqui ficou conhecido como Bento Mure. Ele foi responsável tanto pela divulgação do ensino e da prática da nova medicina como pela sua propagação. Seu primeiro aluno no Rio de Janeiro foi o médico português João Vicente Martins, que difundiu a homeopatia no norte e no nordeste do país.

Com a fundação do Instituto Hahnemanniano do Brasil (IHB) no Rio de Janeiro, em 1859, a homeopatia rapidamente se propagou por todo o país. Foi adotada no final do século XIX pelo movimento positivista brasileiro, teve muitos adeptos do Instituto Militar de Engenharia e obteve apoio oficial do governo, que reconheceu o seu ensino e a sua prática no Brasil. No início do século XX foram criadas enfermarias homeopáticas no Hospital Central do Exército e no Hospital da Marinha.

Os principais hospitais das grandes cidades brasileiras contam, hoje, com enfermarias homeopáticas; a da Santa Casa do Rio de Janeiro é de 1883. Em 1914 foi fundada a Faculdade Hahnemanniana no Rio de Janeiro, que hoje abriga a Escola de Medicina e Cirurgia do Instituto Hahnemanniano, a qual ensina medicina, tendo a homeopatia como curso facultativo.

Grandes figuras da nossa cultura trataram-se com homeopatia, como Monteiro Lobato e Rui Barbosa.

Com o surgimento da terapêutica química na medicina, com as sulfas e os antibióticos, a homeopatia foi um pouco relegada a segundo plano. Até o final dos anos 1950 ela sobreviveu graças a alguns abnegados do Rio de Janeiro e de São Paulo, como Abraão Brickman, Alfredo de Vernieri, Paiva Ramos, David Castro e Artur de Almeida Rezende Filho.

Com o início da década de 60, porém, a homeopatia foi revitalizada; o seu prestígio e a sua demanda tornaram-se crescentes, tanto por parte dos pacientes como dos médicos interessados em especializar-se.

Em 1960, a Associação Paulista de Homeopatia (APH) foi reconhecida como entidade de utilidade pública, mas a sua sede e o ambulatório só foram construídos dez anos depois – até então ela funcionava no consultório e na casa dos diretores. Mas foi em 1976, com a vinda do professor Francisco Xavier Eizayaga, da Argentina, que foi criado o curso de especialização para médicos, com duração de dois anos. Hoje, dentre as cinqüenta especializações médicas, a homeopatia está entre as dez mais procuradas no Brasil.

Não foi só a medicina homeopática que encontrou terreno fértil no Brasil. Em 1952, tornou-se obrigatório o ensino de farmacotécnica homeopática em todas as faculdades de farmácia do país.

A homeopatia continua a crescer

Em 1980, a homeopatia foi reconhecida como especialidade médica pelo Conselho Federal de Medicina. No mesmo ano foi fundada a Associação Médica Homeopática Brasileira (AMHB). A partir desse momento, essa forma de medicina ganhou força e maior apoio da classe médica. Aos poucos foram sendo criados cursos regulares para a formação de profissionais nas áreas de farmácia, odontologia e medicina veterinária.

O curso de especialização homeopática para médicos vem sendo realizado com três anos de duração, a fim de cumprir a carga horária mínima de 1.200 horas-aula estipulada pela AMHB. A melhor fonte de estudo para os alunos é a Biblioteca da Associação Paulista de Homeopatia, que, desde 1990, tornou-se o centro de toda a literatura homeopática da América do Sul e da América Central.

Atualmente existem aproximadamente vinte associações médicas filiadas à Associação Médica Homeopática Brasileira e cerca de dez associações farmacêuticas em todo o território nacional, além das odontológicas e veterinárias – muitas delas sediam cursos regulares de formação em homeopatia.

Qualidade de vida

Nos últimos vinte anos aumentou muito o número de pessoas que se trata com homeopatia. Vários fatores são responsáveis por isso, mas o principal deles é a excelente qualidade de vida que o tratamento homeopático possibilita aos pacientes.

A homeopatia é uma medicina holística, que trata a pessoa levando em conta seus aspectos físicos, emocionais e comportamentais, e apresenta a grande vantagem de que seus medicamentos não causam efeitos colaterais; ao contrário, são receitados justamente visando a equilibrar o organismo e a reenergizar a pessoa de modo integral.

Posição de destaque

O Brasil tem uma posição bastante privilegiada na área: é o país que possui o maior número de médicos homeopatas do mundo.

Endereços úteis

Associações médicas

• Associação Médica Homeopática Brasileira
SEPS 714/914 – Bloco C
Edifício Santa Maria, sala 312
Asa Sul, Brasília – DF – 70390-145
Tel. (61) 345-6077
amhb@uol.com.br / www.amhb.org.br

• Associação Paulista de Homeopatia
Rua Diogo de Faria, 839
São Paulo – SP – 04037-002
Tel.: (11) 5084-4205 / 5084-4207
aph@aph.org.br / www.aph.org.br

• Associação Alagoana de Homeopatia
Rua São Francisco, 297
Maceió – AL – 57010-050
Tel.: (82) 326-2137

• Associação Médica Homeopática de Sergipe
Avenida Gonçalo Rosemberg Leite, 1740, ap. 1101
Aracaju – SE – 49050-370
Tel.: (79) 211-8623 / 211-9119
meneses@infonet.com.br

• Associação Médica Homeopática do Distrito Federal
EQS – 713/913 – Bloco E, sala A
Brasília – DF – 70390-135
Tel.: (61) 346-5709
Fax: (61) 346-3185
abh@ambr.com.br

• Associação Médica Homeopática do Espírito Santo
Alameda Getúlio Vargas, 25
Vitória – ES – 29040-050
Tel.: (27) 3223-1742 / 3227-8295
Fax: (27) 3223-1742
amhees@nutecnet.com.br

• Associação Mato-Grossense de Homeopatia
Avenida Bosque da Saúde, 166
Cuiabá – MT – 78050-070
Tel.: (65) 642-4044
amho@terra.com.br

• Associação Médica Homeopática do Mato Grosso do Sul
Rua Frederico Kondorfer, 117
Campo Grande – MS – 79020-270
Tel.: (67) 324-3810
Fax: (67) 325-9408
amhms@terra.com.br

• Associação Médica Homeopática de Minas Gerais
Rua Dona Leonídia Leite, 57
Belo Horizonte – MG – 31015-300
Tel.: (31) 3446-0087 / 3223-9592
Fax: (31) 3446-0087
amhmg.bhz@zaz.com.br
www.homeopatiamg.com.br

• Associação Médica Paraense de Homeopatia
Avenida Visconde de Inhaúma, 1305 / 703
Belém – PA – 66087-640
Tel.: (91) 226-7979
alins@amazon.com.br

• Associação Médica Homeopática do Paraná
Rua Cândido Xavier, 575
Curitiba – PR – 80240-280
Tel.: (41) 342-1415, ramal 239
Fax: (41) 242-4593
amhpr@mps.com.br

• Associação Médica Homeopática do Piauí
Avenida Jóquei Clube, 1289, sala 4
Teresina – PI – 64000-250
Tel.: (86) 232-5895
arysouza@uol.com.br

• **Associação Médica Homeopática do Rio de Janeiro**
Rua Maria Eugênia, 97
Rio de Janeiro – RJ – 22261-080
Tel.: (21) 2527-0306 / 286-0380
Fax: (21) 2539-1440
amherj@amherj.org.br
www.amherj.org.br

• **Associação Médica Homeopática do Rio Grande do Norte**
Rua Cônego Leão Fernandes, 618
Natal – RN – 59020-060
Tel.: (84) 222-2225
Fax: (84) 222-2225
reginakotke@natal.digi.com.br

• **Associação Médica Homeopática de Santa Catarina**
Rua Ivo Reis Montenegro, 138
Florianópolis – SC – 88085-600
Tel.: (48) 249-1049 / 223-4144
shgt@matrix.com.br

• **Sociedade Médica Homeopática da Bahia**
Rua Maragojipe, 189
Salvador – BA – 40170-170
Tel.: (71) 345-6206 / 359-2966
Fax: (71) 451-1471
smhb@ig.com.br

• **Sociedade Cearense de Homeopatia**
Rua Antônio Augusto, 1679, cj. 503
Fortaleza – CE – 60110-370
Tel.: (85) 244-5433
Fax: (85) 226-8941
c-antunes@fortalnet.com.br

• **Sociedade Médica Goiana de Homeopatia**
Avenida Mutirão, 2653 – Setor Oeste
Goiânia – GO – 74155-020
Tel.: (62) 251-0679 / 225-7665
Fax: (62) 251-0679
sbugo@zaz.com.br

• **Sociedade Paraibana de Homeopatia**
Rua Deputado José Mariz, 458
João Pessoa – PB – 58042-020
Tel.: (83) 243-9481
bkluppel@funape.ufpb.br

• **Sociedade de Homeopatia de Pernambuco**
Rua Dom Bosco, 1072, ap. 203
Recife – PE – 50070-070
Tel.: (81) 3223-0083 / 3074-0400 / 3228-2675 Fax: (81) 3223-0083
shp@truenet.com.br

• **Sociedade Gaúcha de Homeopatia**
Avenida Ipiranga, 5311, sala 200
Porto Alegre – RS – 90610-001
Tel.: (51) 3315-1481 / 3333-2415
Fax: (51) 3315-1481
sgh@portoweb.com.br
www.sgh.hpg.com.br

Associações farmacêuticas:

• **Associação Brasileira dos Farmacêuticos Homeopatas**
Rua Padre Anchieta, 169, sala 1003
Curitiba – PR – 80730-000
Tel. / fax: (41) 335-6131
www.abfh.com.br

• **Associação Catarinense de Farmacêuticos Homeopatas**
Rua Lauro Linhares, 1849, loja 04
Joinville – SC – 88036-000
Tel. (48) 234-3523

• **Associação de Farmacêuticos Homeopatas do Espírito Santo**
Rua Madeira de Freitas, 58
Vitória – ES – 29055-320
Tel./ fax: (27) 3235-2900

• **Associação de Farmacêuticos Homeopatas do Nordeste**
Rua Mipibu, 338 / Natal – RN – 59020-250 / Tel. (84) 201-2138

• **Associação Mineira de Farmacêuticos Homeopatas**
Rua Guajajaras, 910, sala 1817
Belo Horizonte – MG – 30180-100
Tel. (31) 3201-9232

• **Associação Paranaense de Farmacêuticos Homeopatas**
Avenida Sete de Setembro, 5610
Curitiba – PR – 80240-000
Tel. (41) 339-9301

• **Associação Goiana de Farmacêuticos Homeopatas**
Rua 13, 278 – Setor Oeste
Goiânia – GO – 74120-060
Tel. (62) 621-1806

• **Associação Paulista de Farmacêuticos Homeopatas**
Rua Dr. Neto de Araújo, 397- A, cj. 3-E
São Paulo – SP – 04111-001
Tel. (11) 5574-5681

• **Associação Gaúcha de Farmacêuticos Homeopatas**
Rua Duque de Caxias, 1576 / 103
Porto Alegre – RS – 90010-281
Tel. (51) 228-4305

• **Associação de Farmacêuticos Homeopatas do Pará**
Avenida Gentil Bitencourt, 443
Belém – PA – 66015-140
Tel. (91) 241-0992

• **Associação de Farmacêuticos Homeopatas do Estado do Rio de Janeiro**
Rua Afonso Pena, 115
Rio de Janeiro – RJ – 20270-241
(21) 2548-1197

Associação dos cirurgiões-dentistas

• **Associação Brasileira dos Cirurgiões-Dentistas Homeopatas**
Rua José de Magalhães, 46
São Paulo – SP – 04026-090
Tel. / fax: (11) 55722860
info@abcdh.org.br

Associação médico-veterinária

• **Associação Médico-Veterinária Homeopática Brasileira**
Rua Marquês de Itu, 1032, cj. 32
São Paulo – SP – 01223-000
sshv@bol.com.br

A homeopatia para os animais

Uma consulta ao veterinário homeopata comporta sempre um exame clínico muito cuidadoso, que será aprofundado se necessário.

Os donos de animais estão hoje em dia cada vez mais sensíveis à qualidade dos cuidados dispensados a seus companheiros. Assim, para tratá-los, recorrem freqüentemente à medicina dita "suave" e particularmente à homeopatia. Os princípios e as leis da homeopatia veterinária são os mesmos da homeopatia humana: sua colocação em prática, salvo algumas especificidades, é igualmente idêntica.

O tratamento de animais pela homeopatia

Como na medicina humana, prescreve-se um medicamento homeopático a um animal doente em função de suas características e sintomas individuais. Trata-se, portanto, de identificar os elementos básicos de sua "personalidade" dentro de uma mesma espécie ou de uma mesma raça, com os quais ele elabora sua própria reação de defesa a uma dada doença.

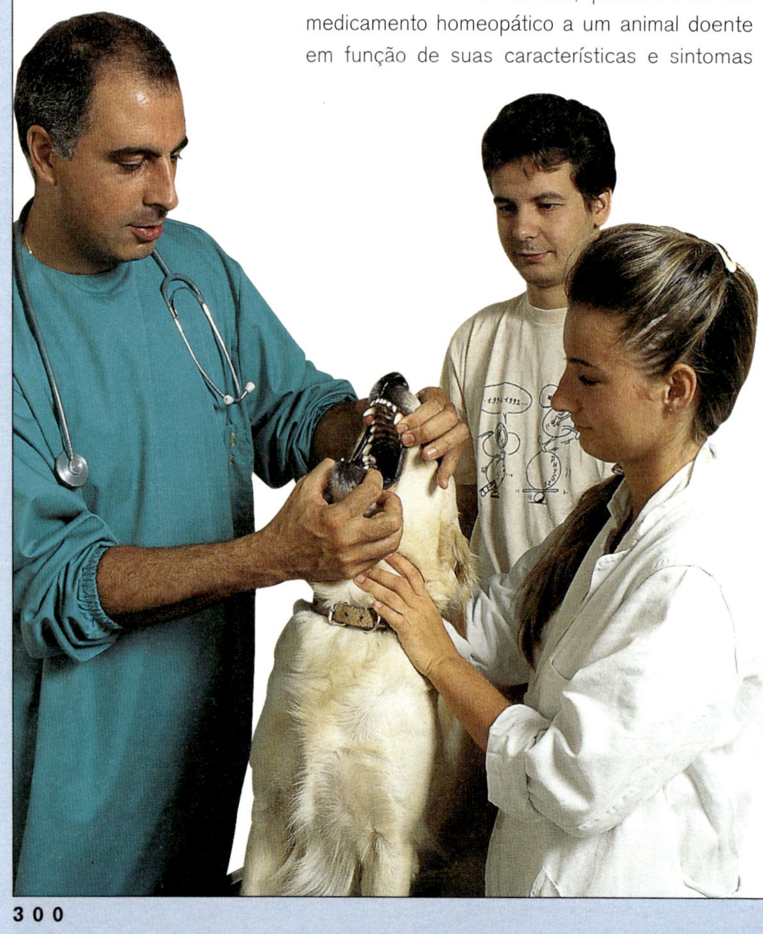

O papel do dono

Para tratar um animal pela homeopatia, uma só condição é necessária: o bom conhecimento do animal pelo dono, que é o verdadeiro intermediário entre o animal e o veterinário. Só o dono poderá descrever em detalhes o animal, suas atitudes usuais e não-usuais, reconstruir sua história e, assim, trazer informações indispensáveis à escolha do medicamento adequado.

Cuidando de espécies muito diferentes

Todos os animais que se beneficiam de uma observação acurada por parte de seus donos podem ser tratados pela homeopatia. Na medicina veterinária, distinguem-se tradicionalmente os animais domésticos e os animais de criação.

• Os animais domésticos

A medicina homeopática é muito eficaz no tratamento de animais de estimação (cães, gatos), assim como no de cavalos e pôneis, aves (papagaios, periquitos e canários, principalmente) e peixes de aquário.

O mesmo ocorre com os animais que a sociedade contemporânea recentemente elevou à categoria de animais domésticos, como os roedores (coelhos, cobaias, *hamsters*, ratos e camundongos, por exemplo) e os répteis (tartarugas e serpentes, principalmente).

• Os animais de criação

Os animais de criação (bois, porcos, carneiros, bodes) podem igualmente ser tratados pela homeopatia. No caso de uma doença que afeta parte ou o conjunto do rebanho, é possível tratar individualmente cada animal, mas normalmente será considerada a totalidade do gado como um só indivíduo, sendo ministrado o mesmo medicamento homeopático a todos os animais do grupo. Nesse caso, a prescrição é determinada a partir dos elementos mais característicos que todos os animais pertencentes ao rebanho apresentam, estejam ou não doentes.

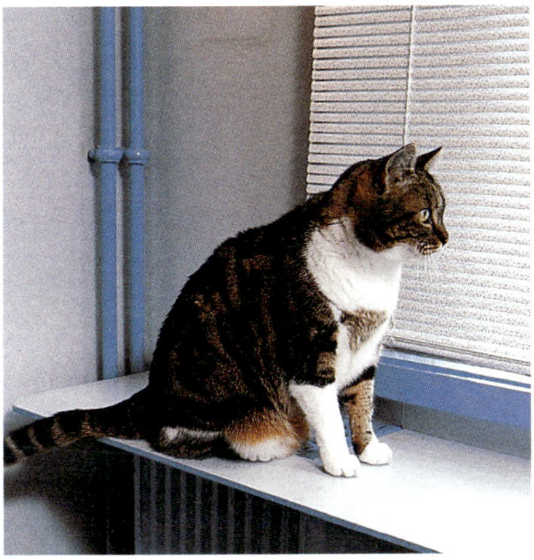

Buscar o calor é característica da maior parte dos gatos e não constitui geralmente um sintoma homeopático.

Que doenças tratar?

Como toda terapêutica, o objetivo da homeopatia é curar os animais doentes e, portanto, livrá-los dos distúrbios físicos ou comportamentais que os acometem.

Doenças físicas

A homeopatia veterinária pode ter ação eficaz em todos os casos de doença provocada por causa interna do organismo (origem endógena). Pode ser utilizada para tratar certos sintomas incômodos de origem infecciosa ou não (diarréia, vômitos, tosse, perda de peso etc.). A homeopatia fornece reservas energéticas ao animal que lhe possibilitam resistir melhor a eventuais doenças e ajudam a tornar a vida animal mais harmoniosa e serena, mesmo em presença de uma doença incurável. Assim, ao cão acometido de paralisia após um volumoso tumor na face causado por atropelamento, a administração de um medicamento homeopático trouxe sensível alívio. O cachorro viveu ainda vários meses sem outro tratamento, sem sofrimento e com a possibilidade de alimentar-se mais facilmente. Por outro lado, toda perturbação ligada a fatores exteriores (como a parasitose, por exemplo) deve ser combatida com produtos alopáticos adequados.

Distúrbios comportamentais

Numerosos distúrbios comportamentais têm sua origem na educação inadequada do animal, quando o dono, muitas vezes, não tem noção dos hábitos comportamentais instintivos.

A homeopatia pode tratar de forma adequada os distúrbios de comportamento, principalmente nos casos de ansiedade, depressão e fobia. É possível, também, tratar pela homeopatia um cavalo de corrida cujo mau desempenho numa prova, ligado ao estresse excessivo, contradiz sua capacidade no treinamento.

Mas essa terapêutica encontra seus limites quando o problema é induzido pelo comportamento do dono; é o caso, por exemplo, de cães que se tornaram agressivos após terem sido levados a se comportar como "donos", sendo alimentados antes de seu proprietário e dormindo na cama dele. Nesse caso, pode ser necessário recorrer a uma terapêutica comportamental (conselhos práticos destinados a ensinar o dono a educar o seu animal).

Um animal saudável

Para saber se o seu animal está saudável, você pode inicialmente procurar os sintomas incômodos: diarréia, vômitos freqüentes, respiração irregular, tosse forte etc. Além disso, é claro, seu animal não deve estar acometido de sofrimento físico (como uma dor invalidante) nem psíquico (como medo e ansiedade que o impeçam de viver tranqüilo).

É igualmente indispensável recorrer a critérios mais gerais: o apetite é um reflexo primordial, que marca o instinto de sobrevivência dos animais; um animal não pode ser considerado saudável se recusa alimentar-se de acordo com seu ritmo de vida e os hábitos de sua espécie e raça.

O aspecto físico é importante: o pêlo deve ser brilhante; os olhos, vivos; a percepção auditiva e os reflexos, satisfatórios. Por fim, as brincadeiras e o sono devem ser levados em consideração. Brincar faz parte da vida animal, mas o instinto lúdico só se manifesta entre os animais sadios, que não enfrentam nenhum sofrimento ou incômodo: o animal brincalhão é saudável.

Além disso, o sono é fundamental: o sono longo e tranqüilo é sinal de paz interior, indispensável ao bem-estar dos animais.

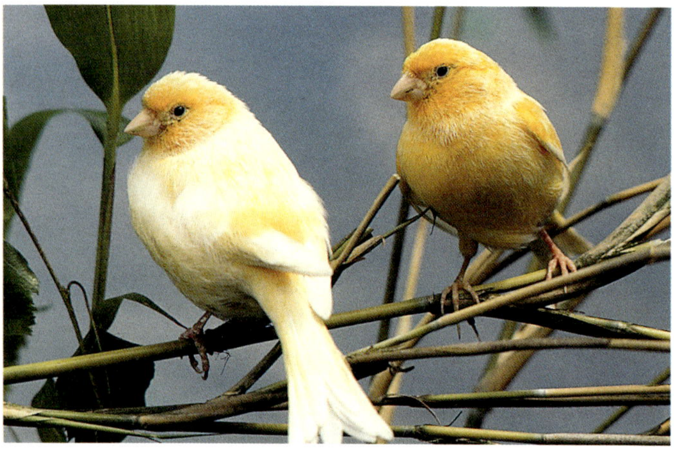

Os sintomas característicos destes canários, assim como de qualquer pássaro criado em viveiro, são difíceis de perceber – daí a dificuldade de tratá-los pela homeopatia.

As peculiaridades do mundo animal

Na medicina humana, o terapeuta leva bastante em conta os sentimentos, os medos, as ilusões, os sonhos de seus pacientes – informações de que ele não dispõe no caso dos animais. Mesmo assim, é possível tratá-los pela homeopatia.

As peculiaridades de cada animal

Certamente os animais não falam. No entanto, eles se exprimem. Mostram seu sofrimento por meio de atitudes e comportamentos, e pela maneira peculiar que têm de manifestar sintomas. Como o ser humano, cada animal tem sua maneira própria de "criar uma doença". Assim, um cachorro deitará sobre o tapete enquanto outro vai preferir o piso frio; um certo gato com conjuntivite deixará de comer, enquanto outro demonstrará um apetite fora do comum, e assim por diante. É a partir das peculiaridades observadas em cada um que nasce aquilo que chamamos em homeopatia a "individualização do doente", preâmbulo indispensável para o diagnóstico e a prescrição de um tratamento.

A consulta

A observação direta de um animal pelo veterinário homeopata é um momento importante da consulta. A conversa com o dono pode ser bastante longa (uma hora, se necessário).

A descrição do animal

Para conhecer o animal, o homeopata faz diferentes perguntas ao dono, ou donos. Quem é ele? Qual seu nome, sexo, idade, raça, cor? É castrado ou não? De onde veio? Nasceu na casa? Foi comprado numa loja, de pessoa conhecida ou de criador? Ou foi dado por um vizinho ou encontrado na rua (neste caso, em que condições, com que idade etc.)?

DISTÚRBIOS COMPORTAMENTAIS FREQÜENTES

Causa	Sintomas	Medicamentos
Em viagem.	Tremores, ansiedade. Agitação ansiosa. Agitação, com medo de ficar preso. Diarréia. Doente no carro (vômitos, salivação abundante etc.).	Gelsemium sempervirens Arsenicum album Argentum nitricum Cocculus indicus Cocculus indicus, Petroleum
Medo seguido de distúrbios diversos.	Medo, pânico. Tremores. Urticária em conseqüência de um susto. Medo súbito de ruídos, vontade de se esconder. Medo antes de tempestades. Medo durante tempestades. Latidos durante tempestades.	Aconitum napellus Gelsemium sempervirens Aconitum napellus Belladonna Psorinum Natrum carbonicum, Phosphorus, Rhododendron chrysanthum Gelsemium sempervirens

Consulte o veterinário homeopata para saber a posologia adequada.

Com quem vive o animal? Só com o dono, com crianças, com outros animais? Como vive? Fica sozinho durante o dia? Em liberdade ou sempre fechado no apartamento, numa área restrita?

A identificação das peculiaridades

Outras questões podem ser colocadas para melhor caracterizar o animal, particularmente no caso de afecções crônicas. É necessário que seus donos "descrevam sua vida" ao veterinário, pois é esta troca que permite a prescrição do medicamento homeopático mais apropriado. O veterinário perguntará: "Como é o seu animal? Fale sobre ele: seu modo de vida, as pessoas e os animais que o rodeiam, seus medos, os sintomas que o incomodam. Que acontecimentos do dia-a-dia têm influência negativa sobre ele? Qual o comportamento que o caracteriza?" Por exemplo: certa égua é "maníaca": come sempre no mesmo balde; um periquito aumenta o tom do canto para se fazer notar quando há pessoas na casa; há um bezerro que fica sempre atrás dos outros para fugir mais facilmente que os outros ao ver o dono chegar... Que adjetivos qualificam e descrevem melhor o animal (afetuoso, independente, esperto, ciumento, protetor etc.)? Como ele suporta suas condições de vida? O que parece agradar-lhe mais e o que ele mais detesta?

Há um cavalo de montaria que morre de medo de injeção e se defende com veemência dando coices; uma coelhinha não agüenta a presença do novo coelho da casa e urina por toda parte para mostrar seu desagrado; e assim por diante.

Motivo da consulta

Qual é o problema, a doença do animal? Quais são os sintomas que o incomodam ou ao proprietário ou criador? Para que os sintomas sejam avaliados, é indispensável que sejam bem precisados. Dizer que seu cão é "medroso" é insuficiente. É importante especificar, por exemplo: "Ele fica ansioso na rua se há ruídos fortes e muita gente, principalmente à noite, quando está sem coleira. Isso tem acontecido desde que foi atropelado". O mesmo ocorre com os distúrbios físicos: "Meu cavalo manca do membro anterior direi-

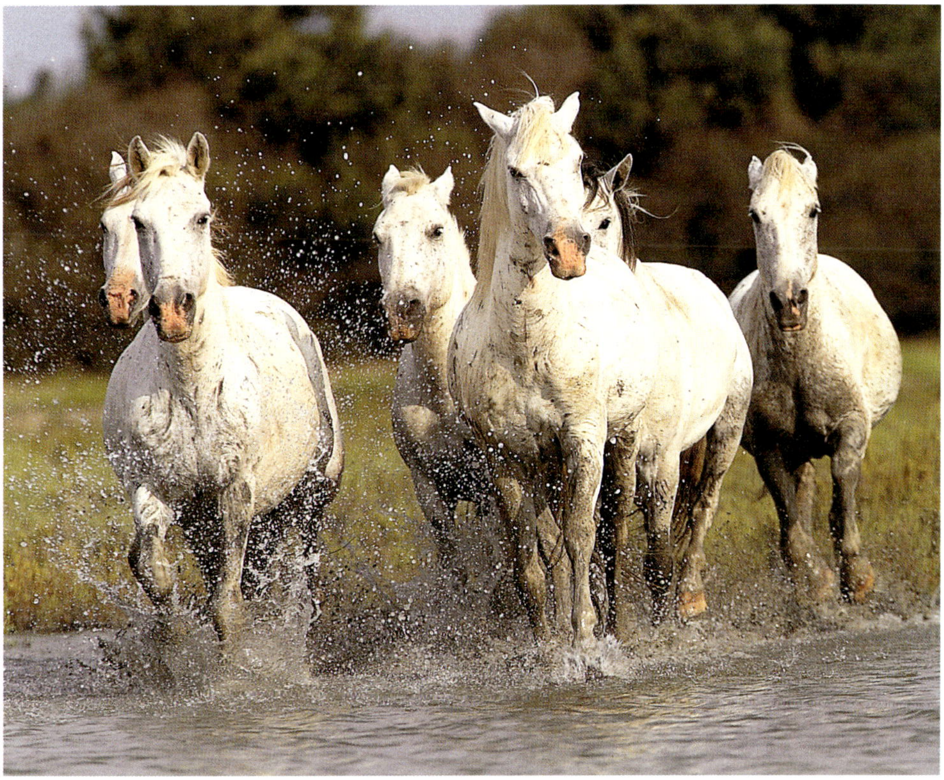

Os cavalos podem ser facilmente beneficiados por um tratamento homeopático, em virtude do elo estreito que os une a seus donos. Entre os eqüinos, mais ainda que entre outros animais, é imperativo estabelecer um diagnóstico racional para determinar o medicamento adequado.

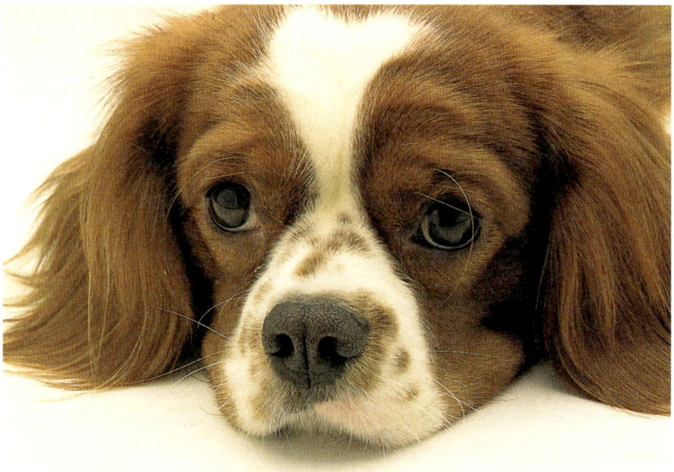

Mais que a tristeza, as causas e as modalidades dessa tristeza poderão ser consideradas como sintomas característicos do animal.

to, principalmente após um grande esforço, quando o clima está quente; a dor parece forte em alguns momentos, mas desaparece quando lhe fazemos compressas quentes; o membro nunca está inchado; o incômodo parece vir da pata e subir até a parte superior do membro".

Exame clínico

O exame clínico pode ser rápido. Pode haver a simples constatação de que não há nenhum distúrbio visível, por exemplo, quando o cão é levado ao consultório apenas por latir demais, ou pode ser constatada a manifestação de um único sintoma característico, como crises de coceira intensas. A consulta pode ser longa quando o veterinário tiver que compreender a doença em sua totalidade.

Observação global

O primeiro contato do veterinário homeopata com o animal no consultório é sempre plurissensorial: ele o olha, toca, cheira, escuta, recolhendo uma grande variedade de indícios que lhe permitem fazer um primeiro contato individual com o animal doente.

Balanço do estado geral

A seguir o veterinário procede a um exame clínico completo, deixando de lado as lesões superficiais, que estão na origem da preocupação dos donos. De fato, tratar apenas as manifestações externas, como os eczemas, sem se preocupar com um eventual distúrbio cardíaco ou renal seria um fracasso terapêutico completo.

Balanço completo

A consulta homeopática pode ser a ocasião de fazer um balanço completo sobre o modo de vida, a alimentação, a maneira especial de viver do animal, com suas afecções físicas e suscetibilidades de temperamento.

Além disso, certos exames complementares devem ser realizados, em determinados casos, para dar uma visão exata do estado de saúde do animal (radiografias, análise microscópica dos tecidos, exames de sangue e urina). No entanto, em homeopatia, o diagnóstico, tal como praticado na medicina veterinária alopática, tem apenas interesse limitado. Com efeito, o medicamento homeopático não é escolhido em função da natureza da enfermidade, mas segundo as características do doente. Mesmo assim, o diagnóstico é importante para prever a evolução do estado de saúde. É evidente que a expectativa de vida do animal varia segundo as doenças que possui: câncer, problemas funcionais, distúrbios do comportamento etc.

Doença aguda ou crônica

No momento da consulta, é importante estabelecer se a doença é aguda ou crônica, pois certamente o tratamento não será o mesmo.

Definições

Em homeopatia, apenas as afecções recentes, que surgem após um acontecimento preciso, são consideradas doenças agudas. É o caso dos traumatismos e das indisposições ocasionais. Por outro lado, numerosas doenças aparentemente agudas são consideradas exacerbação de uma doença crônica (uma diarréia que ocorre há algumas horas, por exemplo, mas que se descobre, em conversa com os donos, que se manifesta toda vez que o animal é contrariado). Convirá, então, tratar o problema geral subjacente (neste exemplo, a incapacidade do animal de suportar qualquer tipo de contrariedade) e não a doença aguda.

Doenças agudas

Em caso de doença aguda, a homeopatia costuma pesquisar os sintomas característicos, ou seja, exclusivamente aqueles que surgiram depois que a doença teve início. As questões importantes são

GASTROENTERITE CANINA

Comportamento característico	Sintomas	Medicamentos
▸ Recusa terminantemente qualquer bebida.	Dor abdominal forte; distensão anal.	Apis mellifica
▸ Fica deitado em local aquecido.	Sede considerável; vômito depois de beber.	Arsenicum album
▸ Não quer sair do lugar.	Bebe muita água; vomita em seguida.	Bryonia alba
▸ Calor fora de hora.	Vômitos e diarréia durante o cio.	Chamomilla vulgaris
▸ Cansaço excessivo.	Vomita após ter tomado um golinho de água.	China officinalis
▸ Muitos tremores.	Cólicas, com vômito de cor branca.	Colchicum autumnale
▸ Dobra-se em dois para aliviar as dores abdominais entre as emissões de sangue.	Temperatura retal muito elevada. Fraqueza devido aos espasmos.	Colocynthis
▸ Muito irritável e agressivo depois de vomitar e ter diarréia.	(Sem outros sintomas característicos.)	Ferrum metallicum
▸ Estado geral pouco comprometido.	Vomita alimentos não-digeridos. Gastroenterite durante o cio.	Kreosotum Lachesis mutus
▸ Fica agressivo ao ser incomodado.	Vômitos consideráveis; ausência de sede. Alterna fezes diarréicas e mais duras.	Lycopodium clavatum
▸ O estado do animal se agrava com qualquer ruído.	Fezes moles, mas não líquidas.	Natrum carbonicum
▸ Diarréia após ter comido demais.	(Sem outros sintomas característicos.)	Natrum sulfuricum
▸ Diarréia após ingerir comida fria.	Dores e distensão abdominais.	Nux vomica
▸ O animal parece viver normalmente.	Expele quantidade considerável de sangue nas fezes.	Phosphoricum acidum
▸ Procura o contato frio do chão. Quer ser acariciado.	Bebe muita água.	Phosphorus
▸ Procura ar fresco.	Indigestões seguidas de alimentos gordurosos.	Pulsatilla
▸ Totalmente indiferente a tudo o que se passa ao redor.	Gastroenterite hemorrágica grave.	Sulfur
▸ Prostração: não reage a nada.	Nariz gelado e hálito frio, com forte hipertermia.	Veratrum album

Consulte o veterinário homeopata para saber a posologia adequada.

Entre os animais jovens, pode ser difícil determinar o medicamento homeopático mais adequado. Em certos casos, costuma-se prescrever um medicamento escolhido em função das características da mãe.

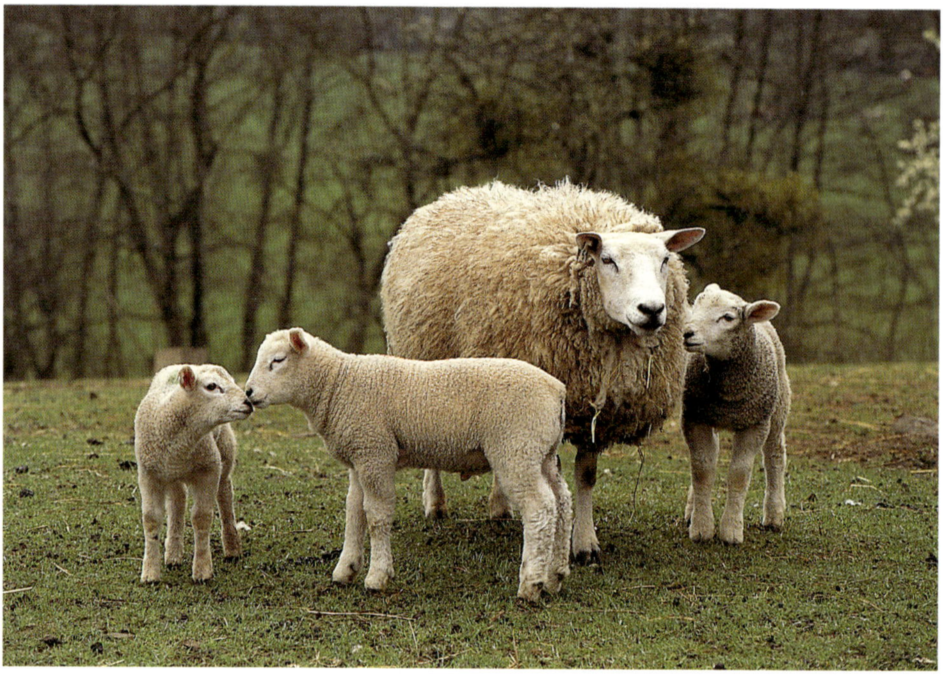

as seguintes: "O que mudou em seu animal desde que ele adoeceu?" (A resposta deve englobar tudo o se modificou: comportamento, apetite, dores, fezes, urina etc.); "Desde quando está doente?"; "Na sua opinião, o que pode ter causado esta doença?" Por exemplo, um *boxer* sentiu muito medo certa manhã quando foi atacado por outro cão. Imediatamente, numerosas pápulas apareceram sobre seu corpo, e um grande edema desenvolveu-se na garganta. Essa erupção de urticária consecutiva a um sentimento de medo orientou a prescrição de *Aconitum napellus*: quatro doses ministradas em 24 horas fizeram desaparecer os sintomas.

Doenças crônicas

Quando a doença já se tornou crônica é essencial estabelecer a sua causa profunda. O homeopata procura descobrir as mudanças que ocorreram há algum tempo e baseia seu diagnóstico na observação atenta dos comportamentos estranhos do animal e na resposta às seguintes questões: "O que causou essa perturbação? Que acontecimento não foi bem recebido pelo animal? Como manifestou seu desagrado? Qual foi a doença decorrente?" Por meio dessas indagações o veterinário tenta reconstituir a história do animal para compreender sua maneira de reagir a situações que o desequilibram. É o que ilustra o exemplo seguinte: um cão se coçava há três anos quando foi levado ao veterinário. Ao longo da conversa com os donos desse animal, soube-se que ele manifestava eczema todas as vezes que ficava sozinho ou em presença de outro animal em seu território, fosse uma simples tartaruga de jardim, um pássaro ou, principalmente, outro cão que viesse "visitá-lo". Essas manifestações eram interpretadas como ciúme por seus donos. No caso deste cachorro, considerar apenas a manifestação eczematosa não é suficiente; para prescrever um tratamento, o veterinário também levou em conta outras características, precisadas durante a conversa e a observação do animal: cão brincalhão, que late muito, muito sensível ao ambiente, com olhar confiante, que gosta de ficar em casa, o que levou o veterinário a receitar *Lachesis mutus*. Em seguida à administração desse medicamento o cão ficou sensível às perturbações externas, mas nunca mais apresentou crises de eczema em conseqüência de ciúme, como no passado.

Tratamento

Depois de levantar o conjunto de sintomas, o veterinário homeopata deve hierarquizá-los, a fim de conservar apenas aqueles que são realmente característicos do animal. Ele poderá, então, reportando-se à *Matéria médica homeopática* (repertório da totalidade dos sintomas que as várias doenças provocam numa pessoa saudável e os diferentes medicamentos homeopáticos), prescrever o medicamento adequado. Utilizam-se no animal os mesmos medicamentos empregados na homeopatia humana.

• A potência dos medicamentos

Em matéria de potência ou dinamização, pode-se recorrer a todas as que estão disponíveis no mercado, sempre com a indicação do veterinário homeopata. A escolha de uma potência ou de outra é feita de acordo com a duração da evolução e a gravidade da doença, assim como a idade do animal doente.

• A dose prescrita

A quantidade de medicamento administrada não é proporcional ao peso ou ao tamanho do animal nem à gravidade da doença. Assim, um cavalo ou uma vaca receberão a mesma quantidade de gotas que um gato ou um cachorrinho.

• A periodicidade das doses

Dependendo do caso, o medicamento pode ser prescrito para ser tomado uma única vez, uma vez por dia durante vários dias ou várias vezes ao dia (no caso de doenças agudas).

• O tempo de reação

O medicamento pode agir em alguns segundos (principalmente quando há distúrbios agudos), ou levar muitos dias para provocar um efeito perceptível. De maneira geral, em apenas algumas horas, uma moléstia aguda melhora. Nas doenças crônicas, são necessárias três semanas para julgar os efeitos do tratamento.

• A adaptação do tratamento

Em função da evolução da doença, um medicamento homeopático pode ser prescrito posteriormente. Pode ser repetido o mesmo já ministrado, na mesma potência ou não, ou ser escolhido outro, mais apropriado para tratar a evolução dos sintomas apresentados após o início do tratamento.

• Os limites da medicação

A ingestão desmedida ou muito freqüente de medicamentos homeopáticos, embora não apresente riscos potenciais importantes, em geral causa apenas melhoras passageiras. O mais indicado é consultar regularmente um veterinário homeopata.

Como ministrar o medicamento?

Qualquer que seja a sua forma de apresentação (glóbulos ou líquido), os medicamentos podem ser colocados diretamente na boca do animal. A solução mais simples consiste em pingar as gotas na língua do animal ou dissolver os glóbulos ou as gotas em um pouco de água e introduzir na boca do animal com uma seringa sem agulha. Para algumas espécies, será necessário diluir o remédio na água em que o bichinho bebe (pássaros) ou na do aquário (peixes). Colocar o medicamento homeopático na comida é sempre um pouco arriscado; esse procedimento só deve ser adotado quando for impossível ministrar o remédio de outra forma.

Mal-estar ou vertigens são raros em gatos e podem ser considerados sintomas homeopáticos.

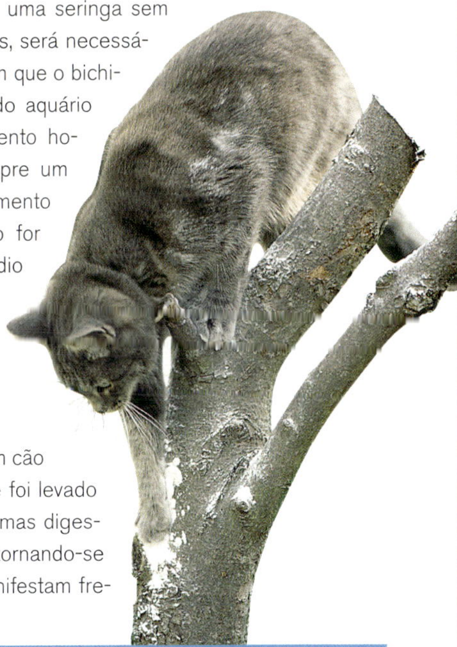

Da consulta à cura: um exemplo concreto

Este exemplo diz respeito a um cão de caça, um *setter* inglês, que foi levado ao veterinário devido a problemas digestivos que surgiram há tempo, tornando-se crônicos. Os distúrbios se manifestam fre-

Um exemplo de consulta homeopática

Uma gata é levada ao consultório devido a seu nervosismo. Bate a cauda constantemente. Era um animal abandonado, que foi encontrado quando tinha cerca de dois anos. "Mesmo quando está tranqüila em nosso colo e é acariciada", diz sua dona, "ela balança a cauda." Essa gata sofre há vários meses de problemas hepáticos (confirmados pelo exame de sangue). Ela come muito pouco e dá provas de excitações fugazes. De vez em quando morde, depois se acalma imediatamente. Além disso, lambe-se exageradamente e é bastante apática. Sua dona acha que seu "mau gênio" poderia ser devido a dores no fígado. A relação dos sintomas dessa gata foi assim estabelecida: irritabilidade devido a dores hepáticas; agressividade súbita e de curta duração; raiva contra quem cuida dela. Esse conjunto leva à prescrição de *Chamomilla vulgaris*, que permitirá uma cura completa em poucas semanas, tanto em relação ao caráter quanto no que diz respeito aos problemas hepáticos.

MEDICAMENTOS USUAIS (GATOS, CÃES, CAVALOS)

Distúrbios	Causas e sintomas	Medicamentos
◗ **Queimadura.**	Edema, ausência de sede. Calor, vermelhidão, dor. Seqüela de queimadura.	**Apis mellifica** **Belladonna** **Cantharis vesicatoria**
◗ **Cistite.**	Durante o cio. Após retenção urinária (o cão não saiu de casa).	**Cantharis vesicatoria** **Causticum**
◗ **Excitação sexual.**	Eczema agudo nos testículos se não satisfaz o instinto sexual. Excitação sexual nos machos. Sangue na urina, em seguida à excitação sexual.	**Conium maculatum** **Phosphorus** **Pulsatilla**
◗ **Feridas.**	Picada de inseto, edema. Corte que sangra. Ferida por instrumento perfurante. Ferida por instrumento cortante. Hemorragia traumática. Ferida infeccionada. Abscesso.	**Apis mellifica** **China officinalis** **Ledum palustre** **Staphysagria** **Hamamelis virginiana, Millefolium** **Calendula officinalis, Hypericum perforatum** **Hepar sulfur**
◗ **Após a vacina.**	Vômitos e diarréia. Piora no calor. Prostração, tremores.	**Silicea** **Sulfur** **Thuya occidentalis**
◗ **Tosse há algumas horas.**	Resfriados seguidos. Acesso de tosse seca; piora ao passar de local frio para quente e vice-versa. Tosse quando o animal começa a andar. Tosse com qualquer excitação, mas não em repouso.	**Bryonia alba, Drosera rotundifolia** **Rumex crispus** **Silicea** **Spongia tosta**
◗ **Traumatismo.**	Choque, queda, golpe. Entorse. Pancada nos ossos. Traumatismo nos nervos. Batida na cabeça. Traumatismo nos olhos. Pancada nas costas; melhora ao andar.	**Arnica montana** **Rhus toxicodendron, Ruta graveolens** **Calcarea phosphorica, Ruta graveolens, Symphytum officinalis** **Hypericum perforatum** **Natrum sulfuricum** **Ledum palustre, Symphytum officinalis** **Rhus toxicodendron**
◗ **Problemas diversos devidos à mudança de clima.**	Amidalite (dificuldade de engolir, como se raspasse a garganta). Laringite após uma viagem de carro no calor muito forte. Urticária após forte calor. Incapacidade de se levantar com o clima úmido. Eczema durante todo o verão. Otite aguda em seguida à exposição a correntes de ar.	**Belladonna** **Bromium** **Bryonia alba** **Dulcamara** **Kalium bichromicum** **Lycopodium clavatum**

Consulte o veterinário homeopata para saber a posologia adequada.

qüentemente, com vômitos consideráveis, diarréia e perda de apetite. O cão está muito magro e expele vermes com freqüência.

A história do animal

• Início dos distúrbios

Quando filhotinho, era gordo e bonito. Seus problemas começaram quando andou pela primeira vez de automóvel: vomitou muitíssimo e ficou agitado. Sem sucesso o dono tentou acostumar o cão ao carro; porém, todos os medicamentos ministrados causavam apenas uma melhora passageira. Como o cão era levado com freqüência no carro pelo dono, um representante comercial, o problema acentuou-se, ocasionando perda de peso, tristeza e falta de apetite.

• Como os distúrbios se tornaram crônicos

O dono deixou de levar o cachorro no carro, sem resultados significativos. O cão engordou um pouco, mas continuou a vomitar o que comia, a ter diarréia e parecia triste. O apetite dele era caprichoso, a ponto de às vezes querer comer na mão. Cansava-se logo, ao contrário do *setter* jovem normal (que é um cão esportivo e caçador incansável), e apresentava um sintoma peculiar: narinas trêmulas. Além disso, ao caçar, deitava-se ao final de dez minutos. "Ele se cansa e não quer mais continuar! E seu nariz começa a escorrer", comentou o dono. Em compensação, ele adorava a água, único lugar onde parecia feliz.

A identificação e a valorização dos sintomas

Num primeiro momento, os sintomas identificados pelo veterinário homeopata são os seguintes: agravamento geral dentro do carro; apetite reduzido e caprichoso; alternância de fezes duras e líquidas; presença de vermes (tênias); coloração amarelada dos dentes; narinas dilatadas e trêmulas; piora geral com o calor; perda de peso; respiração difícil após exercícios. Geralmente, são identificados em primeiro lugar os sintomas comportamentais característicos. Nesse caso, porém, nenhum deles pôde ser identificado, pois o caráter do animal em questão não difere do dos cães de sua raça. A seguir levam-se em conta os sintomas gerais, que têm grande importância, pois são característicos deste animal: agravamento geral no calor e perda de peso.

Por fim, os sintomas locais são analisados, primeiramente os mais estranhos: neste caso, a dilatação e o tremor das narinas. No total, quatro sintomas foram identificados.

A escolha do medicamento

Esses quatro sintomas constituem a base para a repertorização, isto é, a procura do medicamento apropriado nos repertórios homeopáticos. O medicamento escolhido deverá compreender esses quatro sintomas entre os verificados durante a experimentação com uma pessoa saudável (patogenesia). Apenas dois medicamentos abran-

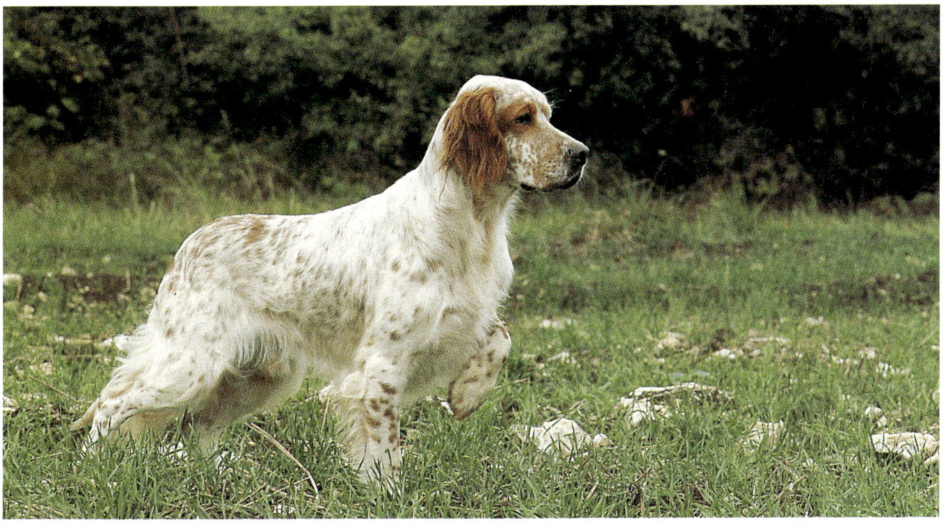

O *setter* inglês é um caçador incansável. O fato de um *setter* ficar ofegante ao menor esforço poderá ser considerado pelo veterinário homeopata como um sintoma característico do animal.

gem os quatro sintomas: *Lycopodium clavatum* e *Phosphorus*. Os outros sintomas locais, não considerados num primeiro momento, apontam para *Lycopodium clavatum*, medicamento conhecido pelos veterinários homeopatas por sua ação sobre um grande número de distúrbios, inclusive do aparelho digestivo.

Tratamento e resultados

O cão recebe uma dose de *Lycopodium clavatum* na potência 15CH. Três semanas depois, houve melhora de seu estado geral: ele está mais alegre e vivaz. Seu apetite melhorou. No carro, parece mais à vontade, mas continua vomitando. O cão recebe então uma dose de *Lycopodium clavatum* na potência 30CH. Um mês depois, tornou-se voraz e muito mais dinâmico. Quando caça, corre sem se cansar. Parece ter retomado a autoconfiança, principalmente em relação aos outros cães, que tenta dominar. A diarréia desapareceu, mas tem o hálito muito ruim. Sobe de sua própria vontade no carro, mas sempre passa mal. Apesar de ter readquirido o apetite, continua muito magro e expele vermes em quantidade. Administram-lhe então uma nova dose de *Lycopodium clavatum* 30CH. Quinze dias depois, o cão não vomita mais no carro e caça o dia inteiro sem problemas. O remédio, então, é interrompido. Dois meses depois, o cão está em plena forma: caçador incansável, tem bom apetite, ganhou peso e não tem mais problemas no carro.

Evolução e prescrição posterior

Após a administração de um medicamento homeopático, pede-se ao dono que observe seu animal e acompanhe a evolução de todos os sintomas. O comportamento do animal se modificou? O que aconteceu com os sintomas da doença? Qual foi a cronologia de evolução dos sintomas (com duração e ordem das mudanças)? Alguns sintomas desapareceram? Novos sintomas surgiram? Reapareceram sintomas antigos, que não se manifestavam mais? E assim por diante, o máximo de informações possível que o proprietário possa fornecer para que o veterinário homeopata tenha como julgar se se trata de uma evolução favorável ou não.

A HOMEOPATIA PARA ANIMAIS IDOSOS

Sintomas	Medicamentos
Emagrecimento.	Ambra grisea, Baryta carbonica, Iodum, Secale cornutum
Apatia mental, prostração.	Ambra grisea, Baryta carbonica
Prisão de ventre alternada com diarréia.	Antimonium crudum
Diarréia.	Nitricum acidum
Corrimento nasal.	Alumina, Kreosotum
Excreções freqüentes.	Causticum
Excitação sexual.	Fluoricum acidum
Fraqueza das patas traseiras.	Baryta carbonica, Conium maculatum, Kalium carbonicum
Cansaço geral.	Curare, Nux moschata
Necessidade freqüente de urinar.	Baryta carbonica
Coceira, lesões cutâneas.	Mezereum
Insônia.	Baryta carbonica
Obesidade.	Kalium carbonicum
Respiração difícil.	Baryta carbonica, China officinalis, Senega
Tosse que se agrava com mudança de lugar e se alivia ao ar livre.	Senega
Tosse apenas no inverno.	Kreosotum
Olhos, opacificação do cristalino.	Carbo animalis, Secale cornutum

Consulte o veterinário homeopata para saber a posologia adequada.

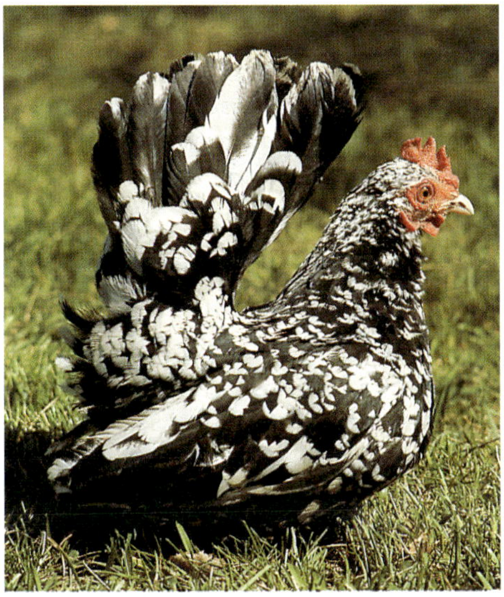

Em homeopatia veterinária, os animais de granja, como esta galinha, são tratados individualmente, conforme o caso, ou, com mais freqüência, coletivamente.

Processo de cura

Após tomar um medicamento homeopático a cura é marcada pelo desaparecimento dos sintomas que incomodam e por um reequilíbrio da energia vital do animal, que resistirá melhor, dali em diante, às enfermidades e ameaças do mundo exterior.

• Lei de Hering

A cura se dá após uma verdadeira "meia-volta" na evolução da doença – noção própria à homeopatia, conhecida como lei de Hering: os sintomas desaparecem na ordem inversa de seu aparecimento, sendo que os últimos cedem ao medicamento em primeiro lugar. Então, alguns sintomas antigos podem reaparecer transitoriamente, como um eczema que havia desaparecido e que agora ressurge, dando lugar a uma outra enfermidade. Tudo se passa como se uma doença tivesse suplantado a outra, geralmente mais superficial e menos grave. A cura desta segunda afecção deixa, então, a primeira reaparecer. Esse tipo de manifestação é sempre de excelente prognóstico para o animal.

• Agravamento homeopático

Um animal doente poderá piorar após tomar um medicamento homeopático. Esse agravamento manifesta-se mais comumente como uma exacerbação da intensidade dos distúrbios. Quanto mais as lesões orgânicas forem significativas, mais intenso e longo será o agravamento terapêutico, seguido de uma melhora progressiva. Quando a afecção não é profunda, o agravamento homeopático é de curta duração.

• Paliativo

Freqüentemente, pode-se pensar que o animal foi curado pelo medicamento homeopático, mas, a médio ou a longo prazo, a doença ressurge. Nesse caso, o remédio agiu como paliativo; um novo medicamento será, então, necessário. Entretanto, o período de bem-estar obtido foi muito positivo para o animal.

• Supressão

Em certos casos, muito raros, a melhora obtida inicialmente se traduz do fato num agravamento do estado geral: é o que se chama em homeopatia uma "supressão". Tal foi o caso do *cocker* que sofria de dores de ouvido havia muito tempo. Um medicamento homeopático, escolhido apenas a partir dos sintomas locais, suprimiu a infecção do ouvido mas provocou rapidamente distúrbios neurológicos importantes. Outra prescrição foi necessária para fazer reaparecer a otite, que foi, então, tratada com o medicamento apropriado àquele animal.

O prognóstico

O prognóstico é estabelecido em função da gravidade da doença ou do grau de comprometimento dos órgãos enfermos. De qualquer forma, é uma avaliação difícil de ser feita, pois depende da capacidade energética do organismo de se recuperar, uma vez que a "força vital" de um ser vivo não é

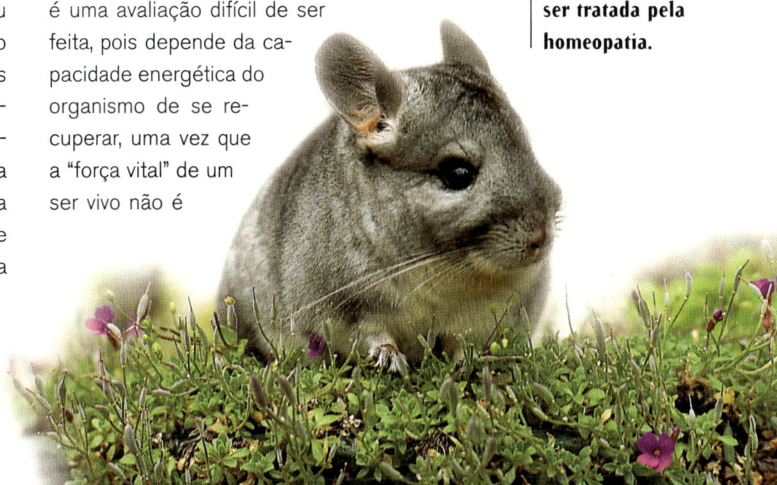

Como todos os novos animais de estimação, esta chinchila pode ser tratada pela homeopatia.

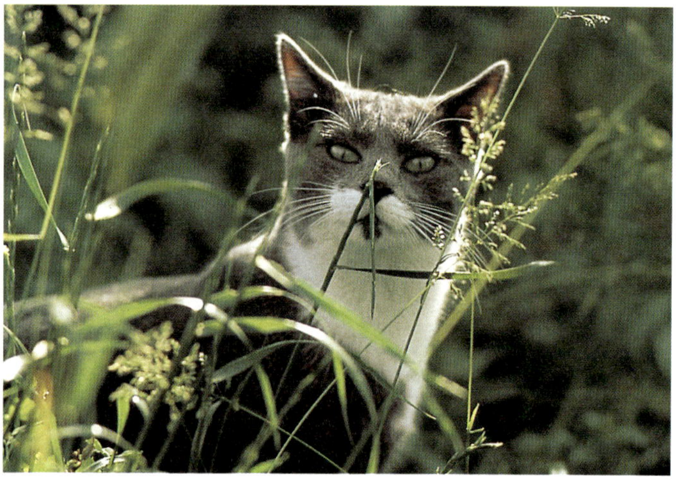

Os gatos devem ser vacinados? Este é um aspecto a ser examinado, caso a caso, pelo homeopata.

mensurável. De fato, certos animais com lesões graves podem superar a doença e retomar vida normal, enquanto outros, aparentemente menos atingidos, encontram dificuldades consideráveis para reencontrar um certo nível de bem-estar aceitável.

A experimentação humana

Desde a criação da homeopatia por Hahnemann, numerosos medicamentos homeopáticos foram experimentados por seres humanos sadios. Os resultados desses experimentos, chamados "patogenesias", foram reunidos para formar a *Matéria médica homeopática pura*. A homeopatia veterinária se beneficia desses dados para prescrever os medicamentos, aplicando ao animal as conclusões observadas em seres humanos. Não se praticam no momento patogenesias com animais, o que consistiria em administrar um medicamento homeopático em alguns animais sadios e acompanhar as suas reações, anotando os sintomas observados. Há inúmeras razões para isso: tratar-se-ia de um gigantesco trabalho de reexperimentação de todos os medicamentos já experimentados no homem; numerosos medicamentos deveriam ser considerados; a transcrição dos sintomas observados durante a experimentação correria o risco de ser pouco ou insuficientemente explícita.

Ora, a utilização das informações recolhidas a partir da experimentação humana produz resultados satisfatórios na medicina veterinária, mesmo que a transposição dos sintomas do homem ao animal possa ser, às vezes, difícil. De qualquer forma, a experimentação com os animais é uma perspectiva de pesquisa para a homeopatia veterinária.

A homeopatia veterinária hoje e amanhã

A homeopatia veterinária encontra diversos limites que dizem respeito não só à prática da medicina veterinária como também às especificidades da prática homeopática. Entretanto, suas perspectivas de desenvolvimento parecem interessantes.

Os limites atuais

Diferentes considerações ajudam a estabelecer os limites da homeopatia veterinária: certas doenças continuam incuráveis nos dias de hoje; a medicina veterinária alopática parece mais apta a curar certos problemas (fraturas com deslocamento, infestação por pulgas, por exemplo); por fim, o conhecimento dos medicamentos homeopáticos é ainda limitado (apenas algumas centenas deles são empregados hoje em dia, deixando uma extensa margem para desenvolvimento).

• A importância das condições de vida

Por outro lado, a cura de um animal ou de um rebanho é possível, quaisquer que sejam suas condições de vida (mesmo quando, por exemplo, um *husky* siberiano deve adaptar-se à vida num apartamento de São Paulo ou do Rio de Janeiro)? Essa questão pode ser posta em relação à alimentação, à qualidade de vida, ao ambiente ou ao descumprimento das regras comportamentais instintivas da espécie.

• O respeito aos animais

De fato, o único obstáculo verdadeiro para a cura do animal parece residir na falta de respeito e afeição do homem por ele. Ora, são numerosos os animais domésticos que vivem com donos que os respeitam e amam; além disso, há inúmeros criadores que cuidam de seu gado conscienciosamente. E as diferentes providências, *a priori* antinaturais, são indispensáveis para a saúde do animal. Assim, a proliferação de gatos – principalmente na cidade – acarretou o desenvolvimento de doenças difíceis de tratar, para não dizer incuráveis, como a aids felina. Limitar a população felina tornou-se a única solução para conter essas doenças: a castração ou ovariotomia é a forma de proteger os gatos.

Perspectivas futuras

A homeopatia veterinária está se expandindo nas grandes cidades brasileiras, mas ainda necessita de divulgação e tempo para ser adotada em mais ampla escala.

Geralmente, a oposição entre a medicina veterinária alopática e a homeopática cria conflitos entre os usuários, freqüentemente devido à simples ignorância das técnicas utilizadas, dos objetivos visados e dos resultados obtidos pela homeopatia entre os animais.

Mas como os resultados têm sido extremamente positivos, tem aumentado cada vez mais o número de pessoas que procuram esse tipo de veterinária – mesmo aquelas que ainda não se tratam com homeopatia.

• Uma medicina menos agressiva

De qualquer forma, o futuro da homeopatia veterinária é promissor, pois ela se inscreve no ciclo natural da vida.

A utilização de medicamentos homeopáticos não provoca efeitos secundários maléficos, o que a torna muito atrativa para numerosos criadores, fazendeiros e donos de animais domésticos.

Por fim, o baixo custo dos medicamentos também pode constituir um fator de desenvolvimento da homeopatia.

Vacinação

Devemos ser a favor ou contra a vacinação de animais? A esta questão nenhuma resposta precisa pode ser dada. Com efeito, como não reconhecer que a vacina anti-rábica proporcionou a erradicação quase total dessa doença? Ora, a raiva é transmissível ao homem e, sem tratamento rápido, é mortal em 100% dos casos. Deve, portanto, ser combatida. A vacinação dos animais domésticos em zonas de risco, associada à vacinação de raposas, obteve excelentes resultados. Numerosos são os exemplos (principalmente a parvovirose dos cães, a febre aftosa do gado e o tétano nos cavalos) que atestam o valor incontestável das vacinas na proteção de determinadas espécies animais. De igual modo, como deixar de vacinar porcos ou aves criados em coletividade quando uma criação inteira pode ficar em perigo?
Existem diversas vacinas destinadas a todas as espécies. A opção pela vacinação deve ser feita em função do modo de vida dos animais. Do mesmo modo que é indispensável proteger uma criação de coelhos contra a mixomatose, por exemplo, pode ser questionada a vacinação de um coelhinho criado em ambiente doméstico. O mesmo ocorre com os gatos, que podem ter modos de vida muito diversos (castrados ou não, vivendo sós ou em grupo, em liberdade ou em ambiente fechado etc.): é necessário levar em conta cada caso separadamente antes de tomar a decisão de vacinar o seu animal.

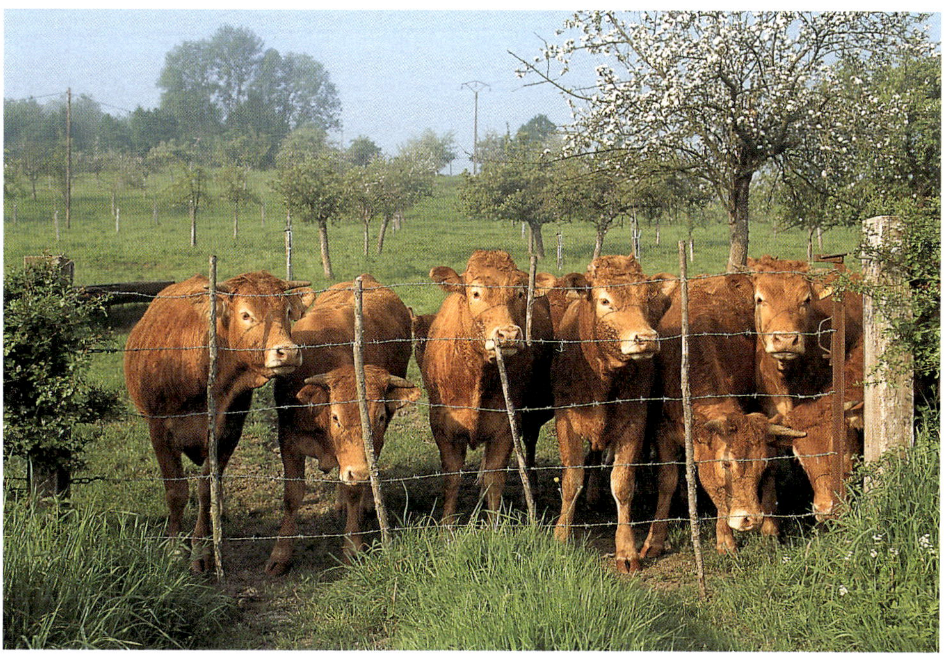

Para prescrever um medicamento homeopático a um rebanho inteiro, em caso de epidemia, o veterinário deverá determinar os sintomas característicos comuns a todas as reses, doentes ou não.

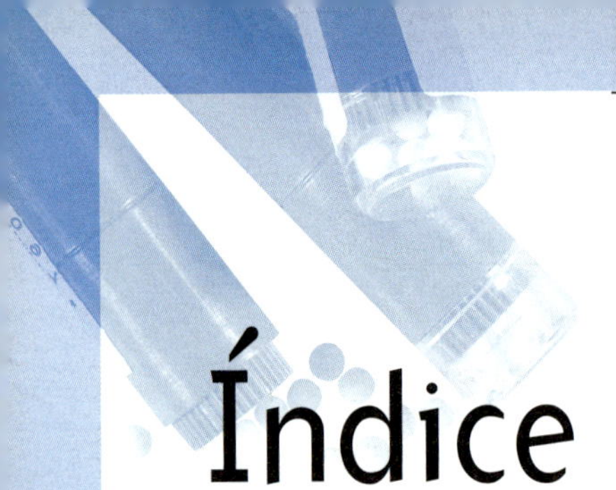

Índice

Palavra em *itálico*: nome de medicamento em latim ou palavra em língua estrangeira.
Palavra em **negrito**: sintoma ou doença.
A abreviatura "tab." se refere a tabela ou quadro constante nesta obra.

d

e

n

o

p

q

r

Iconografia

Fotografias

(a = no alto; b = embaixo; c = no centro; d = à direita; e = à esquerda)

página 8: bd, © M.C. Noailles / Jacana; ad, © Archives Larbor; ae, © Archives Larbor
página 9: bd, © Archives Larbor; ad, © Archives Larbor
página 10: © Archives Larbor
página 11: © PL. Martin / BSIP
página 12: © J.-L. Charmet
página 13: © Archives Larbor
página 14: © J.-L. Charmet / Archives Larbor
página 15: © Abeles / BSIP
página 17: © Institut fuer Geschichte der Medizin der Robert Bosch Stiftung , Stuttgart
página 18: bd, © Total / Archives Larbor; be, © BSIP; a, © Boitel / BSIP
página 19: © Diolisos-Maisonneuve / BSIP
página 20: © Image Select / BSIP
página 22: © AKG Paris
página 23: © Cortier / BSIP
página 24: © Boucharlat / BSIP
página 25: © Jolyot / BSIP
página 26: © Chassenet / BSIP
página 27: © Roux / BSIP
página 28: © Laurent-Myron / BSIP
página 29: © J. Goldings / RMN
página 30: © Maisonneuve – Dolisos / BSIP
página 33: © Maisonneuve – Dolisos / BSIP
página 37: © M. Viard / Jacana
página 42: © H. Gissels / Diaf
página 45: © Keene / BSIP
página 48: © Houin / BSIP
página 52: © Wehr-CMSP / BSIP
página 55: © C.M. Rogers / Image Bank
página 59: © Jolyot / BSIP
página 60: © Edwige / BSIP
página 63: © Barelle / BSIP
página 65: © Maso / BSIP
página 69: © Chassenet / BSIP
página 73: © Roux / BSIP
página 79: © Laurent / Carola / BSIP
página 81: © Keene / BSIP
página 84: © Laurent / Diaw / BSIP
página 87: © Collet / BSIP
página 92: © Garo / Phanie
página 93: © Boucharlat / BSIP
página 97: © Maso / BSIP
página 98: © Laurent / Carola / BSIP
página 112: © Barrelle / BSIP
página 116: © Laurent / Annette / BSIP
página 119: © Theobald / BSIP
página 121: © C. et M. Moiton / Jacana
página 132: cd, © Laurent / BSIP; ce, © Archives Larbor
página 133: ae, © Alexandre / BSIP
página 134: © Archives Larbor
página 135: ae, © Mendil / BSIP
página 136: cd, © Archives Larbor
página 137: ad, © Keene / BSIP
página 138: cd, © PL. Martin / BSIP
página 139: bd, © Laurent-Stephan / BSIP
página 140: cd, © Jolyot / BSIP
página 141: ad, © Florence / BSIP
página 142: cd, © Laurent / BSIP
página 143: ae, © Ducloux / BSIP
página 144: cd, © R. Konig / Jacana
página 145: bd, © Edwige / BSIP
página 146: cd, © G. Felix / Jacana
página 147: ae, © J.-L. Charmet
página 148: cd, © Smit Daan-Fotonatu / BIOS
página 149: be, © Collet / BSIP
página 150: cd, © Archives Larbor
página 151: ae, © BSIP
página 152: cd, © BSIP
página 153: ad, © D. Legay / Jacana
página 154: cd, © BSIP
página 156: cd, © Albert Halimi
página 157: ad, © Zarand / BSIP
página 158: cd, © C. Nardin / Jacana
página 160: cd, © Archives Larbor
página 161: bd, © Laurent-Diaw / BSIP
página 162: cd, © BSIP
página 164: cd, © BSIP
página 165: ae, © Krassovsky / BSIP
página 166: cd, © Archives Larbor
página 167: ae, © Rouxaime /Jacana
página 168: cd, © Jacana
página 169: ae, © Laurent-Mireille / BSIP
página 170: cd, © Y. Delange / Jacana
página 171: ad, © Boucharlat / BSIP
página 172: cd, © E. Volto / Jacana
página 173: bd, © Laurent-Gaelle / BSIP
página 174: cd, © Archives Larbor
página 175: bd, © Laurent-Thiam / BSIP
página 176: cd, © BSIP
página 177: ad, © Archives Larbor
página 178: cd, © Archives Larbor
página 179: b, © L. de Selva / Archives Larbor
página 180: ae, © Archives Larbor
página 181: b, © Archives Larbor
página 182: a, © V. Klecka / Jacana
página 183: b, © Dequest / BSIP
página 184: be, © Archives Larbor
página 187: b, © BSIP
página 188: b, © Archives Larbor
página 190: a, © Archives Larbor
página 191: b, © F. Depalle / Jacana
página 192: b, © Archives Larbor
página 194: ae, © PL. Martin / BSIP
página 196: ca, © BSIP
página 198: ae, © A. Guerrier / Jacana
página 199: b, © M. Viard / Jacana
página 200; ad, © PL. Martin / BSIP
página 201: bd, © M. Viard / Jacana
página 203: a, © G. Hofer / Jacana
página 204: a, © L. Lacoste / Jacana
página 207: bd, © Archives Larbor
página 208: b, © BSIP
página 209: a, © G. Hofer / Jacana
página 211: b, © J.-P. Heruy / Jacana
página 212: a, © Dequest / BSIP
página 214: bd, © Archives Larbor
página 215: a, © PL. Martin / BSIP
página 217: bd, © Archives Larbor
página 218: ad, © PL. Martin / BSIP
página 219: bd, © C. Nardin / Jacana
página 220: a, © PL. Martin / BSIP
página 221: b, © G. Hofer / Jacana
página 225: be, © Archives Larbor
página 226: b, © PL. Martin / BSIP
página 227: a, © Coll. Salaun / BSIP
página 228: a, © M. Viard / Jacana
página 231: ad, © Laurent / BSIP
página 233: b, © L. Borgey Loyer / Jacana
página 235: bd, © G. Hofer / Jacana
página 240: be, © BSIP
página 241: bd, © T.M.C. Hugh / phr / Jacana
página 243: bd, © Laurent / BSIP
página 245: a, © Koos / Pita / BSIP
página 247: b, © PL. Martin / BSIP
página 248: a, © BSIP
página 249: b, © H. Conge / Jacana
página 251: bd, © Archives Larbor
página 251: a, © PL. Martin / BSIP
página 252: ad, © M. Claye / Jacana
página 253: bd, © G. Hofer / Jacana
página 256: ad, © Dequest / BSIP
página 257: bd, © Archives Larbor
página 258: a, © Rouxaine / Jacana
página 259: bd, © R. Konig / Jacana
página 260: © BSIP
página 261: © R. Dulhoste /Jacana
página 262: bd, © R. Konig / Jacana
página 263: a, © Archives Larbor
página 264: ae, © PL. Martin / BSIP
página 265: bd, © BSIP
página 267: ad, © R. Gil / Jacana
página 269: ae, © M. Hoang Gong / Jacana
página 271: b, © Delacour / BSIP
página 272: ae, © P. Nief / Jacana
página 274: bd, © Archives Larbor
página 300: b, © G. Félix / Jacana
página 301: a, © Laurent – Claudine / BSIP
página 302: a, © B. Rebouleau / Jacana
página 303: b, © S. Cordier / Jacana
página 304: a, © Chassenet / BSIP
página 306: a, © Jolyot / BSIP
página 307: c, © Barouillet / BSIP
página 309: b, © S. Chevallier / Jacana
página 311: b, © Barouillet / BSIP; a, B. Rebouleau / Jacana
página 312: a, © Abeles / BSIP
página 313: b, © Chassenet / BSIP

Ilustrações

A descoberta da homeopatia – Laurent Blondel: páginas 16, 31, 34 e 35.
O tratamento homeopático – Laurent Blondel e Yannick Garbin (Corédoc), Michel Saemann, François Poulain: páginas 51, 57, 62, 78, 86, 89, 105, 109, 110, 117.
Medicamentos principais – Anna Cajal: páginas 133, 135, 137, 139, 141, 143, 145, 147 embaixo, 149, 151, 153, 155, 157, 159, 161, 163, 165, 167, 169, 171, 173, 175, 177, 179 no alto.
Outros medicamentos – Franck Bouttevin / Arquivos Larousse: página 186; Emmanuel Mercier / Arquivos Larousse: página 189; Masako Taîron / Arquivos Larousse: páginas 195 e 213.

Agradecimentos

Os editores agradecem a: Jacqueline Ozanon, Laboscope, empresa do grupo Merck Eurolab S.A., Anni Verdi, Farmácia Homeopática Almeida Prado, Farmácia Homeopática Cristiano, RC Farmácia Dermatológica e RR Presentes por sua colaboração.

O livro Larousse da Homeopatia foi composto utilizando-se as fontes Palatino e Akzidenz Grotesk, com filmes digitais em CTP (Computer To Plate), em 320 páginas, no formato 19 x 26 centímetros. O miolo foi impresso em papel cuchê mate, de 150 g/m^2, com 8 páginas de guarda em papel *offset*, de 120 g/m^2, e a capa dura, cartonada e plastificada, em papel cuchê mate, de 120 g/m^2, para a **Larousse do Brasil**, durante o verão brasileiro do ano de 2003.